まんが漢方入門

中医薬食理論がよくわかる

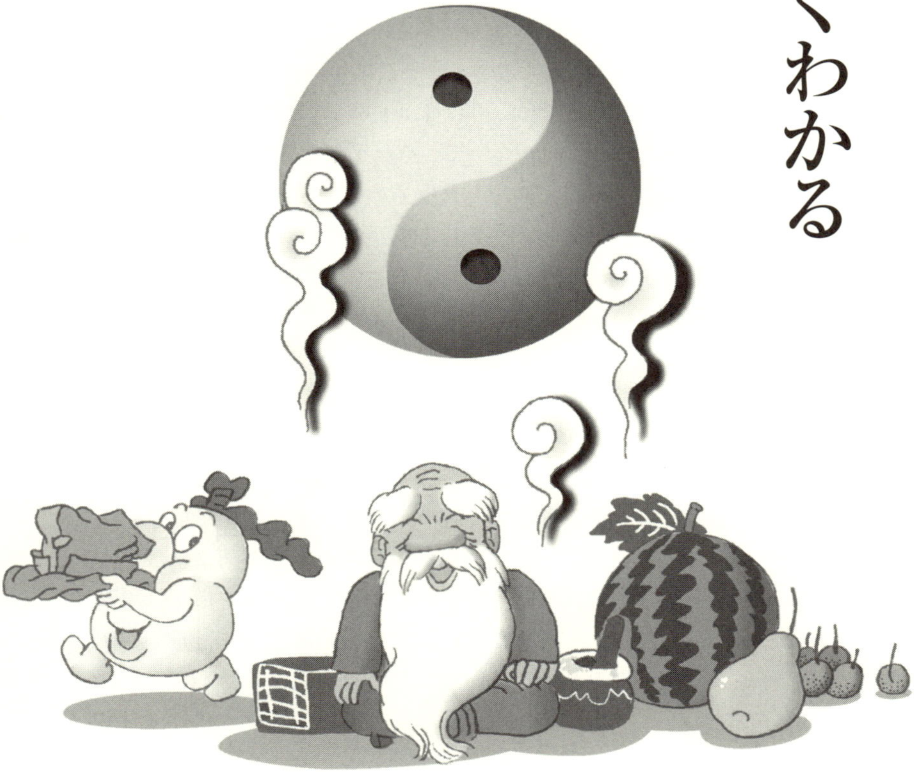

はじめに

中薬学は、薬学・薬食学を含め、我々の祖先が数千年にわたり病と闘う中から創造を続け、さらに発展し、蓄積してきた科学の１つである。そこにはしっかりとして完全な理論体系が存在するとともに、豊富な実践の経験が蓄積されており、それはまさに中華民族の優れた伝統文化の宝、人類の知恵の結晶である。

薬学について言えば、中薬は「本草」とも称され、その発生は遠く古代にさかのぼる。伝説では、炎帝神農が人々の病気に心を痛めて百草の味を試し、黄帝軒轅が岐伯に学んでたゆまず努力したと伝えられており、その結果、薬物書が後世に残され、処方が人々の病を救うこととなった。その後数千年、人々のために自分を投げ打って体で薬を試し、命をもささげる献身が続き、ついには小さな羽毛鱗貝、根茎花実が自然の法則を包み込んだ膨大な体系の中に集約され、全民族の繁栄と医療・保健に極めて大きな貢献をとげてきた。

薬食について言えば、中医薬食学説は、実際には中医学の理論を基礎としており、飲食物に対する認識と運用の法則は、長い間の実践の中で広くまとめられてきた。いわゆる「草木にも心というものがあって、それらがすべて薬にもある」のである。中医学では医食は同源で、互いに作用し合うものであって、二者の間には厳格な境界線があるわけではない。そこには我々祖先の数千年来の生命の探求、自然の体験、健康な生活に対する追求が凝集されており、人々の中に広く、深く根づいている。

1990年代以来、現代の実証科学にたまった様々なマイナス要素ゆえに、人々は突然のように過去を振り返るようになり、世界的に医学の分野で、自然回帰ブームがわき起こった。そのブームの中で、衆望の帰するところは「天人合一」という世界観の下で全体論を基礎とした中医学とその薬食学説であった。

中医学とその薬食学説を研究し、理解し、それを拠り所として心身を養い、この法則を用いて自らの生活を導こうと強く願う人がますます増えている。

しかし、本書の監修を担当した張暁陽氏が言う通り、中医薬食学は広く人々に知られ、人々から深く愛されているにもかかわらず、その理論が古く、奥深く、分かりにくいことから、みな遠くから眺めるだけで足を踏み出すことができず、中医学を信じると称しつつ中医学の書籍を読んだことのない人は多い。中医学に対する信頼は、主に文化的な環境、家族の影響を源とするのであって、その信頼には理性的部分が欠けるのである。つまりその信頼はある程度盲目的なものなのであって、それがこの学説の本来の価値の判断と把握を妨げる結果となっている。

周春才氏は長年にわたり、中華の伝統的で主流の科学と文化について研究し、その普及に努めてきた。西側の実証科学、文化との比較という前提の下、氏はまず中国の伝統的な科学、文化の世界観と方法論について詳細に考証し、体系的にまとめて、その理論の基礎、科学的特性を十分研究し、その上に中国独自の人文精神、思考方向を導き出した。その上でこれらを尺度として正確に客観的な区分を行い、また独特の見方と、分かりやすい説明で、関連分野の専門家にも認められ、多くの読者に歓迎されるに至った（たとえば、『まんが黄帝内経』『まんが易経入門』『まんが中国古代の養生法』など多くの国や地域で次々と再販された）。

本書において、中医薬食学の起源、中医薬食理論と易学との関係、五臓と五味、中薬の基本常識、補益の法則、季節の病と食養生、弁証に基づく食養生、飲食の適応と禁忌などに触れているが、これも氏のこうした作業の延長線上にある。

易学思想に導かれ、中医学では万物には時間的、空間的属性があると考えられている。薬食物もまた同様で、その生成環境と分類ではまず陰陽が重んじられる。たとえば、黄連は陰湿な冷谷に産することからその性は苦寒であり、肉桂は暑い土地に産してその性は熱である。石斛は断崖に生長してその性は清涼であり、当帰は温暖の地に産してその性は温である。薬食の昇、降、浮、沈、表、裏、瀉、補はいずれもその軽重、清濁から対応関係を探し出すことができる。軽いものは陽、重く濁ったものは陰である。これに五色、五味、五気、そして五臓などの内的な関係を加えれば、薬食物の性能およびその応用の法則は大半が明らかになる。

本書で、周春才氏は中医学とその薬食学説の理論的要点と実践の経験、応用の常識を結びつけ、簡潔なことばに生き生きとした楽しい漫画を配して、その精髄を紙上に明らかにした。これによって学習がいっぺんに楽なものとなり、この人類の宝物を掘り起こし、現代の人類に福をもたらす近道が開かれることになれば、これほどありがたいことはない。

これを序として、多くの読者に本書を推薦したい。

中国老教授協会医薬専業委員会理事
『中国中薬大全』編集長
崔樹徳

目 次

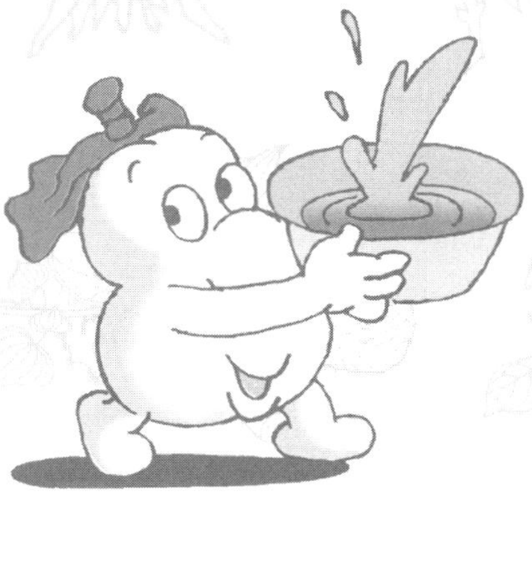

一の巻　中医薬食学への誘い

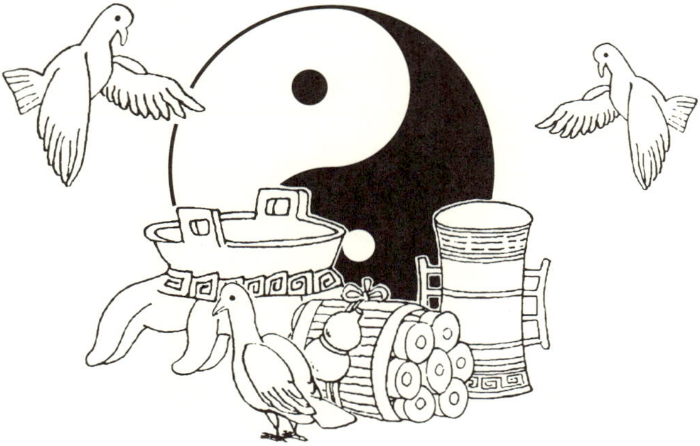

中国の伝統的な自然観では、「この世界は高度な統一性をもっている」と考えられておる。つまり、万物の根源はもともとは1つで、すべての物は1つ1つの要素[※1]から成り立っている。この世界が多様なのはこの統一性がいろいろな異なった形で現れているからなんじゃ。

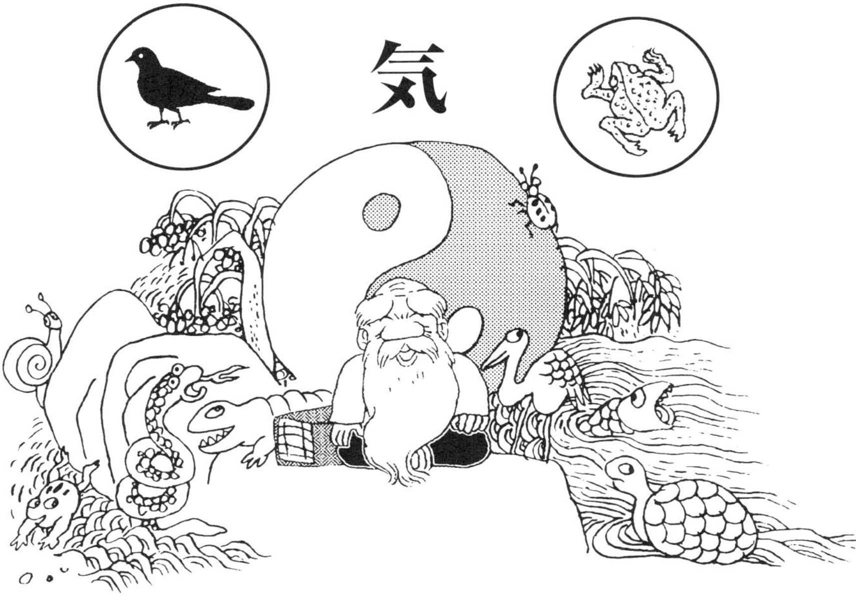

自然界を見てみると、実に多様じゃ。それぞれが互いに影響を受け合いながら、全体としてはとても調和がとれておる。所詮、人間もその一部に過ぎん。

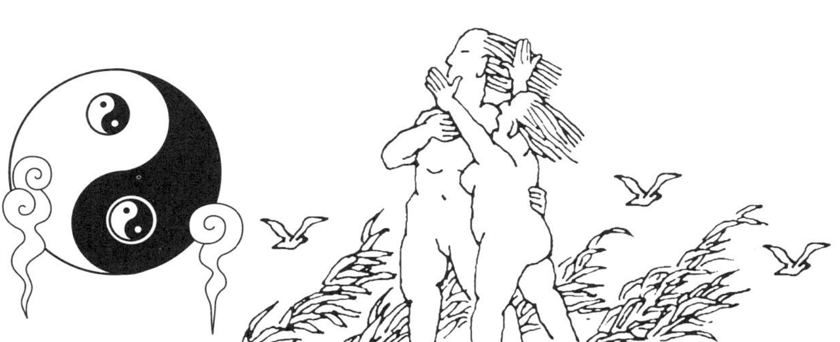

[訳注] ※1：万物の根源をなす終局的な要素。ギリシャ哲学では土・空気・火・水といっている。

人の体を見ても、その構成要素や構造、あるいは動きのメカニズムは、自然の中にあるものと同じか、それに近いものなんじゃ。

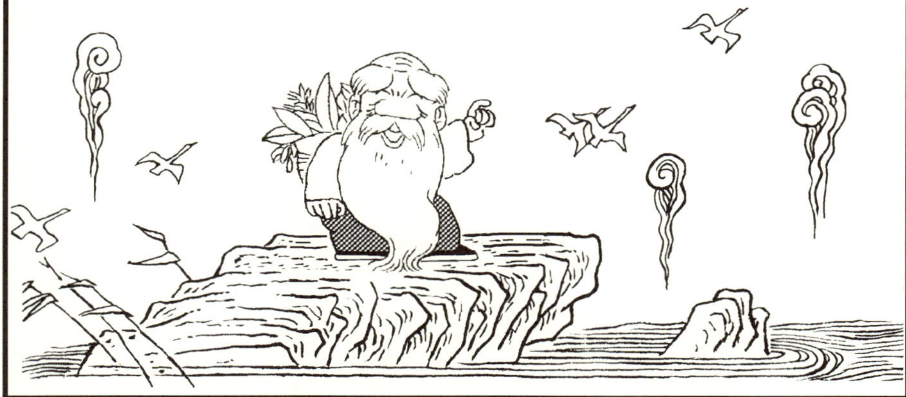

この自然観に従うと、人間は、事物の自然な状態を破壊しないことを第一として、事物自体に備わった機能をうまく利用しながら自らを最も良い状態におかねばならんのじゃ。

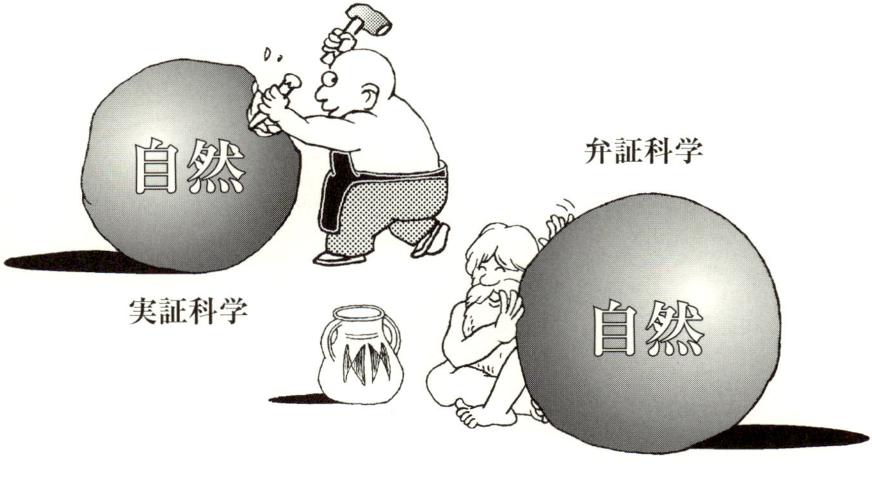

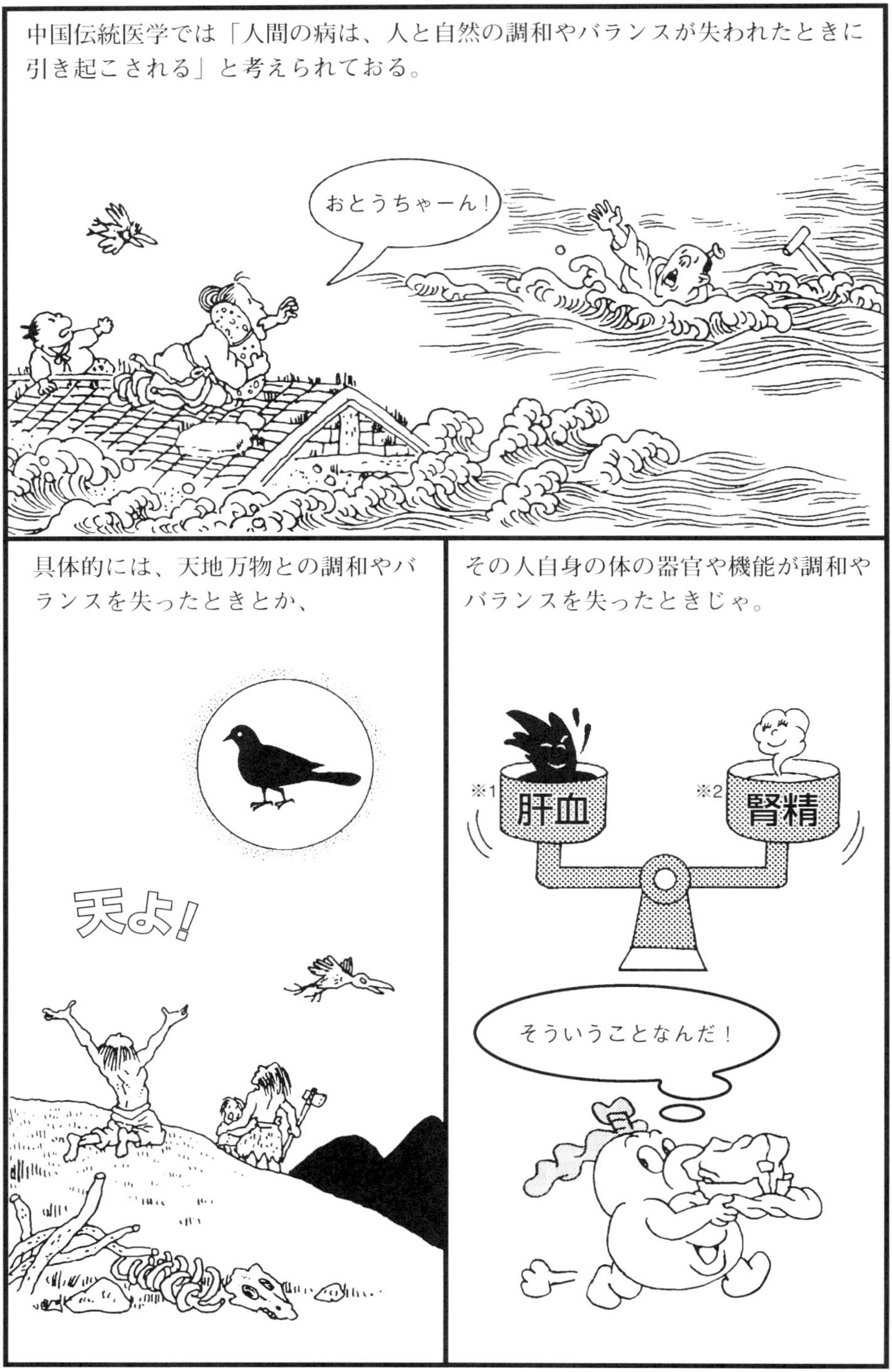
中国伝統医学では「人間の病は、人と自然の調和やバランスが失われたときに引き起こされる」と考えられておる。
おとうちゃーん！
具体的には、天地万物との調和やバランスを失ったときとか、
天よ！
その人自身の体の器官や機能が調和やバランスを失ったときじゃ。
※1 肝血
※2 腎精
そういうことなんだ！

［訳注］※1：肝に貯蔵されている血。
※2：腎に貯蔵されている精気。

結局、病というのは、人と自然、あるいは局部と全体の問題なんじゃよ。

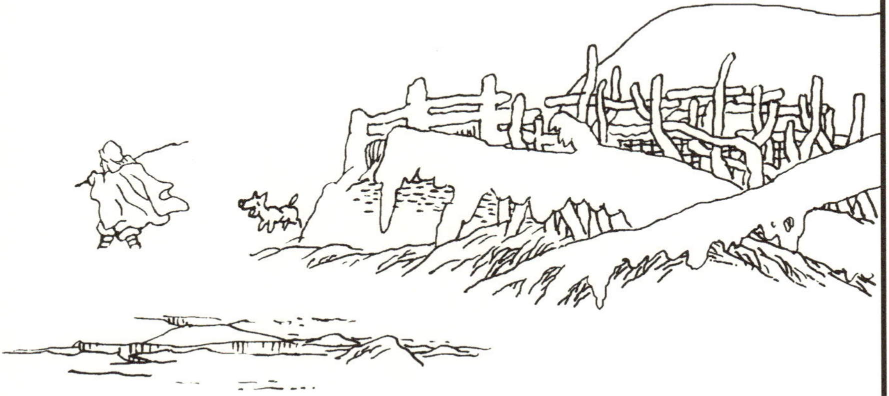

だから、中医学では全体を見て局部の問題を発見・解決したり、自然界にある植物や鉱物、動物などから作った薬を用いて、自然とのバランスや調和を整えるというわけじゃ。

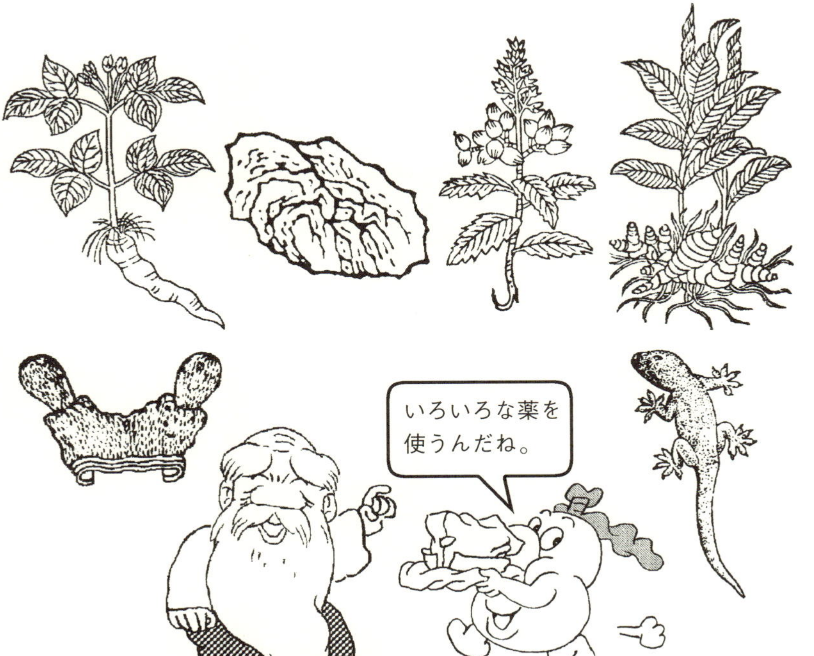
いろいろな薬を使うんだね。

近代になって、実証医学が急速に発展してからは、定量分析の研究方法が中薬の領域にも導入されて、中薬はアルカロイド、グリコシド類、有機酸、タンニン、たんぱく質、糖類、微量元素など12種類の化学成分に分類され、いわば中薬が「現代化」（実証化）されたんじゃよ。

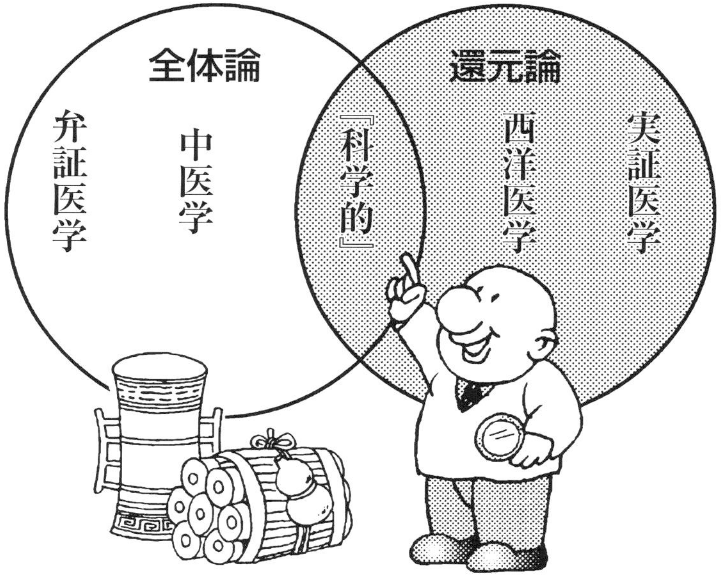
全体論
中医学
弁証医学
還元論
『科学的』
西洋医学
実証医学

ところがじゃ。この研究では理論体系と方法論が混合して用いられたため、中医学のもともとの考え方とはかけ離れたものになってしまった。これでは、東西医学の重なるところ、すなわち科学的な部分しか光が当てられない。中薬の最も表面的な部分が取り扱われるだけで、その中心となるメカニズムを探ることもできない。それどころか、もともとの中薬の存在を見ることすらできなくなってきたんじゃよ。

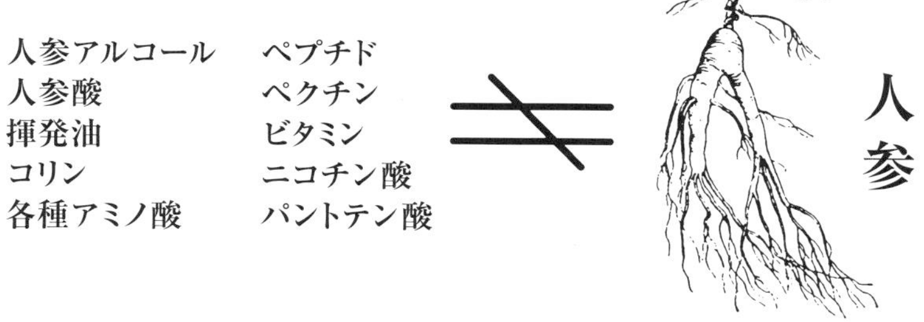
人参アルコール
人参酸
揮発油
コリン
各種アミノ酸
ペプチド
ペクチン
ビタミン
ニコチン酸
パントテン酸
≠
人参

局部の和は全体と同じなの？

中薬は総合的な作用で臨床効果が出る場合が多いんじゃ。１種類の中薬には何十種類もの化学成分が含まれることが多いし、また種類は違っても同じ成分が含まれている中薬もある。こうした成分の一部は相互作用することもあるし、またどの成分だって、それぞれに異なる生理的な働きをもっておる。だから、実証分析の方法でどの成分が有効成分なのか突き止めるのはとても難しいことなんじゃ。

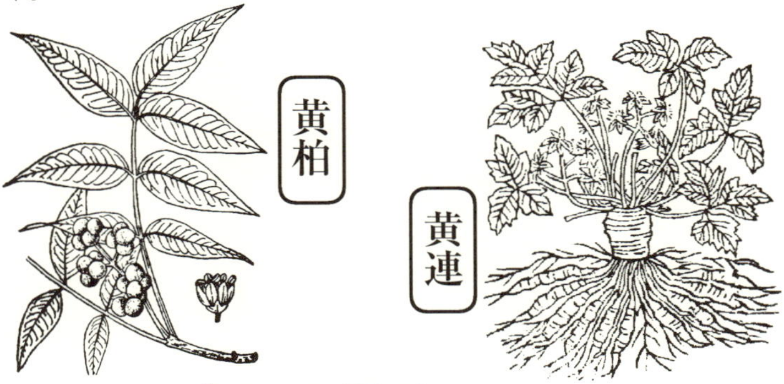
黄柏
黄連

寒性
苦
黄連素
黄連
黄柏

そうか、黄連素《おうれんそ》は黄連《おうれん》や黄柏《おうばく》の主要成分だけど、
黄連や黄柏の全体の作用には取って代われないんだね。

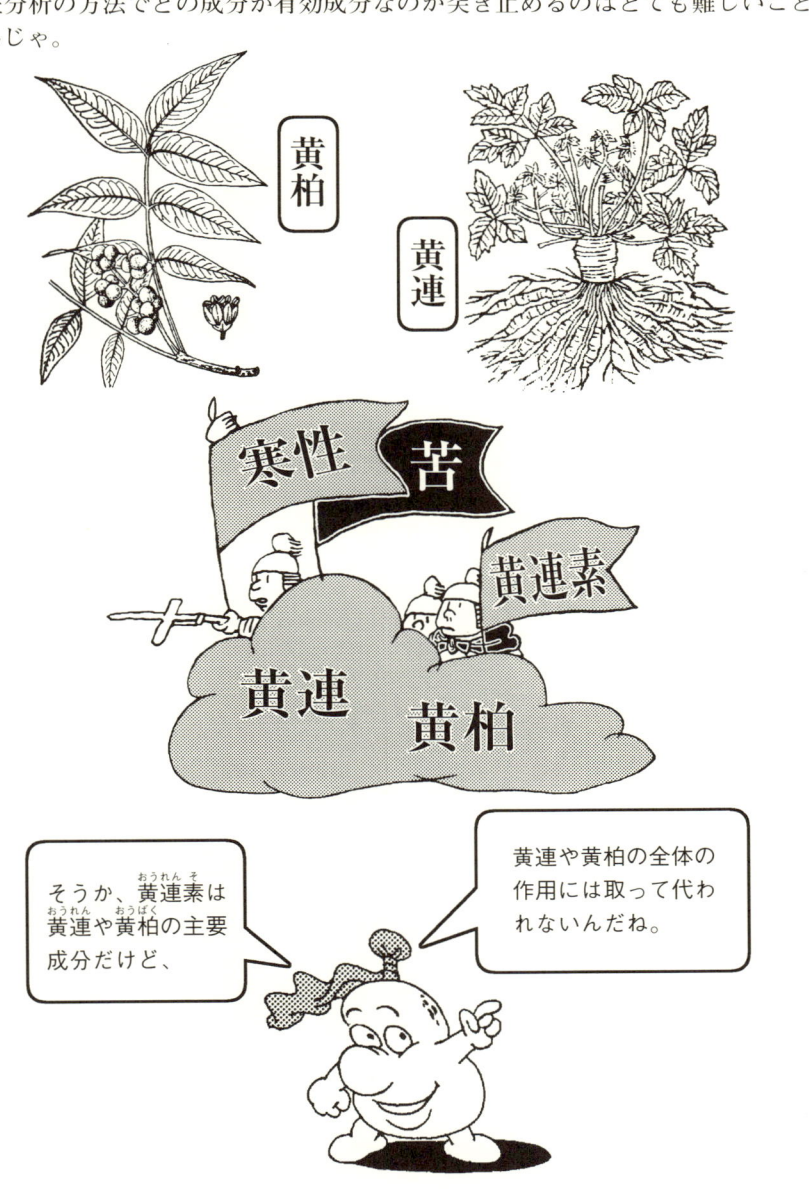

また、解熱解毒の作用のある中薬は「天然の抗生物質」と呼ばれることもあるが、これらは体外では抗菌作用があまりないものが多いんじゃ。

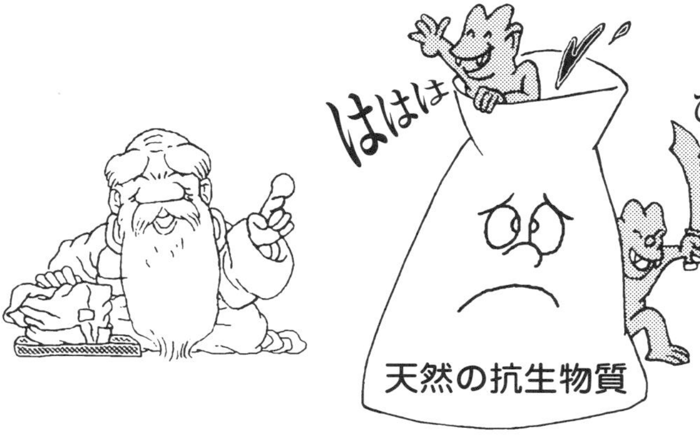

だが、病原菌が人の体内で暴れているときに飲めば、こうした中薬は免疫機能を活発にしてくれる。食作用をもつマクロファージなどの働きを活性化したり、抗原ー抗体作用をもつリンパ球などの働きを増強して抗体の生産を促進したりする。そればかりか、過剰な免疫反応を抑える働きももっているんじゃよ。

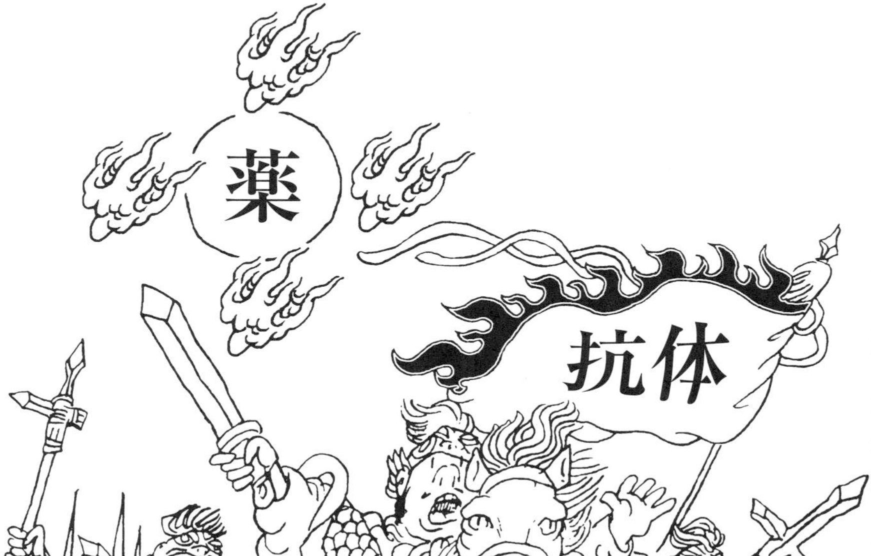

どうじゃ、中薬ってすごいじゃろう。だが、陰陽五行の基礎理論に基づいて応用してこそ「中薬」じゃ。さもなきゃ、ただの「天然の薬物」じゃ。それを忘れたらいかん。

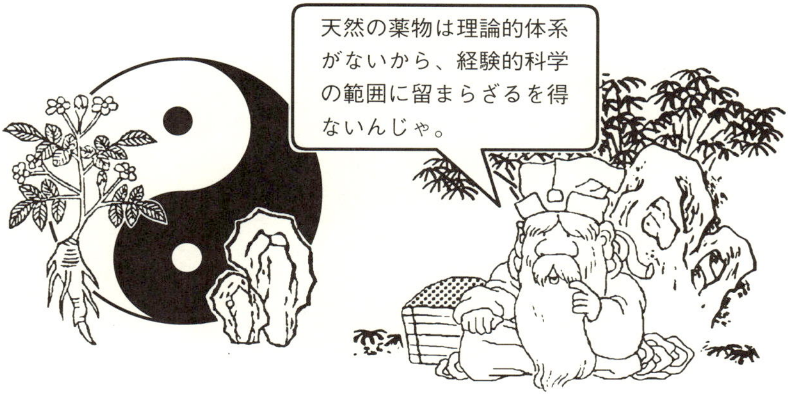
天然の薬物は理論的体系がないから、経験的科学の範囲に留まらざるを得ないんじゃ。

中薬剤を調合し、煎じる過程は、様々な薬物成分が反応して新しい薬物になるプロセスでもある。中薬の煎じ方や服用方法は完璧にシステム化されている。

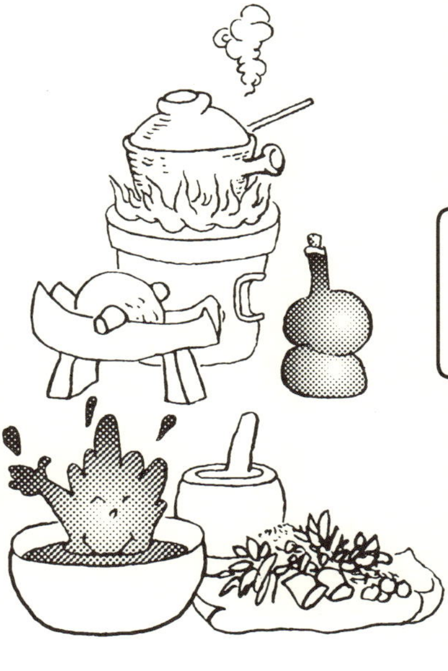

方法論から見て、西洋医学は中医学（薬膳を含む）に取って代われないし、ましてや超えることなどできないんじゃ。

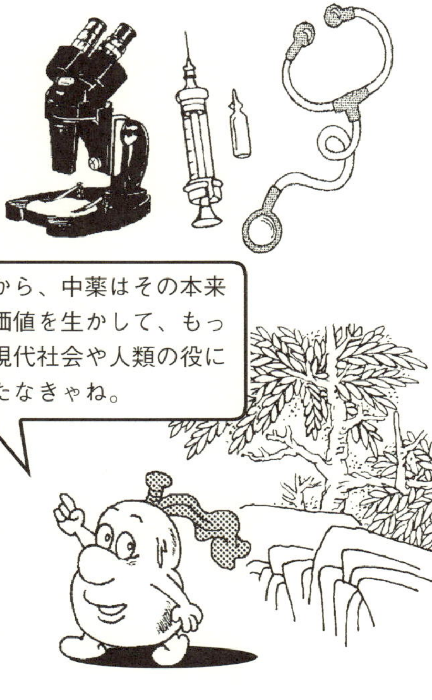
だから、中薬はその本来の価値を生かして、もっと現代社会や人類の役に立たなきゃね。

大自然は、人間によって破壊される前、人類にチャンスを与えた。光り輝くような、その中心的メカニズムのすべてを明らかにしたのじゃ。そのメカニズムは素朴で、優美なものじゃった。

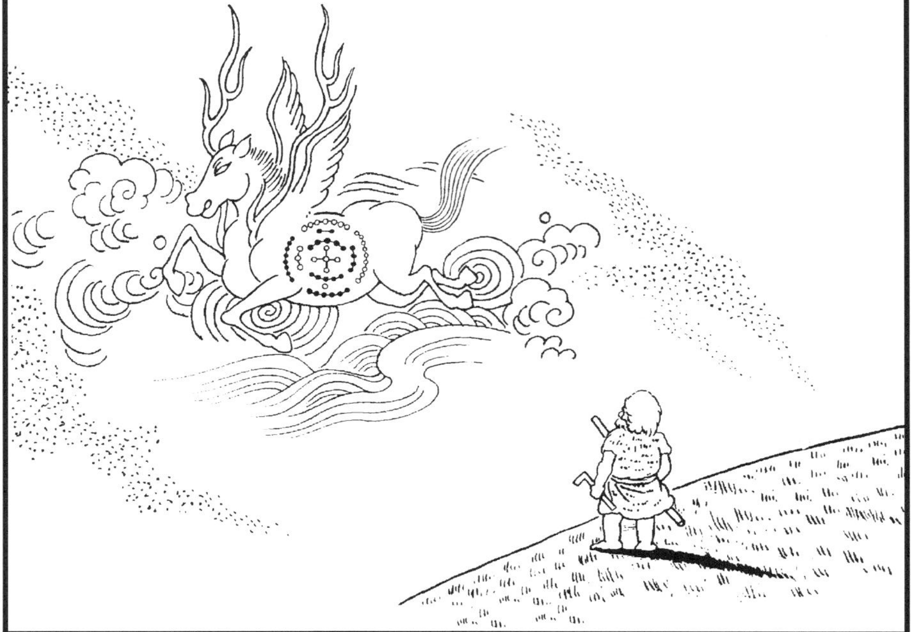

我々の祖先は、目に見える現象を通してその本質を推測した。いろいろな現象を比較、対照すること、例えばさおを立て影を見ることによって農耕の時期を決めたりした。そうした、天と地の相対的運動の周期を見ているうちに、すでに数千年前にはこのチャンスをしっかりとものにしていたんじゃよ。

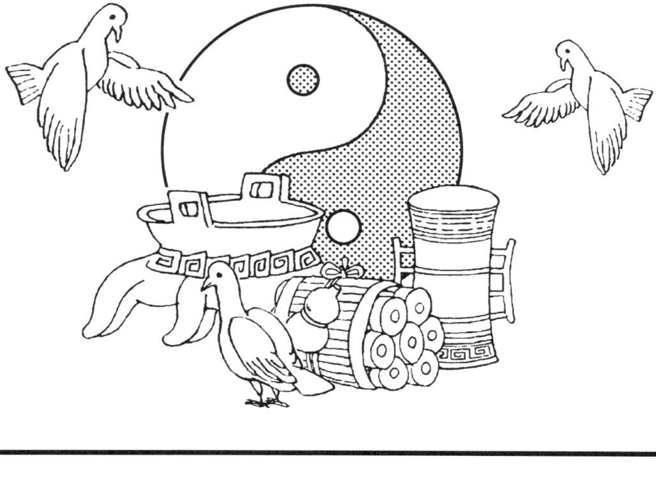

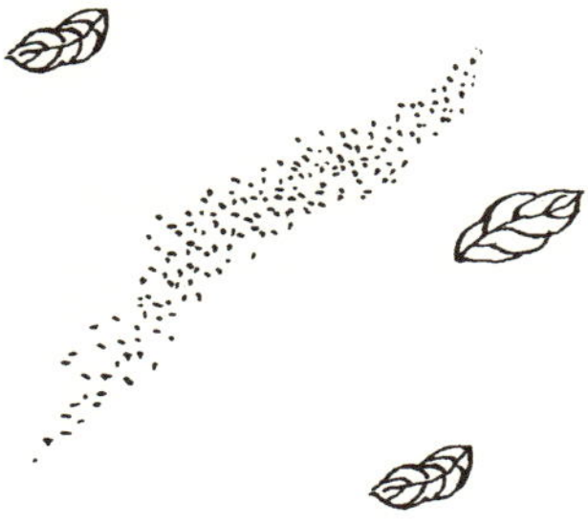

二の巻　中医薬食学の起源

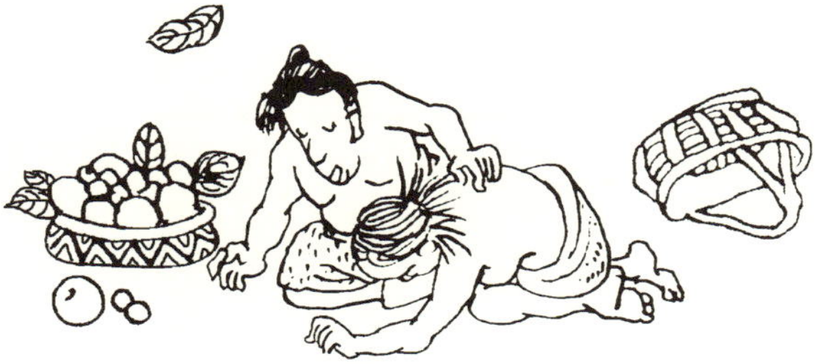

中医薬食学の起源について

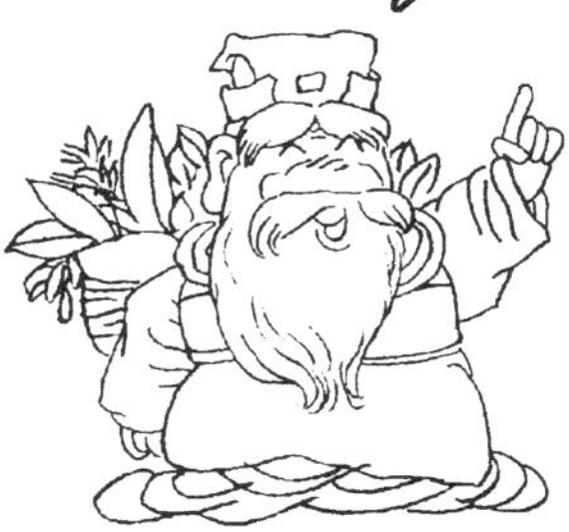

薬物と飲食の関係を説明する中医薬食学説によると、中医学では薬と食はその源を同じくし、互いに補い合い、利用し合う関係にある。薬と食の間には厳格な境界線はなく、むしろ二者は組み合わせられ、養生や治療に用いられる。これは中医学に顕著な特徴じゃ。

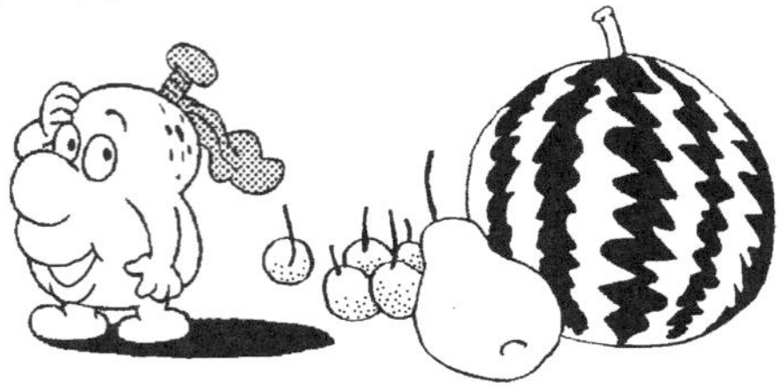

古代の原始社会までさかのぼると、当時は人類の生産力が非常に低かった。人々は集団で狩りに出かけ、また共同で採集に当たることで食物を手にし、それを分け合って生活しておった。

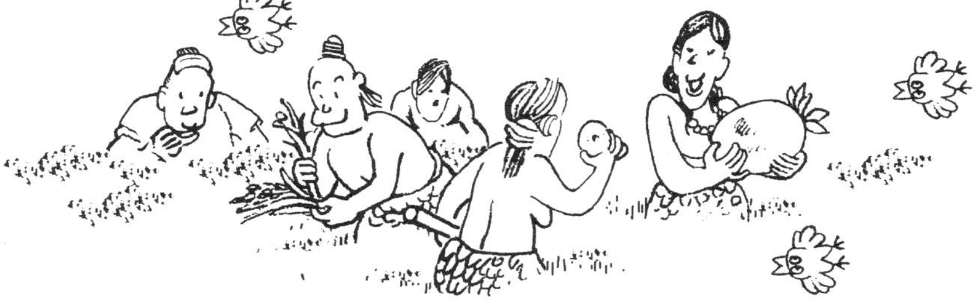

そのころ、人々はどの植物が食べられるかわからず、食べてみて確かめるしかなかったのじゃ。

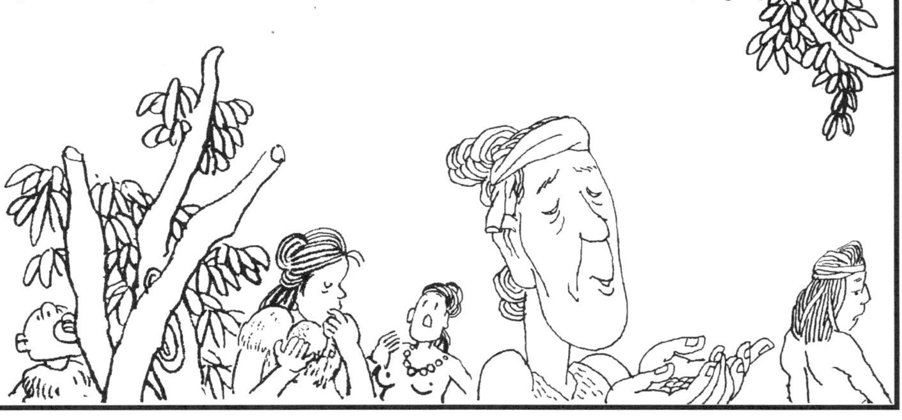

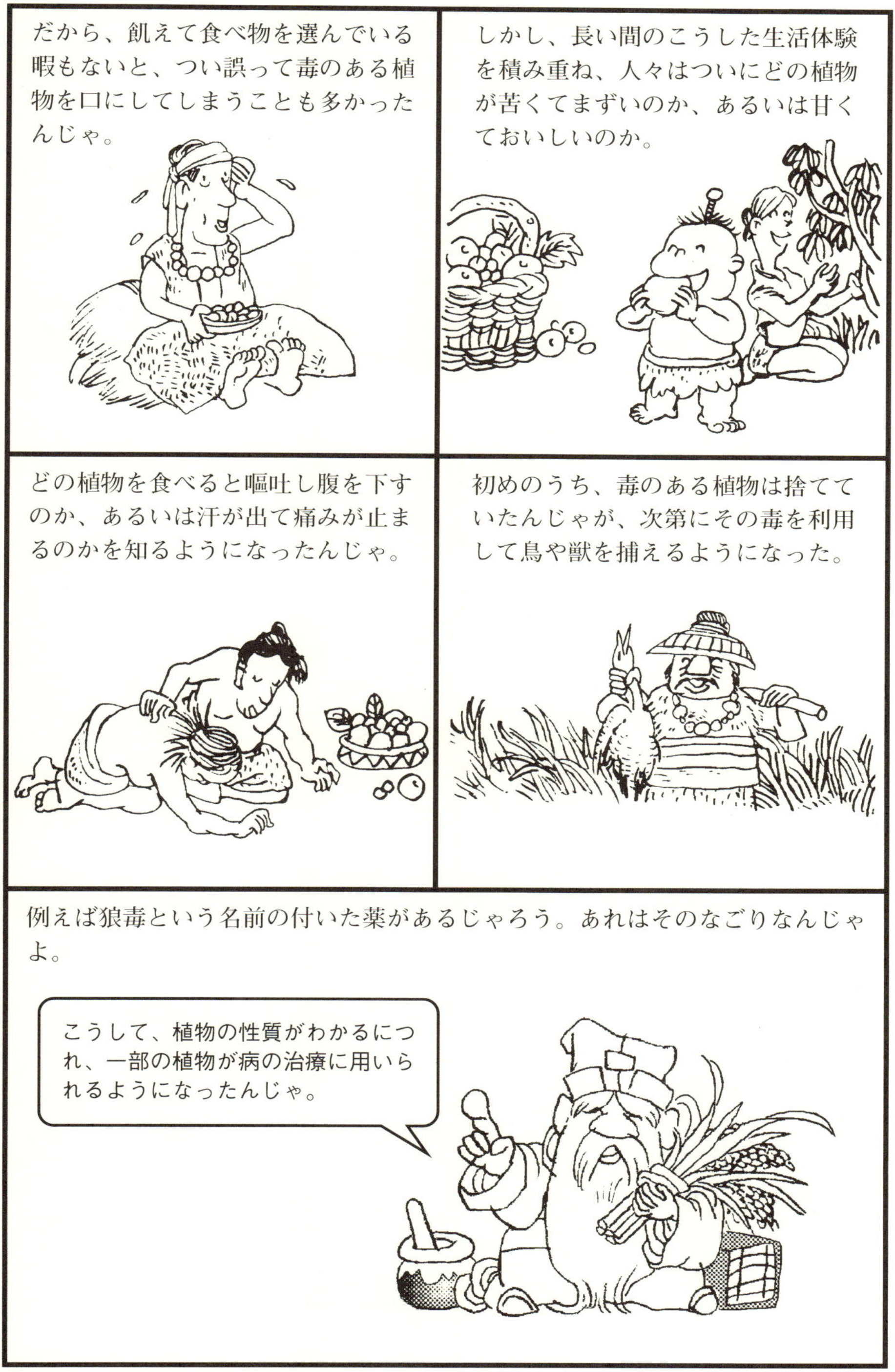
だから、飢えて食べ物を選んでいる暇もないと、つい誤って毒のある植物を口にしてしまうことも多かったんじゃ。
しかし、長い間のこうした生活体験を積み重ね、人々はついにどの植物が苦くてまずいのか、あるいは甘くておいしいのか。
どの植物を食べると嘔吐し腹を下すのか、あるいは汗が出て痛みが止まるのかを知るようになったんじゃ。
初めのうち、毒のある植物は捨てていたんじゃが、次第にその毒を利用して鳥や獣を捕えるようになった。
例えば狼毒という名前の付いた薬があるじゃろう。あれはそのなごりなんじゃよ。
こうして、植物の性質がわかるにつれ、一部の植物が病の治療に用いられるようになったんじゃ。

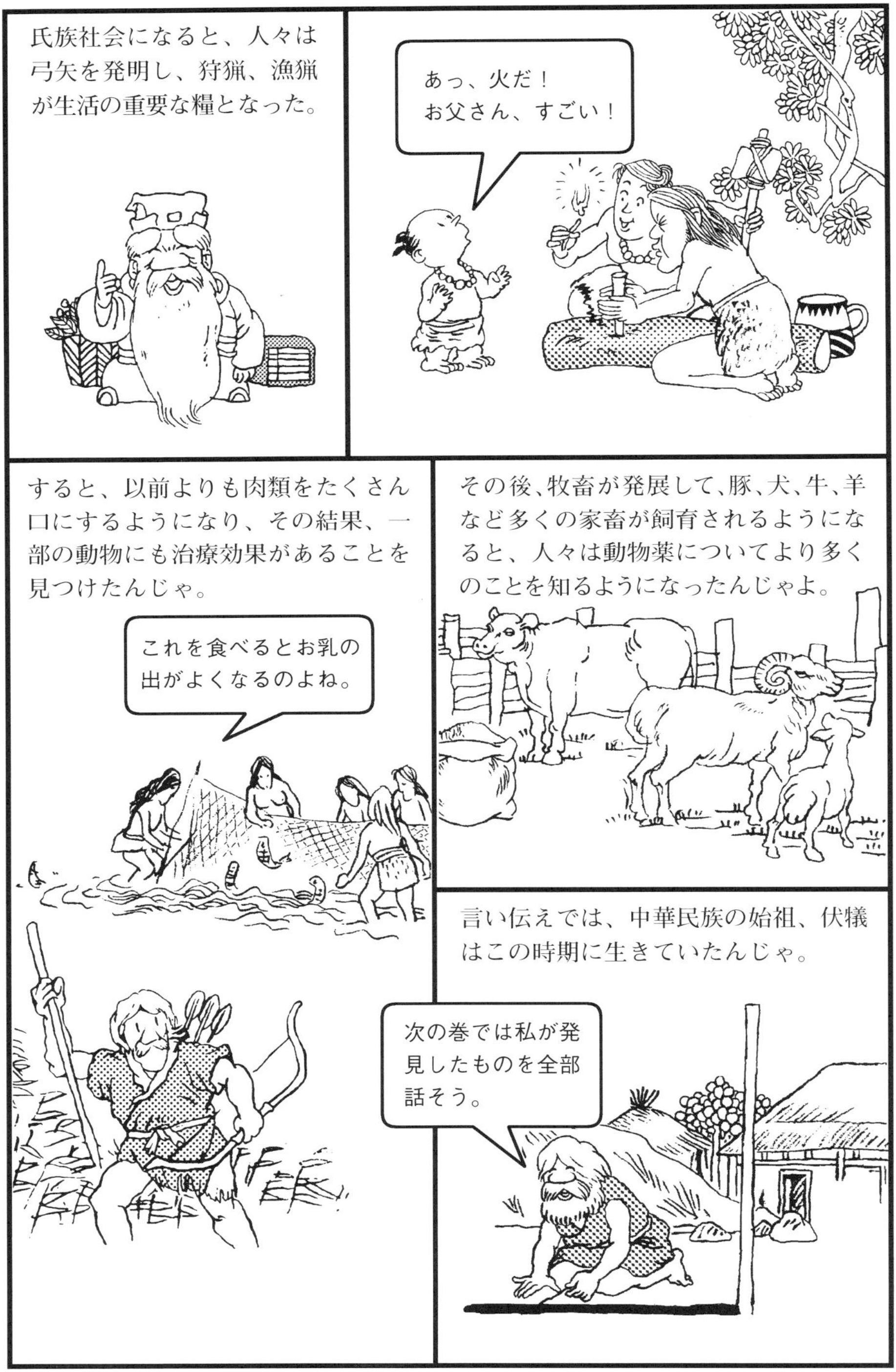
氏族社会になると、人々は弓矢を発明し、狩猟、漁猟が生活の重要な糧となった。
あっ、火だ！お父さん、すごい！
すると、以前よりも肉類をたくさん口にするようになり、その結果、一部の動物にも治療効果があることを見つけたんじゃ。
これを食べるとお乳の出がよくなるのよね。
その後、牧畜が発展して、豚、犬、牛、羊など多くの家畜が飼育されるようになると、人々は動物薬についてより多くのことを知るようになったんじゃよ。
言い伝えでは、中華民族の始祖、伏犠はこの時期に生きていたんじゃ。
次の巻では私が発見したものを全部話そう。

氏族社会の後期になると、原始的な農業が著しく発展し、人々は定住するようになる。それとともに、農作物や周囲の植物について長期的に、詳細に調査・観察する条件が整い、人々はより多くの植物薬について知るようになった。百草を味わって多くの薬草を発見した薬神、神農の伝説はこの時期に生まれたものなんじゃ。

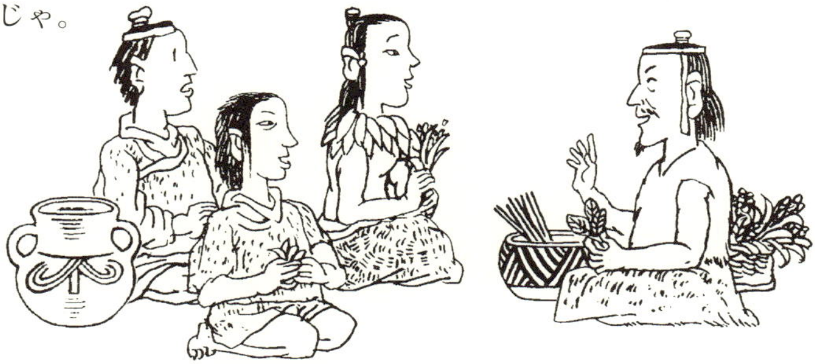

神農は、百草の味や泉の水質を知ろうとして、中毒を起こしたこともしばしばで、ひどいときには「1日に70の毒に遭った」そうじゃ。

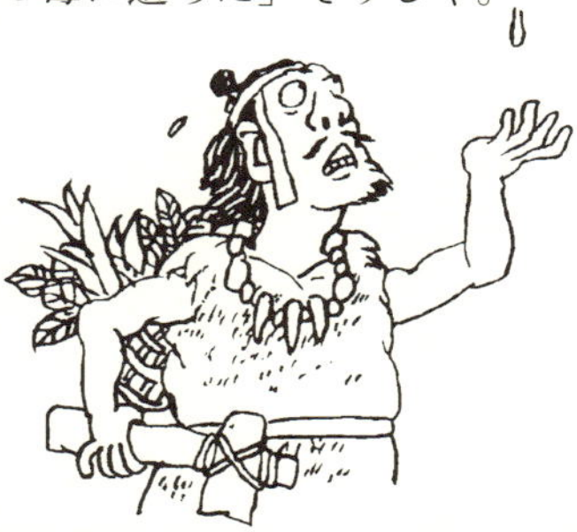

しかし、ついに様々な困難を克服し、後世の人々のために、薬物になる多くの植物を探し当てたんじゃよ。

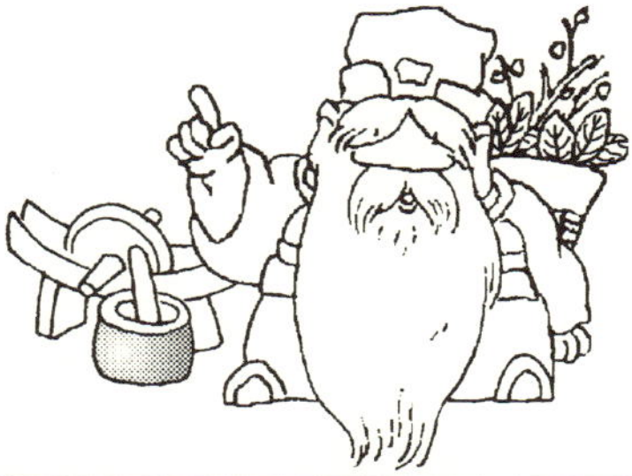

こうした薬物になる植物はその後、『神農本草経』に収められたんじゃが、その薬効が素晴らしいため、ほとんどのものが現在まで応用されておる。この本は中国伝統医学の基礎を築いたと言ってもいいじゃろう。

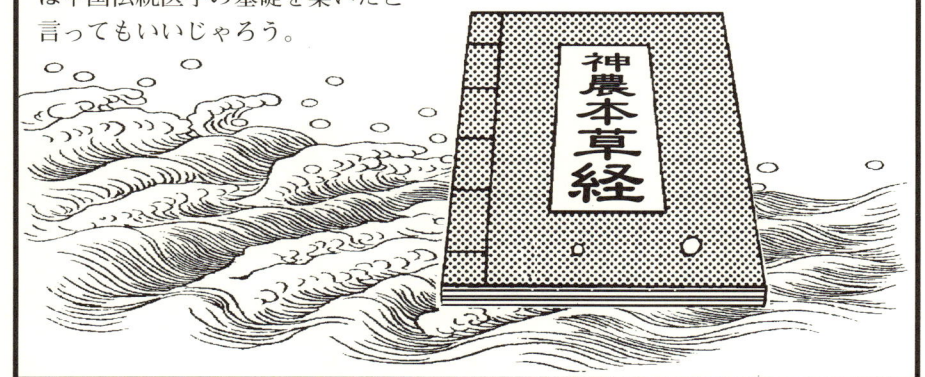

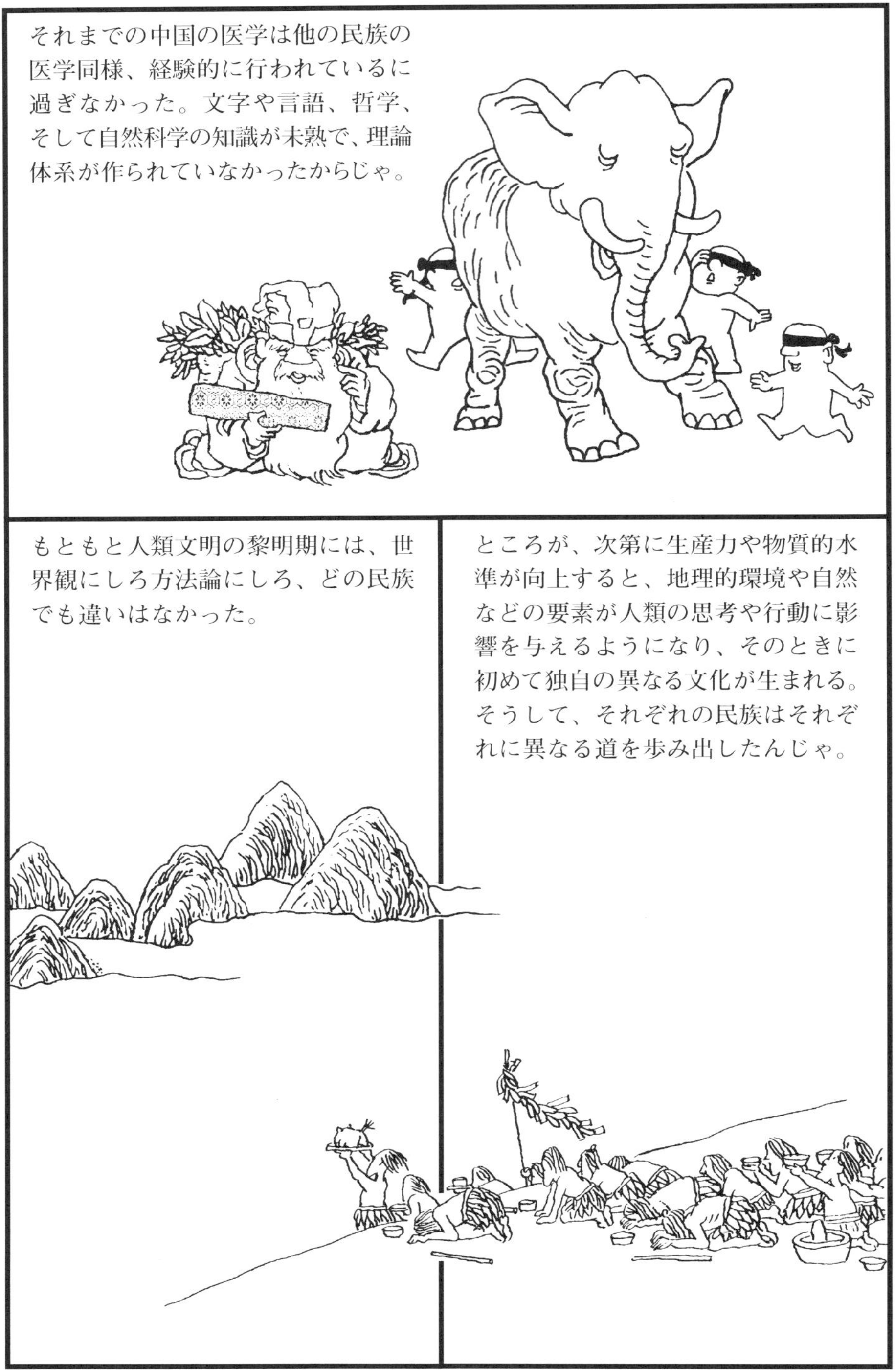
それまでの中国の医学は他の民族の医学同様、経験的に行われているに過ぎなかった。文字や言語、哲学、そして自然科学の知識が未熟で、理論体系が作られていなかったからじゃ。
もともと人類文明の黎明期には、世界観にしろ方法論にしろ、どの民族でも違いはなかった。
ところが、次第に生産力や物質的水準が向上すると、地理的環境や自然などの要素が人類の思考や行動に影響を与えるようになり、そのときに初めて独自の異なる文化が生まれる。そうして、それぞれの民族はそれぞれに異なる道を歩み出したんじゃ。

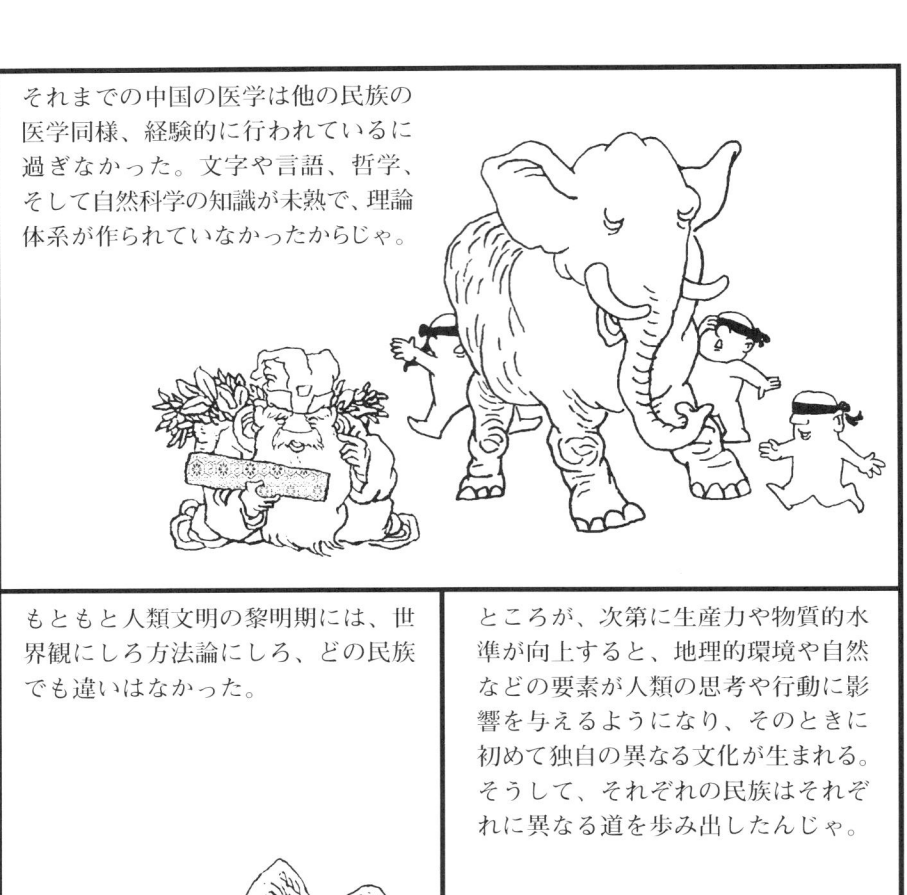

夏の時代に原始社会が解体して以降、生産力が向上し、実践経験が豊かになるにつれ、輝かしい中国文明が創造される十分な条件が備えられていった。西周の時代になると、社会の分業化、専業化が次第に進み、医学もまた原始的な呪術的医療から抜け出した。そして、中国文明史上、中華民族の世界観や方法論の基礎となる著作が誕生する。それが『易経』なんじゃよ。

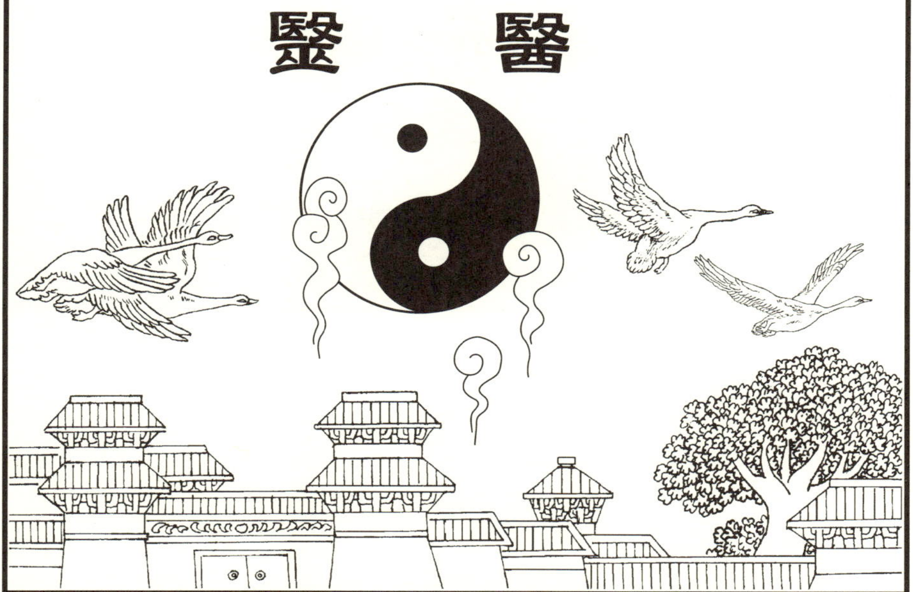

『易経』によって、易学の思弁哲学※1が確立されると、天文学、暦法、農業、冶金、醸造、数学などが発展し、医学の分野でも基礎が築かれていったんじゃ。

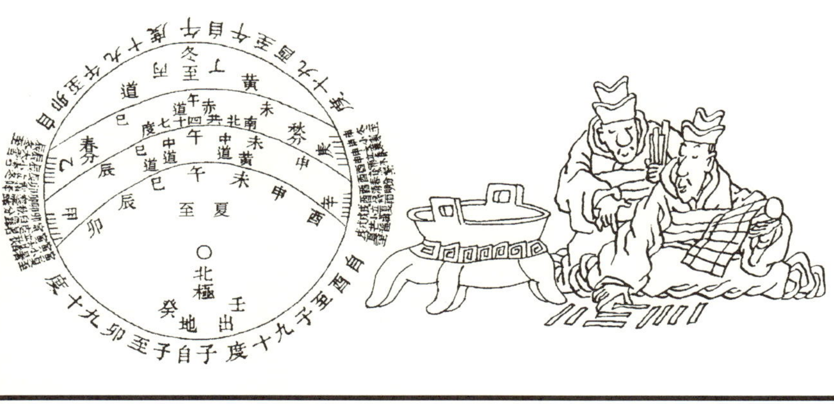

［訳注］※1：経験的ではなく理論的に真理を追求する哲学。

春秋戦国時代に至ると、『易経』の多大な影響を受けた、真の意味の医学が確立される。その証が、中国史上初の医学専門書『黄帝内経』じゃが、その理論の核心というべきものが易学の陰陽五行学説なんじゃよ。

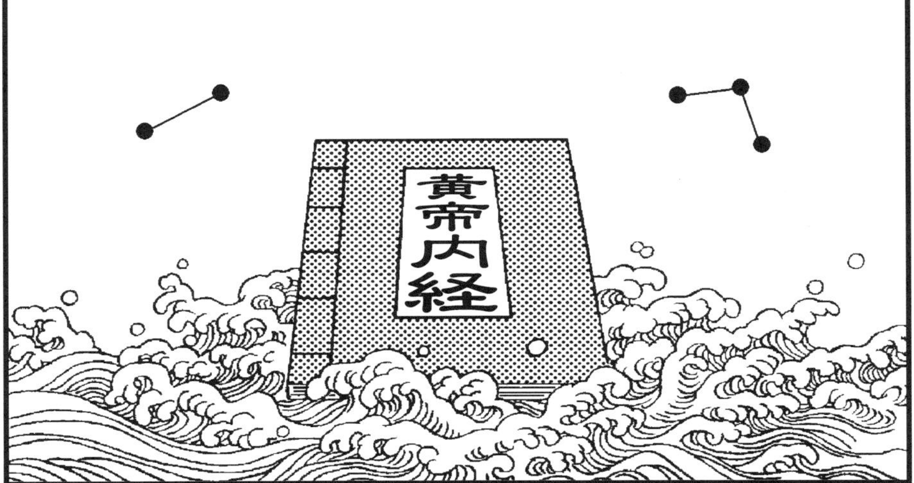

易学の世界観では、宇宙は自然を源とし、その盛衰は自然の法則に従っていると考えられておる。人間はその中の１つの構成分子にすぎないから自然に従うという自覚をもたねばならないとした。

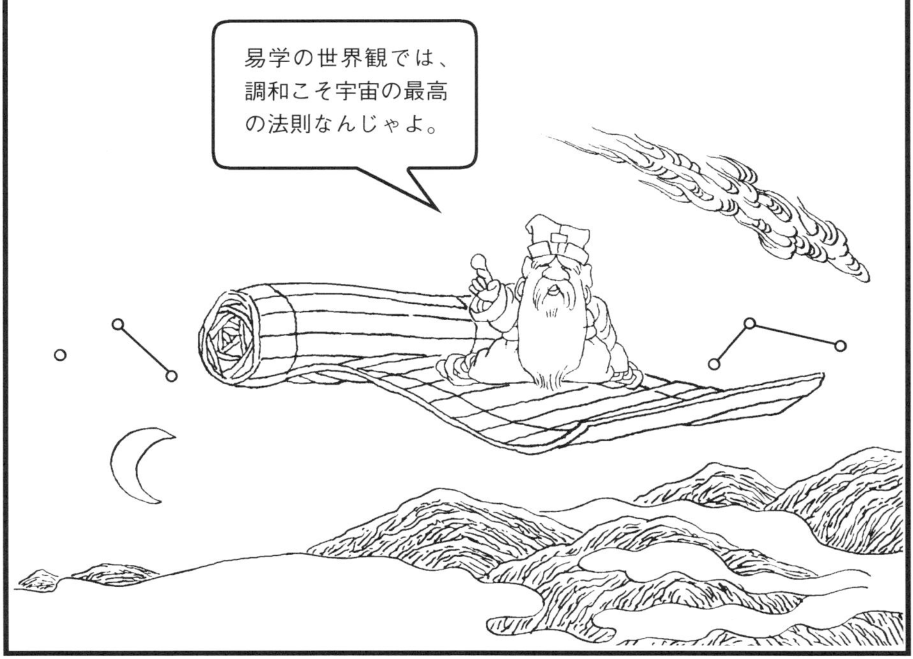
易学の世界観では、調和こそ宇宙の最高の法則なんじゃよ。

方法論的には易学は、宇宙のメカニズムをミクロ的、マクロ的に簡単な形でモデル化した「河洛理数」に基づき、時間と空間の関係を用いて万事万物を統一する論理体系じゃ（詳細については、医道の日本社刊の『まんが易経入門』を参照)。

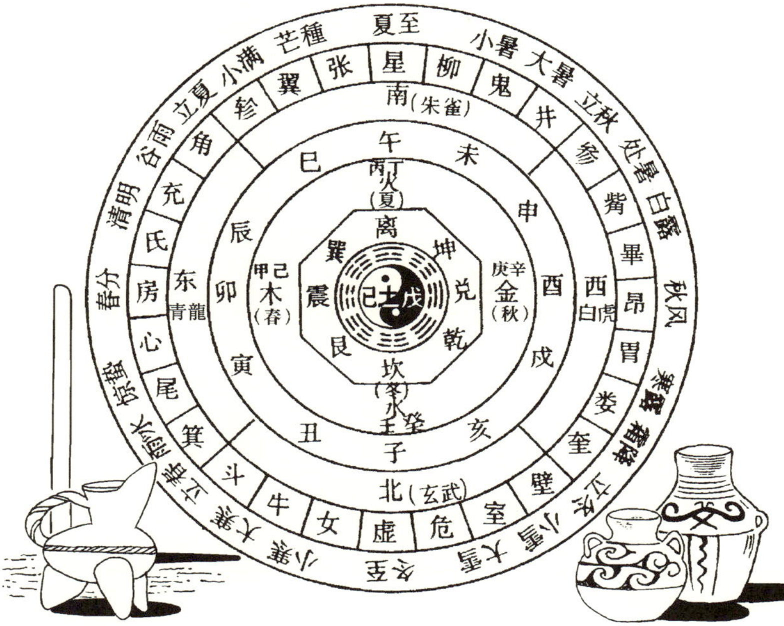

この中には宇宙の時間･空間･物質を統一した基本法則が反映されておるんじゃ。

このうち「陰陽」とは、宇宙の中で対立する、または相互に依存する2種類の事物をすべてまとめたもの。

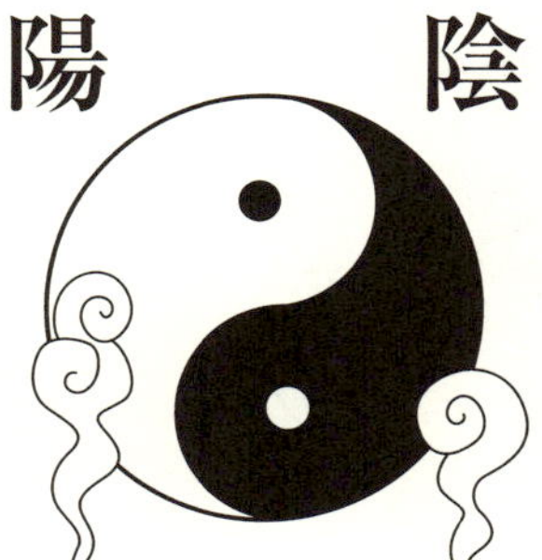

「五行」とは、万物の特徴や性質、それぞれの相互関係をまとめたものなんじゃよ。

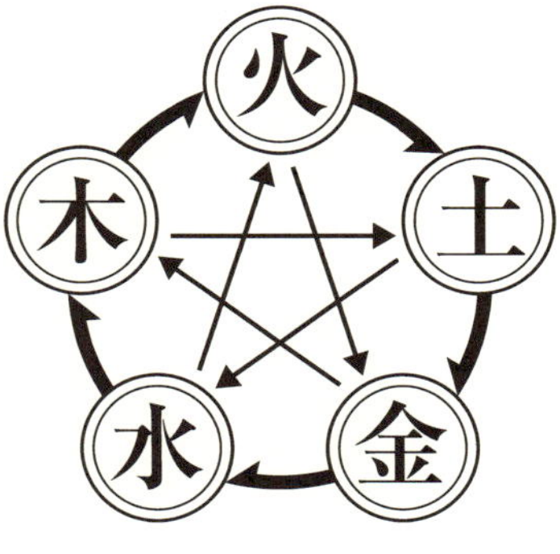

このように陰陽と五行は具体的な何かを指す観念から、自然界のすべての現象を類別できるまでに普遍化されたんじゃ。

自然界						五行	人体				
五味	五色	五化	五気	五方	五季		五臓	六腑	五官	五形	情志
酸	青	生	風	東	春	木	肝	胆	目	筋	怒
苦	赤	長	暑	南	夏	火	心	小腸	舌	脈	喜
甘	黄	化	湿	中	長夏	土	脾	胃	口	肉	思
辛	白	収	燥	西	秋	金	肺	大腸	鼻	皮毛	悲
鹹	黒	蔵	寒	北	冬	水	腎	膀胱	耳	骨	恐

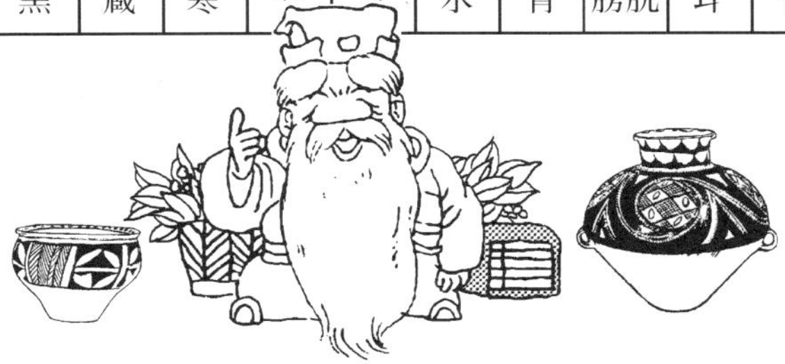

陰陽五行理論に基づいているからこそ、中医学とその薬食学説は時代を超え、古今をまたいで衰えることはなかったのじゃ。数千年にわたる中国文明の繁栄、発展も、この流れに沿った結果とさえ言えるじゃろう。これから、この本ではその歴史の流れに忠実に従って、中医薬食とその養生の法則について紹介することにしよう。

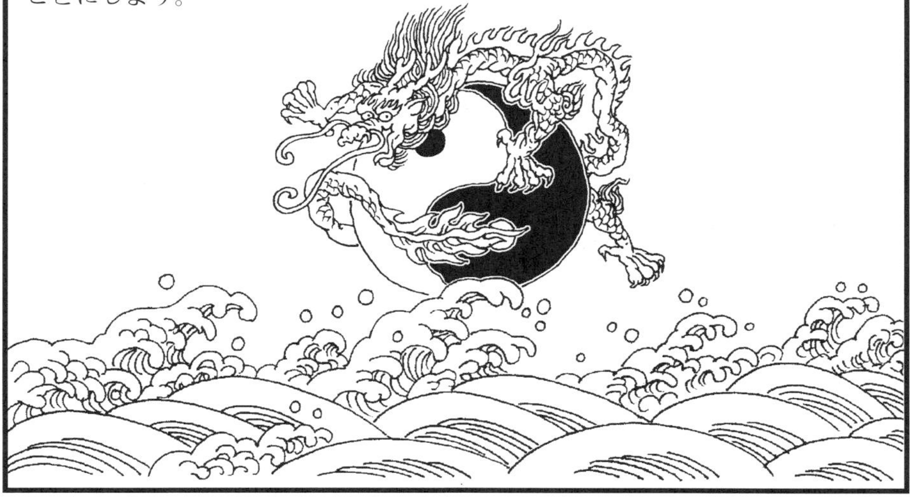

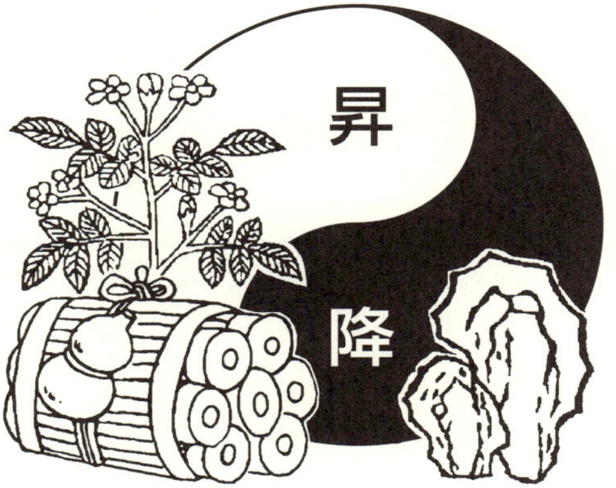

三の巻
中医薬食理論と易学との関係

易学と中薬理論の関係

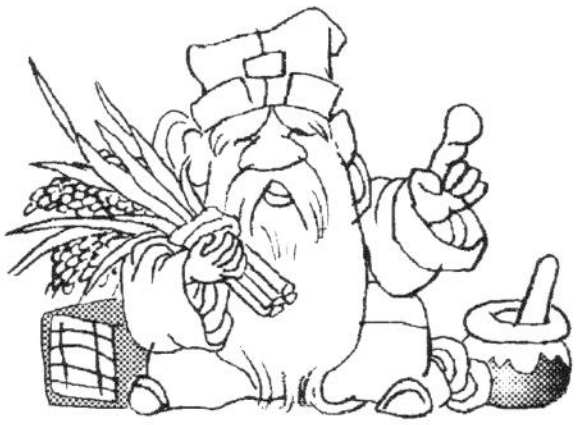

中薬の四気五味論や薬性学説などはどれも易学の自然弁証思想※1を基礎としておる。

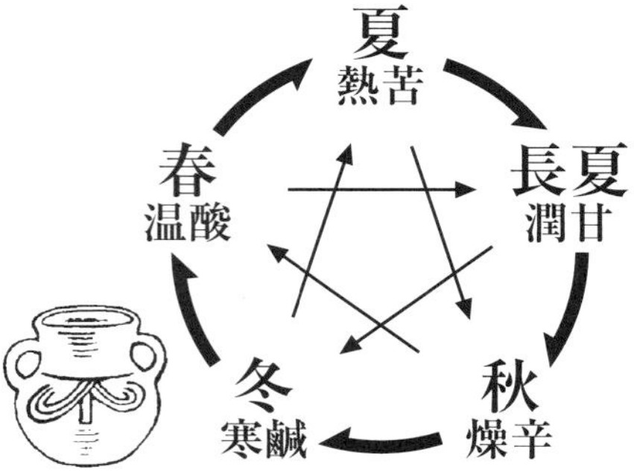

夏
熱苦
長夏
潤甘
秋
燥辛
冬
寒鹹
春
温酸

天人一体、陰陽五行の自然弁証法に則って、昔の人は中薬の四気五味理論を導いたのじゃ。

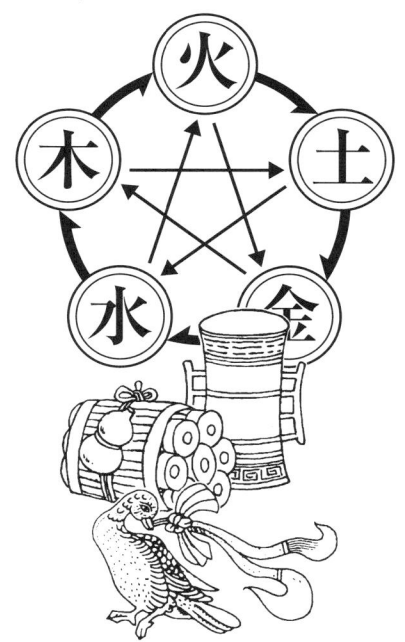

火
土
金
水
木

この理論では、寒、熱、温、涼の四気と、酸（すっぱい）、苦（苦い）、甘（甘い）、辛（辛い）、鹹（塩辛い）の五味が薬物の基本性能と考えられておる。

四気五味は宇宙天地の間にあって、気が陽、味が陰じゃ。

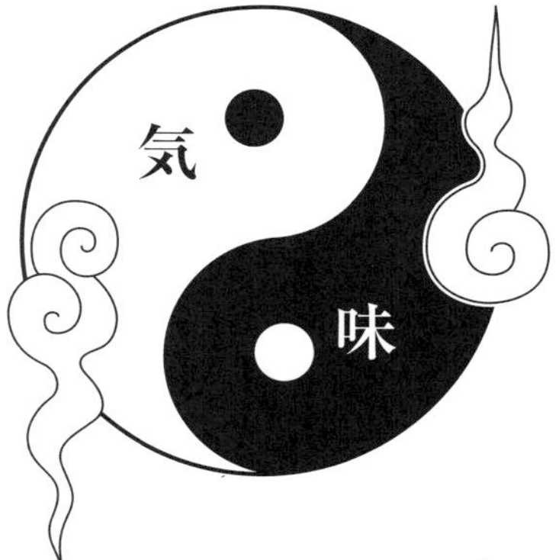

気
味

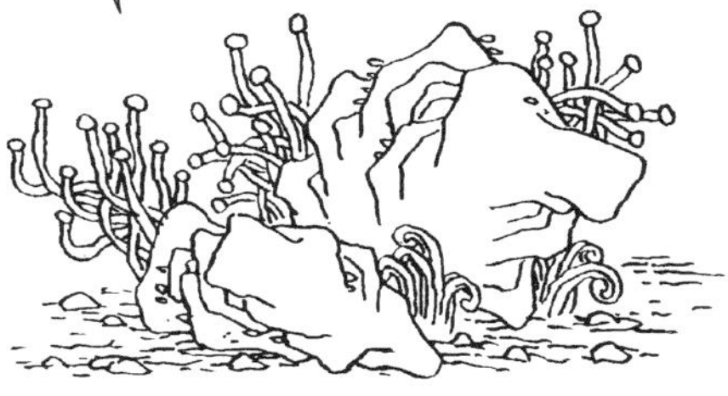

そして、天地は陰陽の本、万物成長の母じゃ。

【訳注】※1：経験によらず概念の分析によって研究する考え方。

司歳備薬※1と道地薬材※2

天は陽である。だから、気は天から生まれ、自然の四季とともに変化する。そのため、薬物には寒、熱、温、涼の四気の区別があるのじゃ。

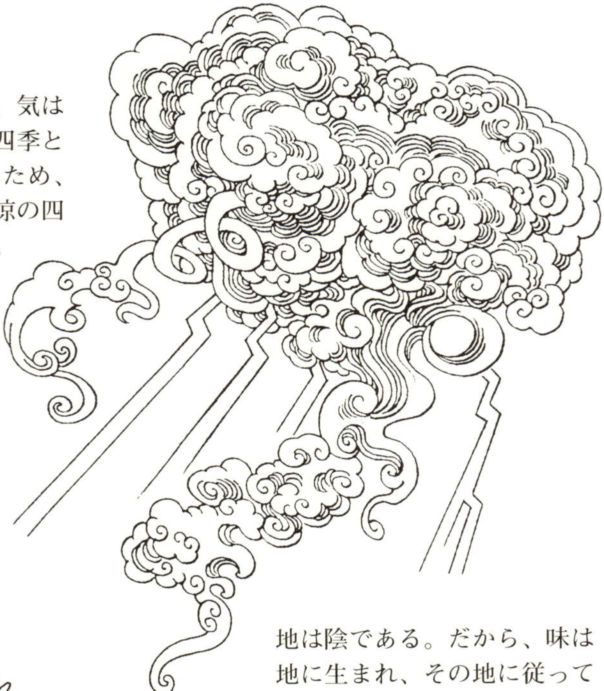

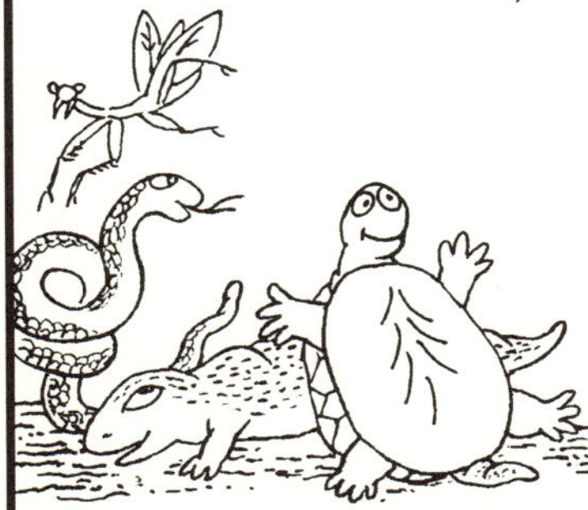

地は陰である。だから、味は地に生まれ、その地に従って五行に属する。そのため、薬物には酸、苦、甘、辛、鹹の五味の区別があるのじゃ。

易学の天地合一の宇宙観では、万物は時間、空間の特徴や性質をもつと考えられているが、この思想もまた、薬学全体にかかわっておる。薬物の生長には過程があるが、過程とは時間のことじゃ。

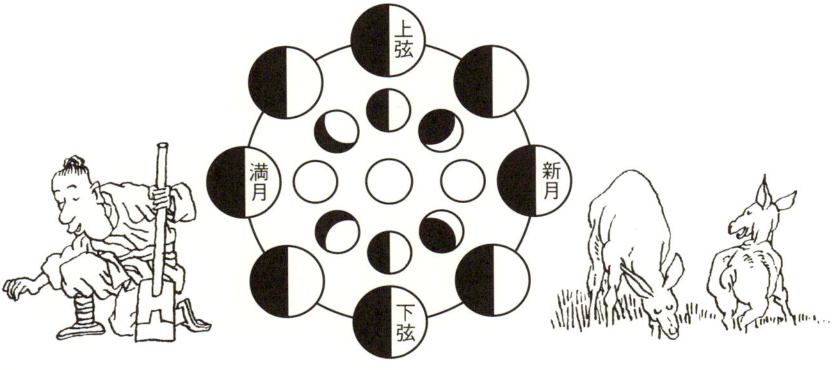

［訳注］
※1：1年の時季の最適な薬を採り備えておくこと。
※2：薬物には最適の場所があること。その土地土地でとれたものがよいとする。

薬物の生長は、特定の地理的環境を離れてはありえない。その環境とはすなわち空間じゃ。時間と空間は運動する事物すべてに関係しているので、時空は薬物を含む事物の機能と作用に直接影響を与え、それを直接左右しているのじゃよ。

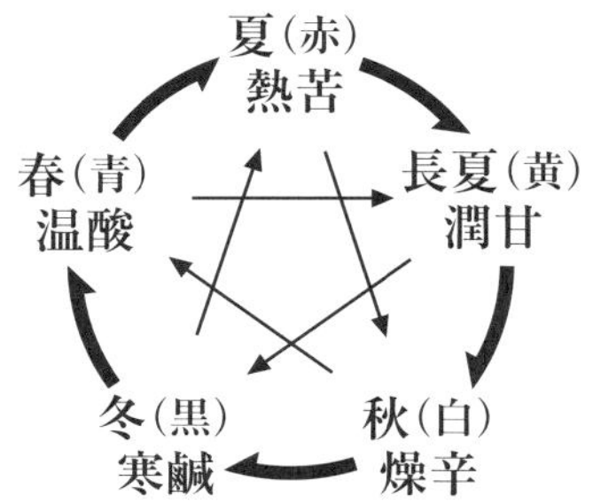

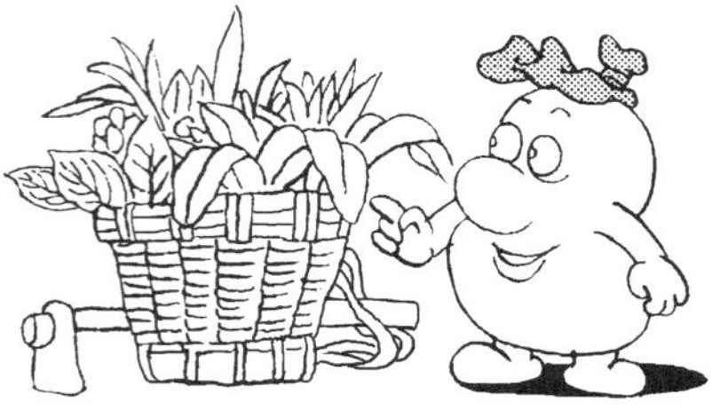

時間的には、どの薬物もいずれかの季節にその盛りを迎え、採集の季節を迎える。その季節に採集すれば、薬物はその季節の気を強く受け、その季節の特長を備える。

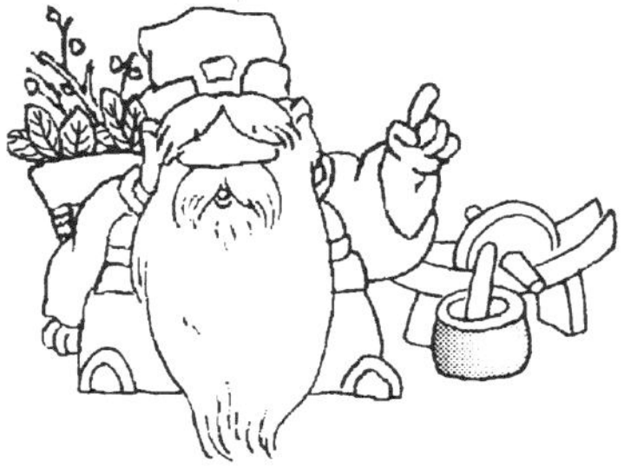

夏の火の気を得れば、燥湿化土《そうしつかど》※1ができ、

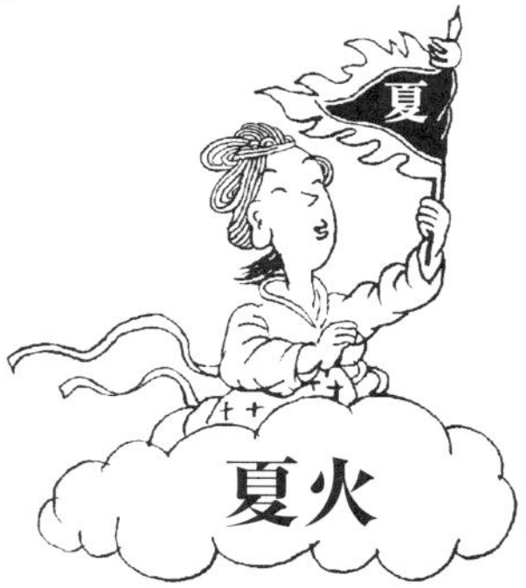

秋の金の気を得れば、涼潤平木《りょうじゅんへいもく》※2ができ、

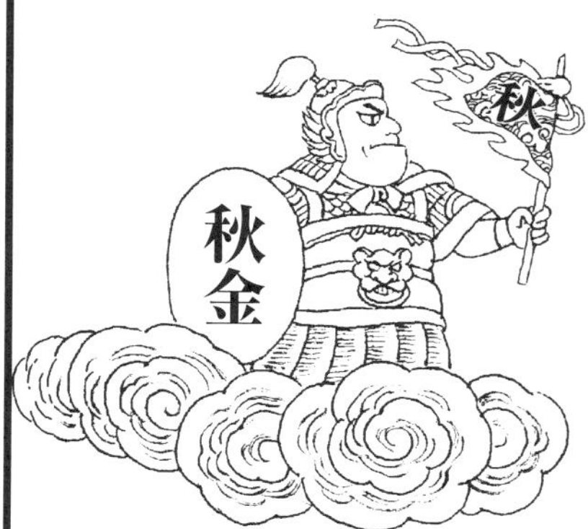

冬の寒の気を得れば、清熱制火《せいねつせいか》※3ができ、

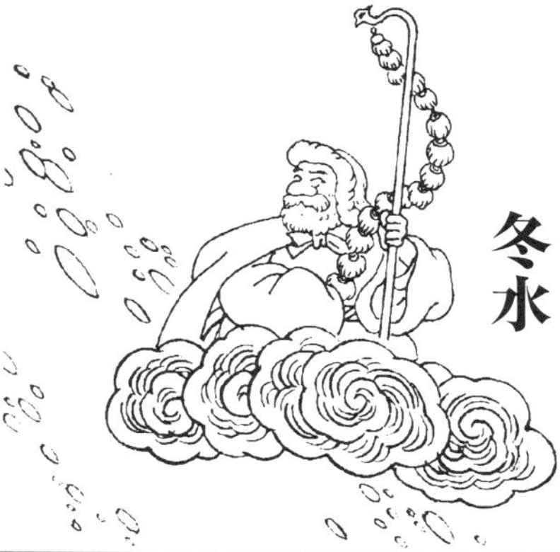

［訳注］
※1：湿邪を取り除き、土を化すこと。
※2：潤邪を取り除き、木を平らげること。
※3：熱邪を取り除き、火を制すること。

春の木の気を得れば、疏泄達土《そせつたつど》※1ができるのじゃ。

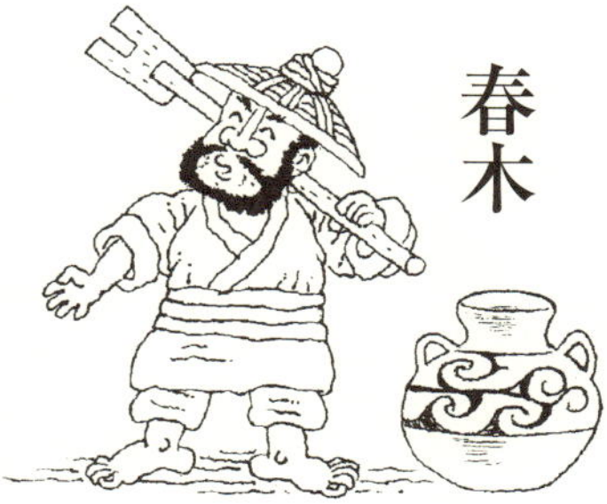

そのために、清代の医家、張士聡は、「夏枯草《かごそう》、夏収朮《かしゅうじゅつ》、半夏《はんげ》の生、麰麦《ぼうばく》（大麦）の成はいずれも火土の気を得て土に化する」と述べ、

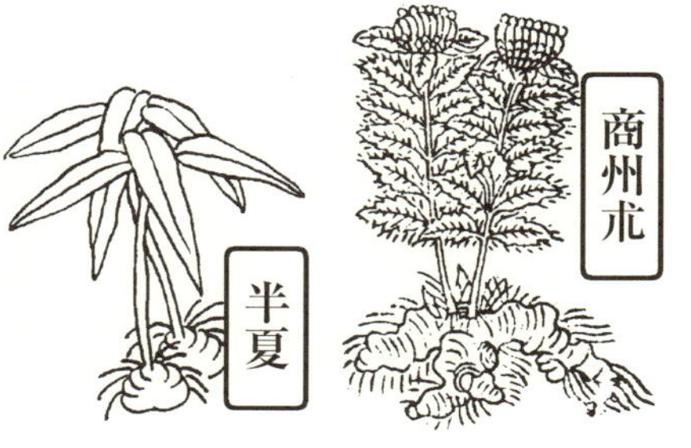

「秋英菊《しゅうえいぎく》、秋鳴蝉《しゅうめいせん》は金の気によって風邪を治し、

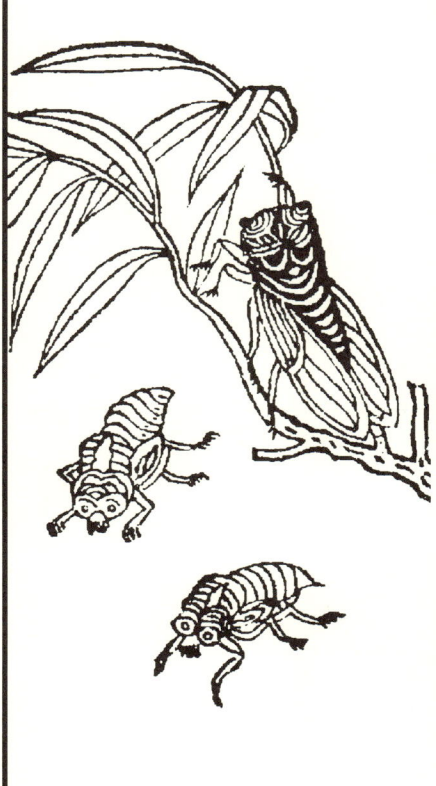

梔花《しか》、升麻《しょうま》、柴胡《さいこ》などのように、春に発するものは木の性により、上昇の性質をもち、

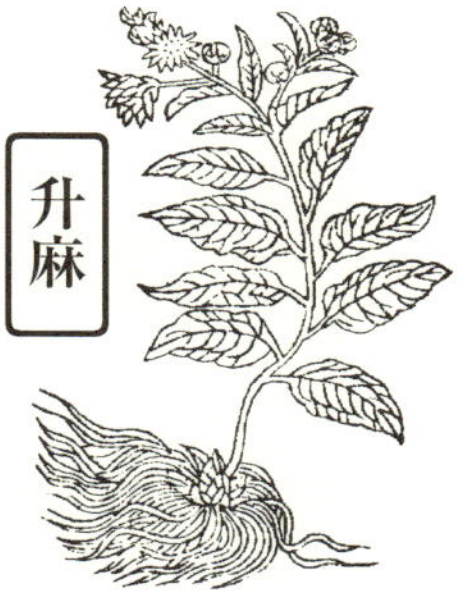

黄柏、梔子《しし》、麦冬《ばくとう》などのように、冬にもしおれないものは寒の気を得て清熱の力がある」と言っておる。

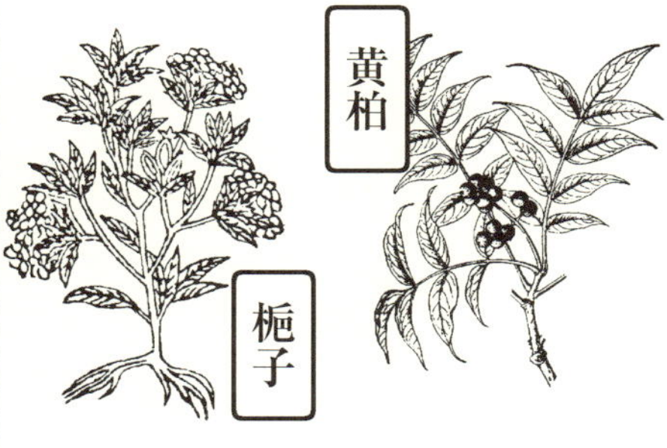

［訳注］

※1：表の風邪、裏の熱邪を取り除くこと。

さらに地についてみると、すべての薬物はいずれかの地に産するが、その地の薬物機能に対する影響は２つのことが考えられる。

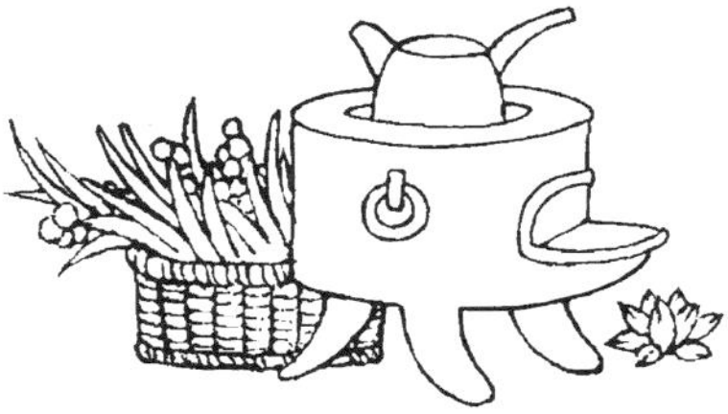

１つは、その地の気に乗じてその気の効能を具《そな》える場合。

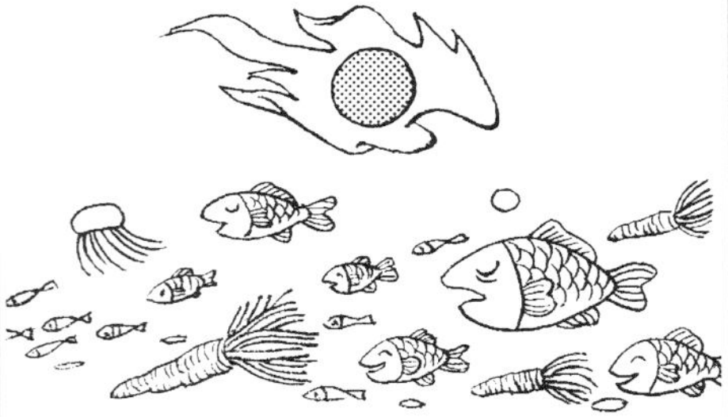

そしてもう１つは、反対にその地の気を克服する効能を具える場合じゃ。

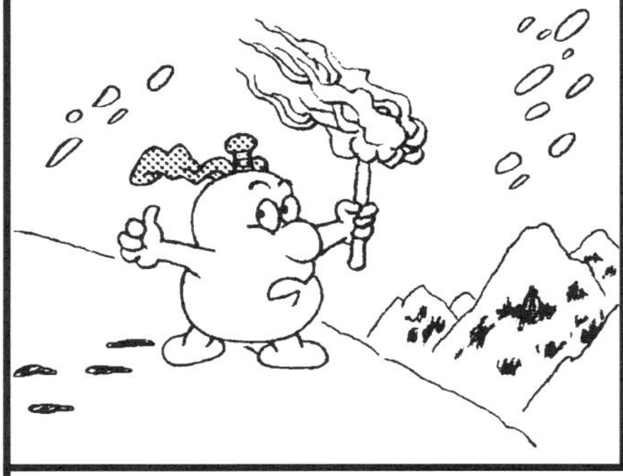

１つめのものは例えば辛味、苦味の薬じゃ。多くは四川省に産するが、その地は西南にあり、金火の二気が豊かじゃ。

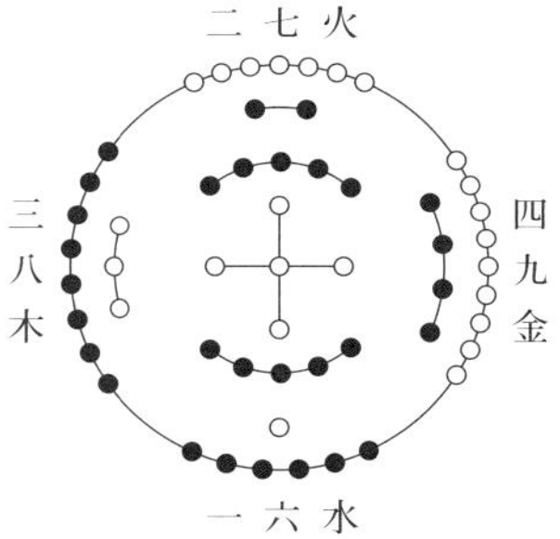

甘味、淡味のものは多くが中州に産するが、その地は中央に位置し、中土の気を最も多く受けるためなんじゃ。

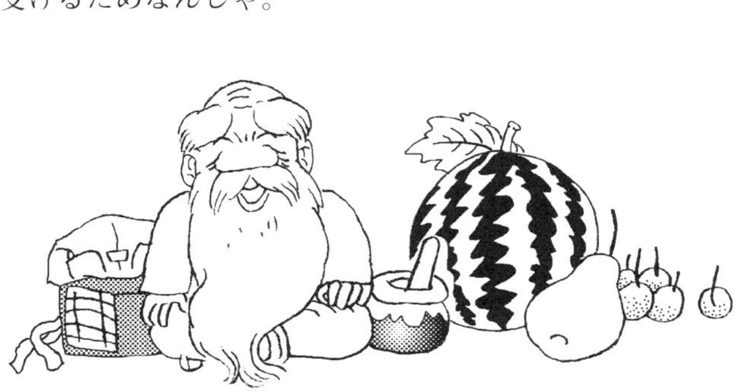

2つめのものは例えば、大寒涼血※1の効能がある犀角《さいかく》は南の暑い土地で採れ、温補元陽※2の効能がある鹿角《ろっかく》や人参《にんじん》は北の寒冷地で採れるじゃろう。

南
（苦熱）

東（酸温）　中（甘平）　西（辛涼）

北
（鹹寒）

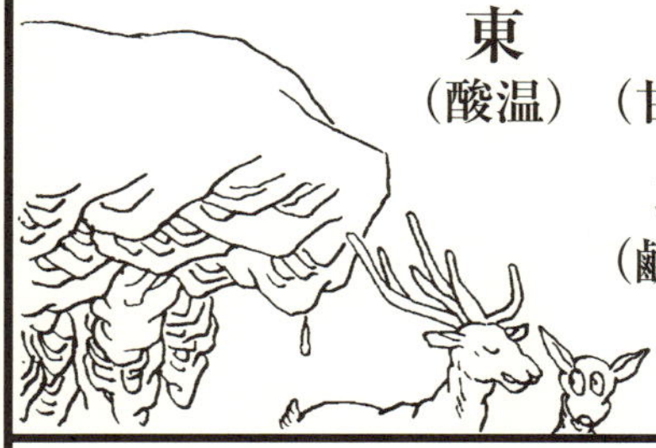

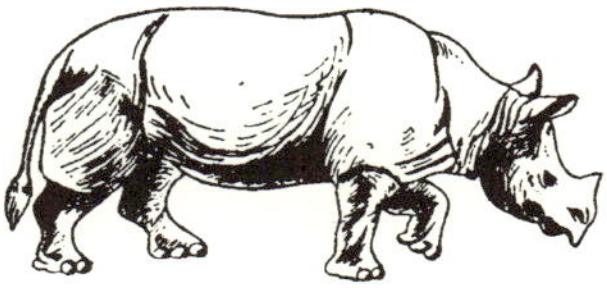

時空の影響で薬物の作用が決定付けられているからこそ、昔の人は「司《し》歳備薬《さいびやく》」「道地薬材《どうちやくざい》」の思想を考え出したのじゃ。

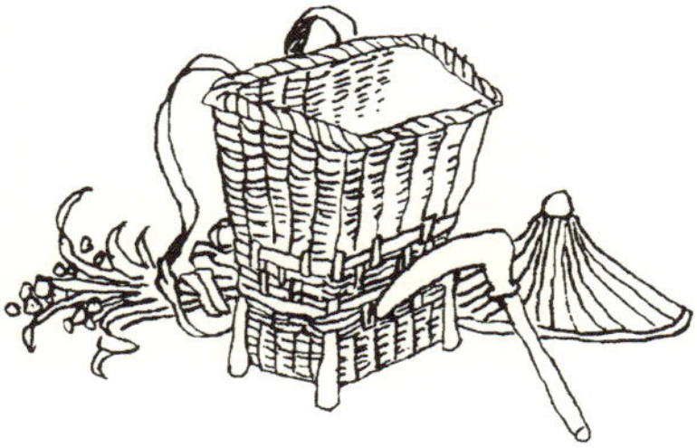

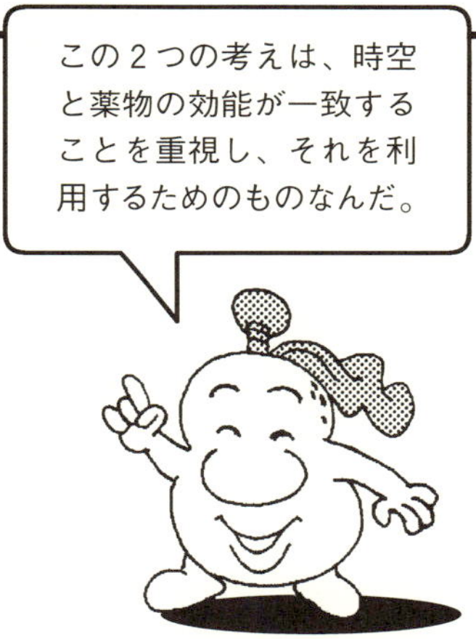
この2つの考えは、時空と薬物の効能が一致することを重視し、それを利用するためのものなんだ。

「司歳備薬」とは、五運六気学説に基づき、年間の気候の特徴に照らして薬物を採集すること。つまり、満ち足りた天地の気を利用することで、気が満ちてこそ薬効が高い薬物が採れるのじゃ。

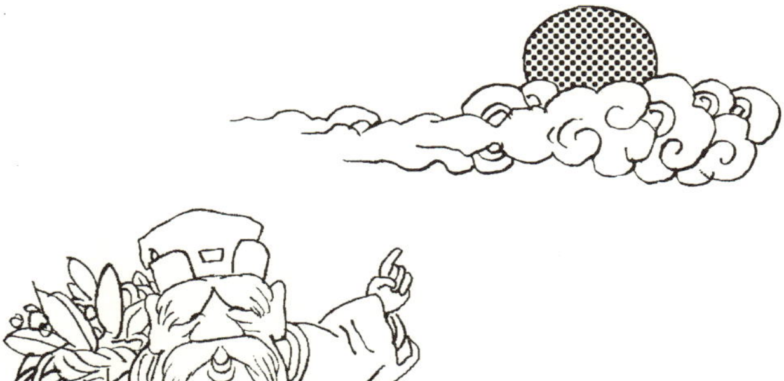

［訳注］
※1：強い寒性によって血分の熱邪を下げる効能。
※2：人体における陽気の源を温める効能。

昔の人は観察によって、大地万物の変化の主な要因が太陽であること、そしてその要因はいつも不変ではなく、周期性があることを知っておった。もちろん、この周期性が大地の上に反映されることもじゃ。

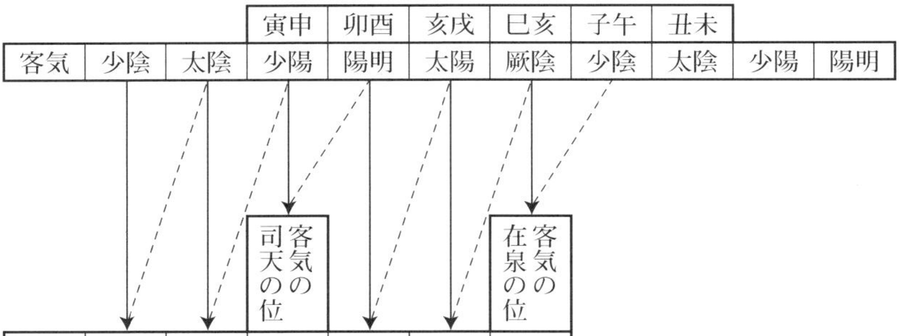

寅申
卯酉
亥戌
巳亥
子午
丑未
客気
少陰
太陰
少陽
陽明
太陽
厥陰
少陰
太陰
少陽
陽明
客気の司天の位
客気の在泉の位

	初気		二気		三気		四気		五気		六気	
主気	厥陰風木		少陰君火		少陽相火		太陰湿土		陽明燥金		太陽寒水	
節気	雨水	春分	穀雨	小満	夏至	大暑	処暑	秋分	霜降	小雪	冬至	大寒
月	一月	二月	三月	四月	五月	六月	七月	八月	九月	十月	十一月	十二月

〔図は『黄帝内経』と『類経図翼』（張景岳）より〕

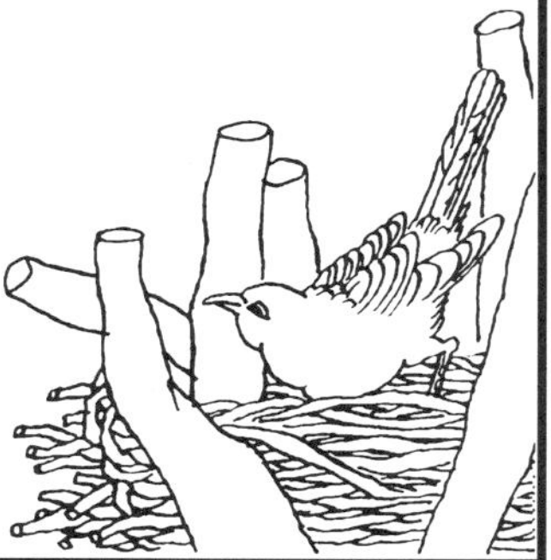

自然界には干害、水害が生じてそのために穀物生産量の変動があり、また樹木の年輪の変化、虫害の氾濫、伝染病の流行などが起こる。

最近の研究によって、中国古代における災害や異常などの変化が太陽の黒点の活動周期と関連があったことが明らかになっておる。例えば、黒点活動の11年と22年といった平均周期はそれぞれ十干の10、十二支の12、十干の20と十二支の24に最も近い整数値なんじゃよ。

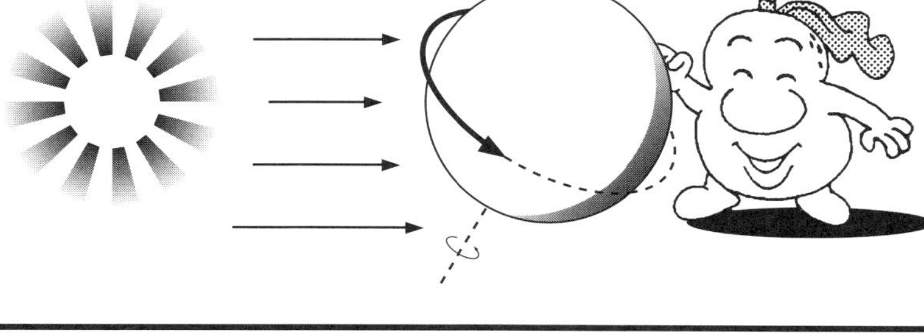

いずれにせよ、五運六気学説によって、毎年の気候の変化が予測でき、それに対応できるようになった。その結果、農作物の作付け、薬物の採集、処方の仕方などが決められたのじゃ。

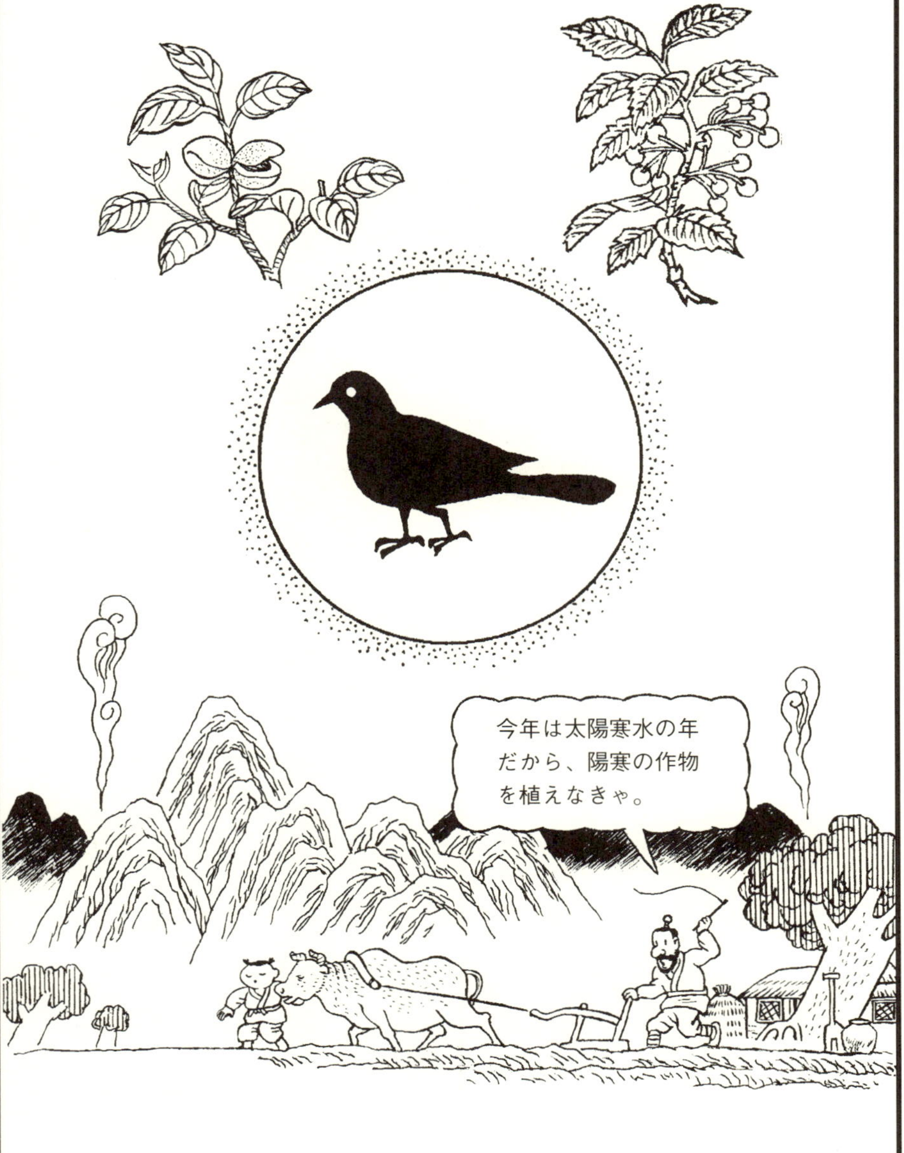
今年は太陽寒水の年だから、陽寒の作物を植えなきゃ。

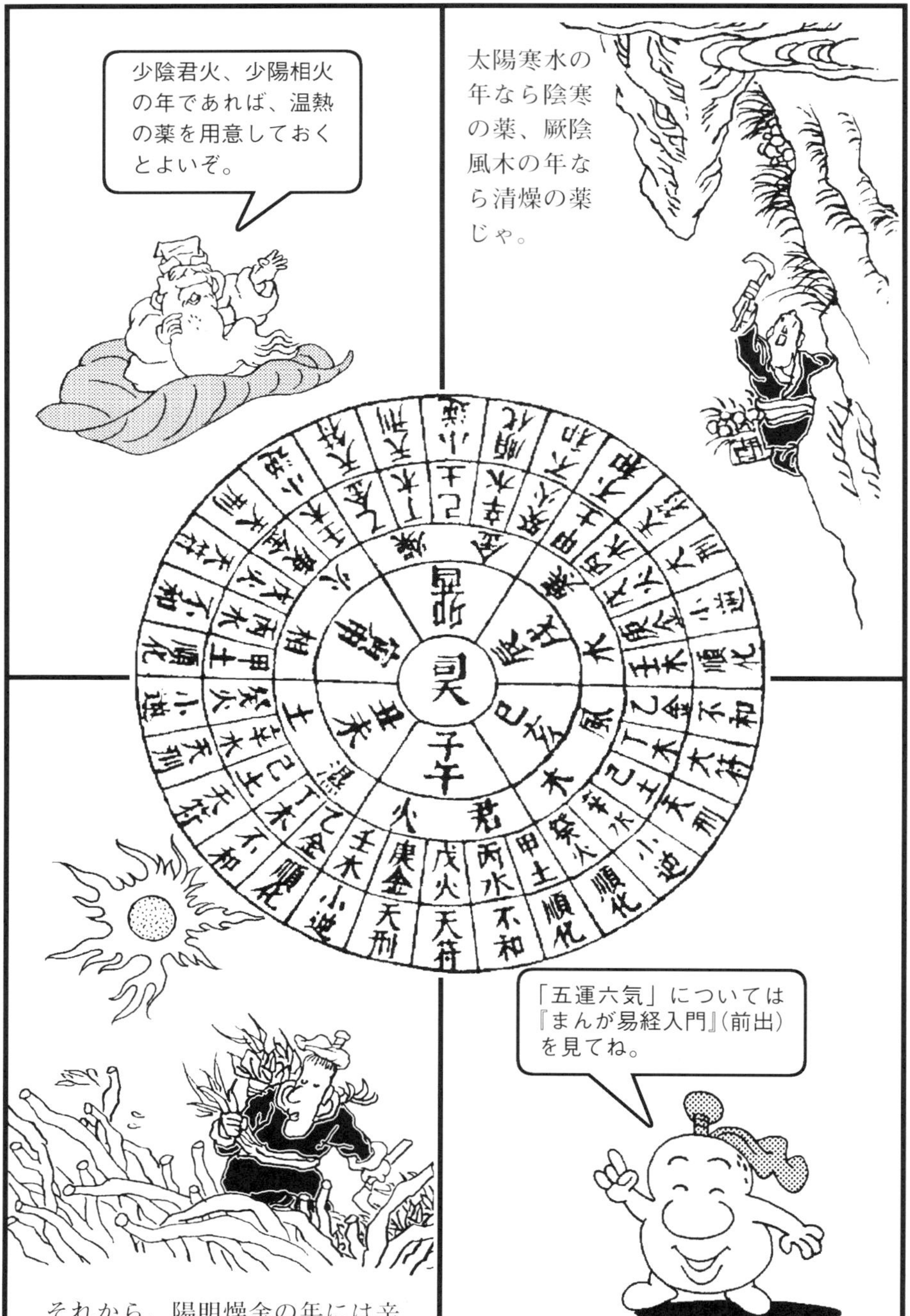

少陰君火、少陽相火の年であれば、温熱の薬を用意しておくとよいぞ。
太陽寒水の年なら陰寒の薬、厥陰風木の年なら清燥の薬じゃ。
それから、陽明燥金の年には辛燥の薬を用意しておくのじゃ。
「五運六気」については『まんが易経入門』(前出)を見てね。

もちろん、これらの事実からも明らかなように、原産地でできた薬物は、別の場所でできた薬物に比べて、気が純正で薬効も強力なんじゃ。

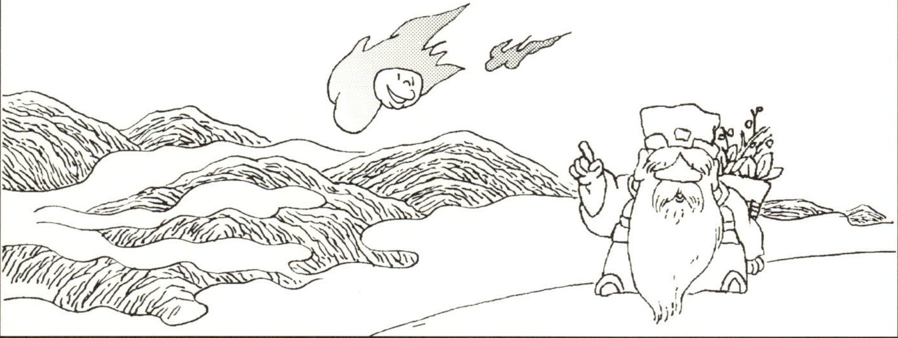

例えば、石斛《せっこく》の淡白な甘い成分は胃の陰を滋養し、津液を生じさせる、いわゆる養陰生津の効果があるが、この中でも霍山《かくざん》産のものが最も優れておる。

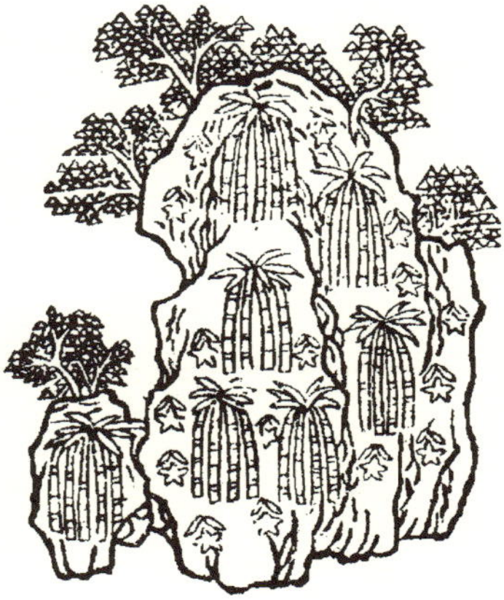

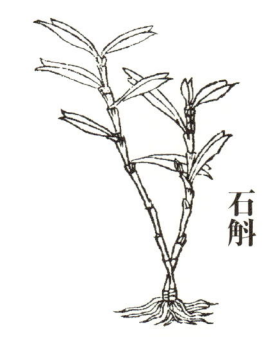

霍山石斛

四川省産のものは、味は淡いがやや苦味があって、養陰の効果は霍山の石斛には及ばぬ。

広西自治区や雲南省産のものは苦くて甘みがない。これらの地方はとても暑いので、暖土の気が勝り、養陰の効果が最も劣るんじゃ。

石斛

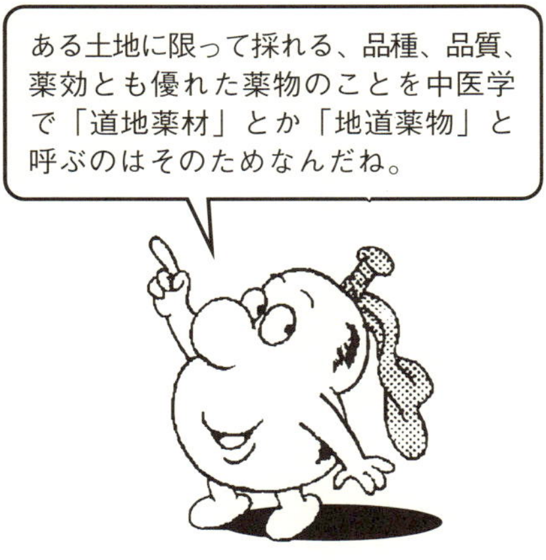
ある土地に限って採れる、品種、品質、薬効とも優れた薬物のことを中医学で「道地薬材」とか「地道薬物」と呼ぶのはそのためなんだね。

『本草衍義《ほんぞうえんぎ》』※1という書物には、「用いるには必ず適したものを選ばねばならない。それを選べば薬効は強いし、用いる根拠もある」と記されている。歴代の医家も皆、道地薬材の応用を重視してきたし、他の本草の文献にもすべてそのことが記載されているのじゃ。

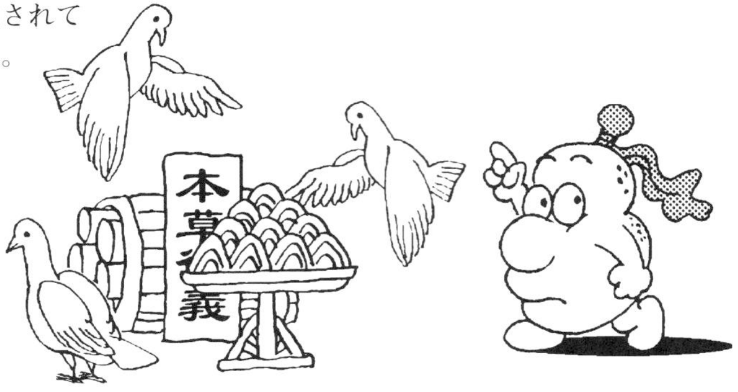

例えば東北地方の人参、細辛《さいしん》、五味子《ごみし》。

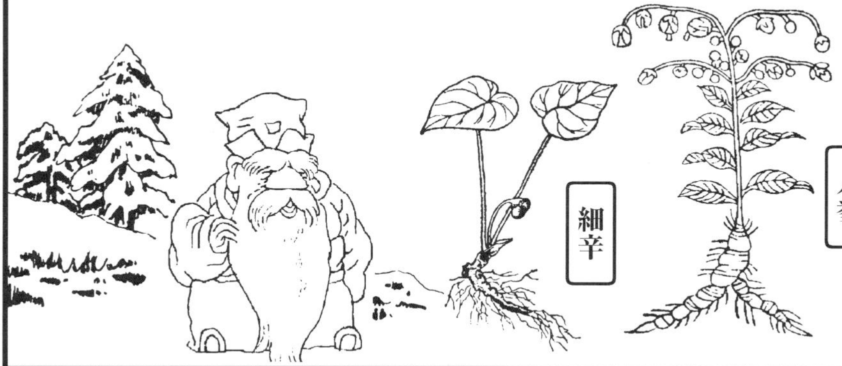

甘粛省の当帰《とうき》、青海省の大黄《だいおう》、寧夏自治区の枸杞《くこ》。

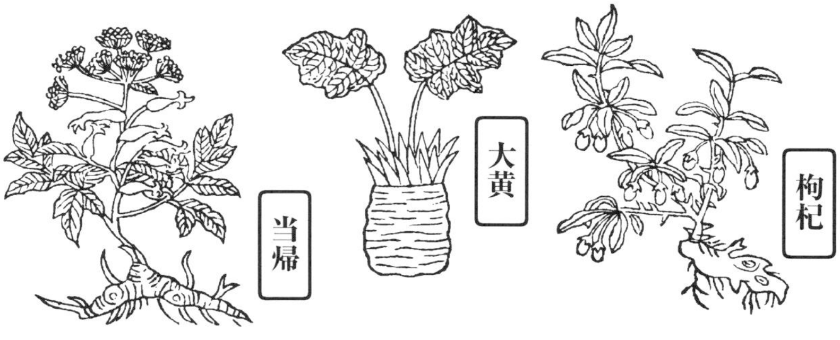

〔訳注〕
※1：宋の寇宗奭撰の書籍。470種の薬物について詳しく述べており、また薬物の鑑別や応用方法も解説している。1116年、全20巻。

内モンゴル自治区の甘草《かんぞう》、四川省の黄連《おうれん》、芎藭《きゅうきゅう》、附子《ぶし》。

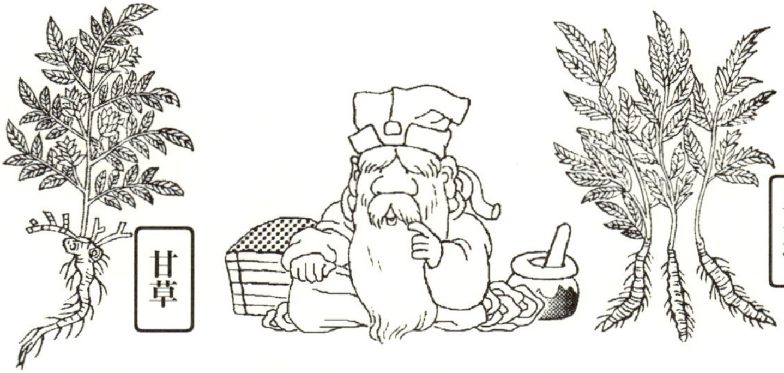

山西省の党参《とうじん》、河南省の生地《しょうじ》、懐牛膝《かいごしつ》、懐山薬《かいさんやく》。

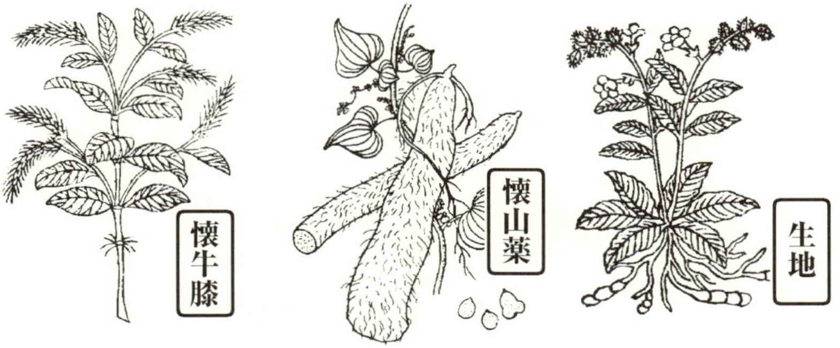

雲南省の三七《さんしち》、茯苓《ぶくりょう》、江蘇省の薄荷《はっか》、浙江省の貝母《ばいも》。

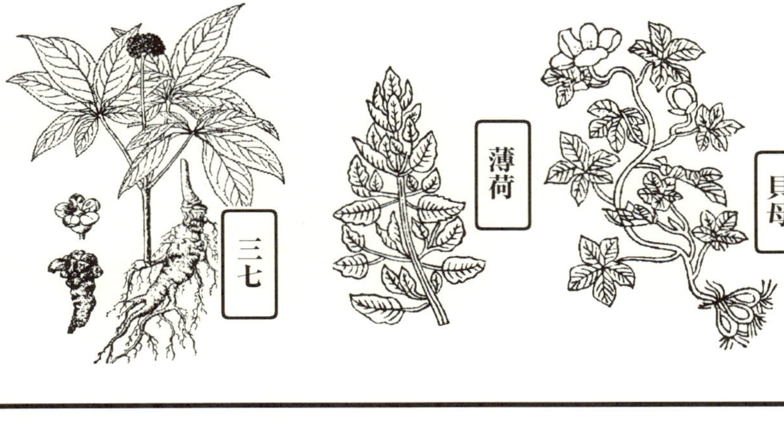

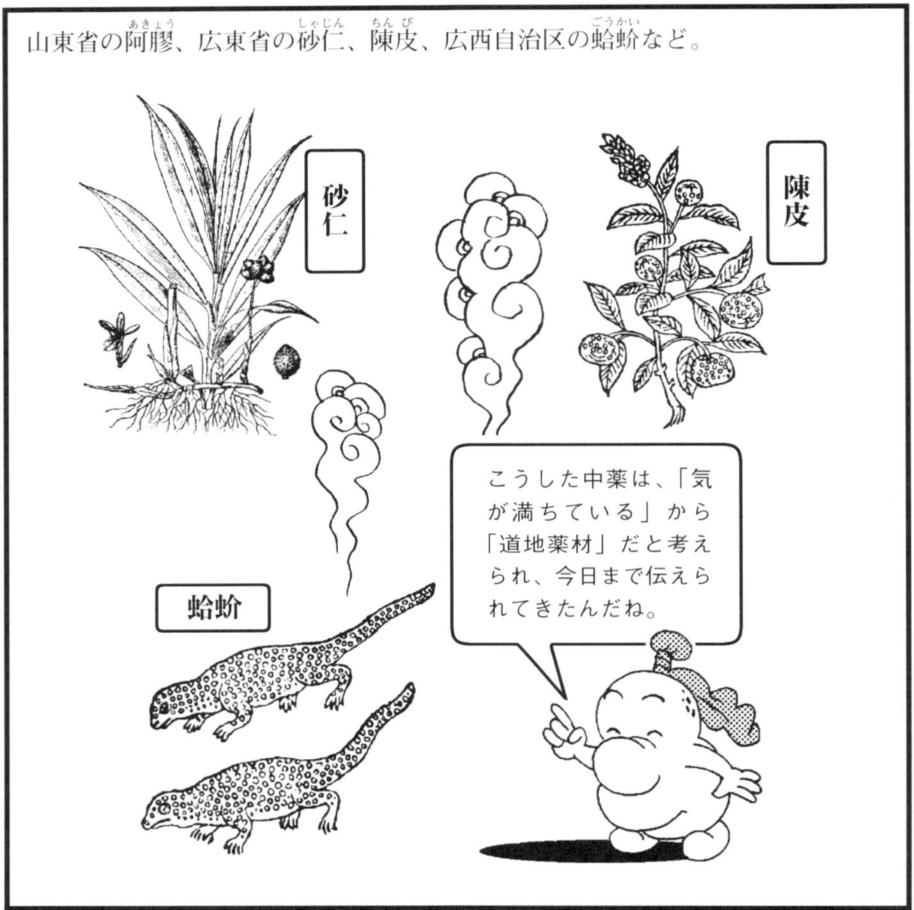
山東省の阿膠《あきょう》、広東省の砂仁《しゃじん》、陳皮《ちんぴ》、広西自治区の蛤蚧《ごうかい》など。
砂仁
陳皮
蛤蚧
こうした中薬は、「気が満ちている」から「道地薬材」だと考えられ、今日まで伝えられてきたんだね。

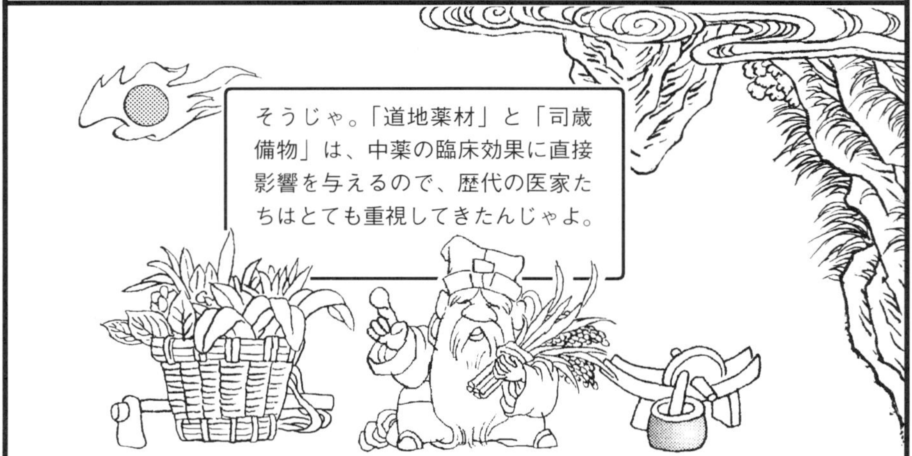
そうじゃ。「道地薬材」と「司歳備物」は、中薬の臨床効果に直接影響を与えるので、歴代の医家たちはとても重視してきたんじゃよ。

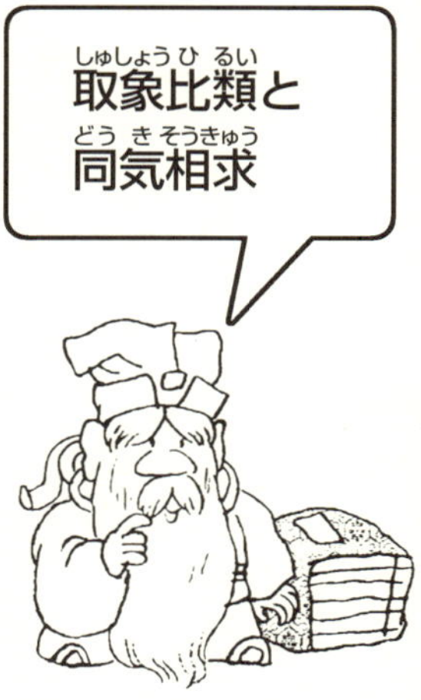

天地時空によって薬物の作用を理解する以外にも、昔の人は「取象比類」「同気相求」の考え方を用いて薬物と人体を関連付け、治療を行っておった。

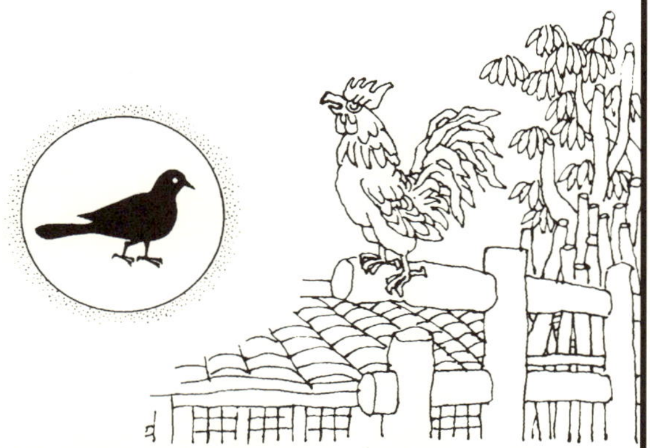

象とはすなわち形象とか兆候のことじゃ。易経それ自体が１つの大きな象で、六十四卦が１つ１つの小さな象を形作っているのじゃ。

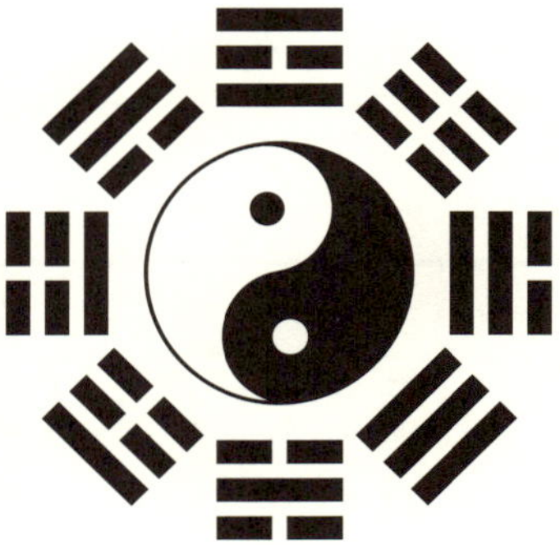

六十四卦の重卦

泰卦

例えば、『易・説卦伝』には、「震は雷であり……蒼莨竹《そうろうちく》であり、萑葦《すいい》である」というくだりがある。

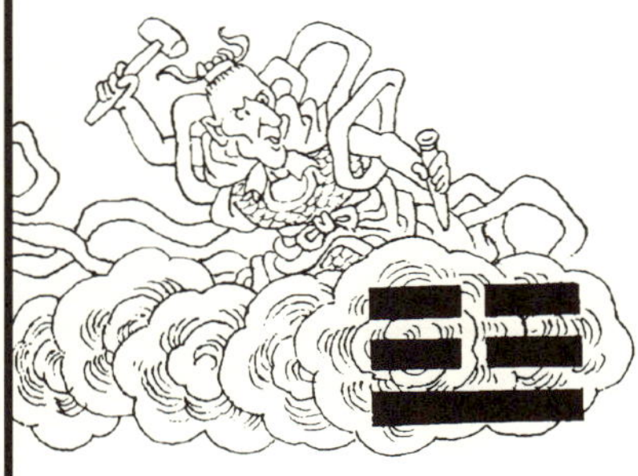

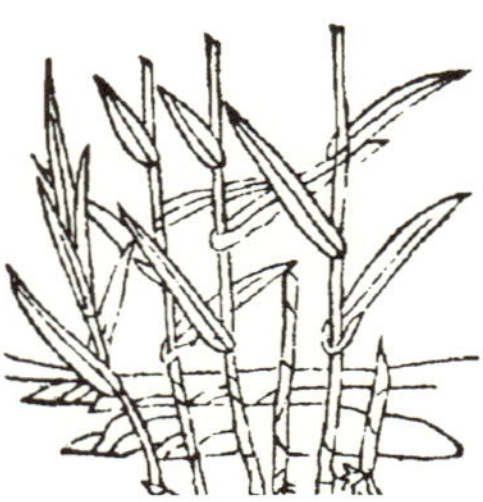

萑葦とは一種の根茎が叢生している植物だが、蔓延して連なる様子が雷とそっくりなんじゃ。

「乾は天であり……木の実である」。天の高さはよく空をついて伸びる木に比べられる。だから、天は木の実でもある。つまり、その形や様子が似ているものは共通の性質があるということなんじゃ。

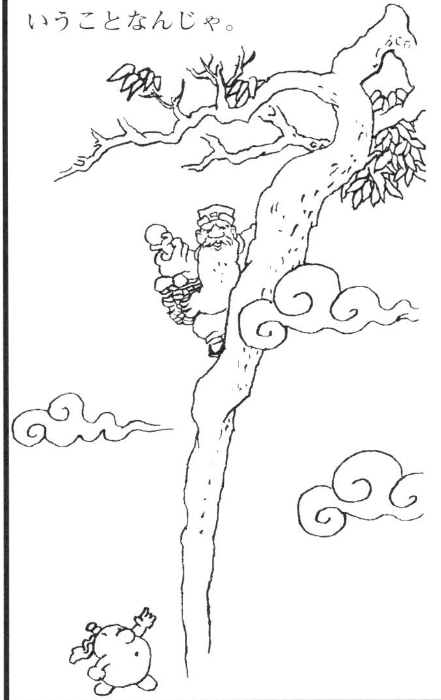

易経は、自然界に、ある種の普遍的な法則が存在することを証明している。それは、鉱物、動物、植物の性質がいずれも相関しているという法則じゃ。

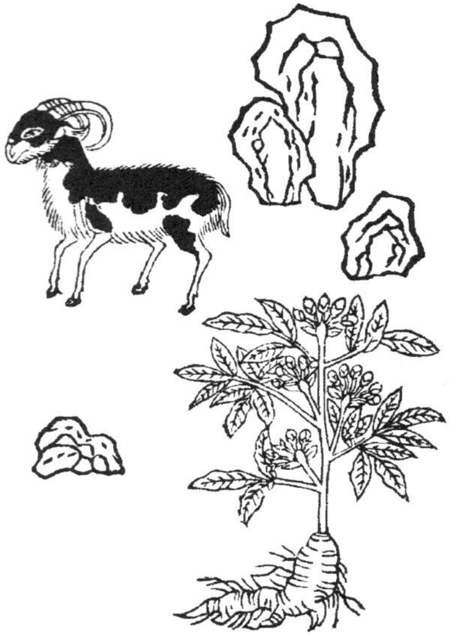

そしてこの法則が、鉱物、動物、植物が互いに補い合い、薬と食が互いに補い合う、いわゆる薬食同源と説く中医理論の基礎となったのじゃ。

人類と動物、鉱物、植物とが相関しているという『易経』の考え方は、『黄帝内経』でさらに発展し、完全なものになった。例えば『素問・陰陽応象大論』には、「東方から風が生じ、風から木が生じ、木から酸が生じ、酸から肝が生じ、肝から筋が生じ……

東→風→木→酸→肝→筋

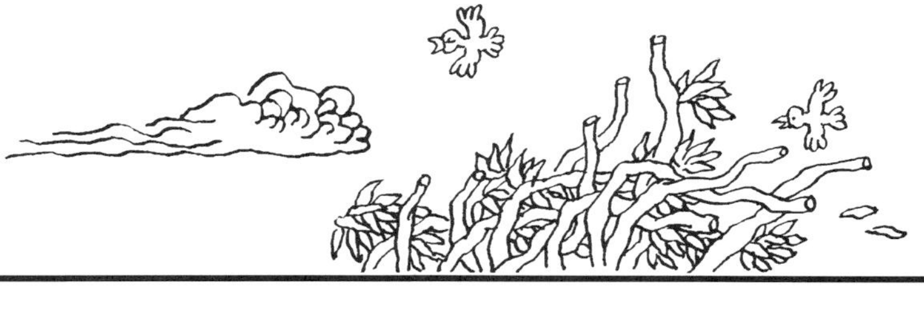

南方から熱が生じ、熱から火が生じ、火から苦が生じ、苦から心が生じ、心から血が生じ……

南→熱→火→苦→心→血

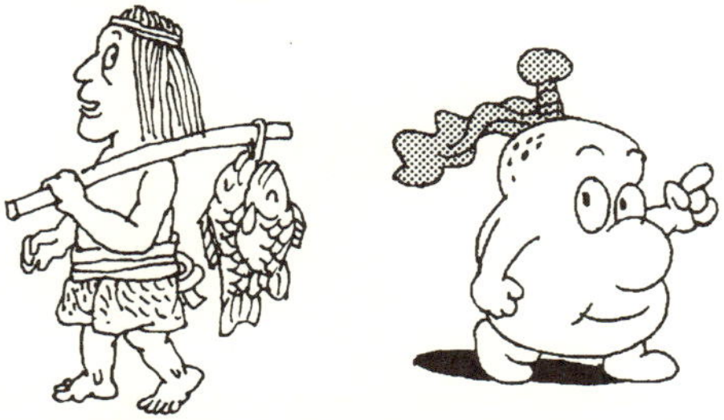

中央から湿が生じ、湿から土が生じ、土から甘が生じ、甘から脾が生じ、脾から肉が生じ……

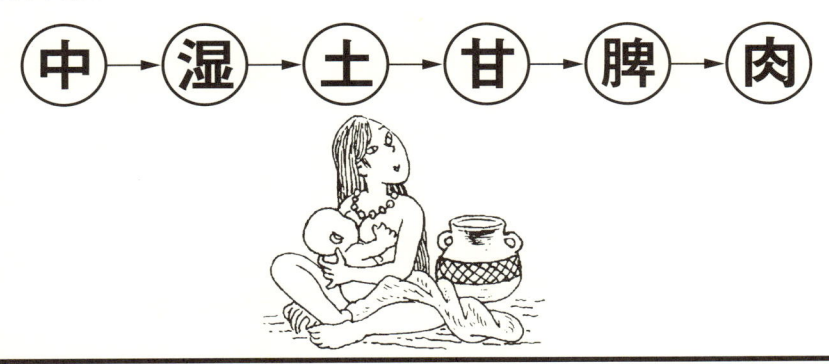

中→湿→土→甘→脾→肉

西方から燥が生じ、燥から金が生じ、金から辛が生じ、辛から肺が生じ、肺から毛が生じ……

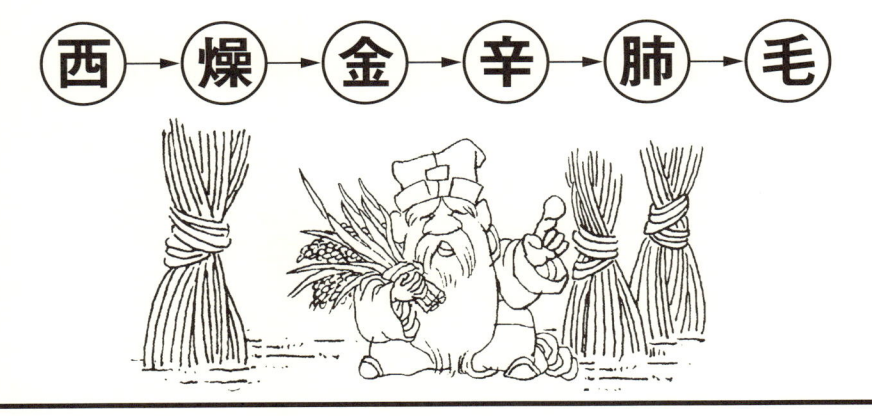

西→燥→金→辛→肺→毛

北方から寒が生じ、寒から水が生じ、水から鹹が生じ、鹹から腎が生じ、腎から髄が生じ……」とある。

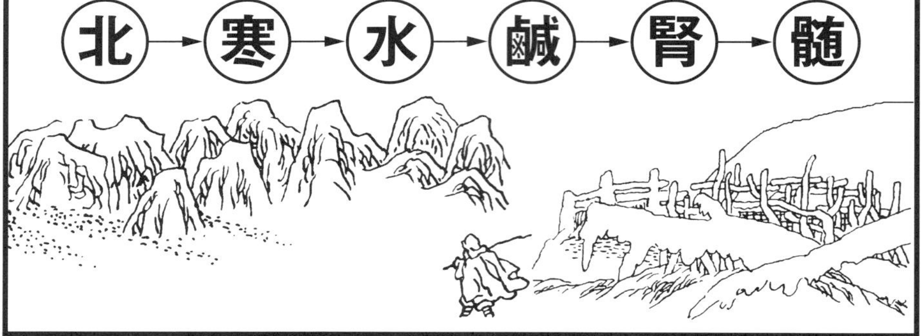
北
寒
水
鹹
腎
髄

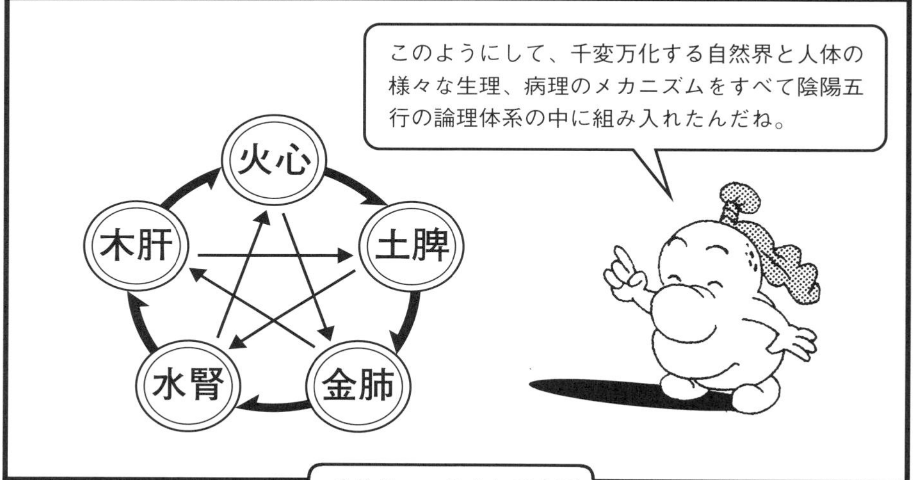
このようにして、千変万化する自然界と人体の様々な生理、病理のメカニズムをすべて陰陽五行の論理体系の中に組み入れたんだね。
火心
土脾
金肺
水腎
木肝

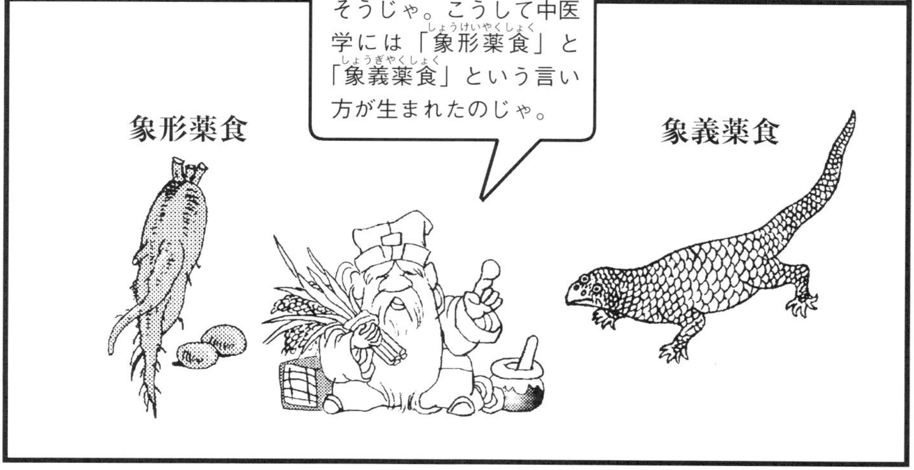
そうじゃ。こうして中医学には「象形薬食《しょうけいやくしょく》」と「象義薬食《しょうぎやくしょく》」という言い方が生まれたのじゃ。
象形薬食
象義薬食

「象形薬食」について言えば、昔の人が薬物と人体を関係づける方法には主に3つあった。1つは薬物の形体と人体を結びつける方法。薬物には皮、核、枝、蔓といった形体があるが、その特定の部分がそれに対応する人体の病を治すというものじゃ。

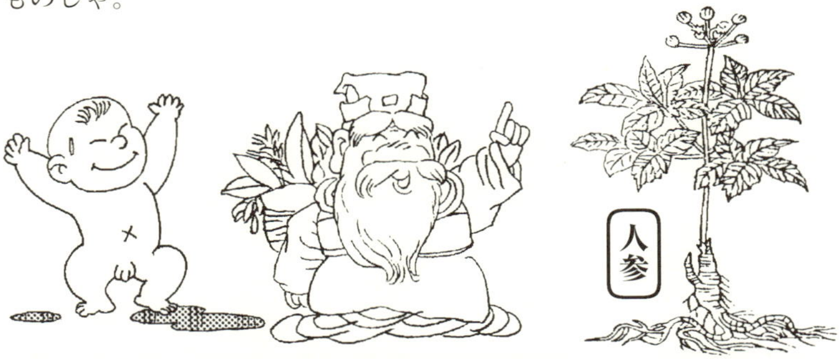
人参

つまり、皮で皮膚の病気を治す。例えば五加皮《ごかひ》、桑白皮《そうはくひ》などで浮腫が治せる。

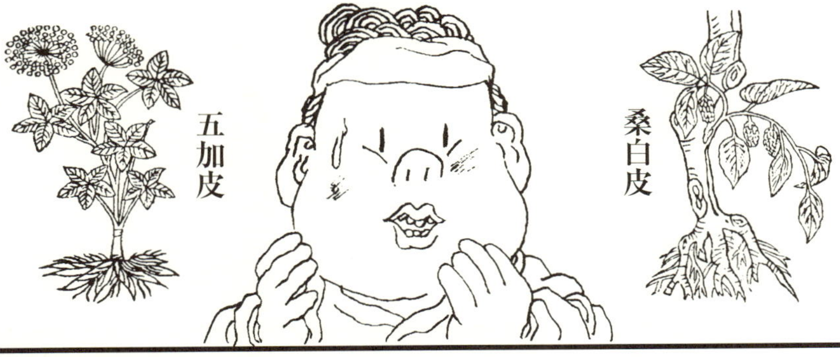
五加皮
桑白皮

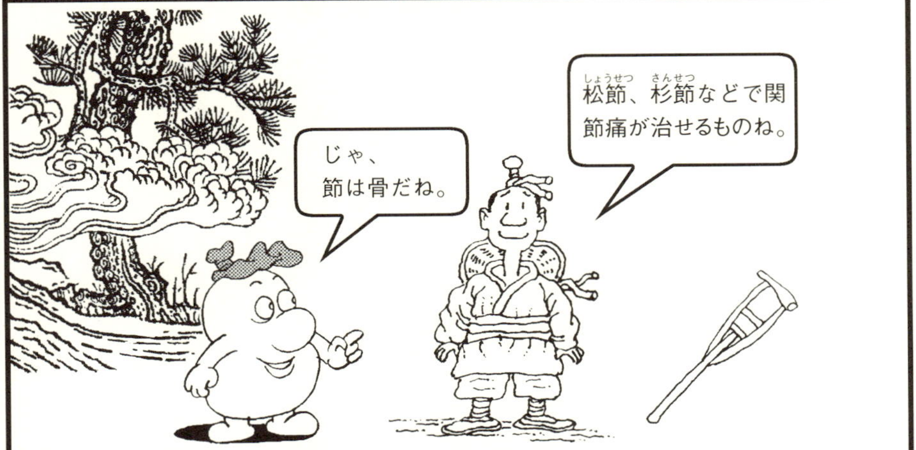
じゃ、節は骨だね。
松節《しょうせつ》、杉節《さんせつ》などで関節痛が治せるものね。

そうじゃ。実は目をよくする。例えば決明子《けつめいし》や青箱子《せいそうし》は風邪を除去して目の曇りを取り、視力をよくする。

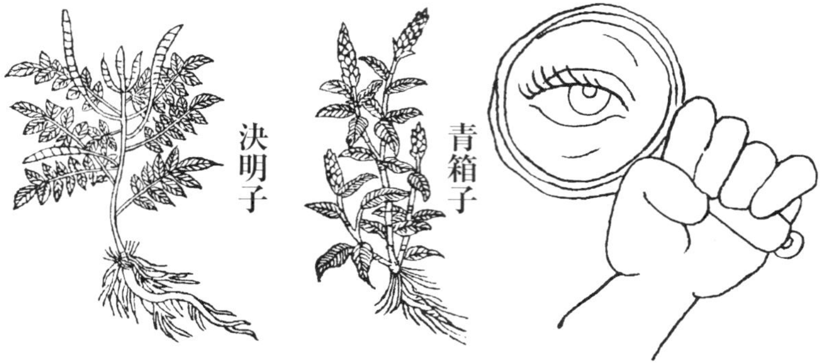

藤蔓は血管、腱、靭帯を治す。例えば絡石藤《らくせきとう》、鶏血藤《けいけっとう》は腱や靭帯、血管を強く活発にする。

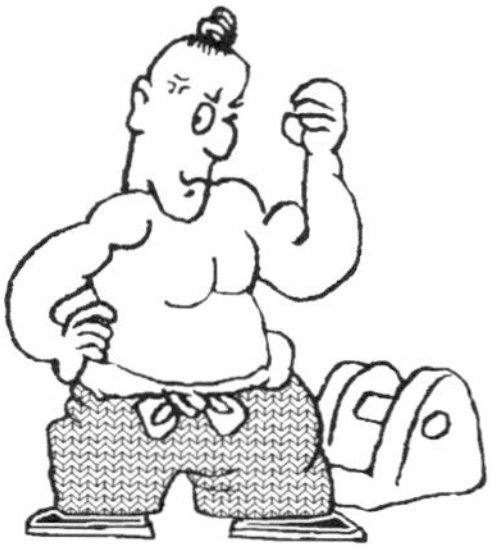

核は丸いものを治す。例えば茘枝核《れいしかく》、橘核《きっかく》は腎の腫れによる痛みを治す。

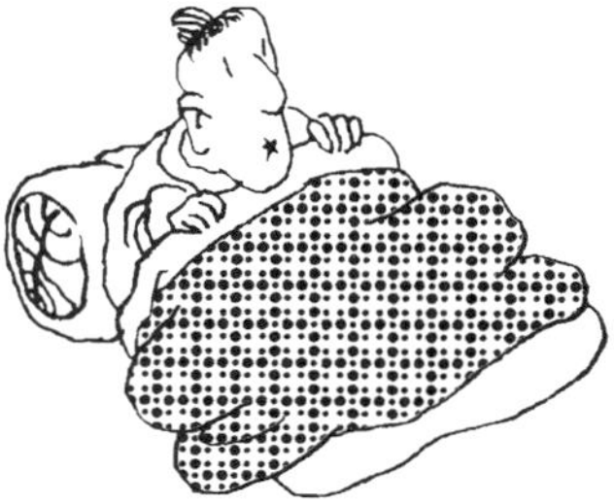

2つめは、薬物の形と臓腑を結びつける方法じゃ。例えば胡桃肉《ことうにく》は人間の脳に非常によく似ている。そのため、胡桃肉は脳を補う。

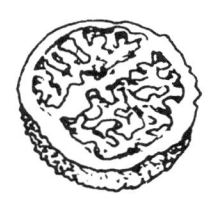

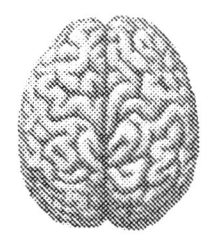

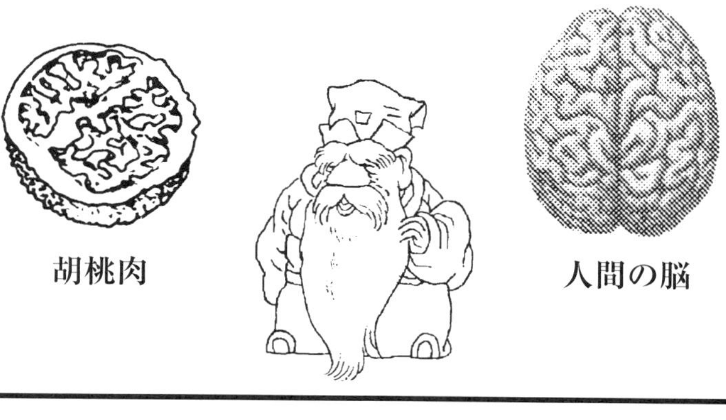

沙苑子《さえんし》は形が人間の腎臓によく似ている。そのため、腎を補うのじゃ。

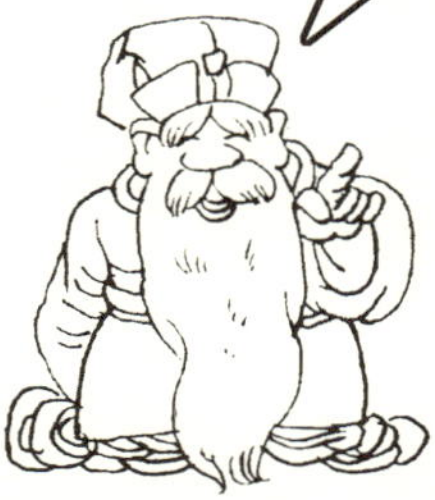

形と色の関係も重要じゃ。例えば、ある薬物の形と色が何かの臓器に似ていれば、その臓器を治せる可能性があるのじゃ。

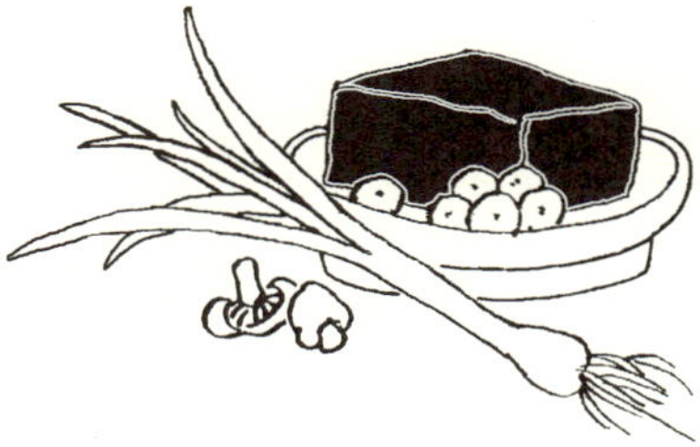

赤くて丸い薬は心を落ち着けて精神を安定させる。例えば、酸棗仁《さんそうにん》、龍《りゅう》眼肉《がんにく》がそうじゃ。

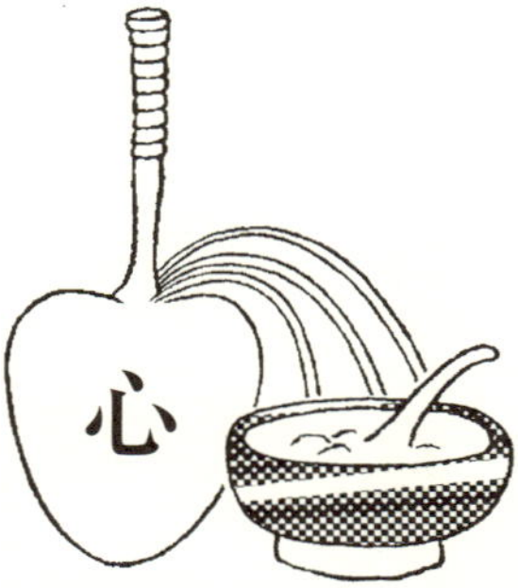

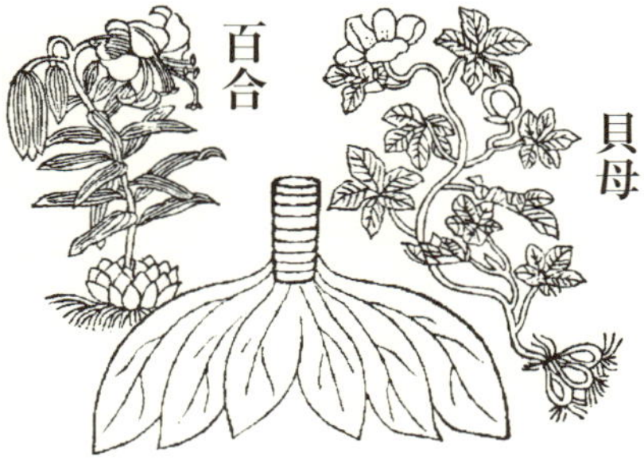

白い花弁の薬、例えば貝母《ばいも》や百合《びゃくごう》は肺に作用して咳を鎮める。

紫色の薬、例えば厚朴《こうぼく》は脾臓に良い。

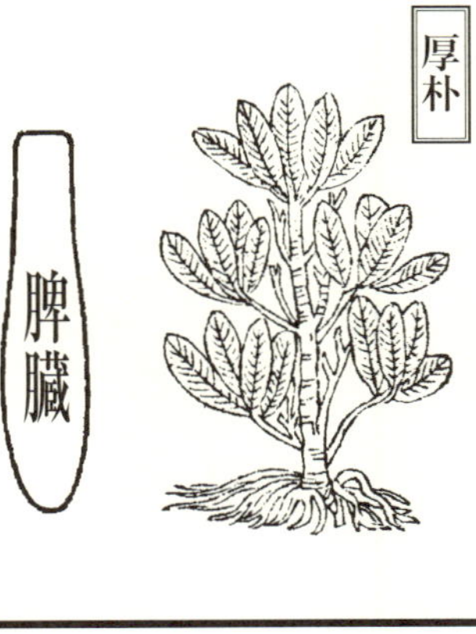

黄色く丸い薬、例えば枳実《きじつ》、陳皮《ちんぴ》は胃に作用する。

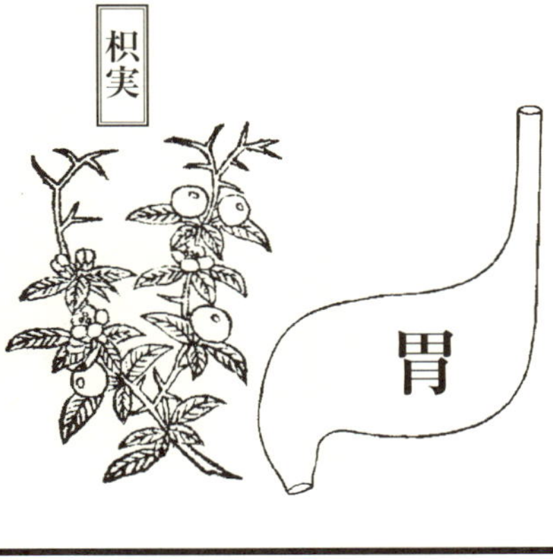

径が真っ直ぐで、青赤の薬物、例えば沢蘭《たくらん》、瞿麦《くばく》は肝に作用する。

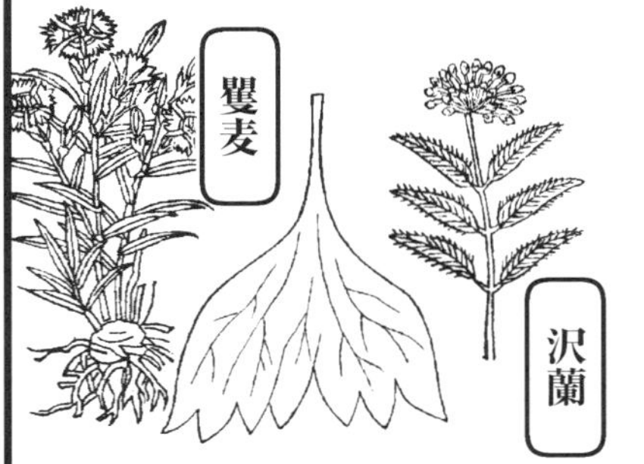

実が2つある、小さくて丸い薬物、例えば沙蒺藜《さしつり》、五味子は腎を強くする。

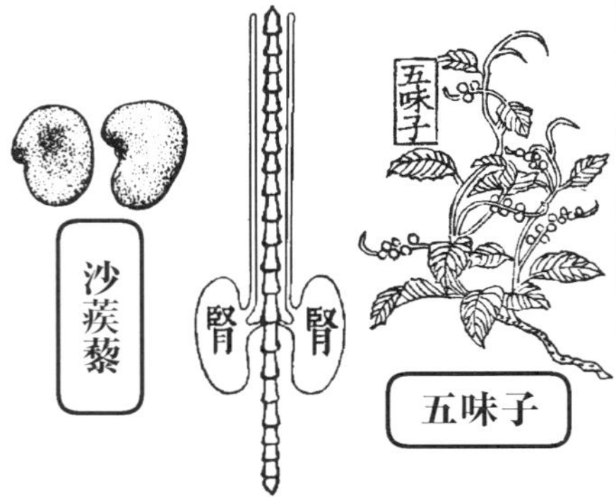

3つめは臓器療法じゃ。中薬には動物の臓器も多い。臓器で臓器を補うという教えで、ある臓器が悪ければ、それ相応の動物の臓器で補うのじゃ。

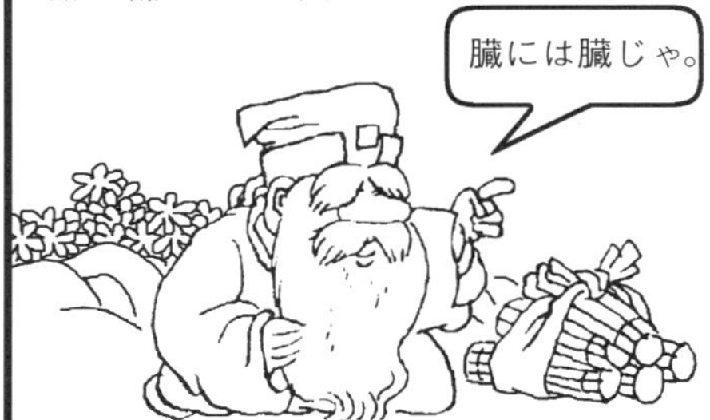

例えば、肝血虚のために起こる夜盲症には羊や豚の肝で補う。

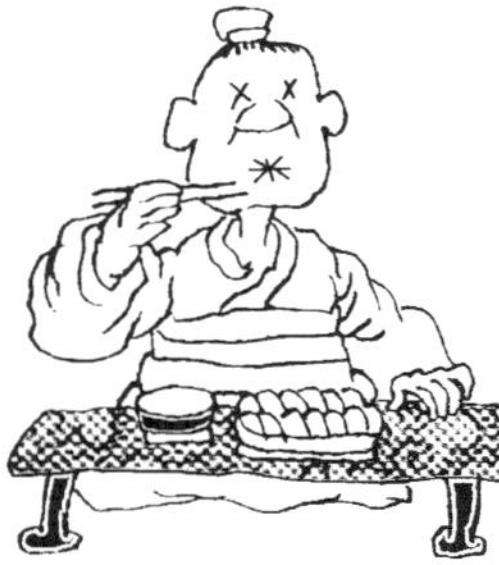

下痢が続き、腸虚の場合、雄豚の大腸と黄連を組み合わせれば治療できる（臓連丸《ぞうれんがん》）。

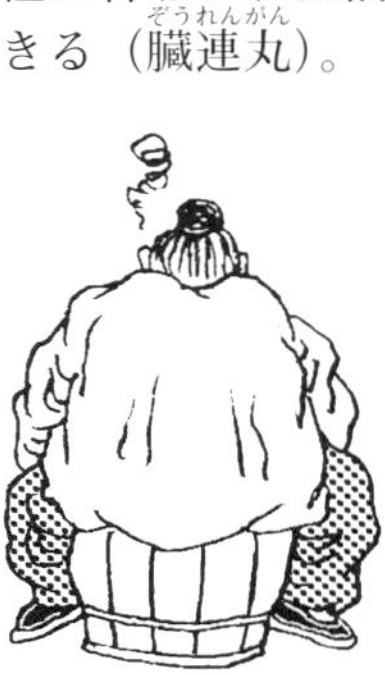

腎が悪くて腰痛がある場合、豚の腎と杜仲をよく煎じると、早く効く。

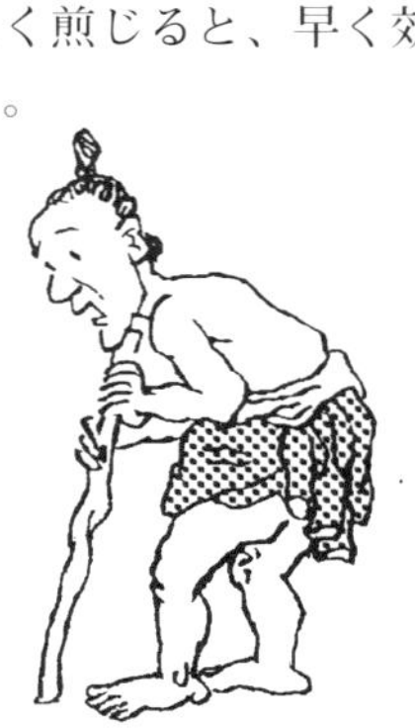

インポテンツには海狗腎《かいくじん》や黄狗腎《おうくじん》などがよい。

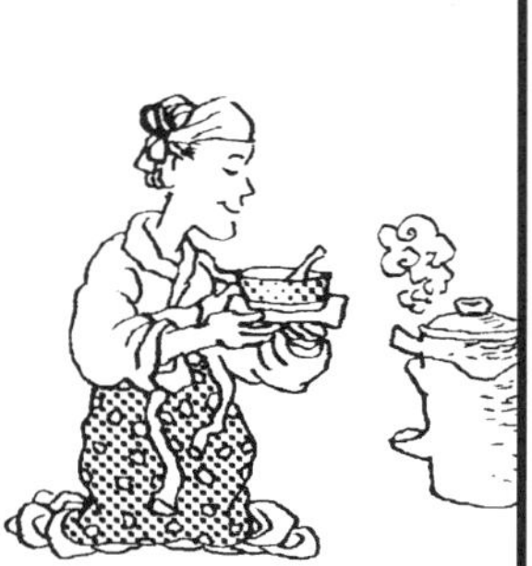

『易・説卦伝』に出てくる「艮は山であり……果実である」。この語源は、桃、李、瓜などの果物がいずれも山で産まれるという意味から来ている。すなわち、これが「象義薬食」の源なのじゃ。

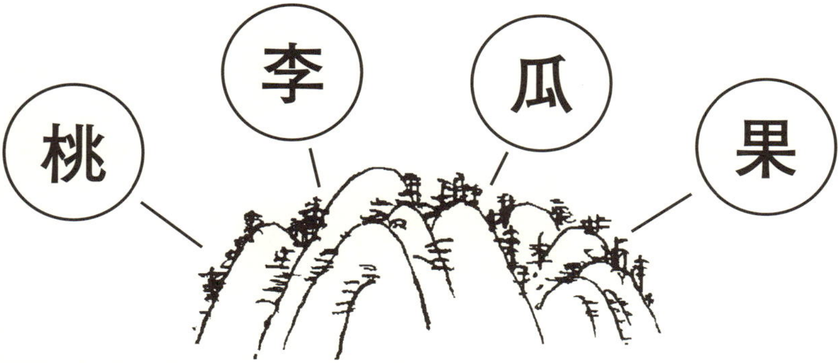

例えば水中の薬物は寒の性質があるため、清火（体内の熱を冷ます）に用いられる。

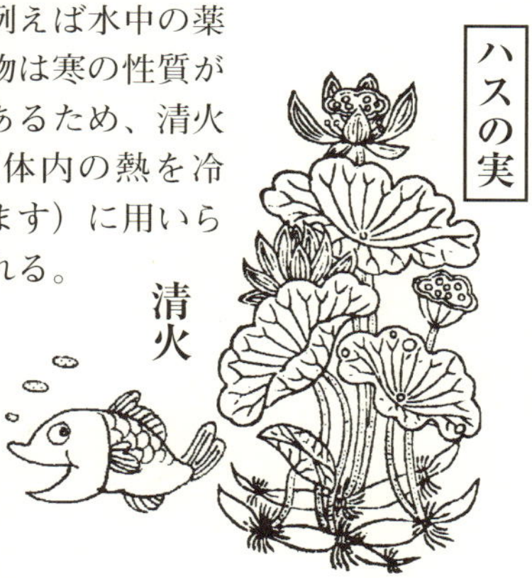

石山の鉱物は、熱の性質があるため、寒を取り除くのに用いられる。

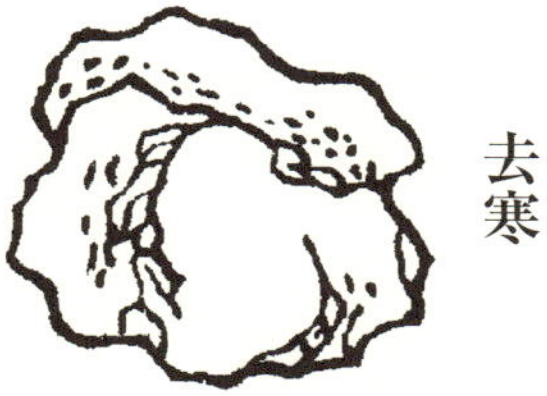

赤い食物は、熱の性質があるため、温補に用いられる。

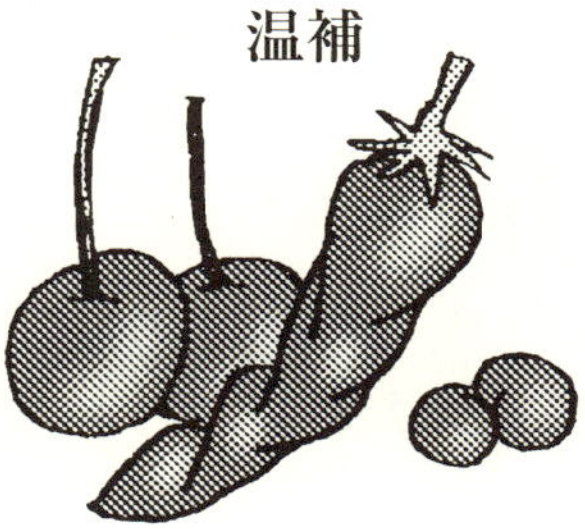

緑色の食物は寒の性質があるため、清熱に用いられる。

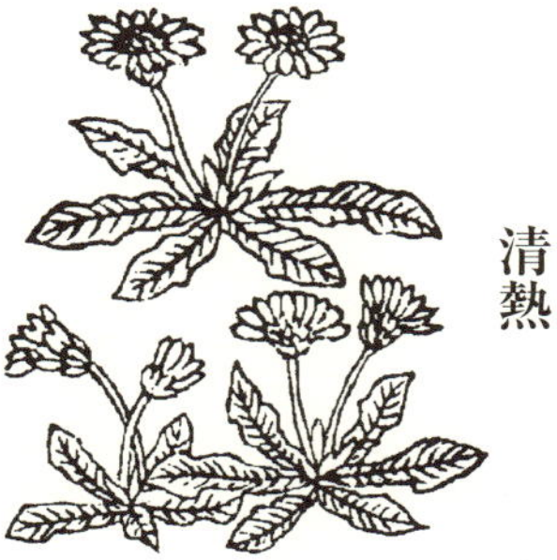

蝉はよく鳴き、雨風にも負けない。そこで昔の人はこの特徴に目をつけ、蝉の抜け殻が失音※1の治療、風邪の除去に効果があると考え、実際に試してみたところ、その予想はずばり的中したのじゃ。

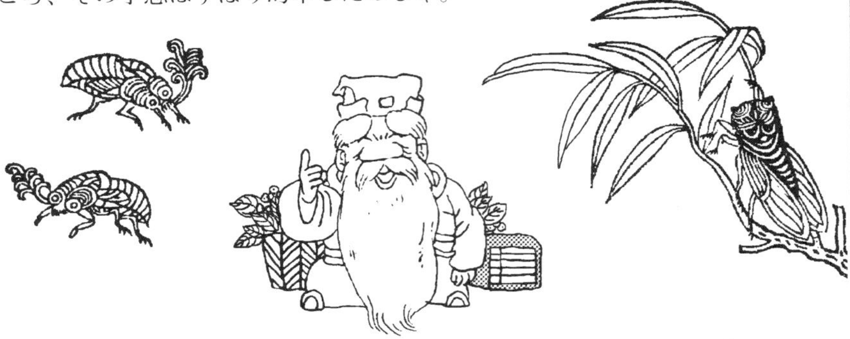

また、穿山甲《せんざんこう》は物に穴を開けるのが得意じゃ。そこで、昔の人はこれが「通」の働きをもつと考え、様々な閉塞不通の治療に用いた。

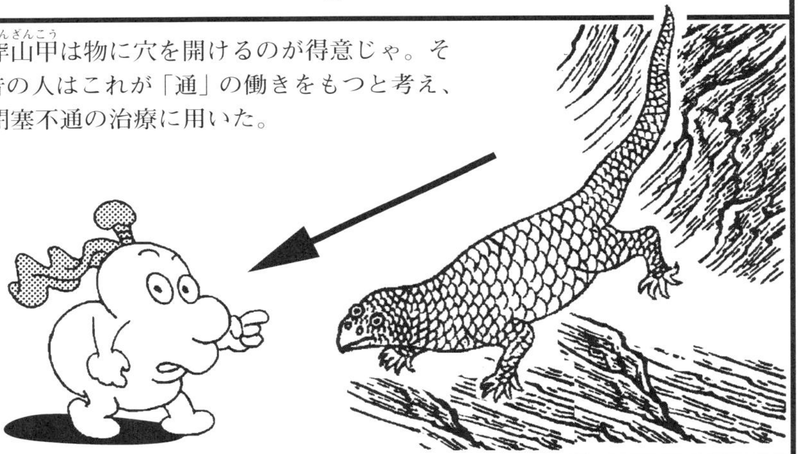

例えば婦人の閉経や母乳の不通など、経絡の流れが悪い痺証。

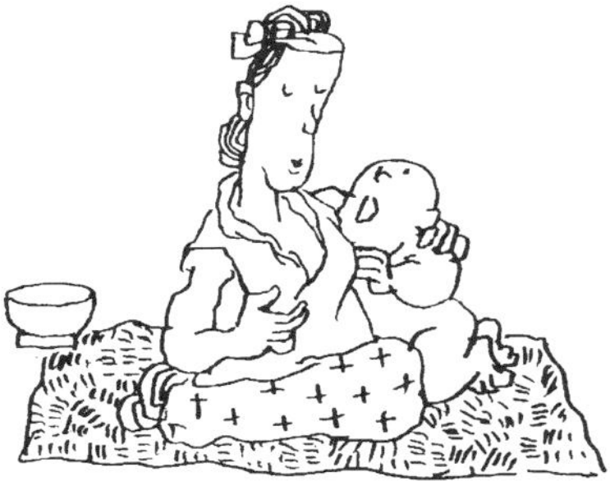

それから腫れ物にも用いられた。これらは「破る」という性質から考えられたのじゃ。

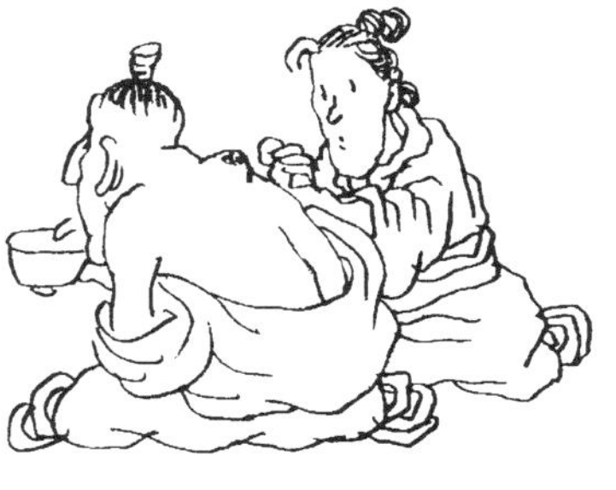

[訳注]
※1：声が出なくなること。虚・実があり肺・腎に関わる。

中薬の性能について

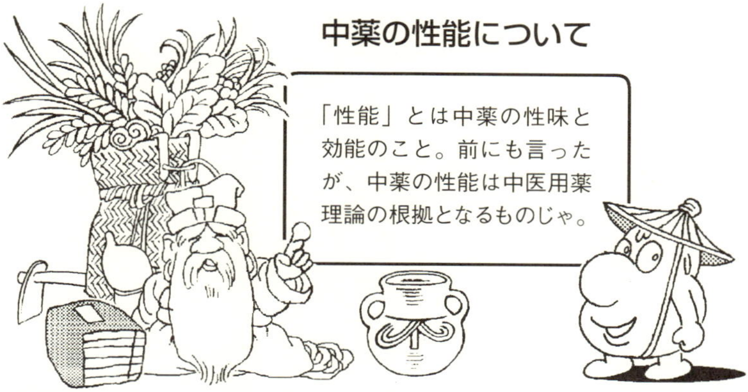
「性能」とは中薬の性味と効能のこと。前にも言ったが、中薬の性能は中医用薬理論の根拠となるものじゃ。

中薬の性能はいくつかの面に分けられる。性味の性とは寒、熱、温、涼の4種類の薬性のことで、これを四気と呼ぶ。

寒　熱　温　涼

（四気）

次が味。辛、甘、酸、苦、鹹の5種類の薬味があり、五味と呼ばれる。つまりいわゆる性味とは、四気五味を指すのじゃ。

辛　甘　酸　苦　鹹

（五味）

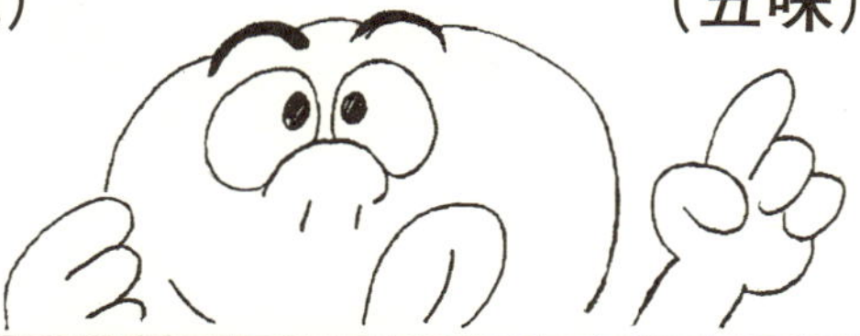

それから効能。これは一般的に薬物の作用部位が含まれる（中医学では「帰経」と言う）が、

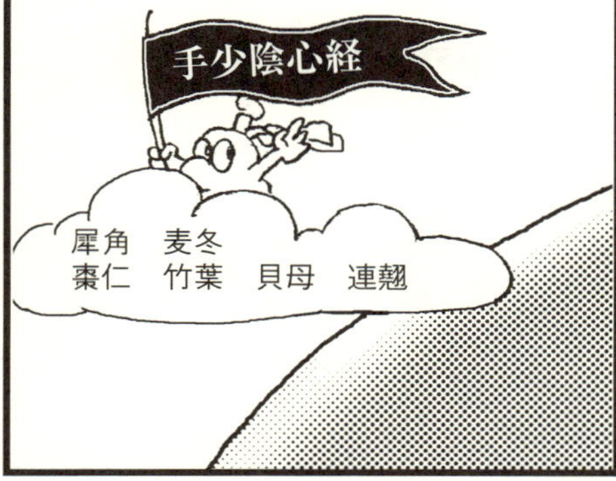
手少陰心経
犀角　麦冬
棗仁　竹葉　貝母　連翹

昇、降、浮、沈といった薬物の作用方向、有毒無毒、補瀉、配合、宜忌なども含まれるのじゃ。

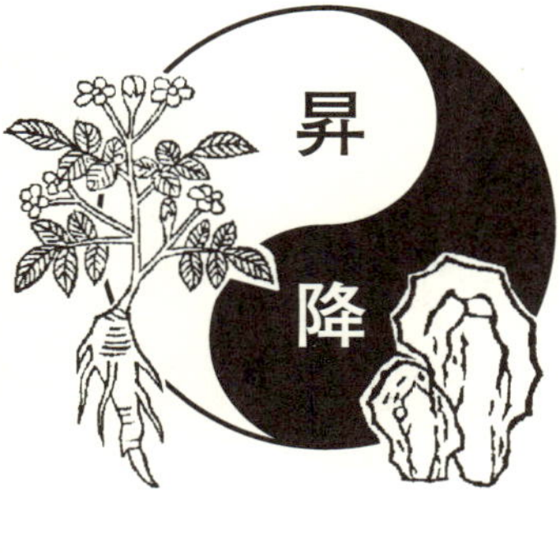
昇
降

中医学の治療目的は病邪を取り除き、病因を消し去り、さらに陰陽のバランスの乱れを正し、相関する臓腑の生理機能を調和、回復させることじゃ。

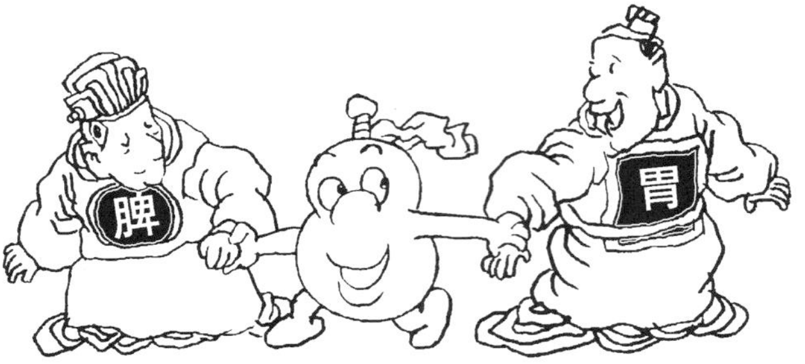

脾
胃

中薬が病証に対して治療作用を発揮できるのは、それぞれの薬物独特の性能、つまり薬物の特性があるからなんじゃ。

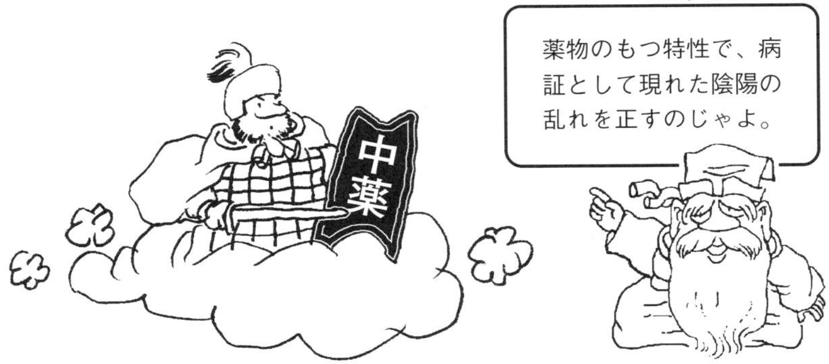

中薬
薬物のもつ特性で、病証として現れた陰陽の乱れを正すのじゃよ。

例えば中薬の四気、寒、熱、温、涼は治療すべき病証の寒（陰）、熱（陽）と組み合わせられている。

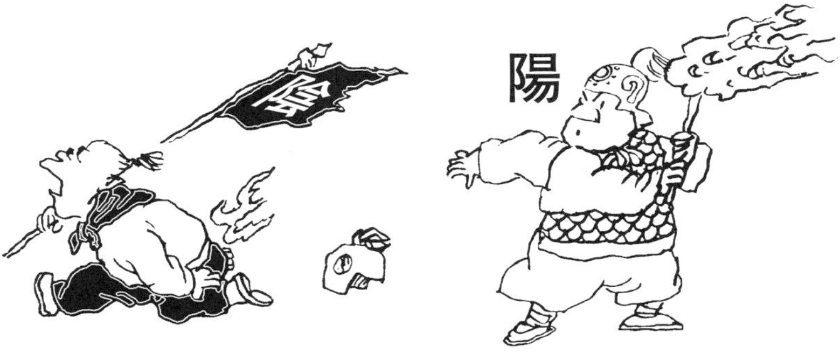

陽

そもそも中薬の性能が認識されるようになったのは、昔の人が易学思想に基づいて医療として中薬を用い、その結果が普遍的に体系化されたからじゃ。

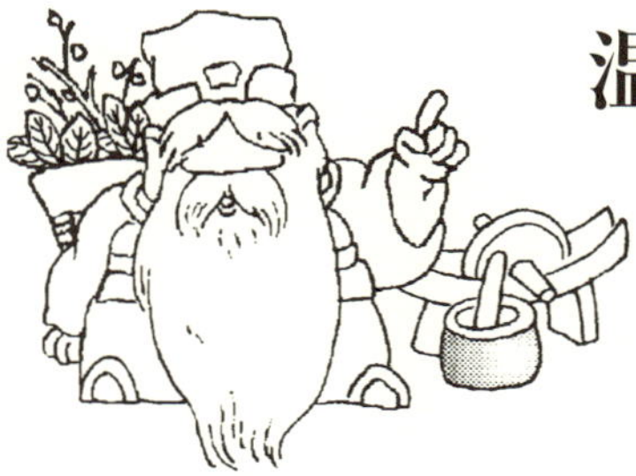

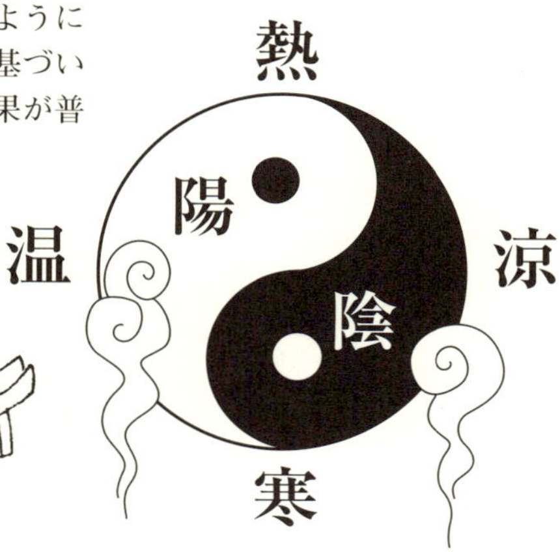

例えばある人が雨の中で冷えて病になったとする。手足は氷のように冷たく、顔色は青白い。いわゆる寒証じゃ。

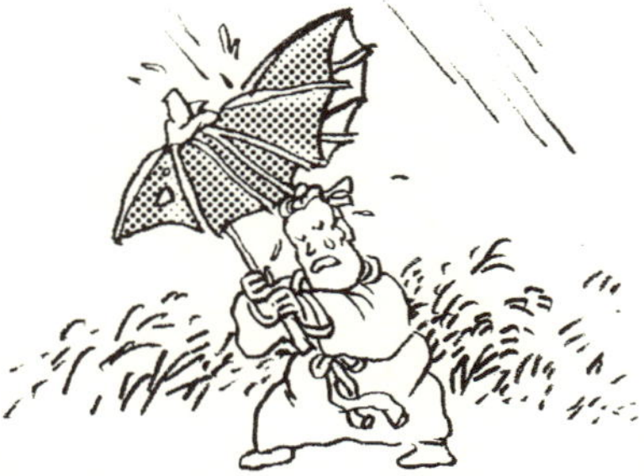

そこで、家に帰って生姜湯を一杯飲んだところ、汗が出て病が治った。こうして、生姜が温熱性の薬物であることが証明されたのじゃ。

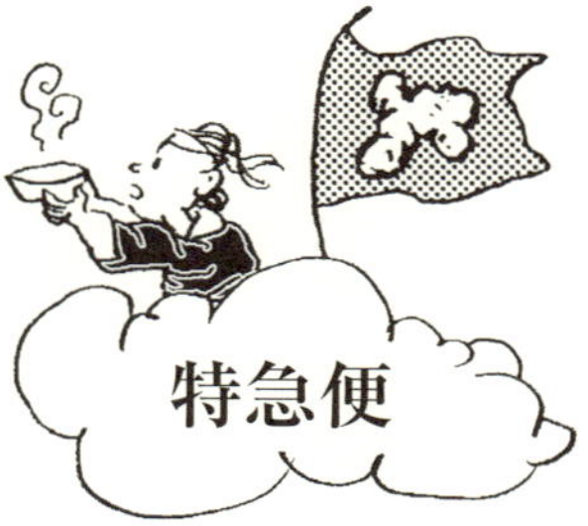

また、発熱して口が渇き、冷たいものが欲しくなり、イライラして落ち着かない人がおった。いわゆる熱証じゃ。

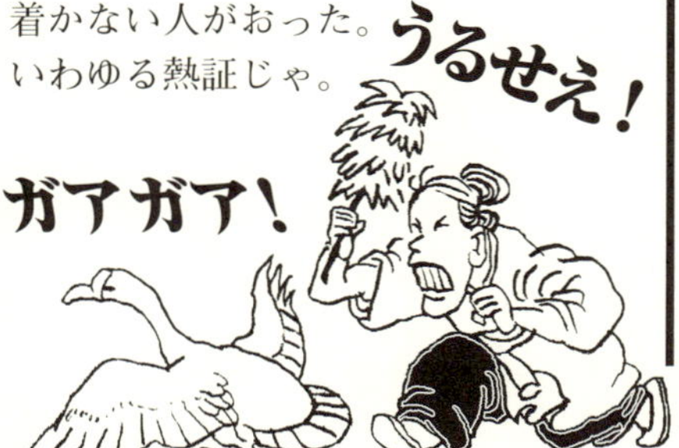

そこで、生石膏《しょうせっこう》や知母《ちも》などの中薬を飲んだところ、症状がなくなった。こうして、生石膏などは寒涼性の分類に入れられたのじゃ。

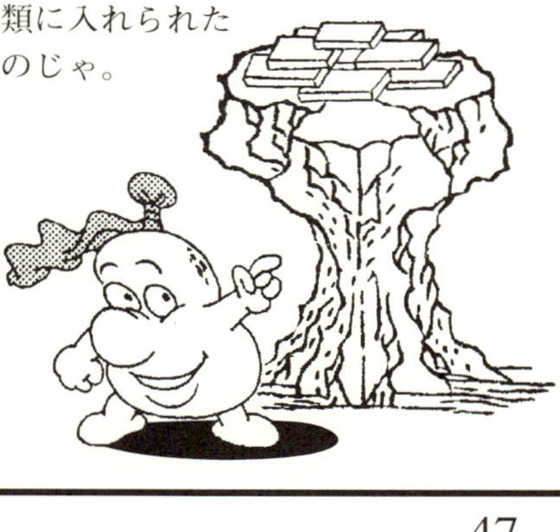

また、ひどい便秘で、腹が膨れて顔や目が赤くなり、口に苦味がある人がおった。いわゆる火盛熱証じゃ。

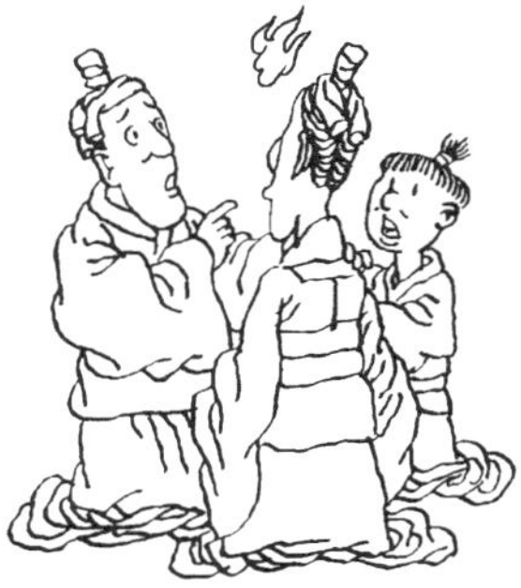

そこで、大黄、元明粉《げんめいふん》類の薬物を服用したところ、大便が快調に出始め、症状が全て消えた。こうして、大黄などは寒涼性であることが明らかになったのじゃ。

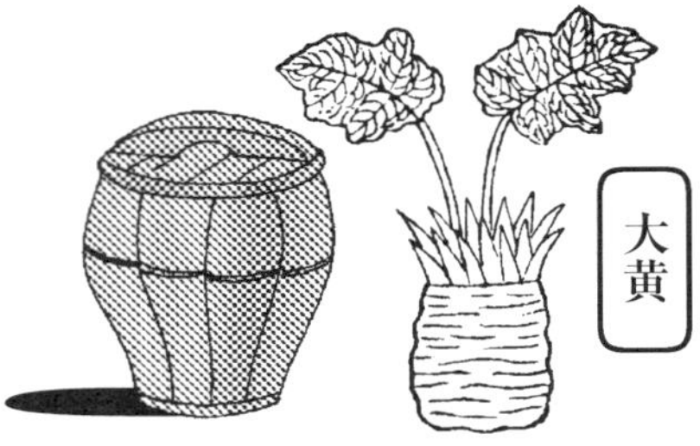

これらのことからわかるように、陽熱の証を消し去る、あるいは軽減できる中薬は、性が寒または涼の働きが勝っている。例えば黄芩《おうごん》や板藍根《ばんらんこん》は発熱、口の乾き、のどの痛み、舌の赤みといった熱証を治すが、それは寒涼の性質をもっているからじゃ。

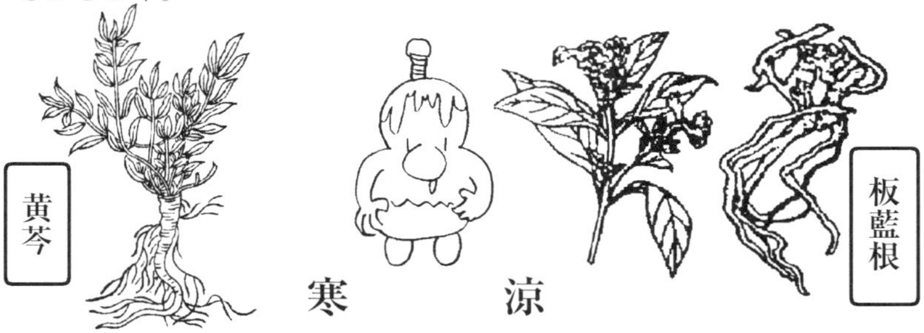

反対に、陰寒の証を消し去る、あるいは軽減できる中薬は、性が熱または温の働きがより強い。例えば生姜や附子は腹の冷えや痛み、舌の色が薄い、尿が淡いといった寒証を治せるが、それは温熱の性質をもっているからじゃ。

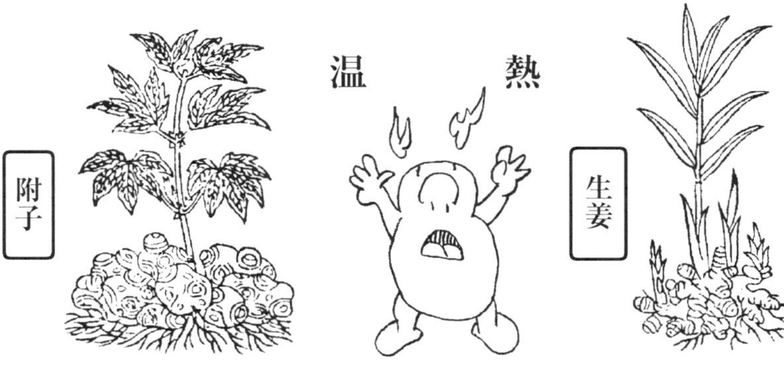

そのほか、薬物の辛、甘、酸、苦、鹹の五味、昇降浮沈、作用帰経、有毒無毒、補瀉、配合、宜忌などもすべて、易学の方法論により、薬物が人体に作用する薬効がわかり、それを普遍化させたものなんじゃ。

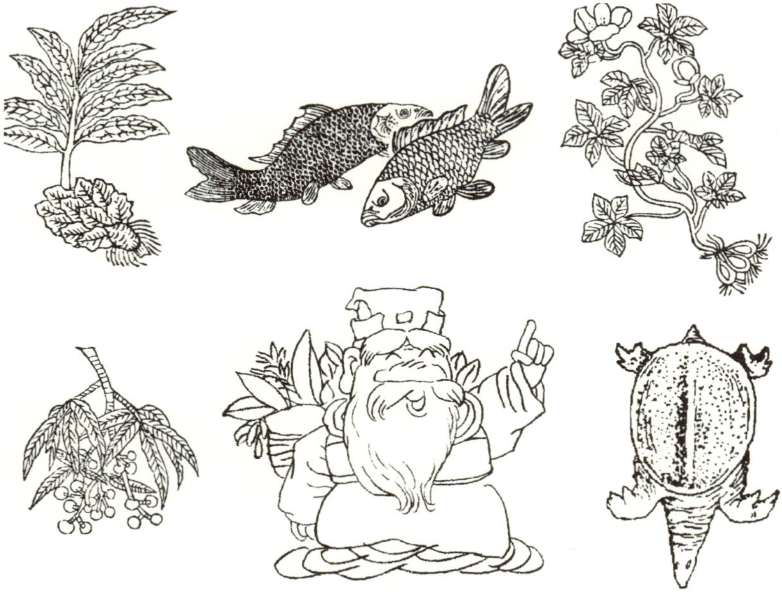

例えば桂枝《けいし》、麻黄《まおう》は発汗させて表の邪気を取り除き、木香《もっこう》は気の流れをよくし、紅花《こうか》は血行を改善し、兎絲子《としし》は腎を滋養する。これらはどれも辛味が備わっておるが、一般的に辛味は発散、通気、血行促進、滋養の効果がある。

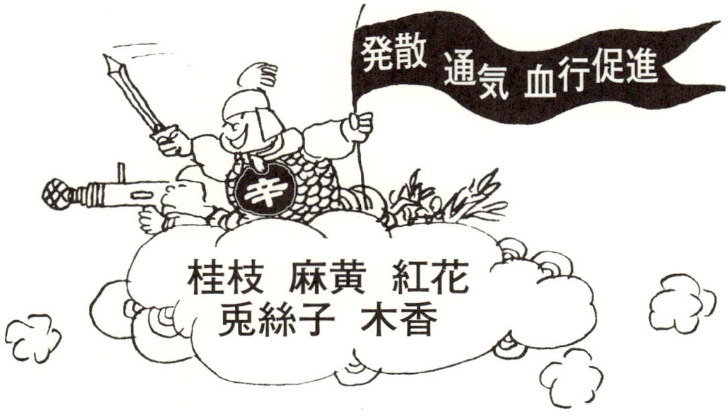
発散 通気 血行促進
辛
桂枝 麻黄 紅花
兎絲子 木香

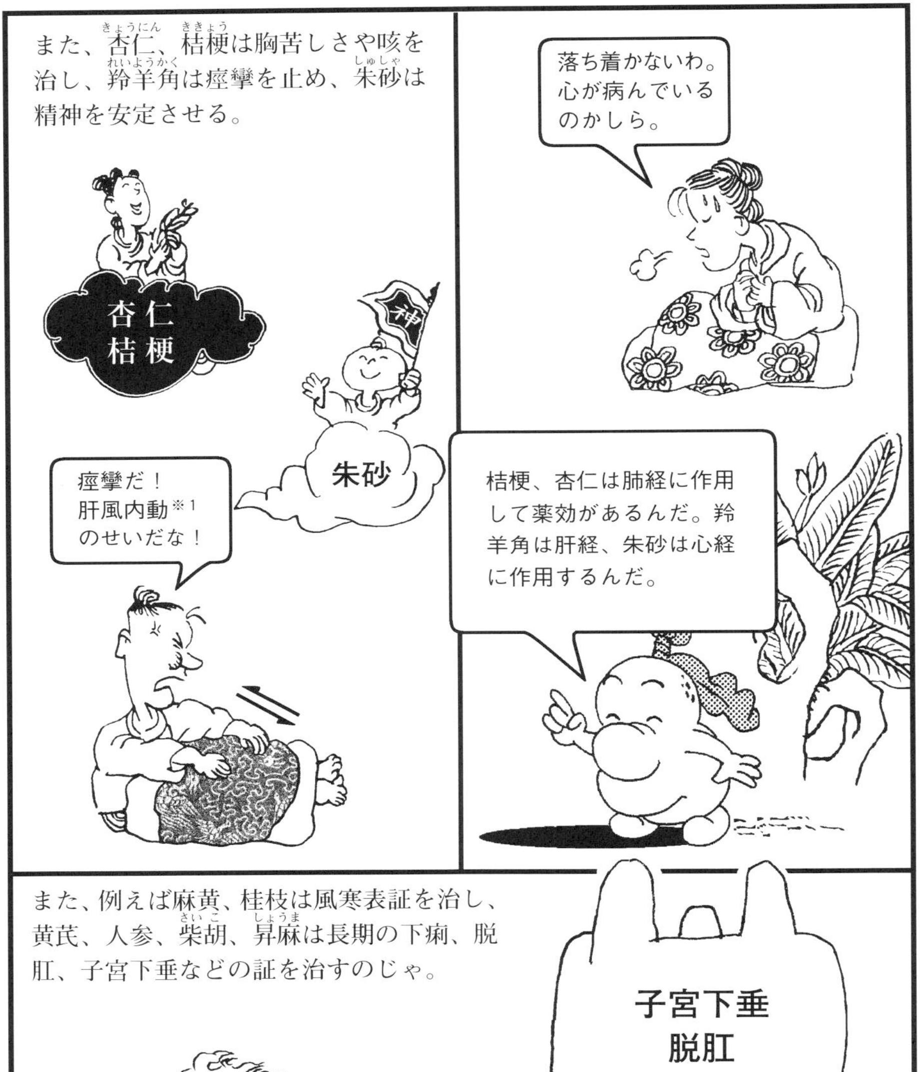

また、杏仁《きょうにん》、桔梗《ききょう》は胸苦しさや咳を治し、羚羊角《れいようかく》は痙攣を止め、朱砂《しゅしゃ》は精神を安定させる。
杏仁
桔梗
神
朱砂
痙攣だ！
肝風内動※1
のせいだな！
落ち着かないわ。
心が病んでいる
のかしら。
桔梗、杏仁は肺経に作用して薬効があるんだ。羚羊角は肝経、朱砂は心経に作用するんだ。
また、例えば麻黄、桂枝は風寒表証を治し、黄芪、人参、柴胡《さいこ》、昇麻《しょうま》は長期の下痢、脱肛、子宮下垂などの証を治すのじゃ。
子宮下垂
脱肛
麻黄 桂枝
人参
昇
麻

[訳注] ※1：ふるえやしびれなどを起こす（風気内動）肝は血を筋を主り目に開く。その経脈は脳に絡すという関係がある。虚実の別がある。

それから、枳実、大黄は実証の便秘を治し、石決明《せっけつめい》、牡蠣《ぼれい》は肝陽上亢※1による頭痛を治す。これらの薬物には沈降の性質があり、病勢上犯※2の証を治すのじゃ。

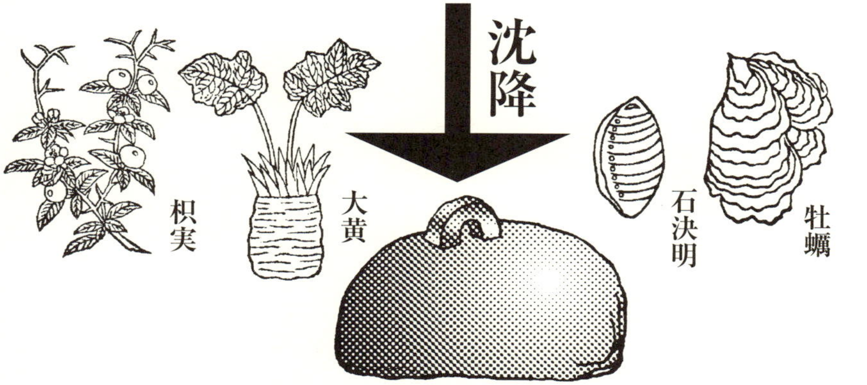
沈降
枳実
大黄
石決明
牡蠣

このほか、易学にある左回りが陽、右回りが陰とする理論も、中薬の中で証明されておる。

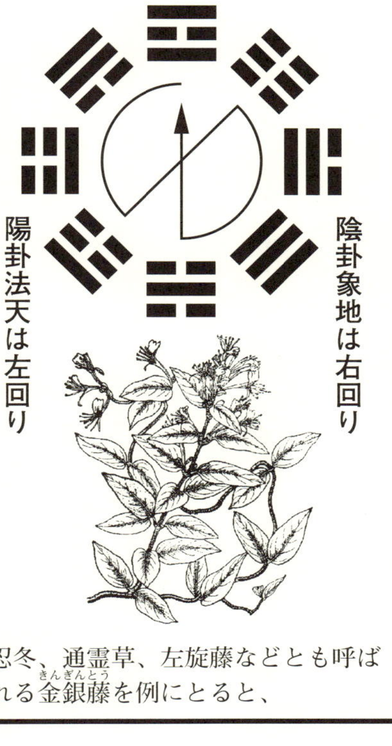
陽卦法天は左回り
陰卦象地は右回り

忍冬、通霊草、左旋藤などとも呼ばれる金銀藤《きんぎんとう》を例にとると、

左回りに上昇するので、この薬の性質は陽じゃ。

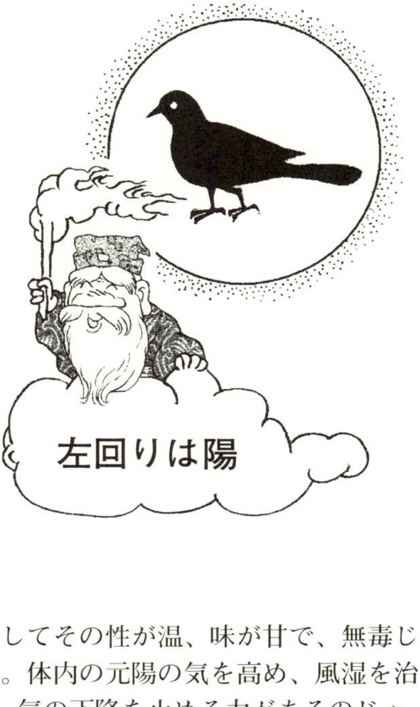
左回りは陽

そしてその性が温、味が甘で、無毒じゃ。体内の元陽の気を高め、風湿を治し、気の下降を止める力があるのじゃ。

[訳注]
※1：腎陰もしくは肝陰の不足により、肝陽が相対的に亢進した状態。煩躁・不眠・頭がふらつく・目がくらむなどの症状がある。
※2：疾病の勢いが上方に向いていること。

反対に、右回りで蔓を延ばす朝顔は、その性質が陰となる。そのため性は寒、味は苦で、毒があって人の元気をなくす。気分湿熱※1、三焦壅結《さんしょうようけつ》※2、大小便が出ないなどの症状に効くのじゃ。

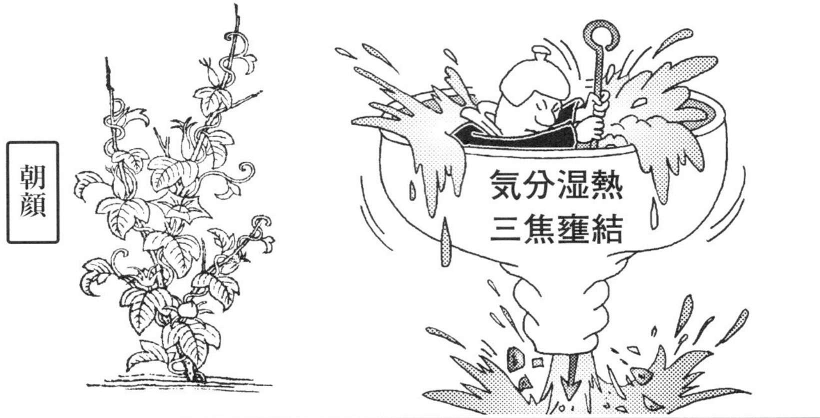
朝顔
気分湿熱
三焦壅結

このように、中薬の性質や効能がわかってきたのは、人の味覚や嗅覚で識別され、また医療として用いられ、その長い実践の積み重ねの結果なんじゃ。

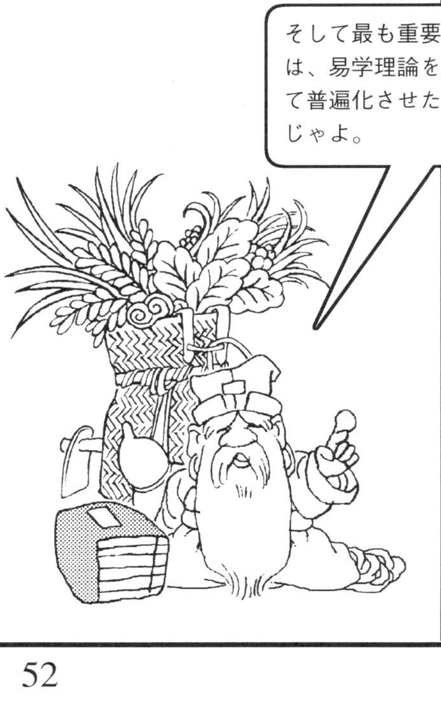
そして最も重要なのは、易学理論を用いて普遍化させたことじゃよ。

易学は、臓象※3、経絡、運気※4、治則などの基礎学説同様、中国伝統医学の重要な構成要素だからのォー。

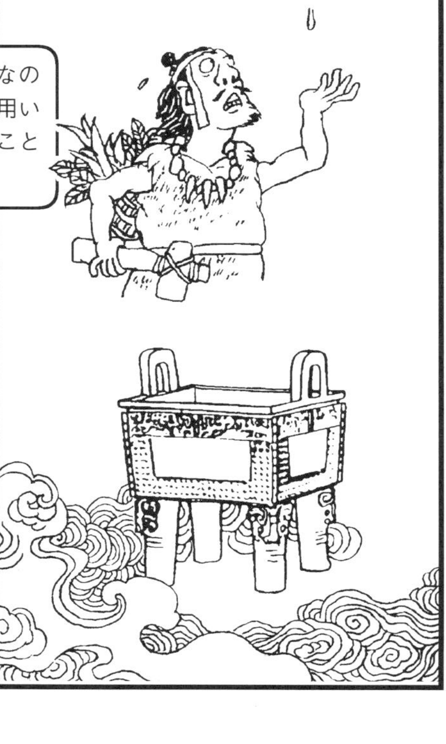

［訳注］
※1：体内にたまった余分な水分に気分の熱が加わること。
※2：取り入れた水分を代謝するときに通る道がふさがれた状態。
※3：臓器の病理変化が外に現れた兆候。
※4：自然の巡り合わせ。運命をいうが、ここでは天地、人体を貫いて存在する五運六気をいう。

中薬の
昇、降、浮、沈

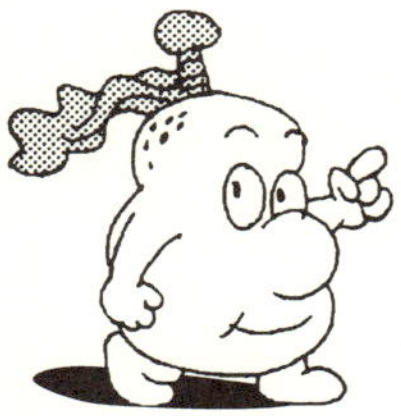

昇、降、浮、沈とは薬物が人体に作用するときの薬効の方向を指すもので、病証が表す方向と相対する。

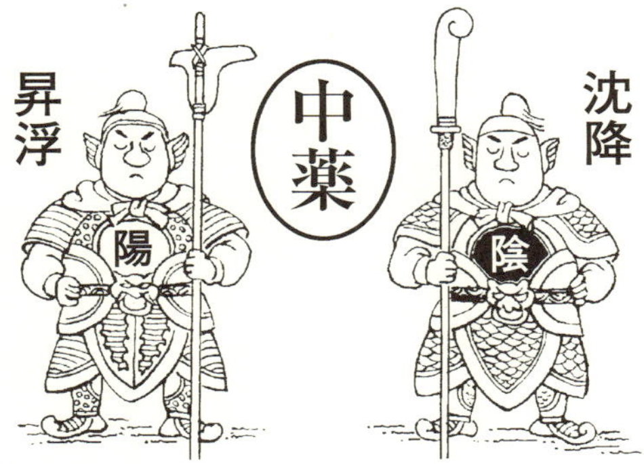

病証には上行（嘔吐、咳など）、下行（瀉痢、内臓の下垂など）、外向（陽気浮越※1による発汗、発熱など）、内向（疹毒内攻※2、表邪内伝など）といった具合に、いくつか典型的な方向性がある。

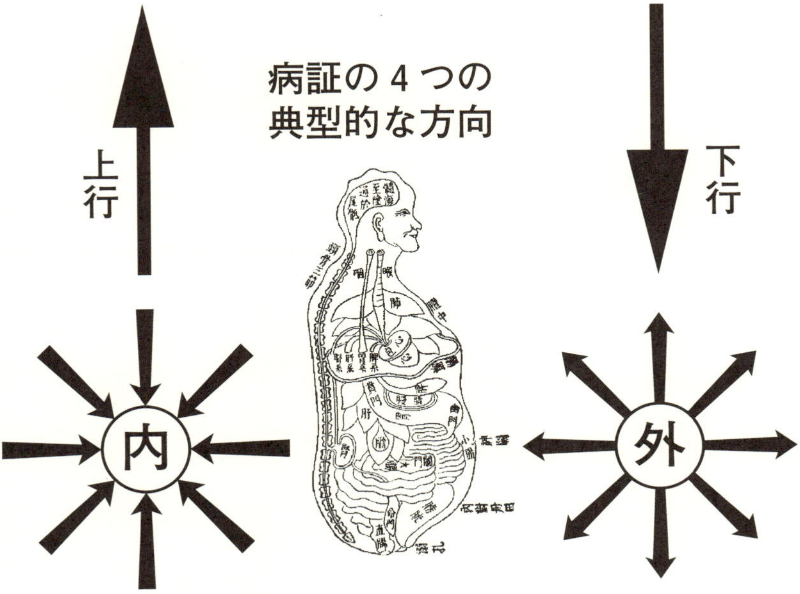

だから、昇、降、浮、沈の作用をもつ薬物の中から、病勢と相対するものを選んで治療を行うと効果的なんじゃ。

［訳注］
※1：腎の陰陽平衡が失われ、陽だけが上に逃げ出すこと。
※2：熱病が内方に向かっていること。

昇には、上昇、昇提の意味がある。病勢下陥※[1]を治療できる薬物は、どれも「昇」の働きがあるのじゃ。

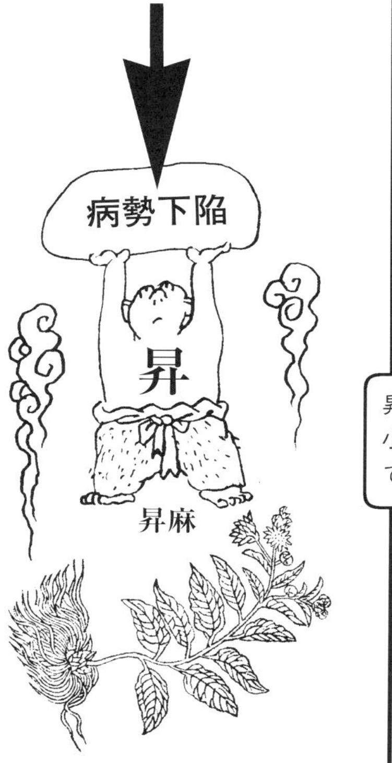
病勢下陥
昇
昇麻

一般的に、昇陽発表※[2]、去風散寒※[3]、涌(湧)吐開竅※[4]などの効能があり、病邪が陥下したり、病位が上表にある場合に治せる薬物は、昇浮の性質をもつものが多い。

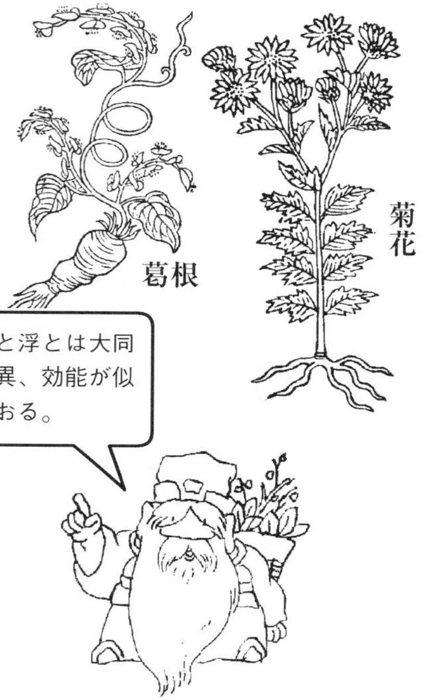
葛根
菊花
昇と浮とは大同小異、効能が似ておる。

降は昇と反対で、一般に瀉下、清熱、利尿、滲湿※[5]、鎮静安神※[6]、潜陽熄風《せんようそくふう》※[7]、清導積滞《せいどうせきたい》※[8]、止嘔、止汗、止咳平喘《しがいへいぜん》※[9]といった効能があり、病勢が逆上したり、病位が下裏※[10]にある場合に治せる薬物は沈降の性質をもつものが多い。だから、沈と降の薬効は似ているのじゃ。

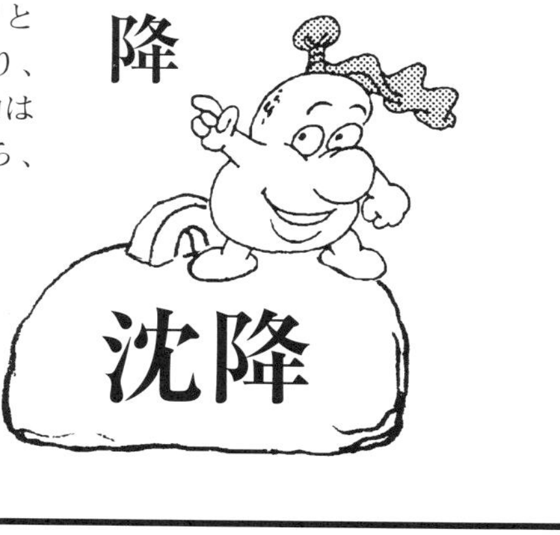
降
沈降

[訳注]

※1：疾病の勢いが下方にむいていること。
※2：陽気を上昇させ発散させる。
※3：風邪を除き寒を散らす。
※4：口・鼻・咽喉・眼目の孔を開通させる。
※5：湿邪の排出。
※6：気持ちを静め精神を安定させる。
※7：内風を穏やかにして、肝陽の上昇を治療する。
※8：清陽の気を体内にとどめること。
※9：喘咳を軽減、制止する。
※10：体の下部や内部。

浮には、軽く浮く、上行する、発散するという意味がある。病位が上あるいは表に存在するものを治す薬物にはいずれもこの特徴がある。

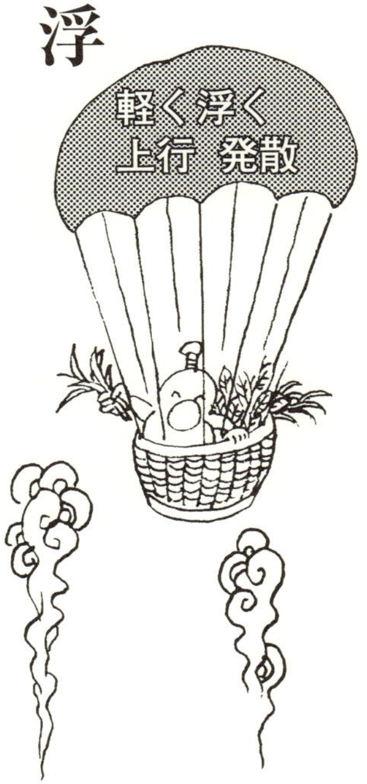

例えば升麻、黄芪、柴胡は脱肛、胃下垂、子宮下垂などの中気下陥※1の証を治す。

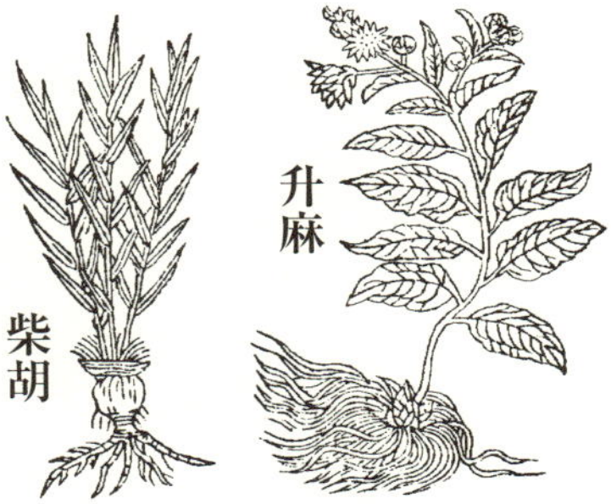

麻黄《まおう》、桂枝《けいし》、蘇葉《そよう》は風寒感冒※2を治すが、それはこれらの薬物が昇浮の特徴をもっているからなんじゃよ。

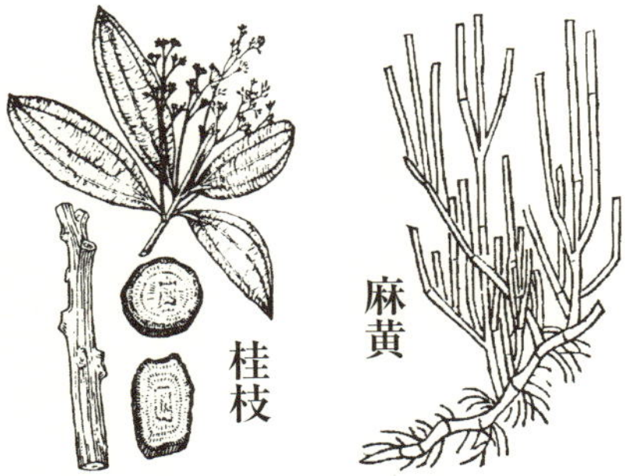

沈には、重く沈む、下行、瀉利という意味がある。病位が下あるいは裏にあるものを治す薬物にはどれもこの特徴がある。

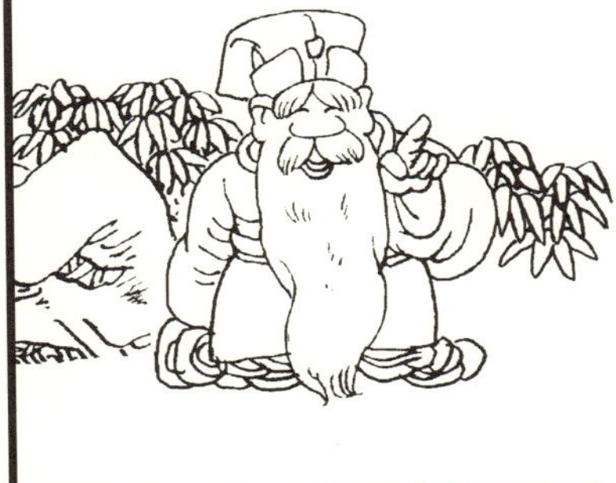

例えば、半夏、杏仁は嘔吐や咳を止めるのに効く。

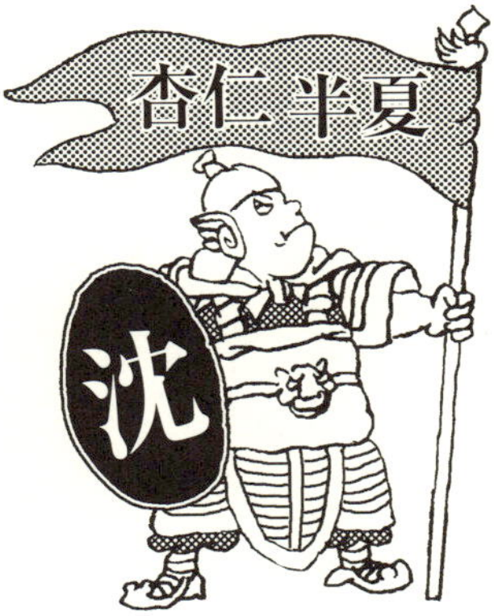

［訳注］
※1：中焦の脾気が虚弱になること。
※2：寒気のある風邪。

枳実、大黄、芒硝《ぼうしょう》は腫塊※1を柔らかくし、石決明、牡蠣は肝の陽気を鎮める。つまり、こうした薬物には沈降の傾向があるのじゃ。

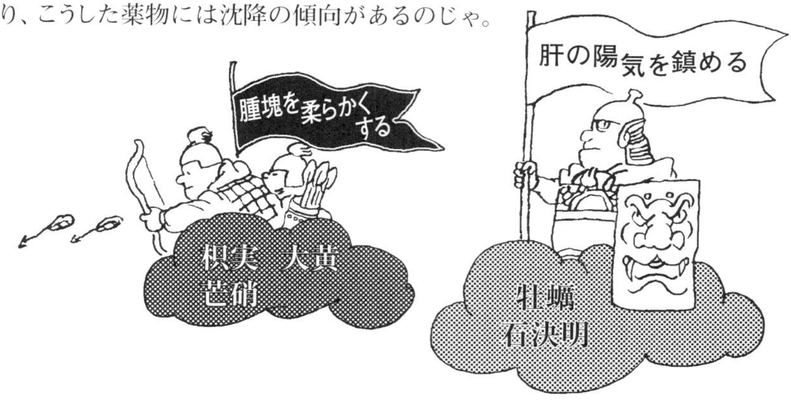

陰陽で分けると、昇、浮は陽に属し、主に上行、外向の方向に働く。例えば解表、催吐、昇陽※2、散寒※3などの働きをする。

降、沈は陰に属し、主に下行、内向の方向に働く。例えば、降逆、潜陽、止嘔、平喘※4、清熱、瀉下、利尿、安神※5などの働きをするのじゃ。

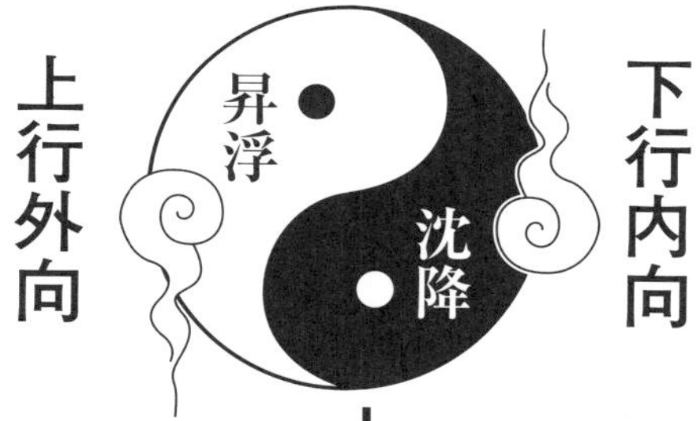

昇降と浮沈の区別は、昇降が主に病勢を対象とするのに対し、浮沈の作用は病位を対象とする。

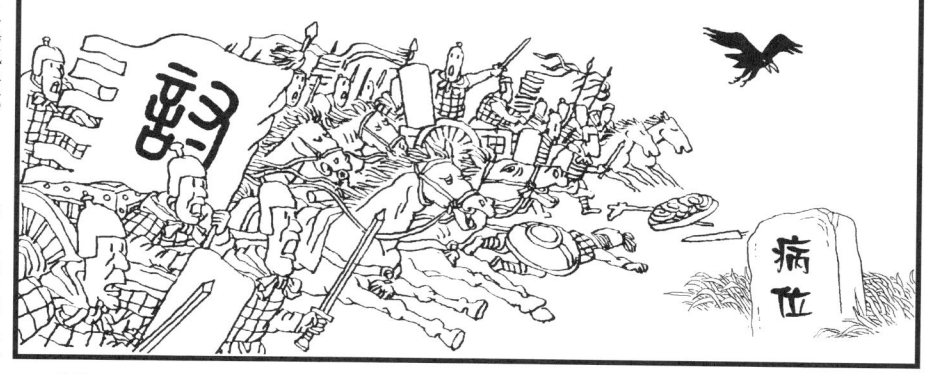

［訳注］
※1：瘀血が局部に集まり長時間散じないもの。
※2：陽気上昇。
※3：寒を散らす。
※4：咳を鎮める。
※5：精神を安定させる。

ふつう薬物を処方するときは、病位と同じもの、病勢と反対のものを選ぶ場合が多い。

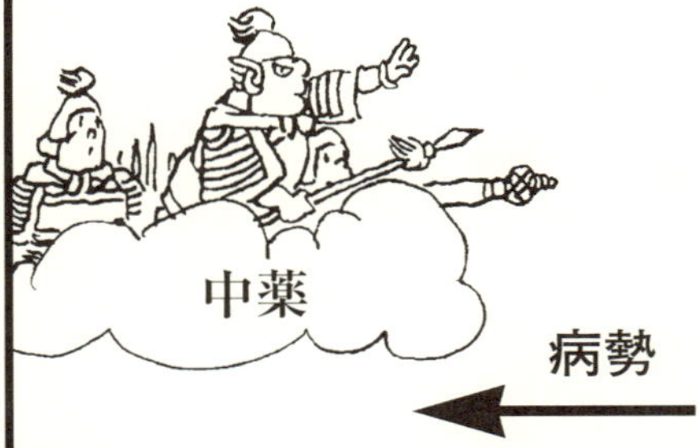

つまり、病位が上、表にある場合には、沈ではなく、浮が好ましい。例えば、表証の場合は表邪を外へ追い出す薬物を選ぶのじゃ。

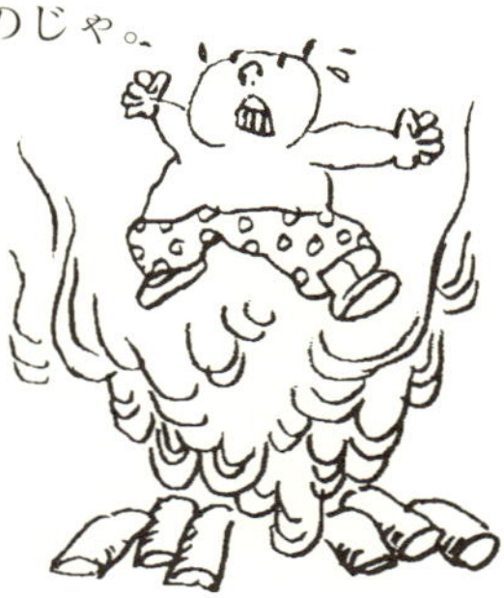

病勢が上逆の場合は、昇ではなく、降が好ましい。例えば嘔吐は嘔吐止め、咳は咳止めを選ぶのじゃ。

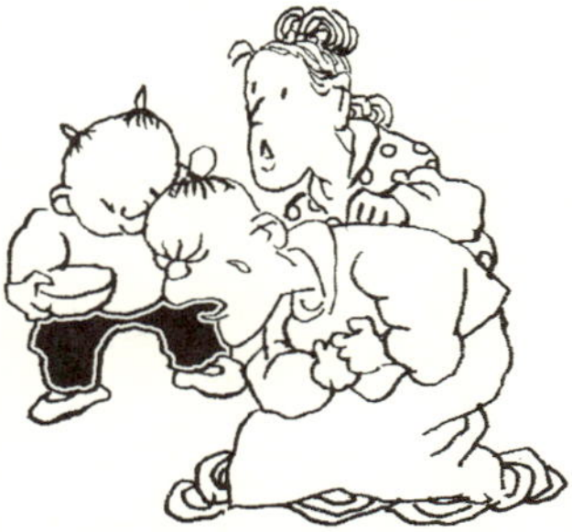

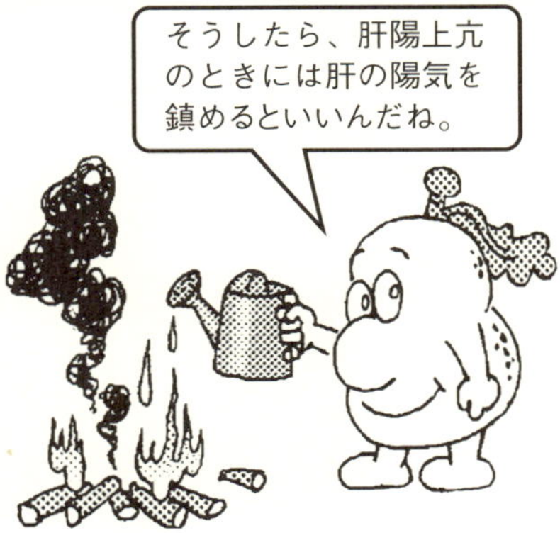
そうしたら、肝陽上亢のときには肝の陽気を鎮めるといいんだね。

その通りじゃ。病勢が下陥している場合、降ではなく、昇が好ましい。だから、長期の下痢や内臓の下垂のときなんかは、陽気を上昇させると良いのじゃ。

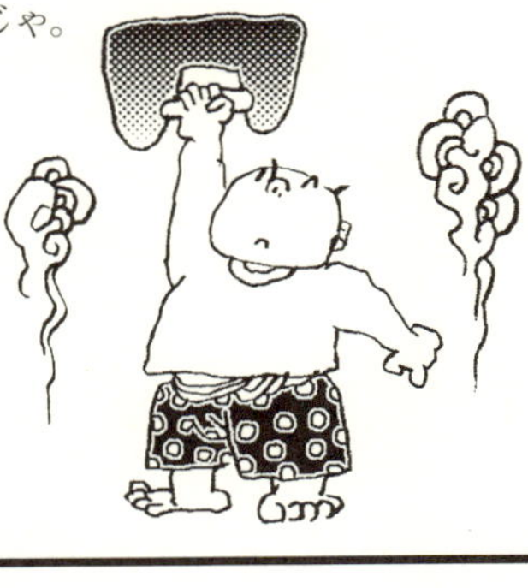

だが、病位と病勢とは矛盾する場合がある。例えば、病位が上で病勢が上逆の肝陽上亢による頭痛、めまいなどは多くの場合、病勢をみて治療すべきなんじゃ。

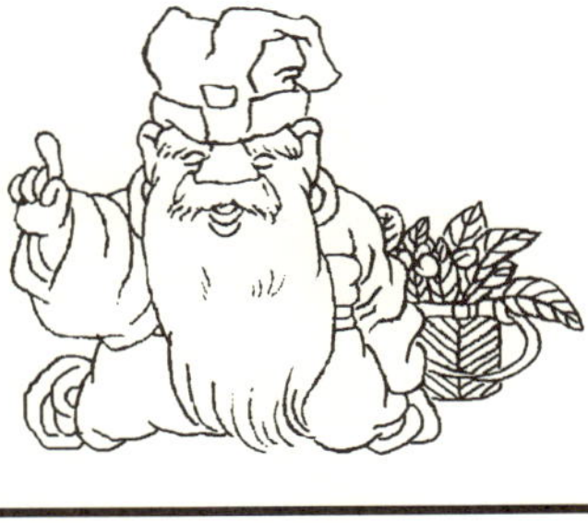

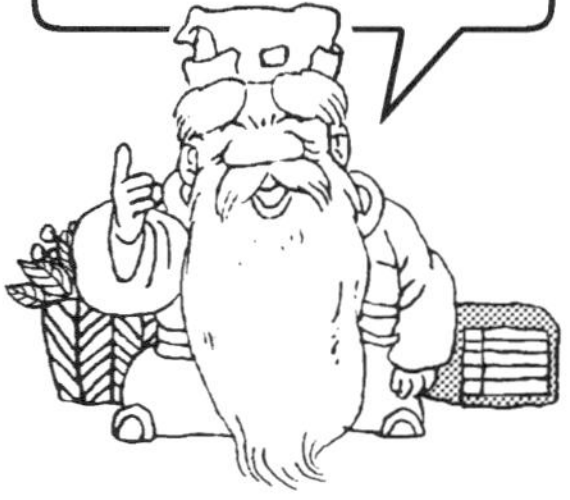

中薬の昇降浮沈は、その気味（性味）の濃淡、あるいは薬物そのものの重さとも関係がある。

一般に、気味が濃く、そして質が軽いもの（植物の花、葉など）で、温熱、辛味、甘味の性質をもつ中薬は、多くが昇・浮の作用がある。

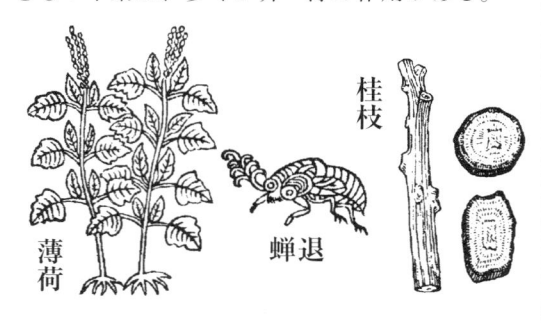

一方、気が薄く、味が濃く、そして質が重いもの（植物の種、果実、鉱物、動物類の貝殻、骨、角など）で、寒涼、酸味、鹹味の性質をもつ中薬は、多くが沈・降の働きがある。

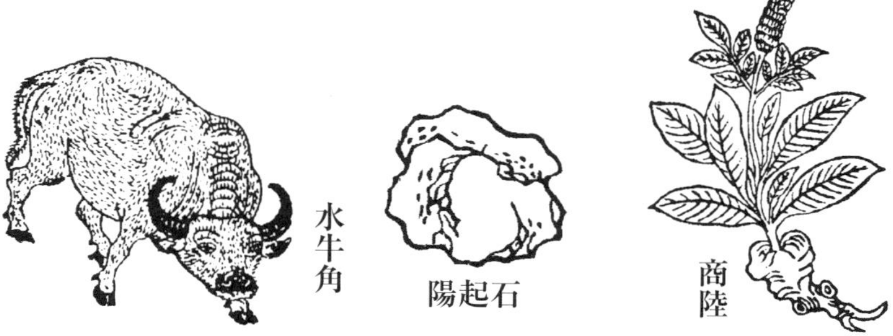

このほか中薬の昇降浮沈は、配合の影響を受ける。例えば、薬物は酒で炒めれば上昇し、生姜汁で炒めれば散じ、酢で炒めれば収斂し、塩水で炒めれば下降する。

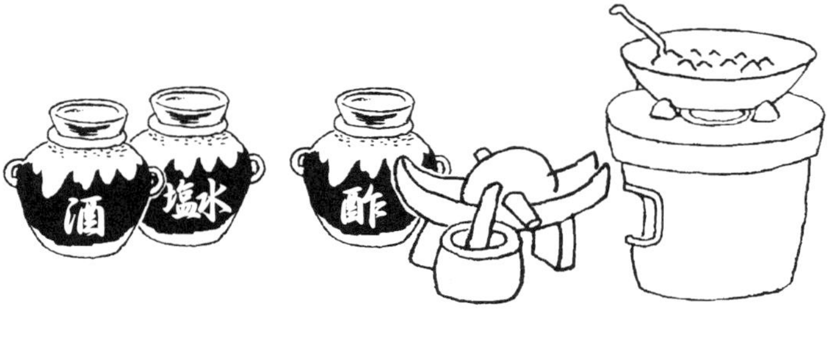

少量の昇・浮の中薬に、多量の沈・降の薬を入れれば、薬効は主に沈降になる。

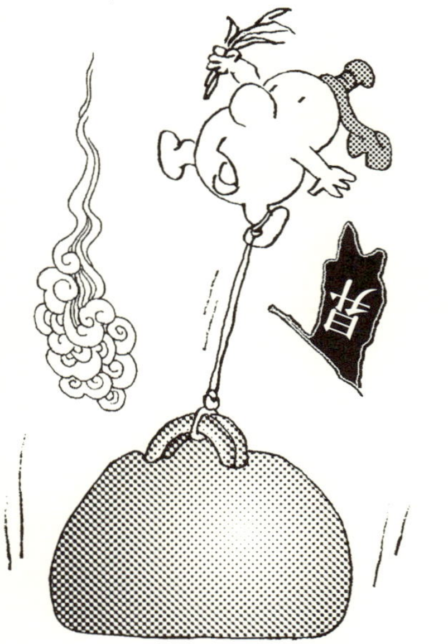

少量の沈・降の中薬に多量の昇・浮の中薬を入れれば、薬効は昇・浮になる。

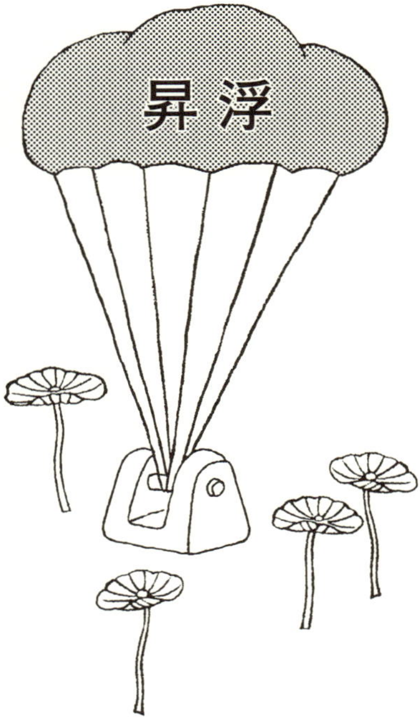

つまり、薬の昇降浮沈は一定の条件の下で変化するもので、不変ではないのじゃ。

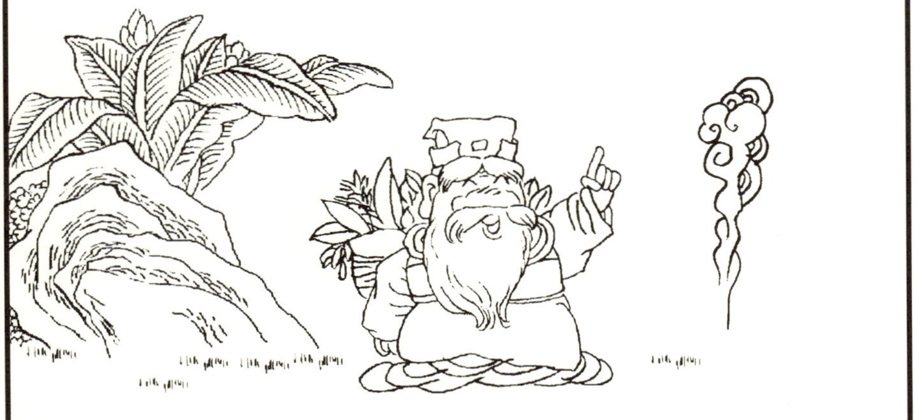

四気五味の中薬における運用

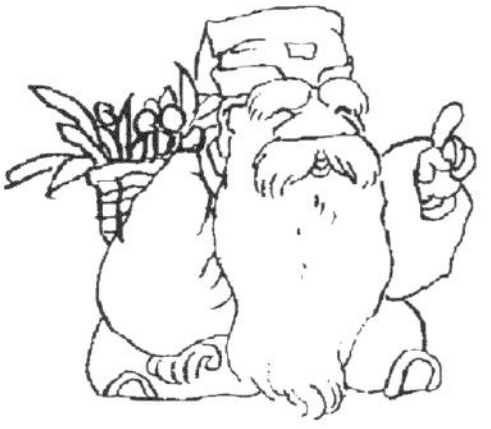

四気五味のことを四性ともいう。四性とはすなわち寒、熱、温、涼の４種類の薬性のことをいうが、このうち温熱と寒涼は異なる性質をもっておる。

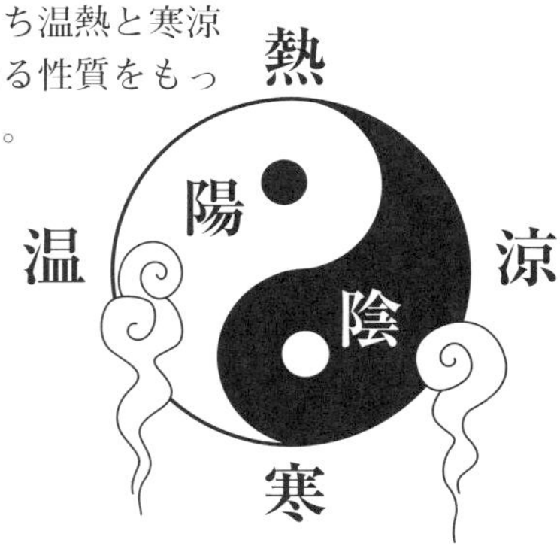

温と熱、寒と涼は、単に程度の違いをいっておるにすぎない。つまり、涼は寒には及ばず、温は熱には及ばぬ。

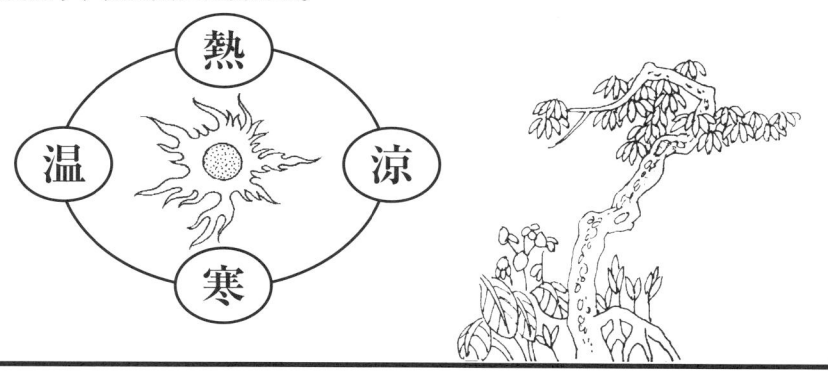

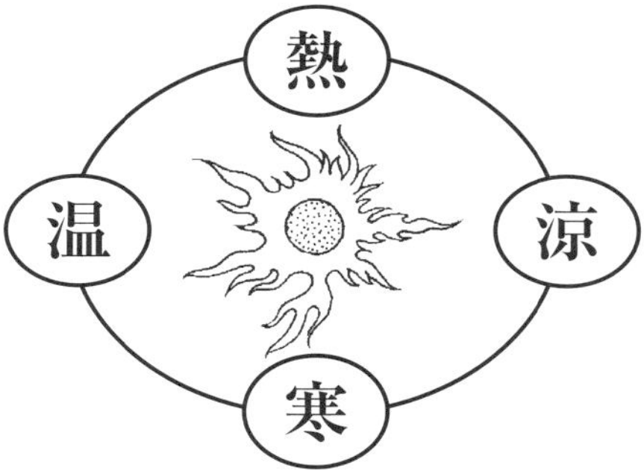

陰陽にあてはめると、寒、涼は陰に属し、温、熱は陽に属する。薬性の温熱、寒涼は、病性の寒、熱に対応するものなんじゃ。

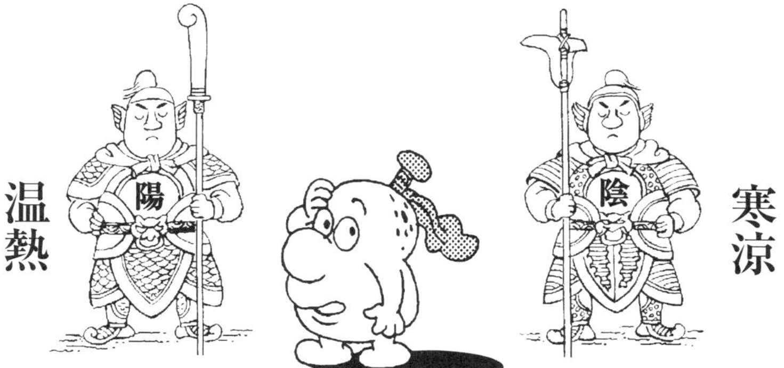

だから、寒涼の薬は陽証、熱証によく効き、多くが清熱（石膏）、瀉火※1（黄連）、解毒（金銀花）あるいは養陰（麦冬）などの作用がある。

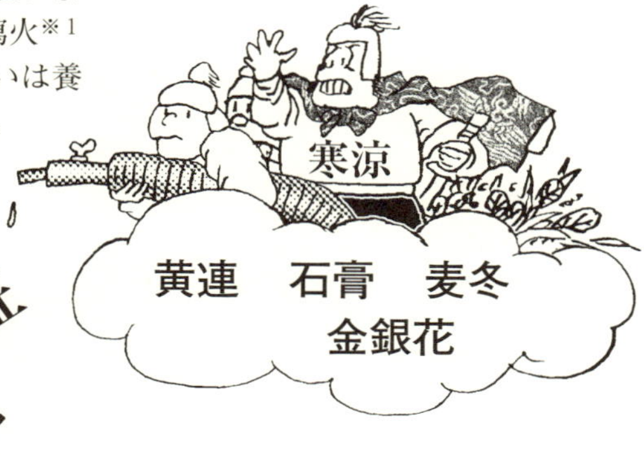

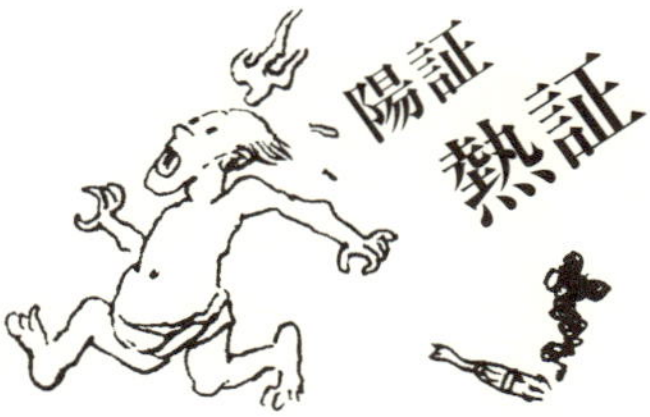

温熱の薬は陰証によく効き、多くが去寒（附子）、温裏（呉茱萸《ごしゅゆ》）、補陽（肉蓯《にくじゅ》蓉《よう》）あるいは益気（黄芪《おうぎ》）などの作用がある。

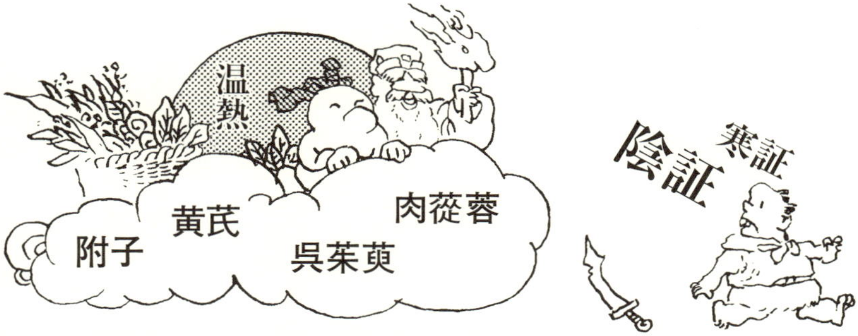

まさに、『神農本草経』で「熱薬を以って寒を治し、寒薬を以って熱を治す」と書かれている通りじゃ。

『黄帝内経素問・至真要大論』には、「寒はこれを熱くし、熱はこれを寒くする」とあるが、これも薬性のことを言っておる。

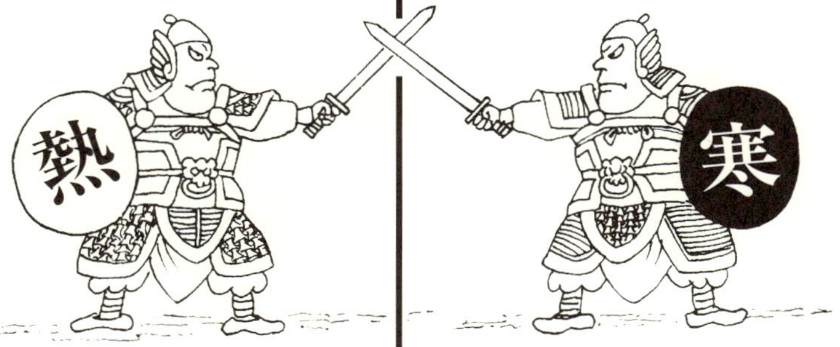

［訳注］
※1：火熱の盛んな勢いを奪う。

4種類の薬性のほかにも、性質の穏やかな薬物がある。温なのに燥ではないもの（党参など）、あるいは涼なのに寒ではないもの（柴胡など）で、その中にはやや温のもの、やや涼のもの、などさまざまじゃ。しかし、どれも基本的に四気の範囲を出ないので、やはり習慣的に「四気」と呼んでおるのじゃ。

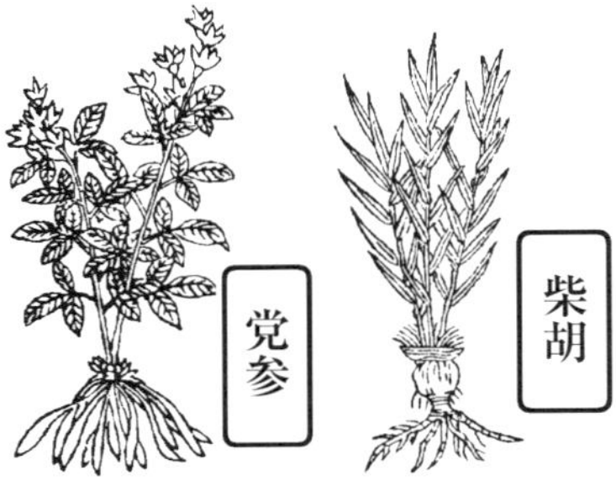
党参
柴胡

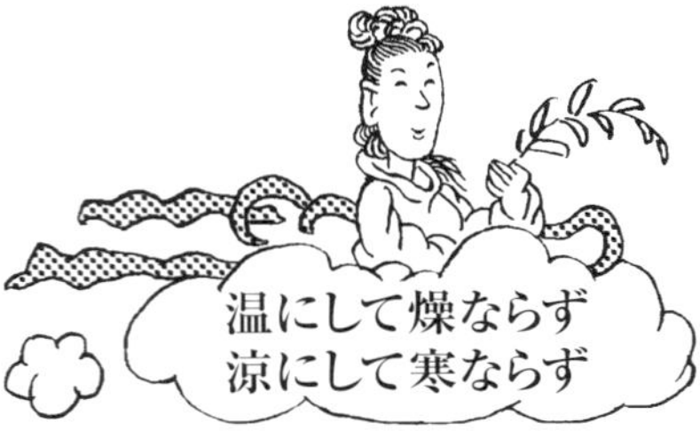
温にして燥ならず
涼にして寒ならず

五味について言えば、辛、甘、酸、苦、鹹の五味のほかにも、淡味や渋味をもつ薬物がある。しかし、淡味ははっきりとした味がないため、普通は甘味に含まれる。

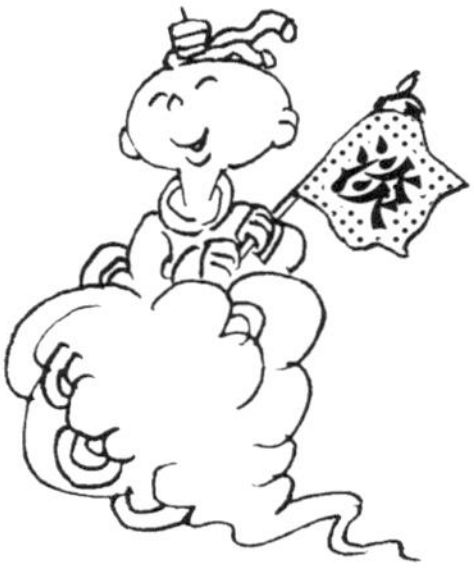
淡

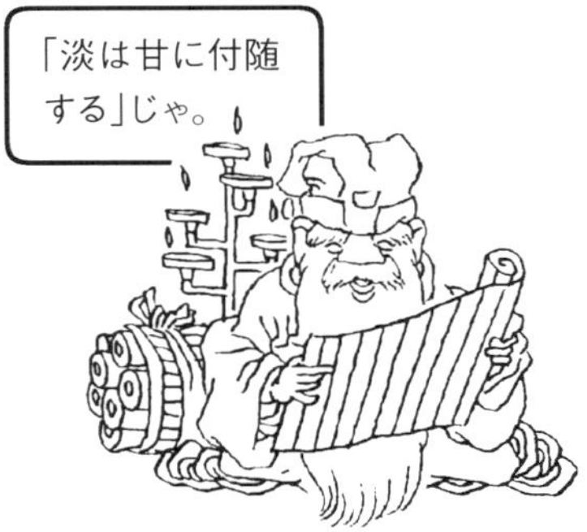
「淡は甘に付随する」じゃ。

それから、渋味は酸味と似ているため、酸味に含まれる。だから、味についてもやはり習慣的に「五味」と呼んでおる。

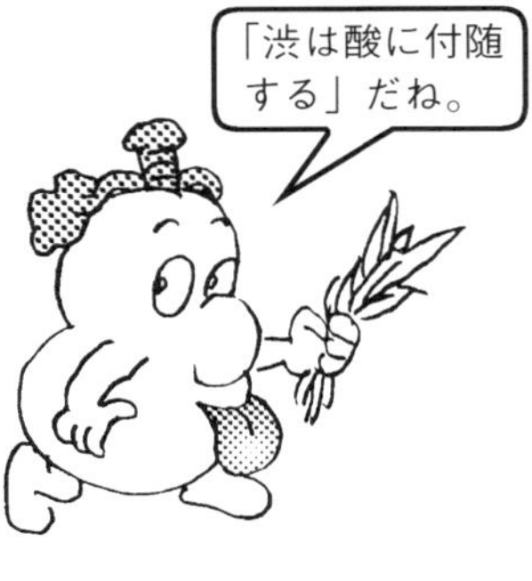
「渋は酸に付随する」だね。

五味を陰陽にあてはめると、辛、甘（淡）は陽に属し、酸（渋）、苦、鹹は陰に分類される。

辛・甘（淡）＝陽

酸（渋）苦・鹹＝陰

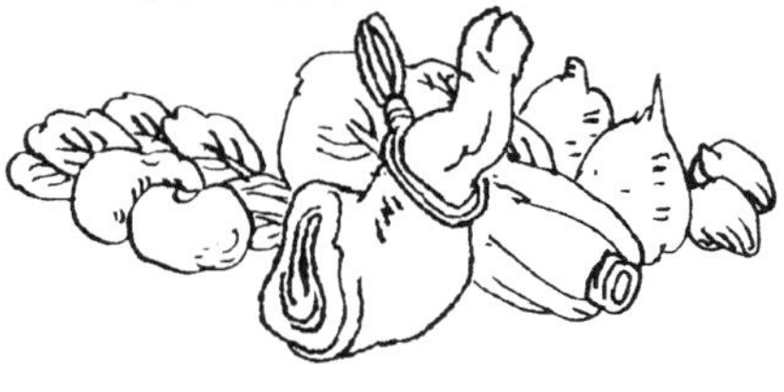

それでは、五味は具体的にどんな作用をするのじゃろう。まず辛味の薬物じゃが、「散」（散らす）、「行」（通す）の作用がある物が多い。表邪を散らす、風湿を除く、気血を循環させる、滞りを取って通りをよくするといった具合じゃ。

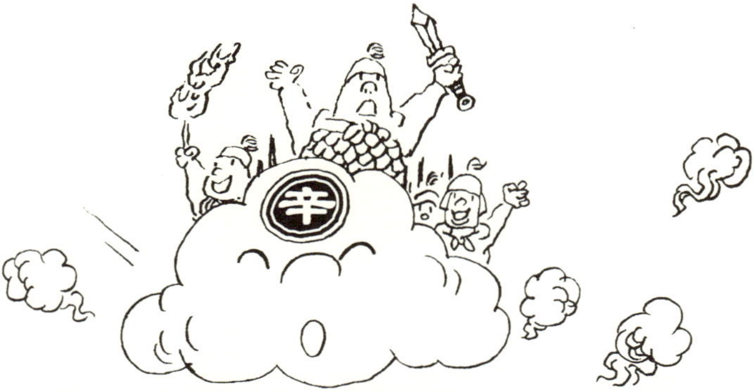

だから、外感表邪※1の治療には例えば薄荷《はっか》や麻黄、

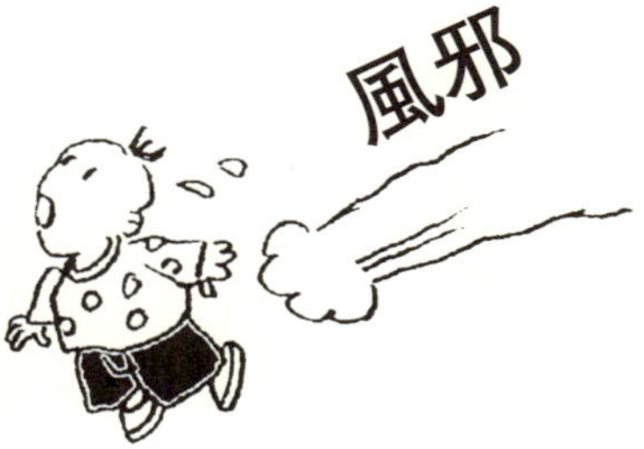

風湿痺痛※2には五加皮や独活《どっかつ》、

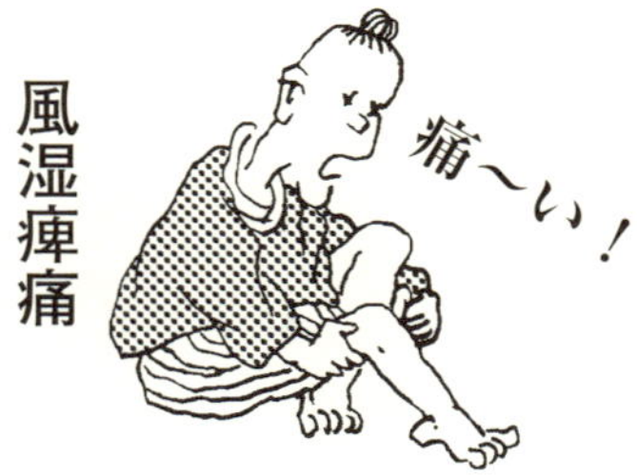

気滞血瘀※3には川芎《せんきゅう》や木香、

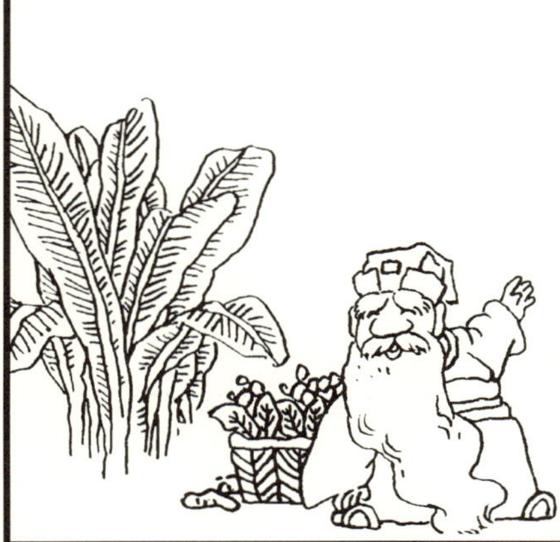

結腫竅閉※4には乳香《にゅうこう》や麝香《じゃこう》が用いられる。これらはみんな辛味の薬物じゃ。

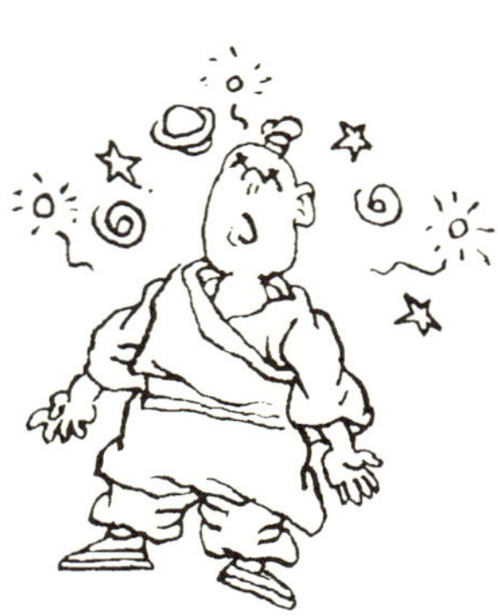

［訳注］
※1：表に存在する邪気を感受すること。

※2：風邪と湿邪が結合して起こる麻痺疼痛。

※3：気血は流れているので気が滞ると、血液もスムーズに流れなくなること。

※4：皮膚化膿症の腫脹。

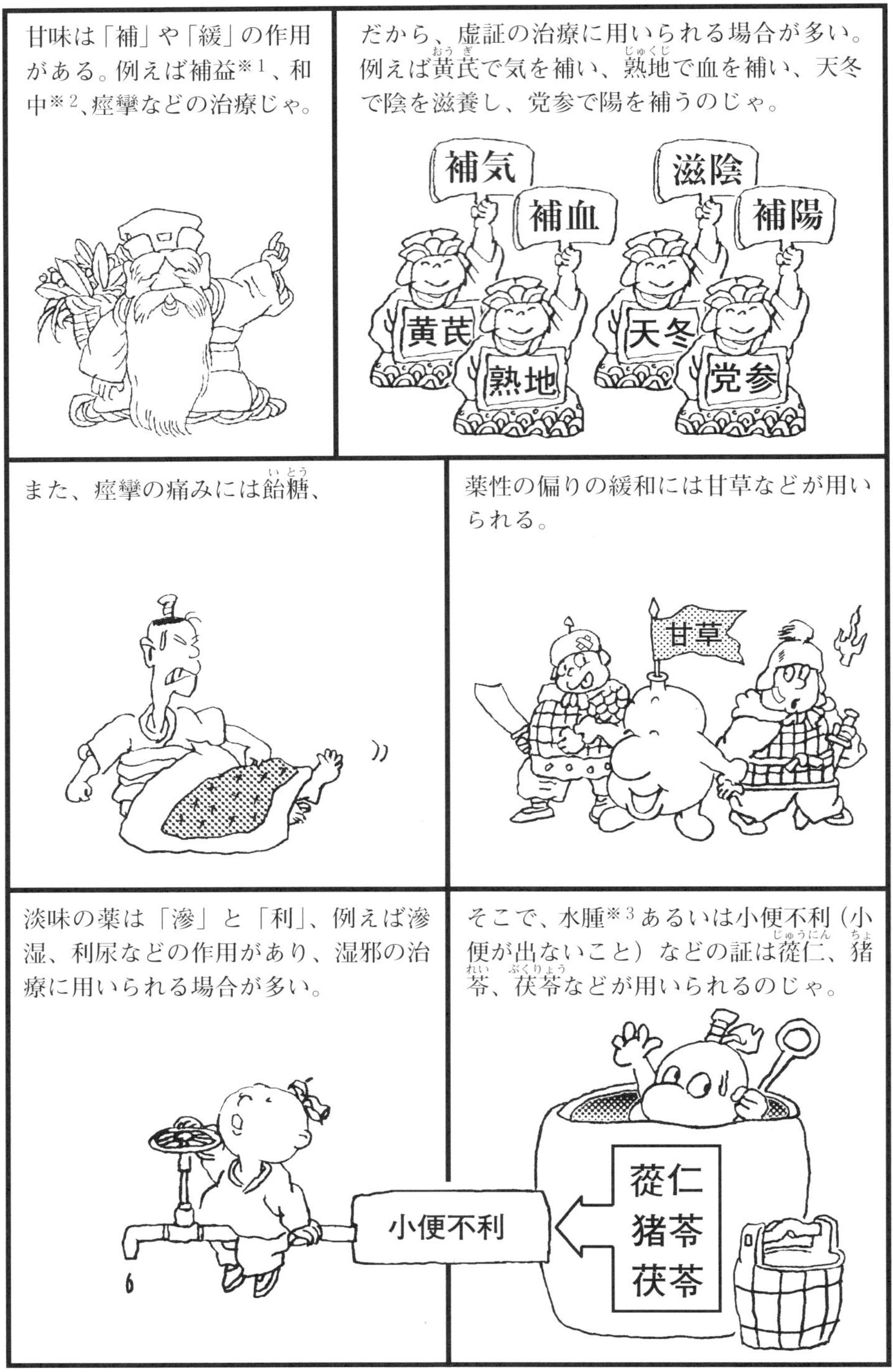
甘味は「補」や「緩」の作用がある。例えば補益※1、和中※2、痙攣などの治療じゃ。
だから、虚証の治療に用いられる場合が多い。例えば黄芪《おうぎ》で気を補い、熟地《じゅくじ》で血を補い、天冬で陰を滋養し、党参で陽を補うのじゃ。
補気
補血
滋陰
補陽
黄芪
熟地
天冬
党参
また、痙攣の痛みには飴糖《いとう》、
薬性の偏りの緩和には甘草などが用いられる。
甘草
淡味の薬は「滲」と「利」、例えば滲湿、利尿などの作用があり、湿邪の治療に用いられる場合が多い。
そこで、水腫※3あるいは小便不利（小便が出ないこと）などの証は蓯仁《じゅうにん》、猪《ちょ》苓《れい》、茯苓《ぶくりょう》などが用いられるのじゃ。
小便不利
蓯仁
猪苓
茯苓

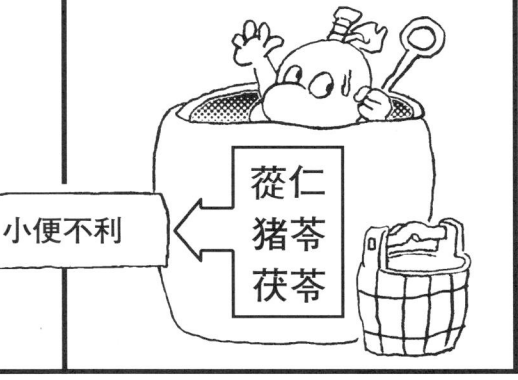

［訳注］
※1：気血陰陽の不足を補う。
※2：胃気の不和を治す。
※3：体表に余分な水分が溜まっている状態。むくみ。

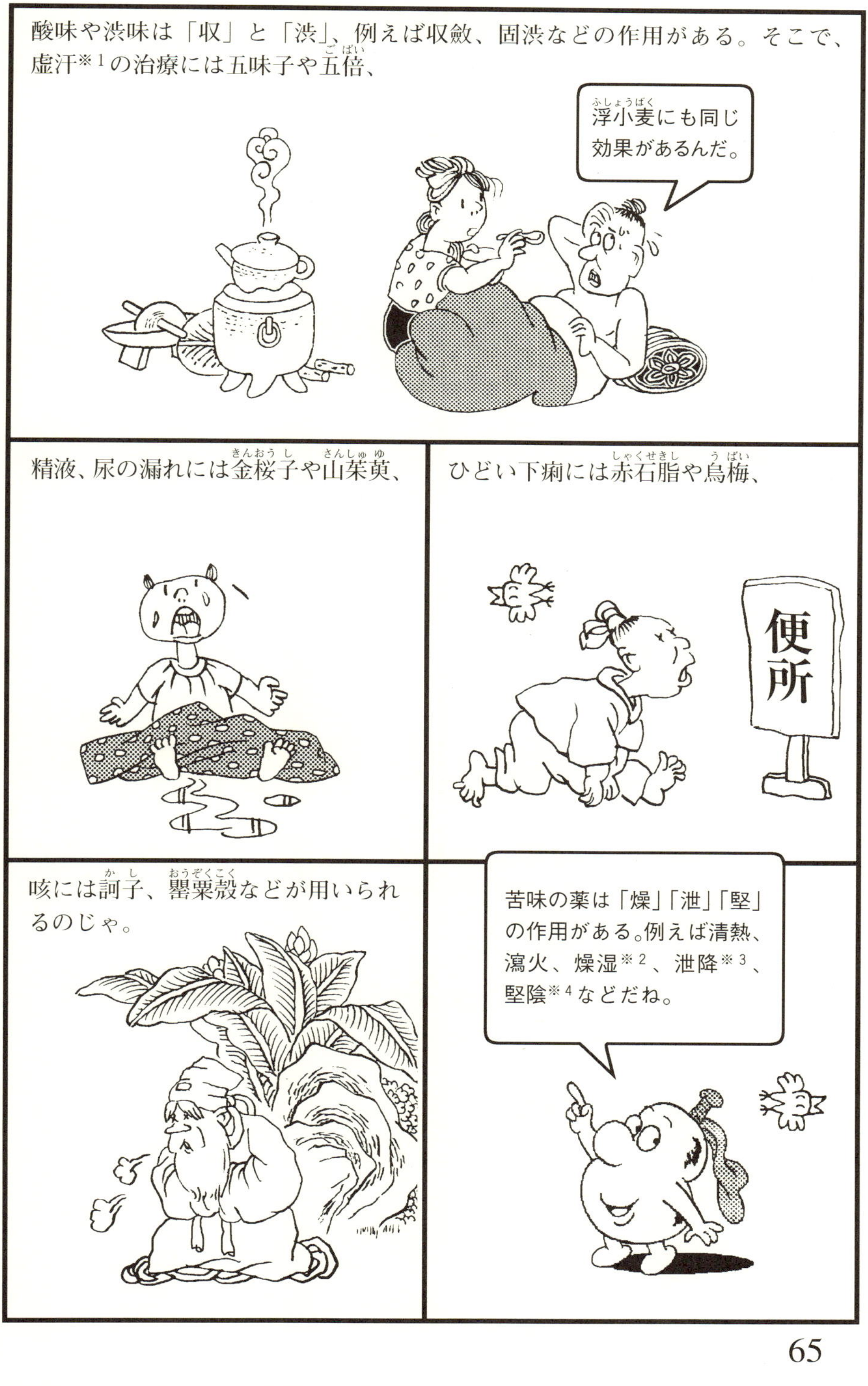
酸味や渋味は「収」と「渋」、例えば収斂、固渋などの作用がある。そこで、虚汗※1の治療には五味子や五倍《ごばい》、
浮小麦《ふしょうばく》にも同じ効果があるんだ。
精液、尿の漏れには金桜子《きんおうし》や山茱萸《さんしゅゆ》、
ひどい下痢には赤石脂《しゃくせきし》や烏梅《うばい》、
便所
咳には訶子《かし》、罌粟殻《おうぞくこく》などが用いられるのじゃ。
苦味の薬は「燥」「泄」「堅」の作用がある。例えば清熱、瀉火、燥湿※2、泄降※3、堅陰※4などだね。

［訳注］
※1：冷や汗。
※2：湿邪を除去する方法。
※3：便を下す方法。
※4：腎精を固めて相火を平にする方法。

だから、湿証の治療には黄連、蒼朮《そうじゅつ》が用いられる。

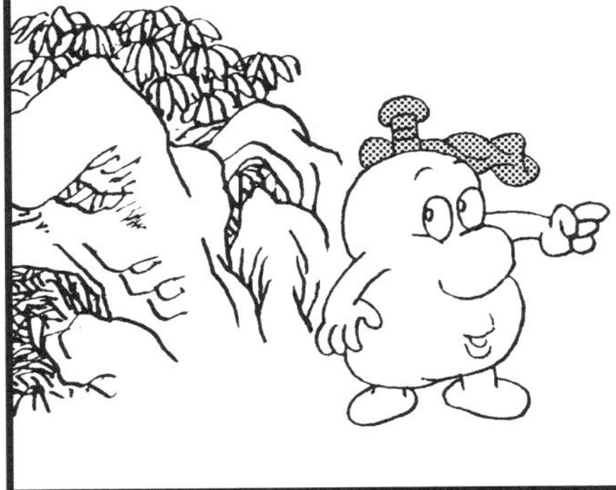

大小便の不順には大黄、

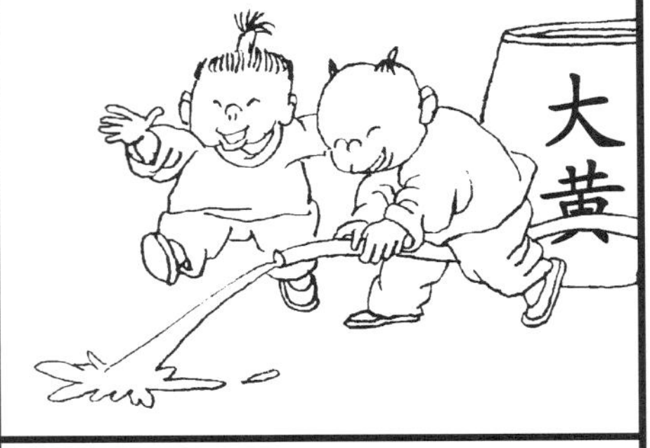

熱邪傷陰※1には知母、黄柏、

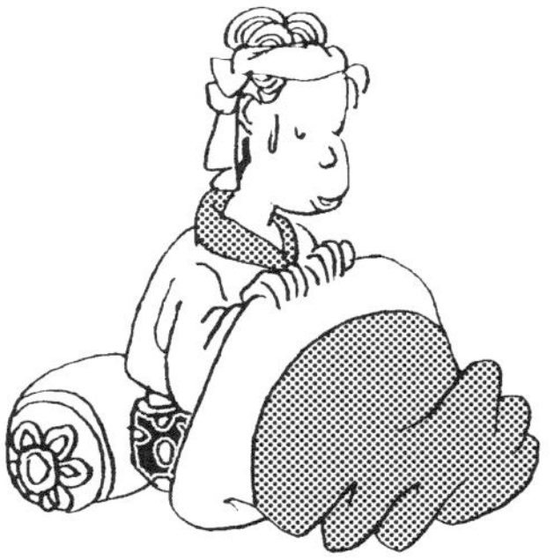

降泄には杏仁が用いられる。杏仁は肺気上逆による喘咳《ぜんがい》によく効くぞ〜。

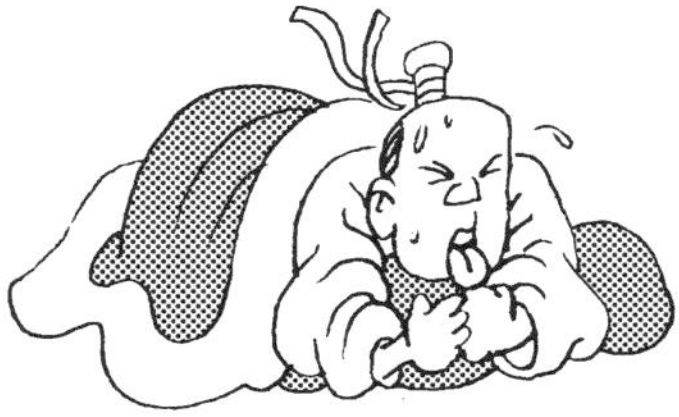

鹹味の薬は硬いものを柔らかくする作用がある。例えば軟堅※2、散結※3、瀉下などじゃ。だから、痞塊※4には蟹甲《かいこう》や瓦楞子《がりょうし》、便秘には芒硝《ぼうしょう》が用いられるのじゃ。

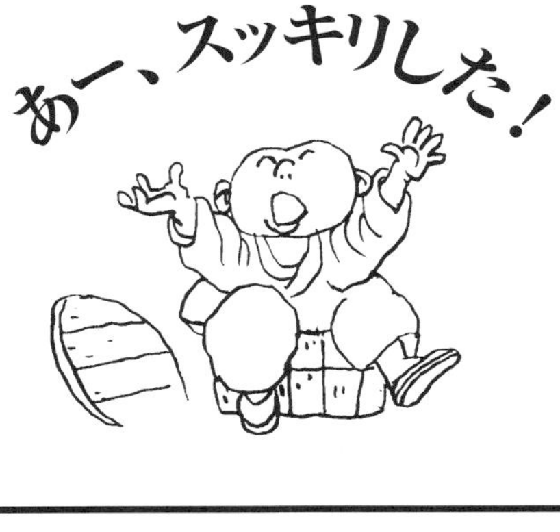

[訳注]
※1：発熱により真陰を損耗すること。
※2：堅硬、積結なものを軟らかくすること。
※3：結塊や硬結を消散させること。
※4：腹腔内のしこり、塊をいう。

今までわかりやすいように気と味を別々に説明してきたが、実際にはどの薬物も気味を兼ね備えているわけで、気と味は密接に関係がある。だから、薬を用いる場合には、両方ともすべて考慮する必要がある。

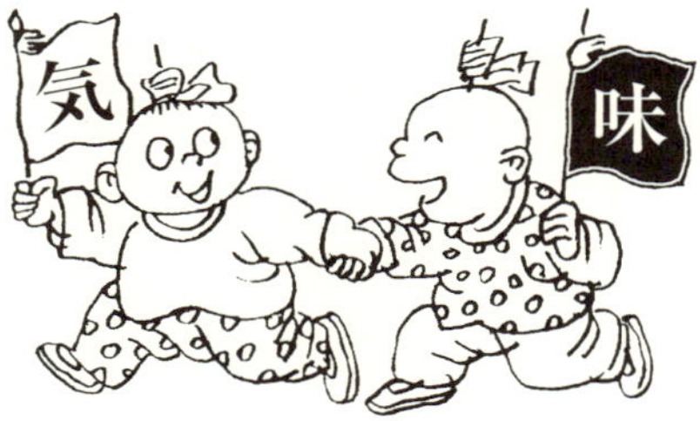

例えば同じ温性でも、生姜は辛温、黄芪 は甘温、厚朴は苦温、五味子は酸温、鹿茸は鹹温じゃ。

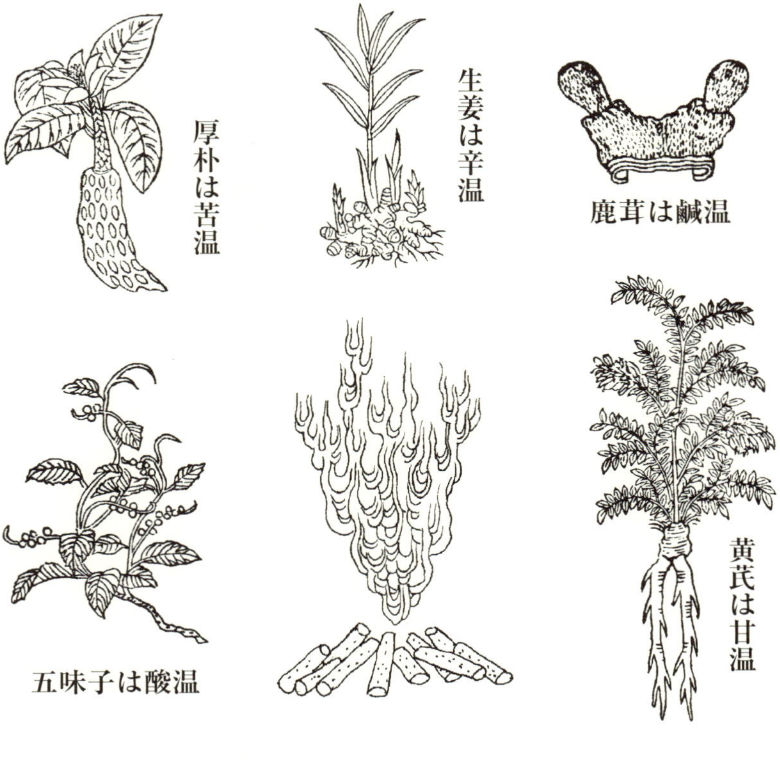
厚朴は苦温
生姜は辛温
鹿茸は鹹温
黄芪は甘温
五味子は酸温

また同じように辛味も、薄荷は辛涼、石膏は辛寒、馬勃《ばぼう》は辛平、半夏は辛温、附子は辛熱というように区別がある。

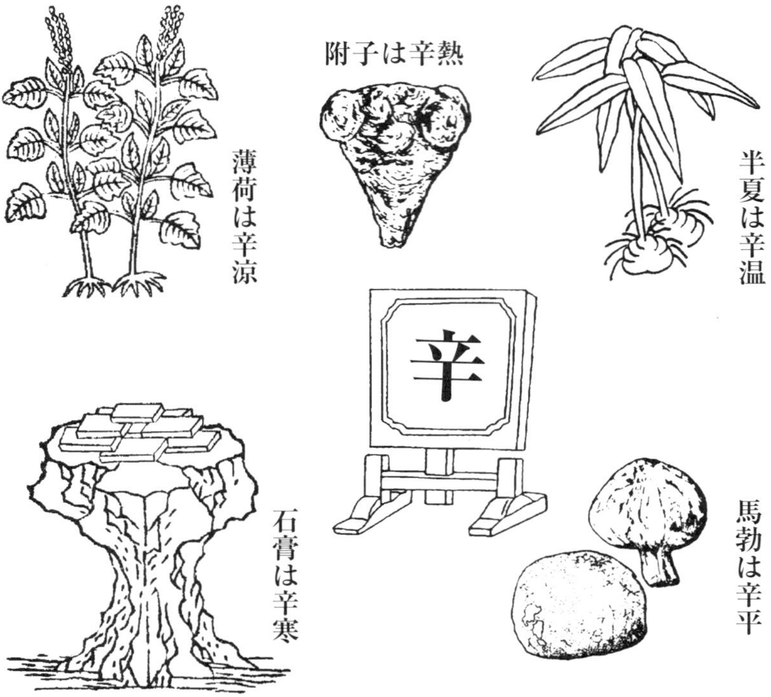
附子は辛熱
薄荷は辛涼
半夏は辛温
辛
石膏は辛寒
馬勃は辛平

甘味でもそうじゃ。甘温は気を補い、甘寒は陰を養うといった具合に、その作用は同じではないのじゃ。

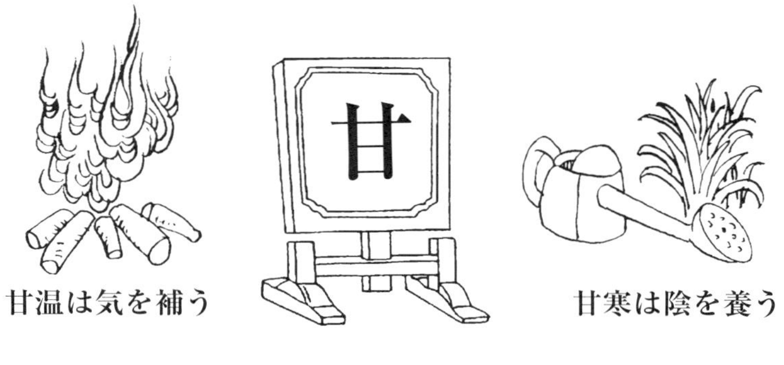
甘
甘温は気を補う
甘寒は陰を養う

さらに、ある薬物は１つの薬なのにいくつかの味を持ち、ある薬物は熱して細かくすることでその性味が変化する。「同じ物の中に異なるところがある」、「異なる物の中に同じところがある」という特徴があるからこそ、中薬には様々な効能があるんじゃよ。

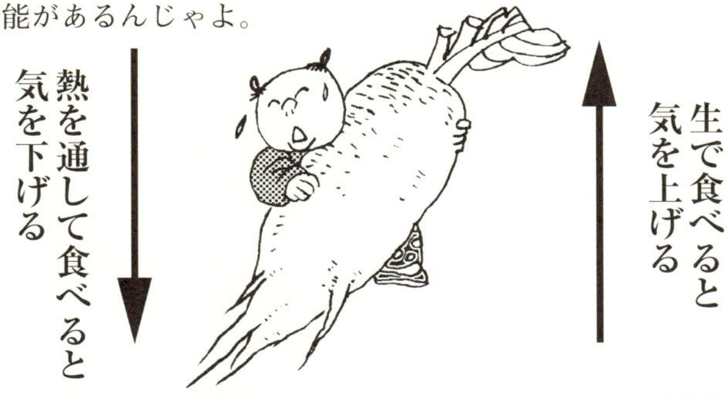
生で食べると
気を上げる
熱を通して食べると
気を下げる

薬物の気味の分け方は、主に３つのやり方がある。１つは味で分ける方法で、これは薬食物の感受性を影響させるやり方じゃ。

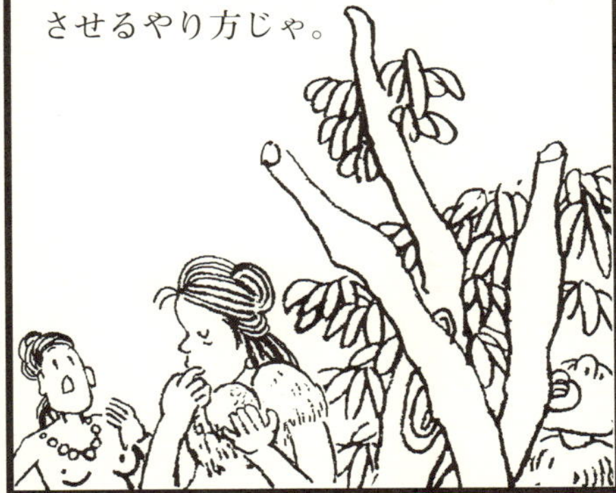

２つめは細かく味わうことで定める方法。治療効果によって定める場合もある。これは薬食物の本当の味を反映させたもので、また、その効果をまとめたものじゃ。

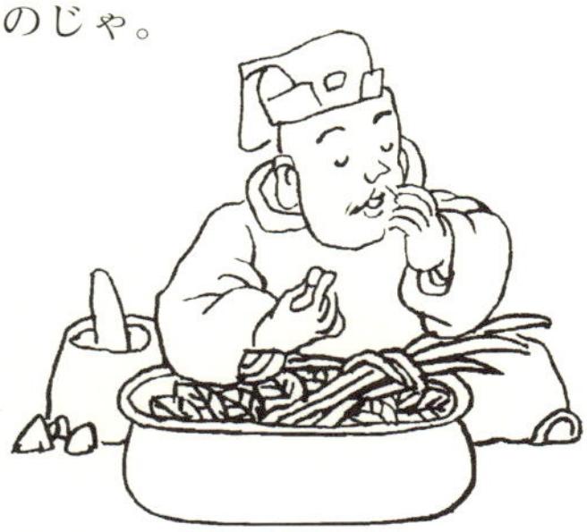

３つめは薬食物の作用から推測する方法で、薬食物の本当の味ではなく、その治療効果で分ける。つまりその性質と、作用の特徴で分類するのじゃ。

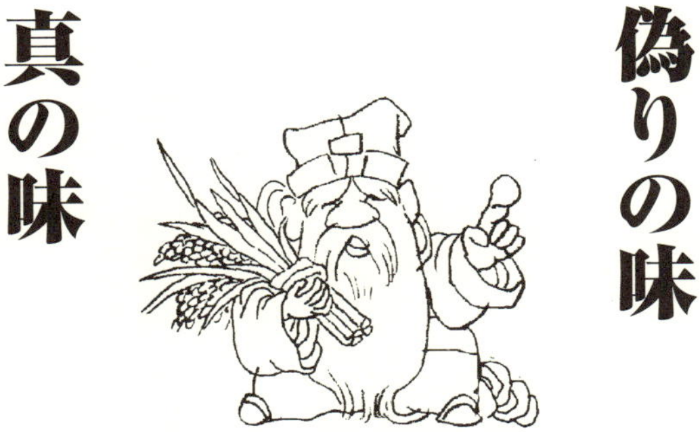
偽りの味
真の味

中薬理論における「帰経」

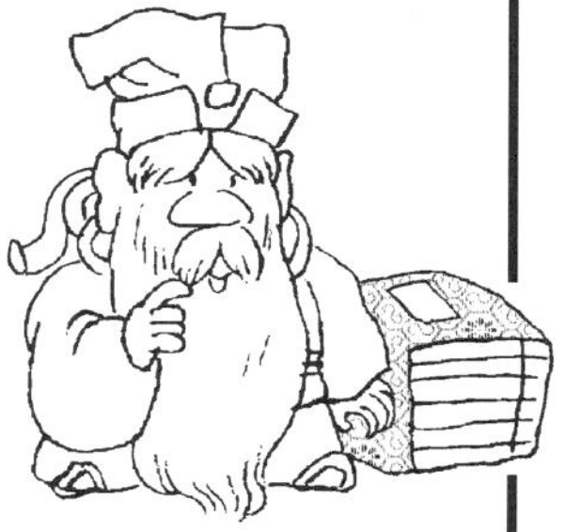

「帰経」とは、中薬が人体のどの経絡、臓腑の病変に作用するかを指すもので、つまりは中薬による治療の適用範囲を表しておる。

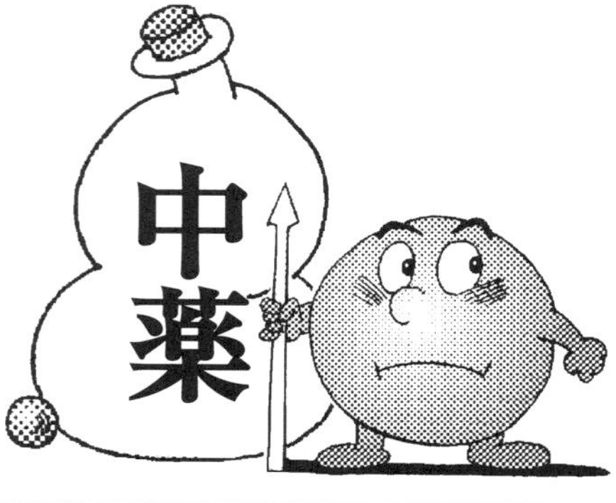

例えば、寒性の薬物はいずれも清熱の効果があるが、その作用する部位をみると、肺熱を除く作用が強いもの、肝熱を除く作用が強いものなど、それぞれ強く作用する部位がある。各種薬物が人体各部に対する治療作用を分類して、これを体系化した結果、徐々に帰経理論が形成されたのじゃ。

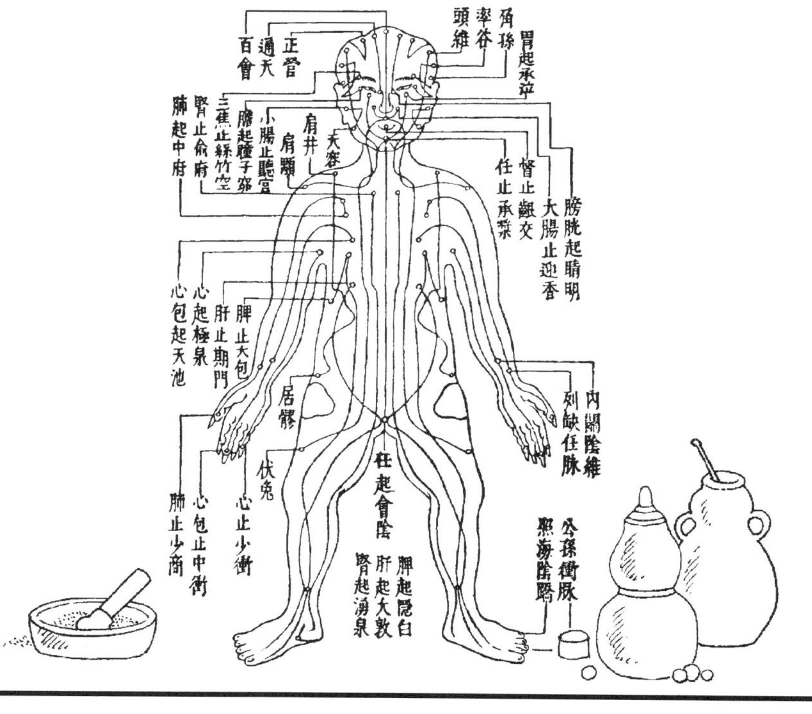

帰経理論は、中薬の四気五味、昇降浮沈、用薬補瀉などの学説の足りない部分を補っておる。

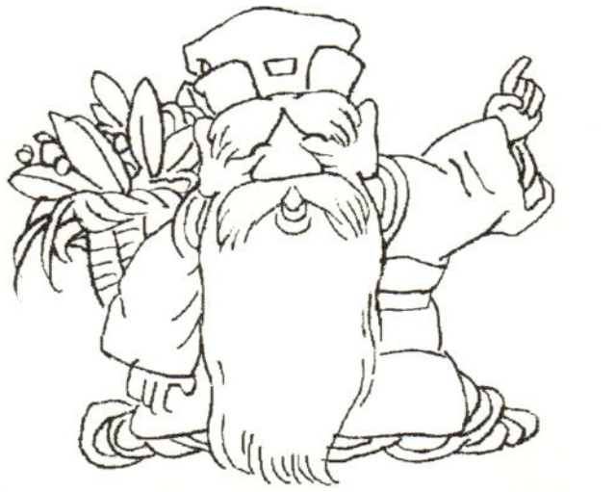

例えば、寒、熱、虚、実の証が同じでもそれぞれの臓腑経絡によって用いる薬は違ってくる。温脾の薬物が必ずしも温腎の作用があるとは限らぬし、

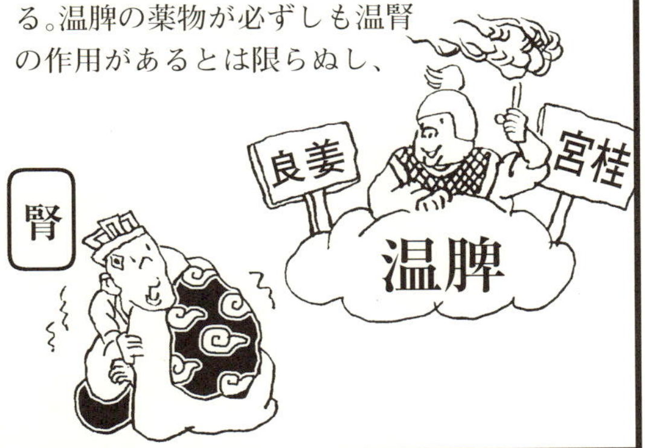

清肝の薬物がいつも清心の働きをするとも限らぬ。

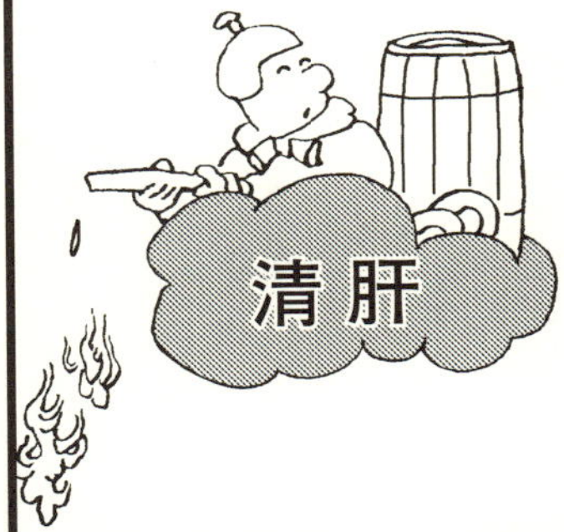

昇降浮沈からみれば、胃気を除く薬物も、肺気を下げるとは限らぬのじゃ。

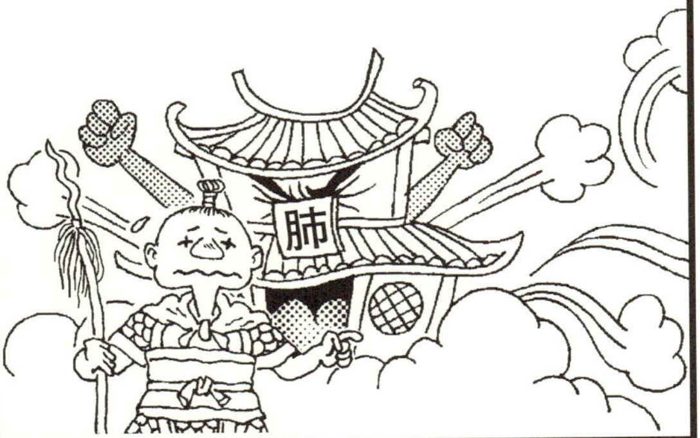

性味を例にとると、麻黄と丁香は同じ辛温に属するが、麻黄は解表に、丁香は主に温裏に用いられる。薬性は同じでも、その治療対象には大きな違いがある。このことからも、中薬にはそれぞれ一定の適用範囲があることがわかるじゃろう。

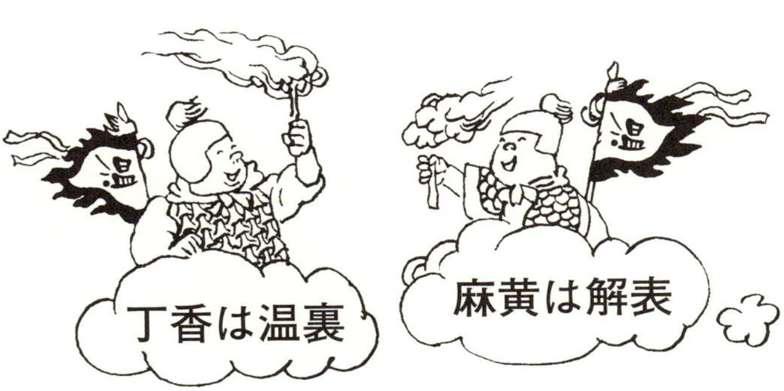

経絡と臓腑の間には、「内と外」「上と下」という全体的な関係があるが、中医学の帰経理論はその経絡・臓腑学説をもととして、さらにそのうえ中薬の治効機序をも拠り所としている。

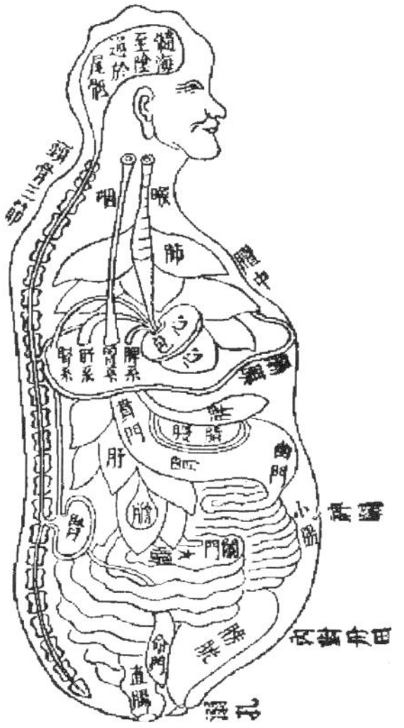

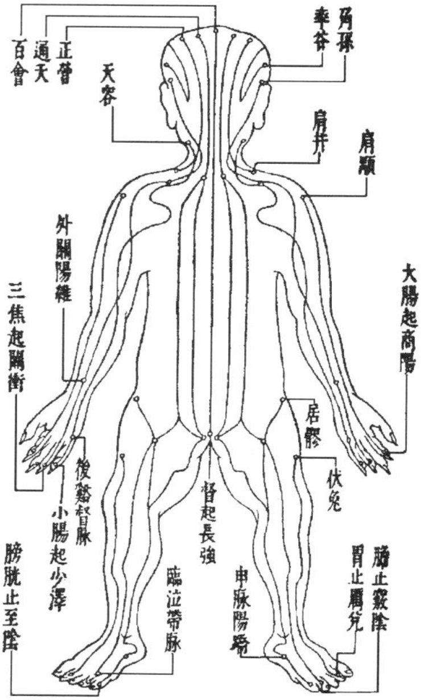

すなわち、病変が生じた場合には、その症状に基づいて、経絡と臓腑を通して病証を体系的に把握し、それを治療の手がかりにできる。

例えば、肺経に病があると喘咳、心経に病があると動悸やいらいら、睡眠障害がみられることがよくある。

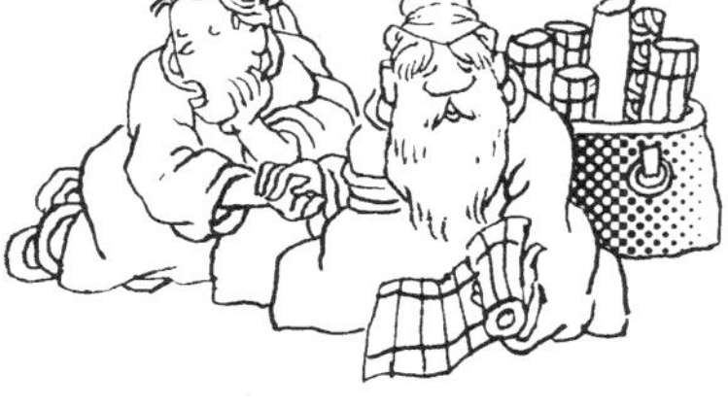

肝経に病があると肋膜炎や痙攣、脾経に病があると消化不良がよくみられるのもそうじゃ。

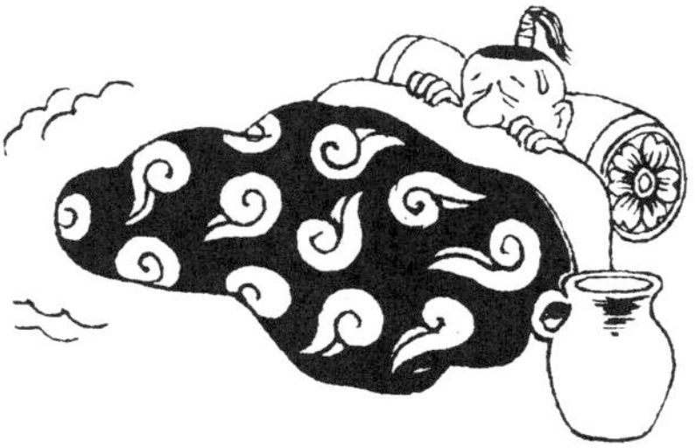

薬物の効果と治療対象は、経絡、臓腑と密接に結びついているので、どの薬物がどの経絡や臓腑の病変に対してどのような治療作用を及ぼすかを説明できるのじゃ。

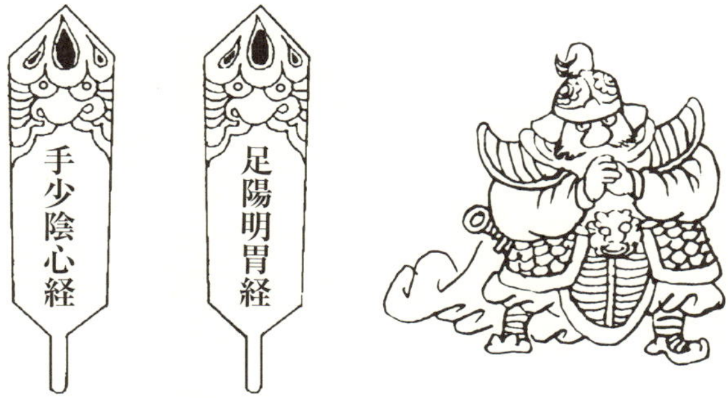

例えば桔梗、杏仁は喘咳、胸悶を治すので、肺経に帰す。

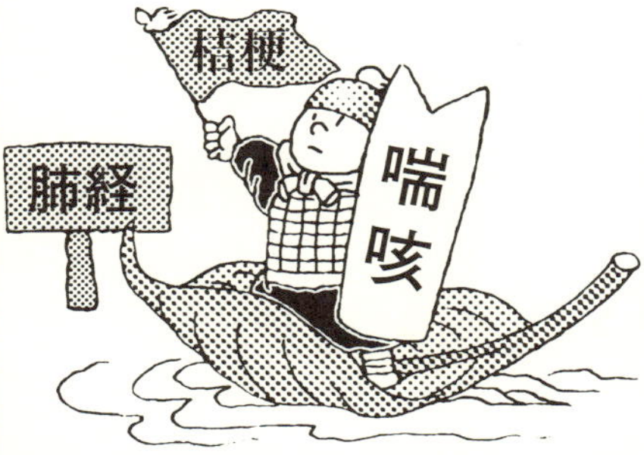

蒼朮は湿邪を取り除き、脾臓を強くすることから、脾経、胃経に帰す。

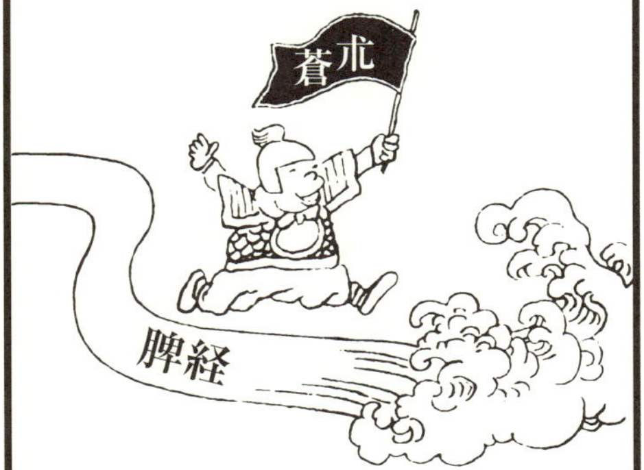

朱砂は精神を安定させるため、心経に帰す。

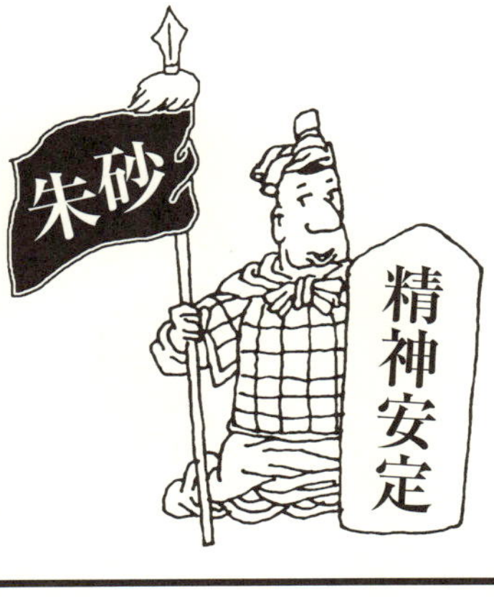

全蝎《ぜんかつ》は痙攣を止めるから、肝経に帰す。

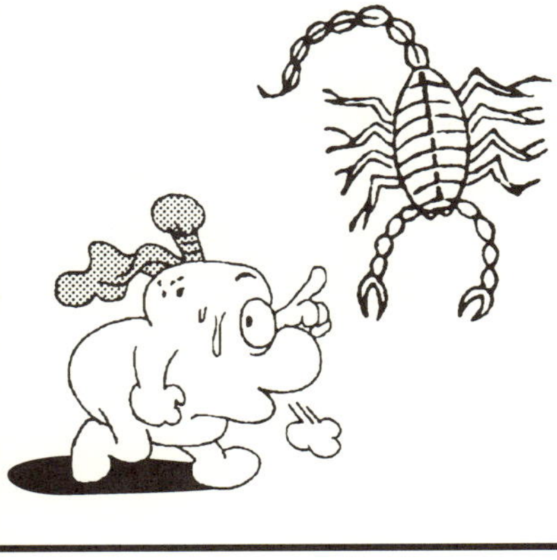

わかったかな。帰経とは、主に薬食物の効果と主な治療対象を拠り所としておる。ある経絡、臟腑の病変を治療できる薬食物は、その経に帰すのじゃが、ただ、薬食物の多くはその効能が多方面にわたるため、１つの薬が複数の経に帰すことも少なくないのじゃ。

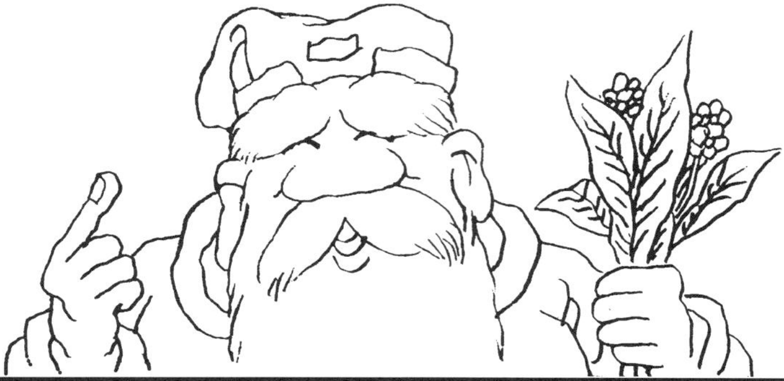

実際に薬を用いる場合には、薬物の帰経だけでなく、四気五味や昇降浮沈などもおろそかにしてはならん。

というのも、経絡、臟腑の病には寒熱虚実の区別があるからのォー。

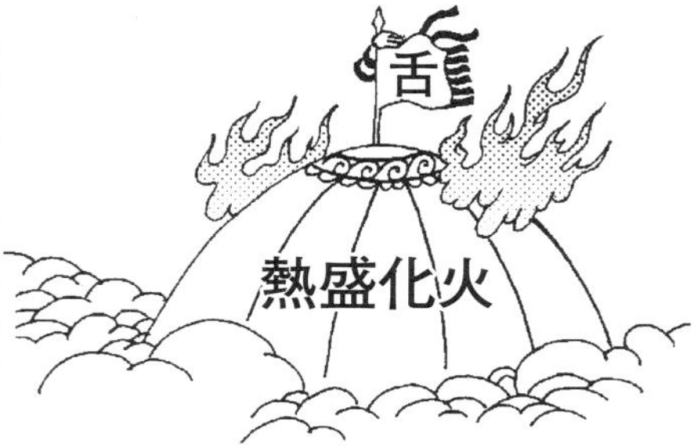

だから、治療のときにはそれぞれの経に分類された薬物をそのまま用いず、薬物の性味、効能までも配慮しなければならんのじゃ。

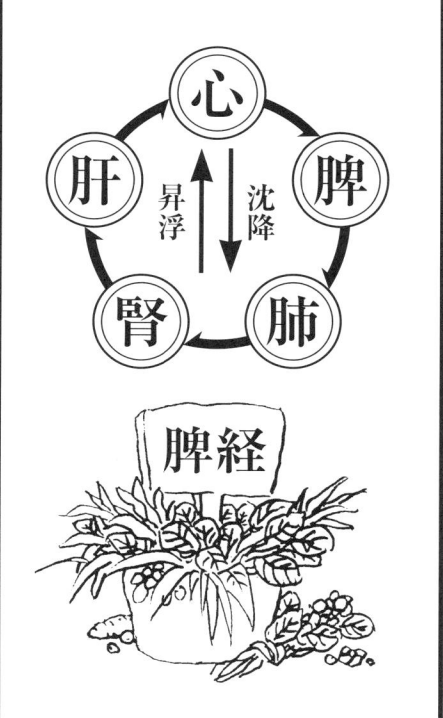

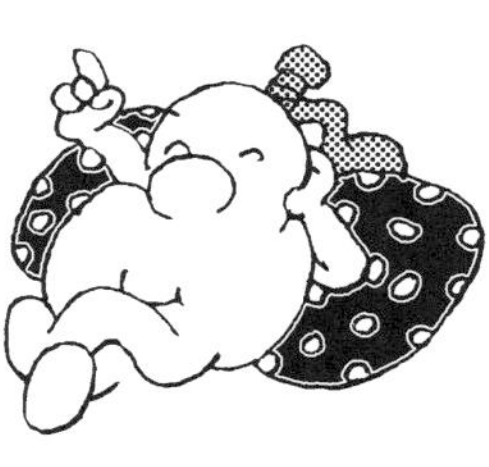

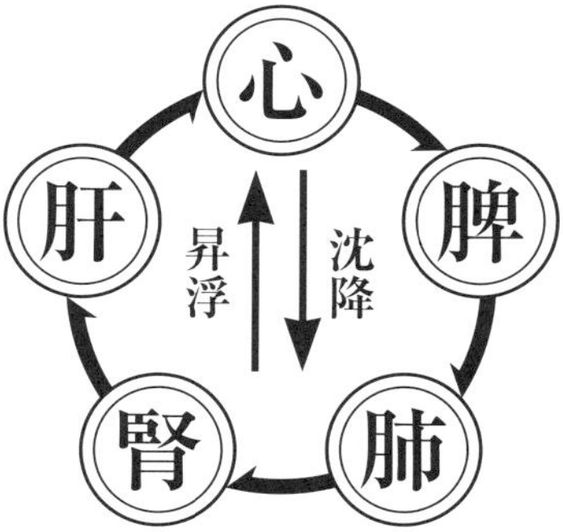

例えば、肺の病で咳嗽が出る場合、黄芩、百合、乾姜、葶藶子《ていれきし》などの薬はどれも肺経に分類されるが、実際に使用するにはよく選ぶ必要がある。

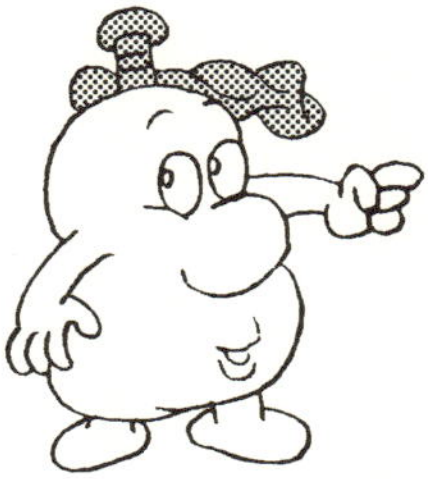

つまり、肺熱を除くには黄芩を、肺寒を温めるには乾姜を用いる。

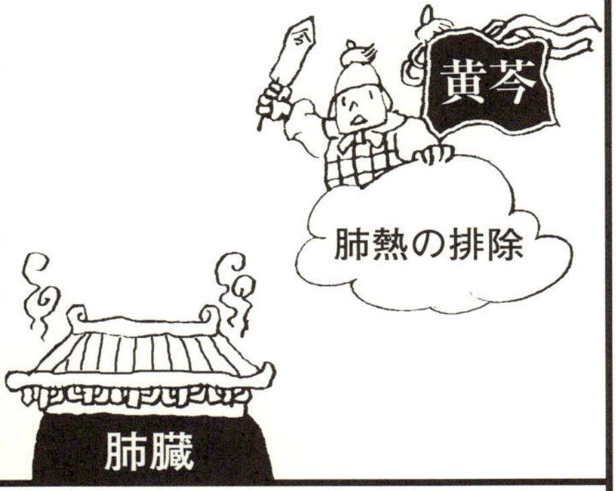

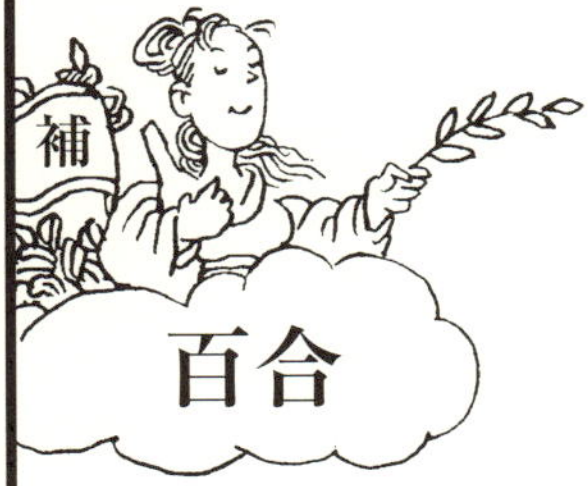

肺虚を補うには百合、肺実を排出するには葶藶子を用いる。

また、経絡、臓腑の病変は互いに影響し合うため、薬を用いる際には、単純にある経の薬物を用いただけではダメなことも多いのじゃ。

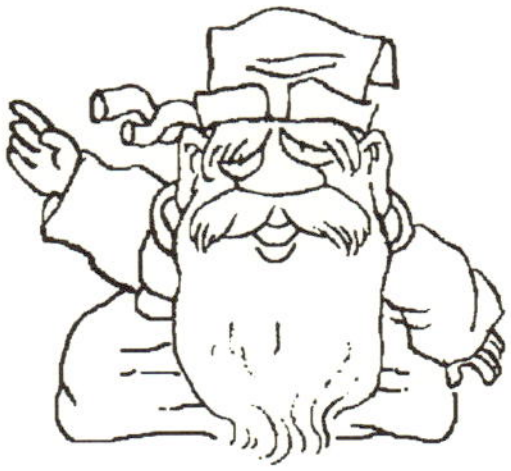

例えば、肺の病には脾虚になるものがあるため、脾を補う薬物を補助的に用いて、肺を治す必要がある。中医学ではこうした治療法を「培土生金」と呼ぶ。これは、五行の中で脾は土、肺は金に属し、土が金を生むことからきておる。

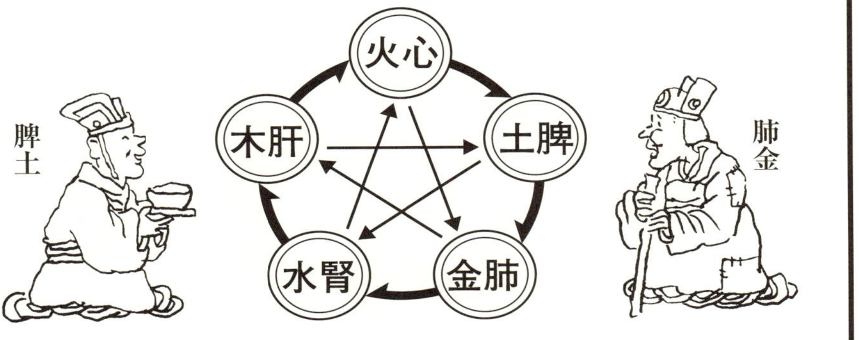

また、例えば肝陽上亢は腎陰不足で起こるので、腎陰を補う薬物を用いて肝の虚陽が亢進しないようにする必要がある。中医学ではこの方法を「滋水涵木」と呼んでおる。

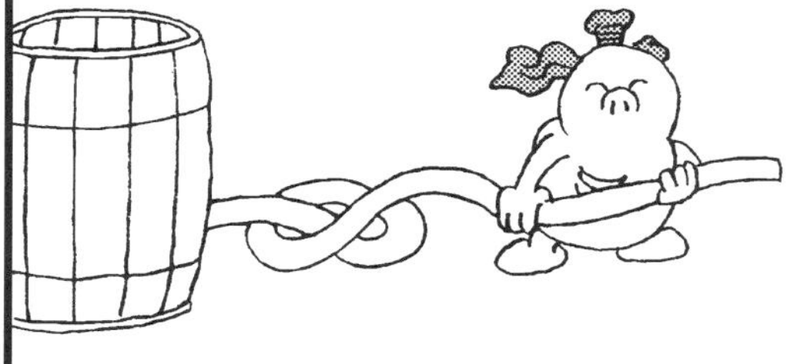

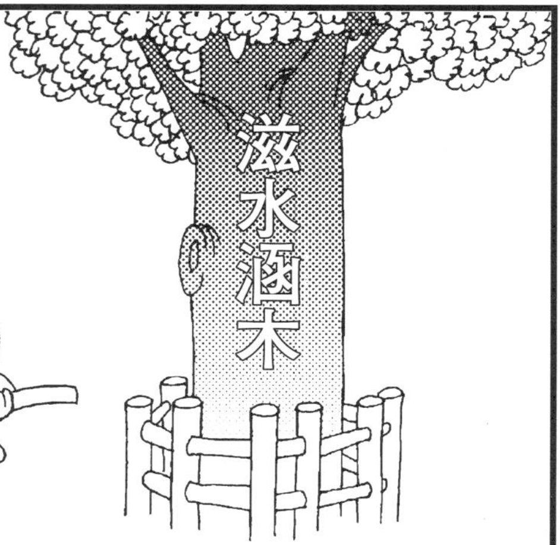
滋水涵木

腎、つまり水の陰を補うことで、肝の虚陽が亢進するのを抑えるのじゃ。

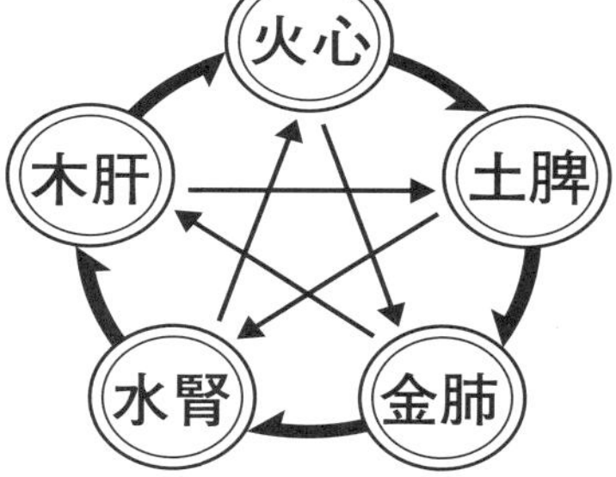
火心
土脾
金肺
水腎
木肝

このように治療で薬を用いるときには、その薬物の帰経と性味、効能をともに把握する必要がある。

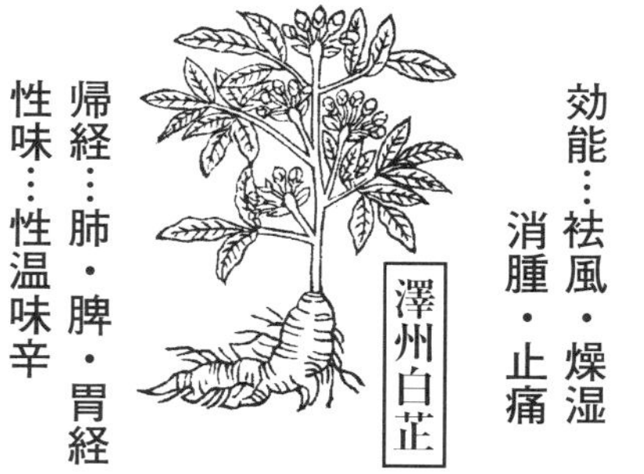
効能…祛風・燥湿
消腫・止痛
澤州白芷
帰経…肺・脾・胃経
性味…性温味辛

同時に、薬物と経絡、臓腑との間の相互関係も軽視できぬ。多くの要素を総合して初めて、薬物の治療効果を高めることができるのじゃよ。

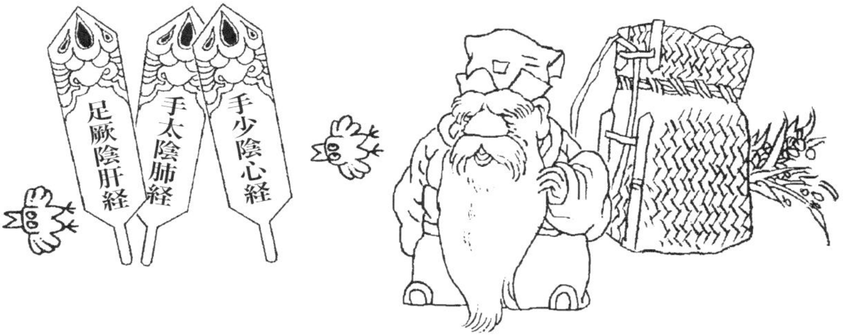
手少陰心経
手太陰肺経
足厥陰肝経

易学の損益学説と薬食養生

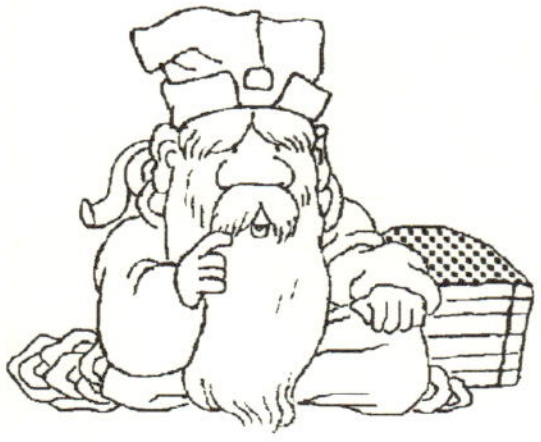

生まれてから死ぬまで、人の臓器は休むことなく働き続け、損耗し続けている。このことは、人は一生休むことなく、それを補い続ける必要があることを意味しておる。すなわち「補益」せねばならんわけじゃ。

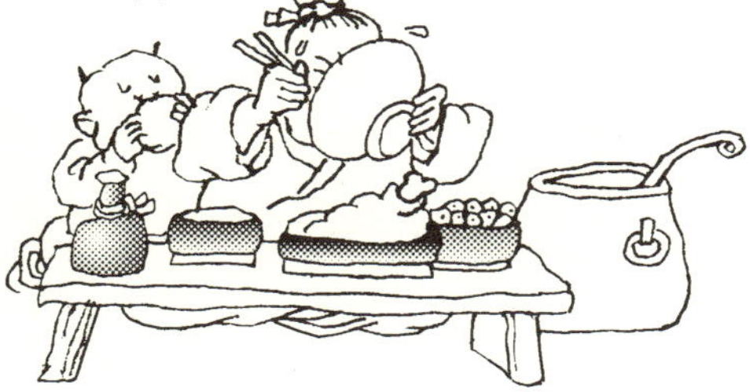

一定の年齢になると、人は代謝機能が衰えるため、必要のない水分や痰飲、脂質が体内にどんどん蓄積されるようになる。

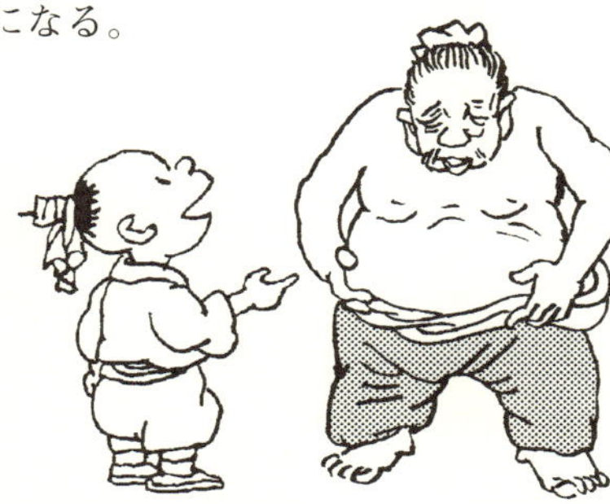

そのため、身体の疎泄排除を助ける必要が出てくる。つまり「損」もまた必要なのじゃ。

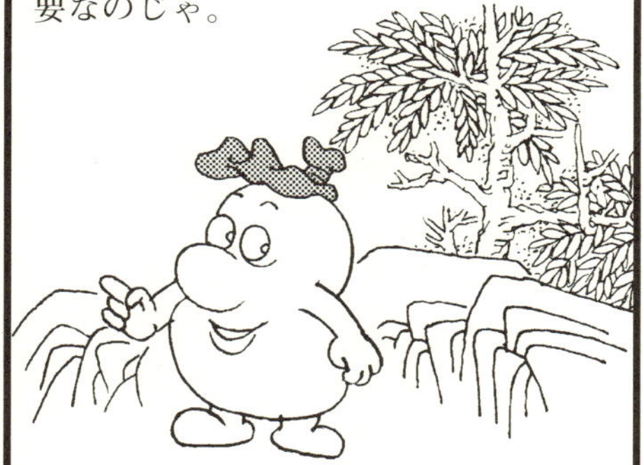

損と益については、『易・損卦伝』に「損益盈虚、与時偕行」とか「損剛益柔」という表現がある。『易・序卦伝』には「損而不已必益」とか「益而不已必決」、さらに『易・雑卦伝』には「損益盛衰之始也」とある。

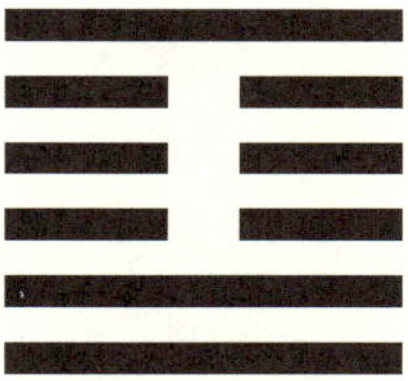

艮上兌下

損

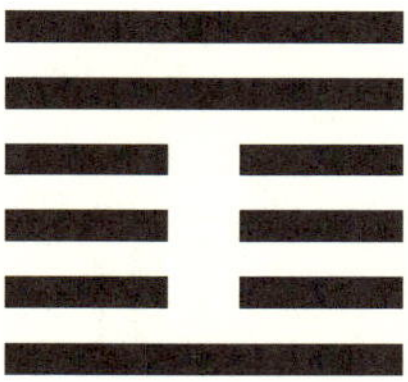

巽上震下

益

『黄帝内経』は、易学の損益理論をさらに発展させて、「損有余、益不足」の治療原則が数多く記載されているが、それが中医学の治療に用いられるようになったのじゃ。

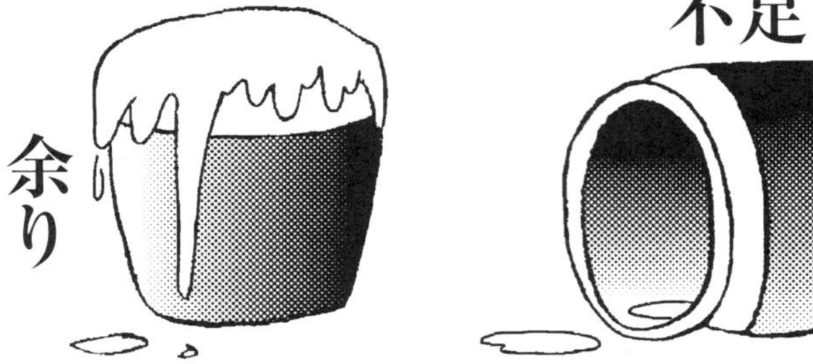

例えば『素問・三部九候論』には、「実であればこれを瀉し、虚であればこれを補う」とある。

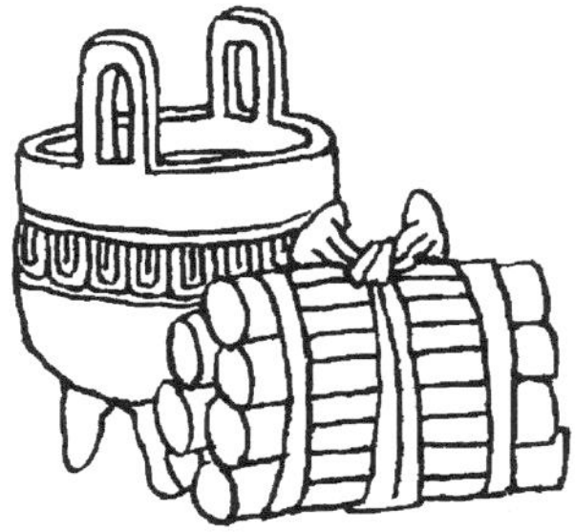

ただ、「益」にも一定の尺度が必要じゃ。偏りすぎて反対に病を引き起こしては意味がない。『黄帝内経』にはそのことについても詳しく述べられておる。

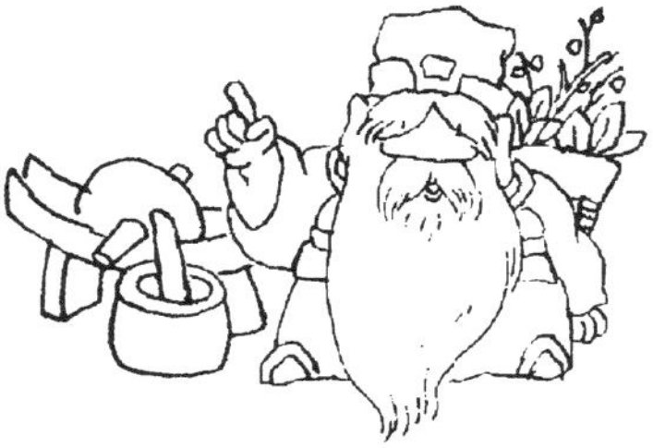

『素問・生気通天論』には、「味が酸に過ぎれば、肝気があふれ、脾気は絶える」とある。

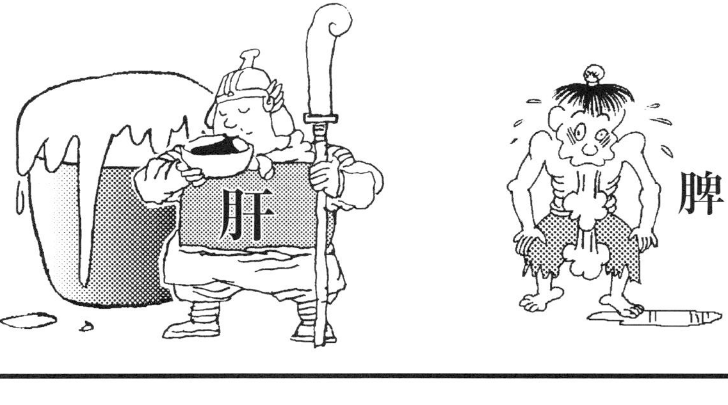

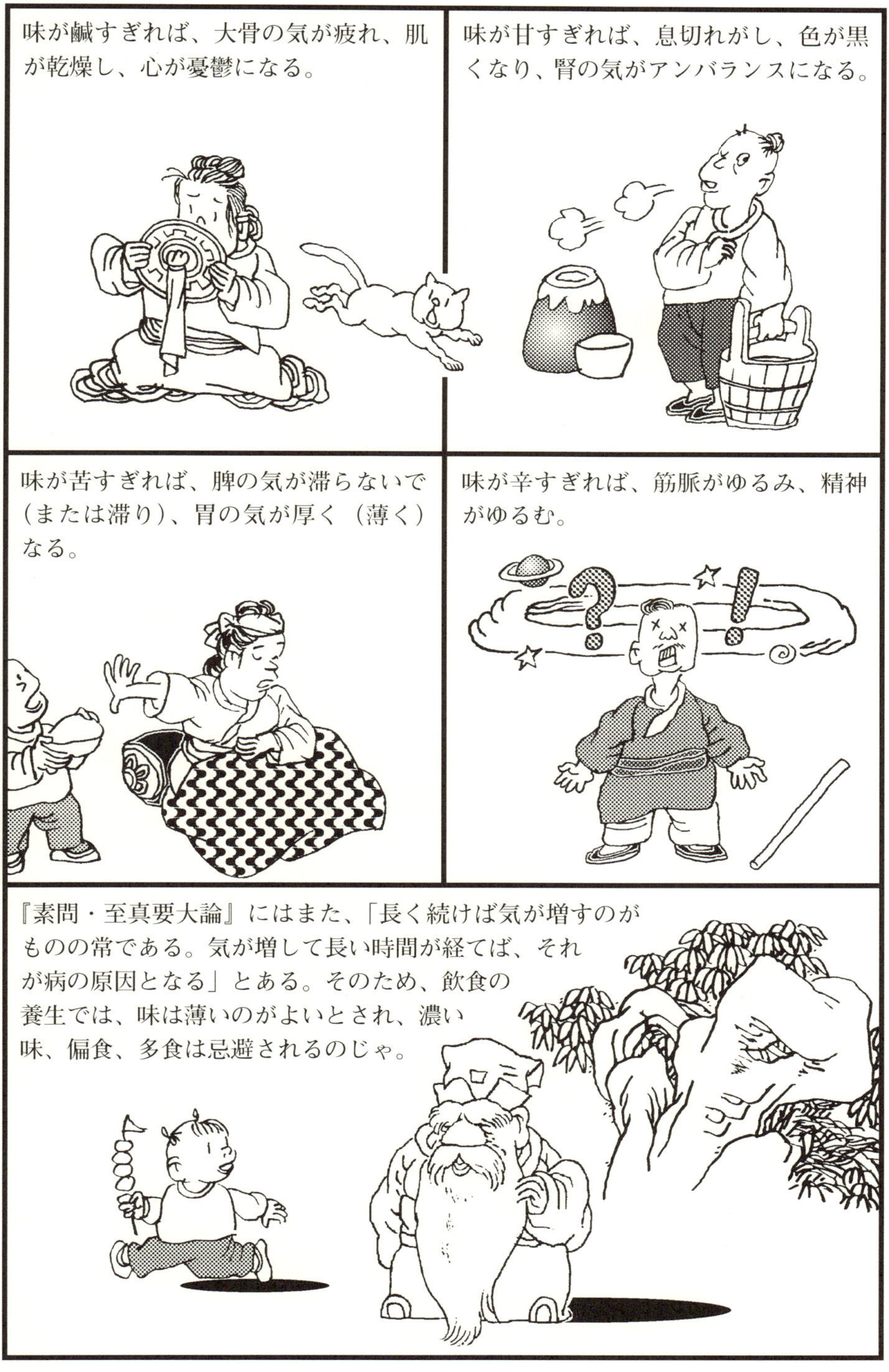

味が鹹すぎれば、大骨の気が疲れ、肌が乾燥し、心が憂鬱になる。
味が甘すぎれば、息切れがし、色が黒くなり、腎の気がアンバランスになる。
味が苦すぎれば、脾の気が滞らないで（または滞り）、胃の気が厚く（薄く）なる。
味が辛すぎれば、筋脈がゆるみ、精神がゆるむ。
『素問・至真要大論』にはまた、「長く続けば気が増すのがものの常である。気が増して長い時間が経てば、それが病の原因となる」とある。そのため、飲食の養生では、味は薄いのがよいとされ、濃い味、偏食、多食は忌避されるのじゃ。

味の濃い、薄いについていえば、味が濃いものは純陰に属し、味が薄いものは陰中の陽に属する。

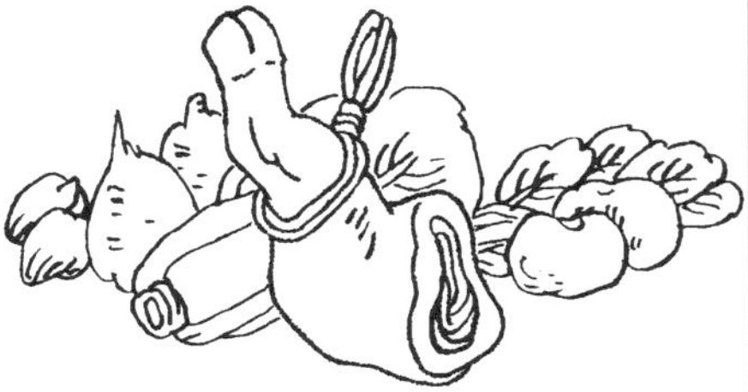

気が濃ければ純陽に、気が薄ければ陽中の陰に属する。

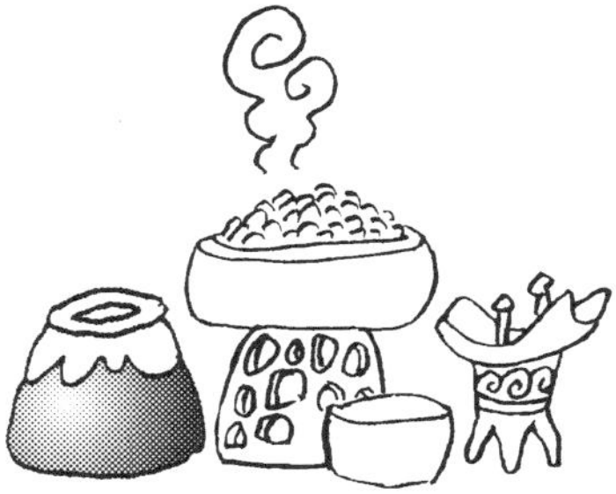

味が濃すぎれば、下痢を起こす。陽火が過ぎれば、人の正気が衰える。

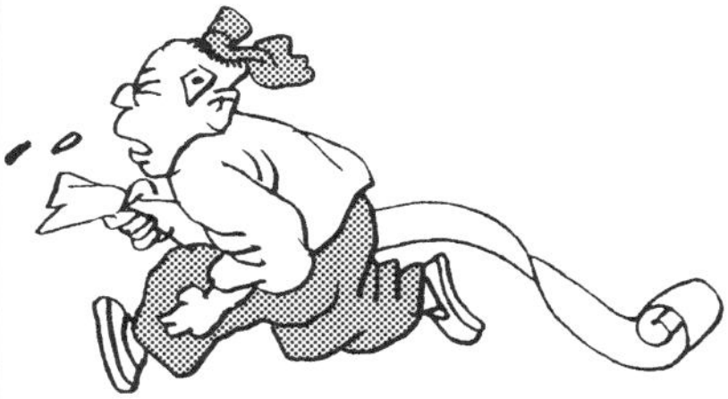

気味が薄いものは経絡を通じさせ、正常な陽気は正気を盛んにする。

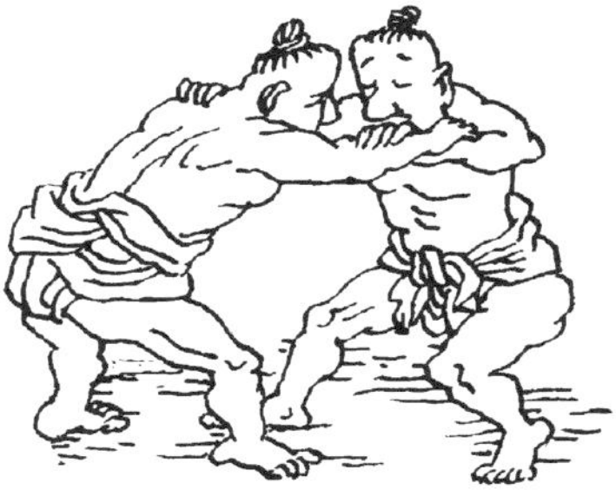

気味が辛・甘で発散の作用があるものはいずれも陽に属し、気味が酸、苦で通泄の作用があるものはどれも陰に属する。

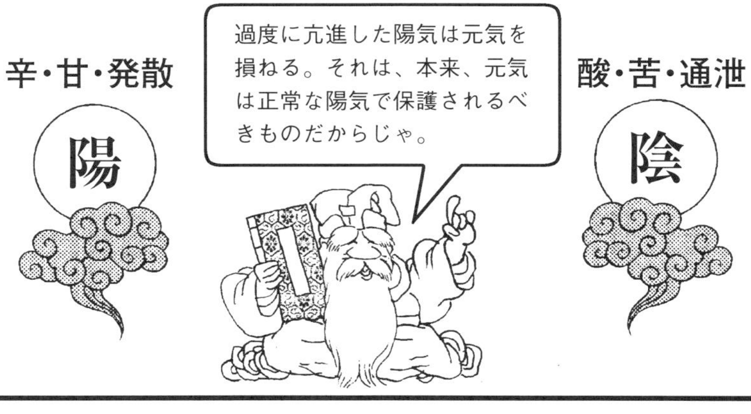
辛・甘・発散
陽
過度に亢進した陽気は元気を損ねる。それは、本来、元気は正常な陽気で保護されるべきものだからじゃ。
酸・苦・通泄
陰

孔子がかつて、「食無求飽」と言い、朱丹の『茹淡論』にも「五味が過ぎれば、疾病が起こる」とある。これなんかもそんな意味じゃ。

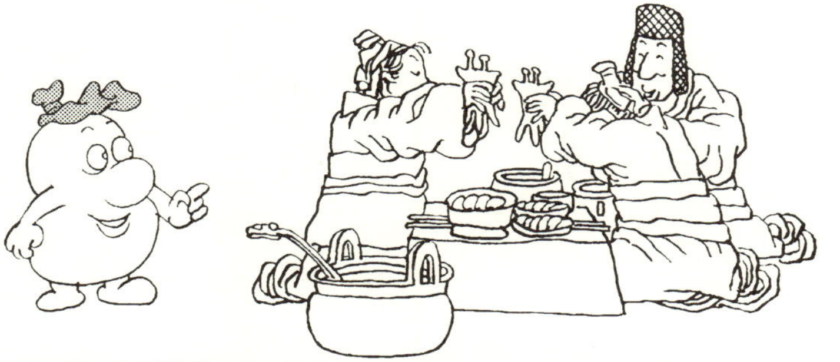

それから損と益の中間にあるのが「調」。人生には、バランスが崩れやすいときが２度ある。１度目は青春期。この時期は、急速に発達する肉体に大脳すなわち心神が対応できず、バランスが失われる。

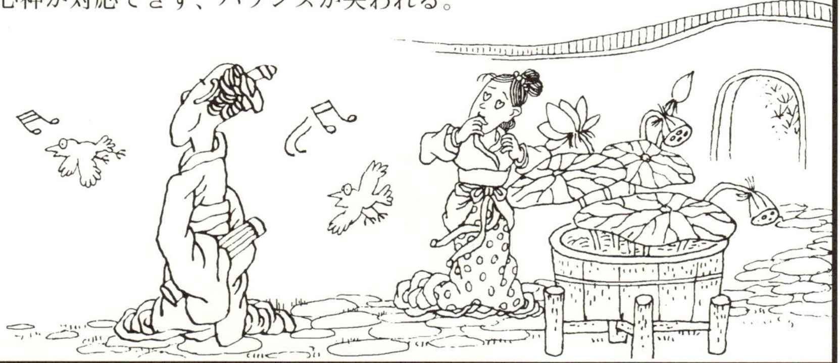

そして２度目は更年期じゃ。この時期は青春期と異なり、心神が日に日に衰える肉体に対応できずバランスが失われる。この２つの時期は、補うことも損なうことも好ましくなく、「調える」ことが肝心。それには、疎肝※1、調神※2、解鬱※3などといった方法があるんじゃ。

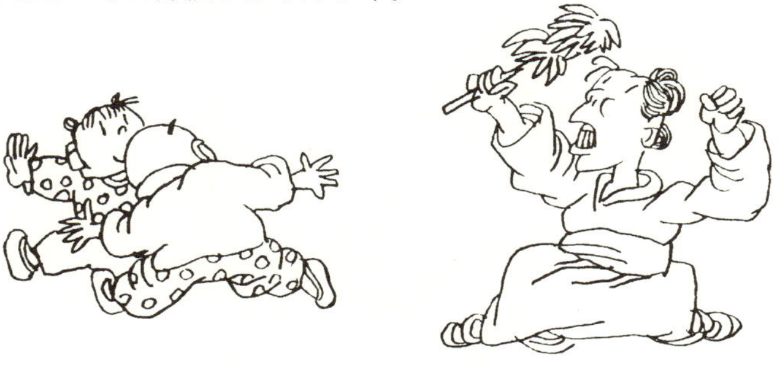

［訳注］

※１：肝気の欝結を散らせること。

※２：精神を調節すること。

※３：鬱の気分を取り除くこと。

少年期には益が必要じゃ。増益と補益によって生長、発育を助けるわけじゃ。

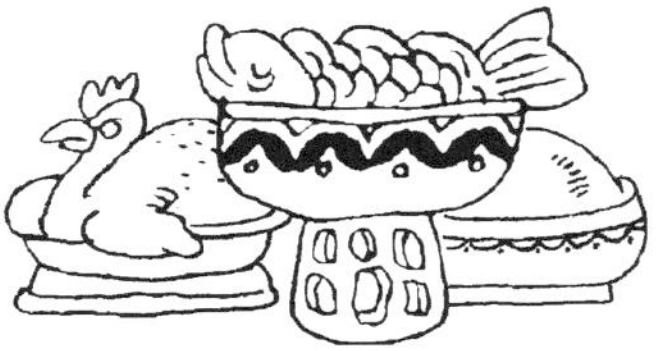

中年、老年期には損益ともに用い、補瀉を兼ねる必要がある。

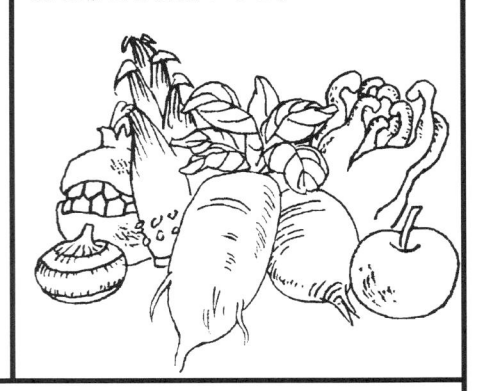

つまり、五味を調えて臓腑の損耗に備えて蓄えをすると同時に、適度に損の方法、例えば化痰※1、蠲飲《けんいん》※2、駆脂※3、化瘀※4などを行って、気血を通じさせ、不純物の排出を促すわけじゃ。

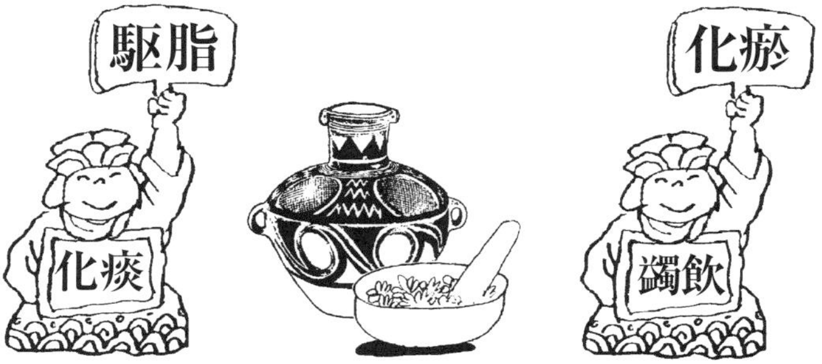

このほかにも、損益の薬食を用いるときには人体と四時五行の法則に基づいて薬食を選ぶとよりよい効果が得られるのじゃ。(「六の巻　補益の法則」を参照のこと)

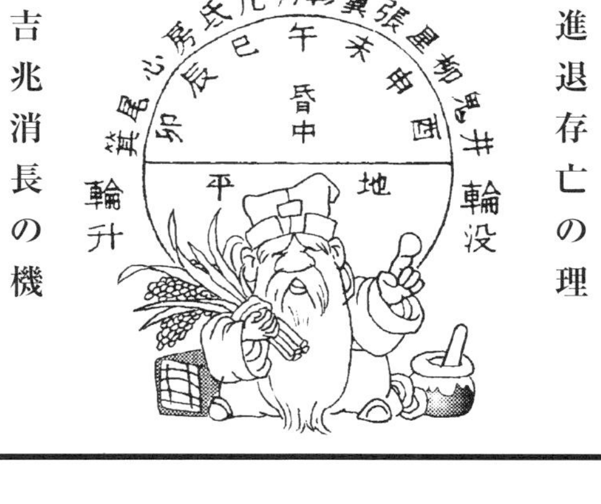

【訳注】
※1：痰を切る。
※2：薄い多量の痰を取り除く。
※3：脂肪を取り除くこと。
※4：鬱血を溶かす。

四の巻　五臓と五味

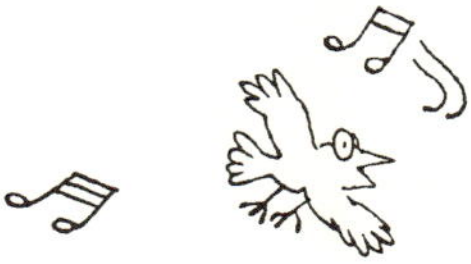

五味	所属する臓腑	作用する五体	多食のもたらす病
酸	肝・胆	筋	排尿障害
苦	心・小腸	脈	嘔吐
甘	脾・胃	肉	挽心※1
辛	肺・大腸	皮毛	洞心※2
鹹	腎・膀胱	骨	渇き

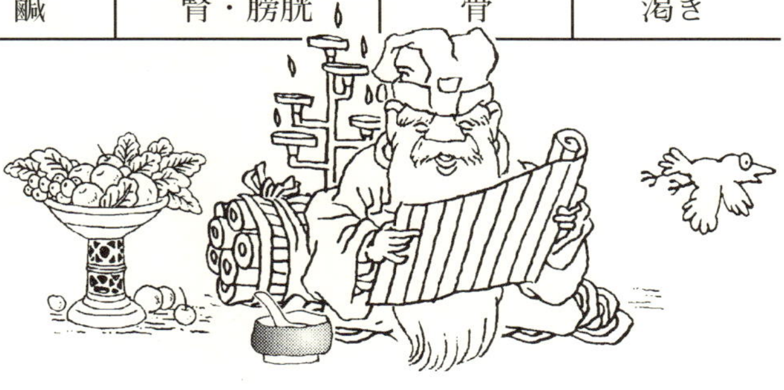

［訳注］
※1：心が煩悶とすること。
※2：心が虚ろなこと。

五臓と五味について

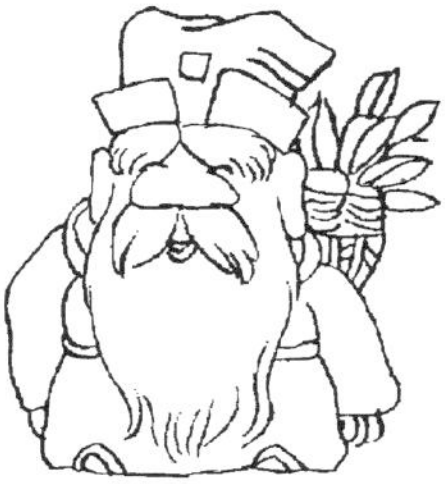

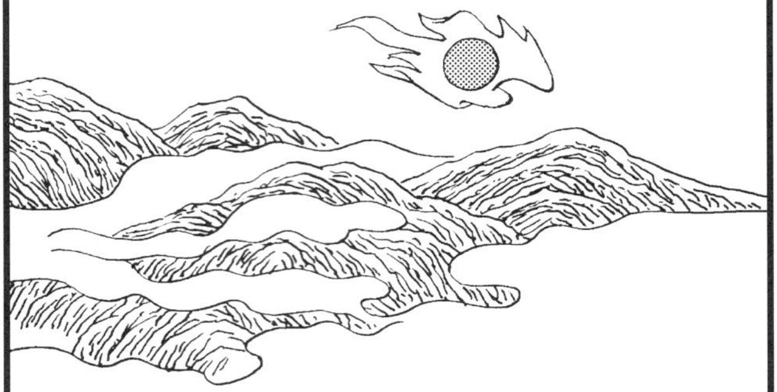

中医学は易学の影響を受け、天が人に五気を与え、地が人に五味を与えると考えられておる。

五気は鼻から吸い込まれ、心肺に蓄えられる。すると顔色は明るく潤い、声は大きく艶やかになる。

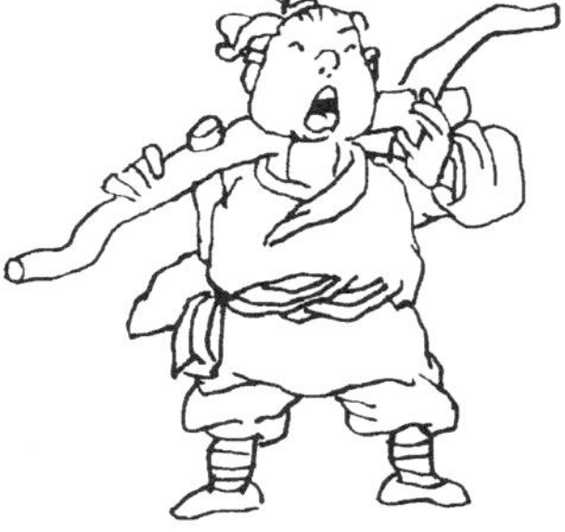

五味は口から入り、胃や腸に蓄えられる。そしてその精気はそれぞれ関係する臓腑に入り、五臓の気が養われる。

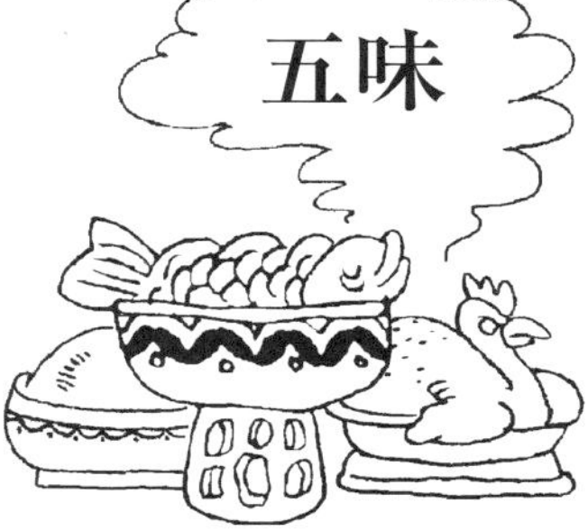

五気が和すれば精気が生まれ、それに津液の作用が加わって、神気は自然と旺盛になる。

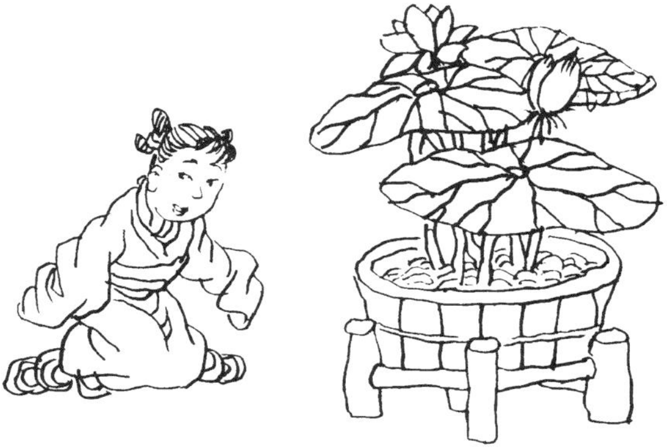

飲食物の精気は胃から肺に送られ、肺から全身に行きわたり、五臓を栄養する。

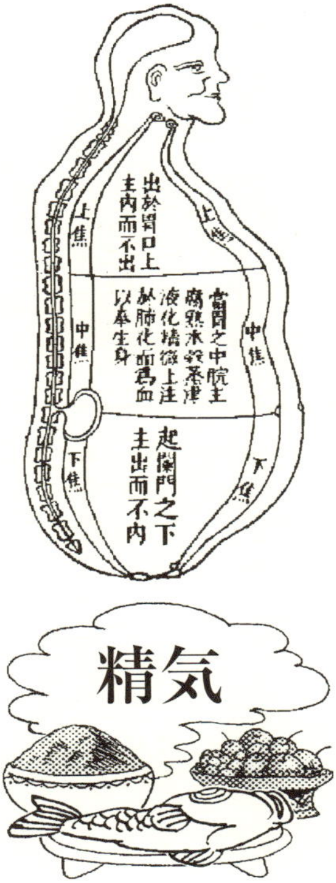

その精気が全身に送られるとき、清純なものが営気になって、脈中を運行し、

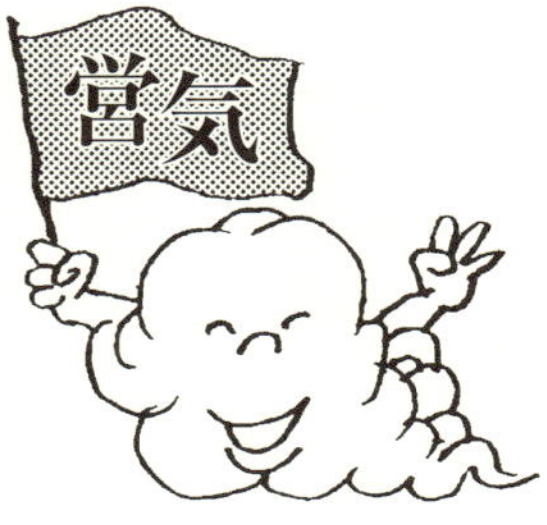

濁ったものは衛気になって、脈外を運行する。こうして脈内外の２つの道筋が形成されるのじゃ。

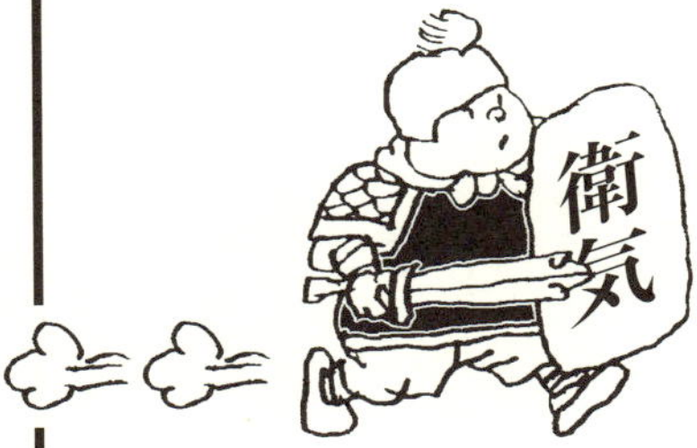

また、飲食物の精気と呼吸によって得られた清気が合わさって大気が形成され、胸中に蓄積される。これが「気海」と言われるものじゃ。

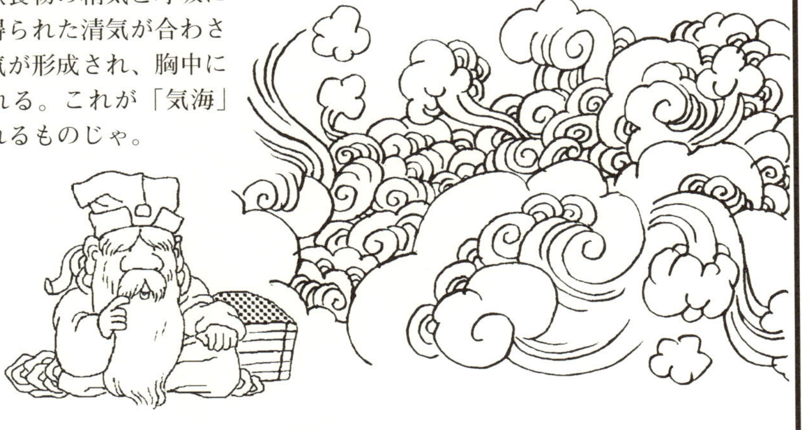

大気は肺から出て、咽喉をめぐる。吐けば出て、吸えば入る。

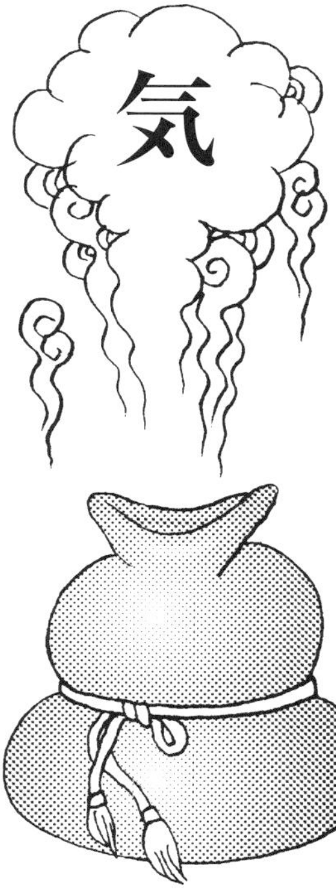

気

吸い込んだ清気と、飲食物の精気は、生命を維持するための基礎的な物質なんじゃ。

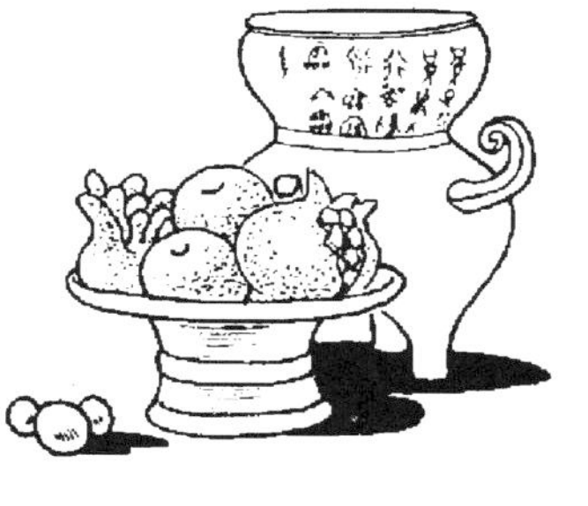

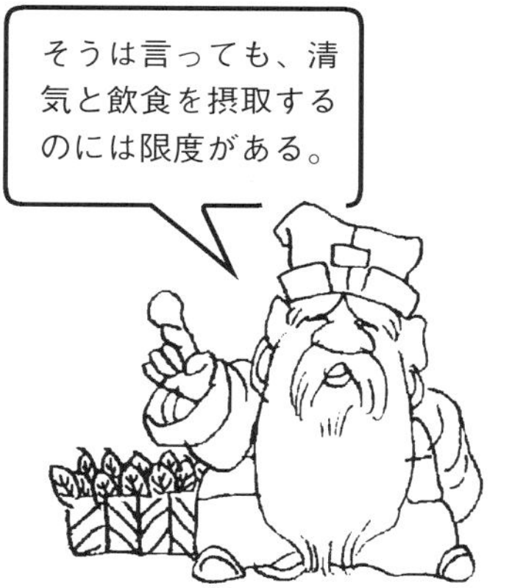

そうは言っても、清気と飲食を摂取するのには限度がある。

気には、体内で消耗されて出されるものもある。宗気《そうき》※1、営衛、糟粕《そうはく》※2の3つで、これらの出る気は多く、逆に入る気は少ないんじゃ。だから、しばらく飲食しないと、すぐに気が衰え不足するのを感じる。1日中飲食しなければ力が萎えるのをはっきり感じるのはそのためなんじゃ。

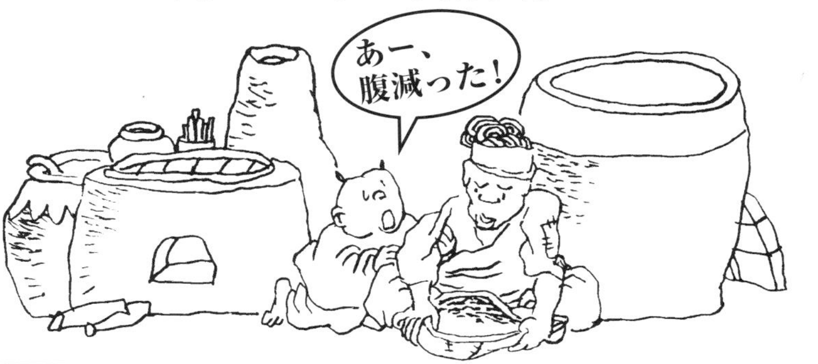

あー、腹減った！

[訳注]
※1：大気中の気を肺から取り入れて、それを後天の気である脾気と混合してできる気。
※2：消化した後の残渣。

五臓のうち、心は生命の根本で、知恵の所在する場所じゃ。陽中の太陽で夏気と相応する。色だと赤、味なら苦じゃ。

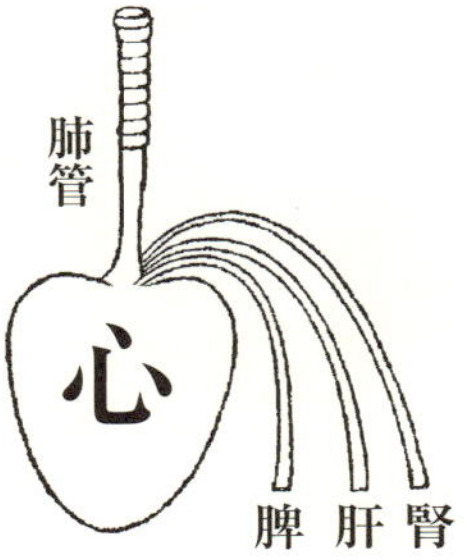
肺管
心
脾
肝
腎

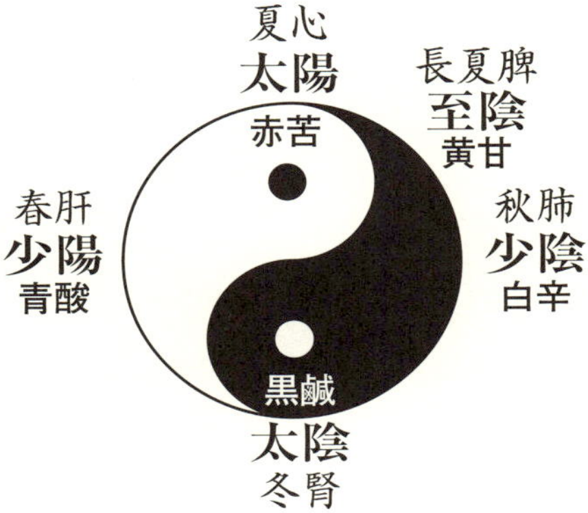
夏心
太陽
赤苦
長夏脾
至陰
黄甘
春肝
少陽
青酸
秋肺
少陰
白辛
黒鹹
太陰
冬腎

心は脈と相関しておる。だから、この関係から、心の状態は顔の色艶に現れる。心を制御しているのは腎じゃ。

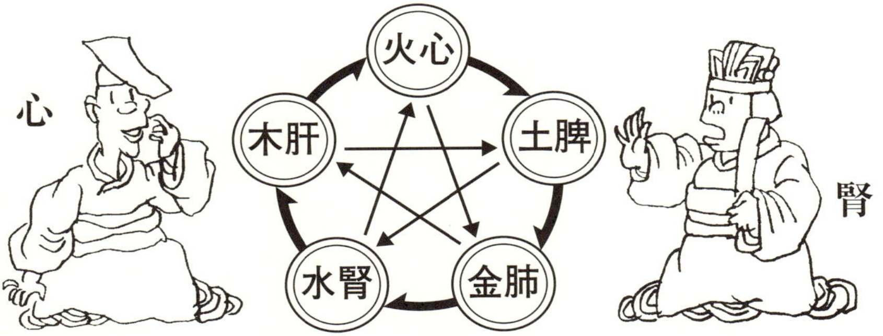
心
火心
木肝
土脾
水腎
金肺
腎

だから、鹹いものを食べすぎると、血脈を滞らせるじゃろう。これは、水（鹹）が火（心）の働きを抑えてしまうからなんじゃ。

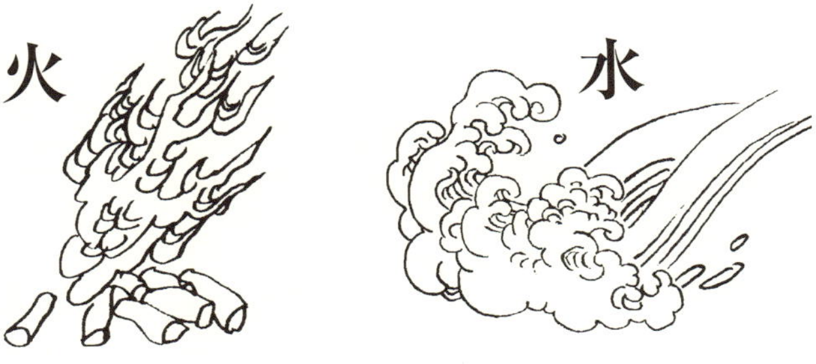
火
水

肺は気の根本で、魄《はく》※1を蔵するところじゃ。

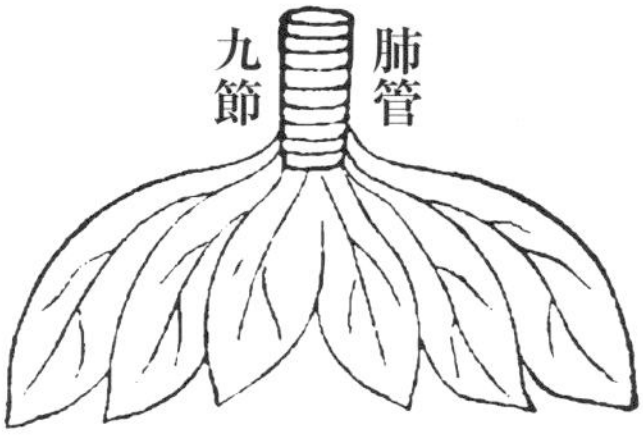

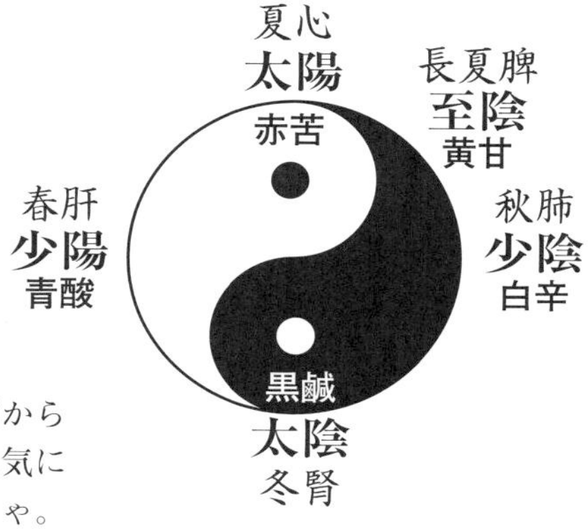

気を主り、臓腑を覆い保護し、外邪から守る機能がある。陰中の少陰で、秋気に対応する。色だと白で、味なら辛じゃ。

肺は皮毛に関係しておる。だから、肺の状態は皮毛に表れる。肺を制御しているのは心じゃ。

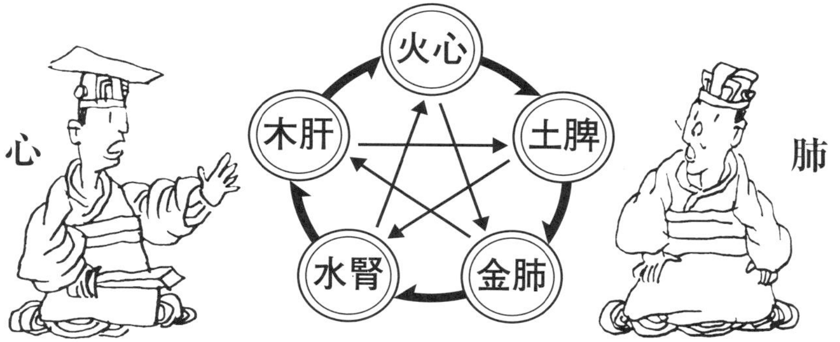

苦いものを食べすぎると、皮膚が乾燥してうぶ毛が抜け落ちるじゃろう。これは、火（苦）が金（肺）の働きを抑えてしまうからなんじゃ。

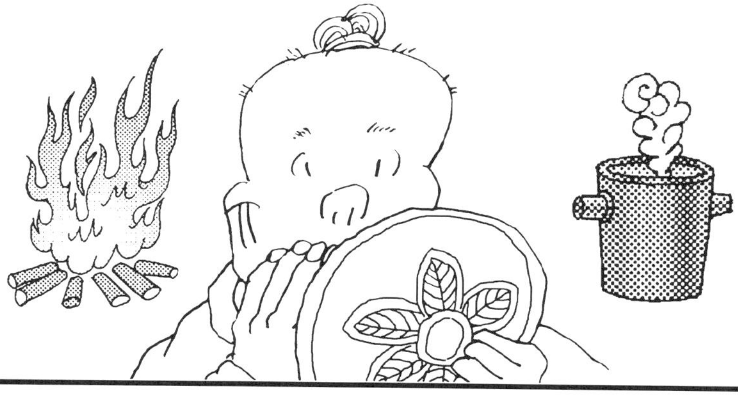

［訳注］※1：本能的感覚と動作。精神意識活動の1つ。精と関係する。

腎は真陰《しんいん》※1を蔵するところで、「封《ほう》蔵《ぞう》※2の本」とも言われるように、精気はここに蓄えられる。

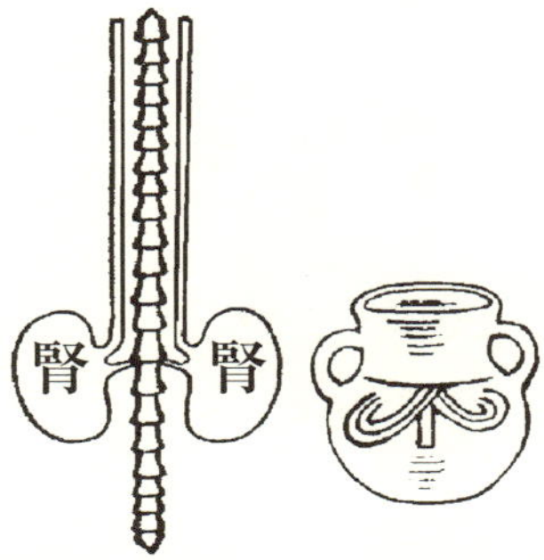

腎
腎

腎は骨髄を充実させる機能がある。陰中の太陰で、冬気と相応する。色だと黒で、味なら鹹じゃ。

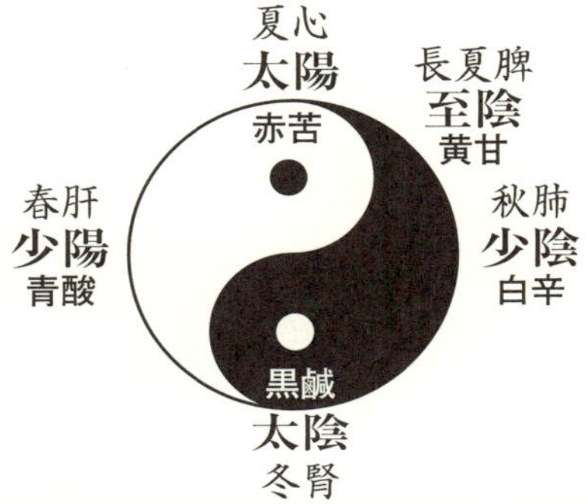

夏心
太陽
赤苦
長夏脾
至陰
黄甘
春肝
少陽
青酸
秋肺
少陰
白辛
黒鹹
太陰
冬腎

腎は骨と相関し、髪の毛に表れる。腎を制御しているのは脾じゃ。

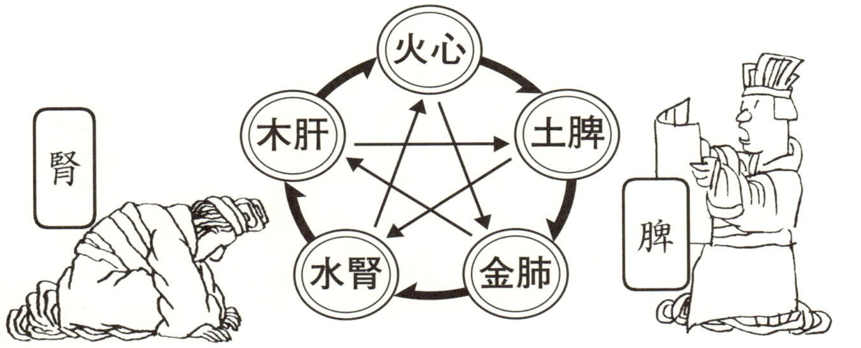

火心
木肝
土脾
水腎
金肺
腎
脾

甘いものを食べすぎると、骨に疼痛が起こり、髪の毛が抜け落ちるじゃろう。これは、土（甘）が水（腎）の働きを抑えるためなんじゃ。

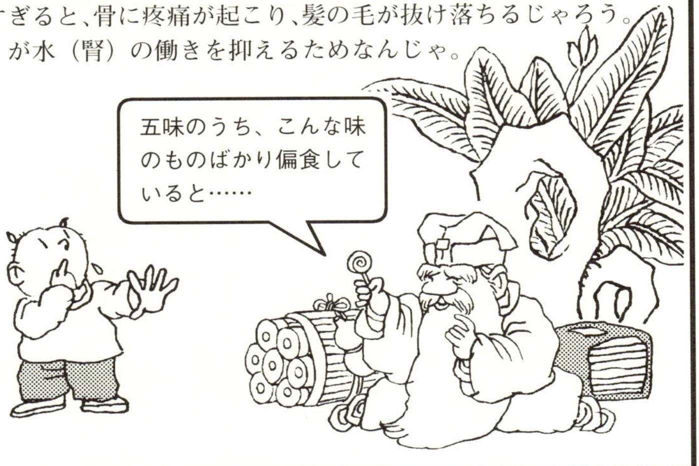

五味のうち、こんな味のものばかり偏食していると……

［訳注］
※1：腎陰のこと。真陽との対義語。
※2：精気を貯蔵する機能。

肝は四肢の根本で、魂を蔵するところじゃ。肝は筋力を充実させ、血気を生み、養う機能がある。陰中の少陰で、春気に対応する。味だと酸で、色なら蒼青じゃ。

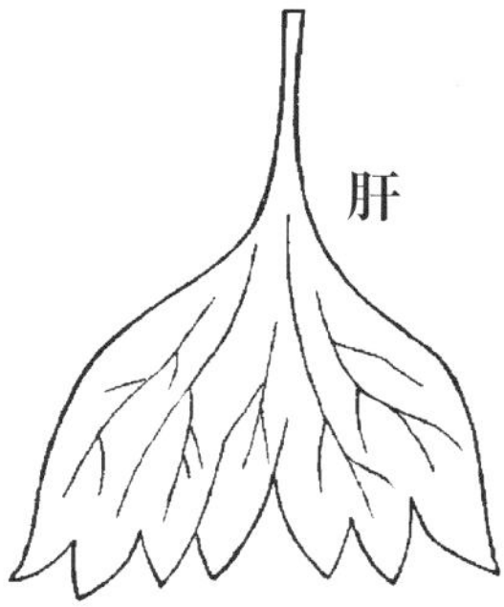
肝

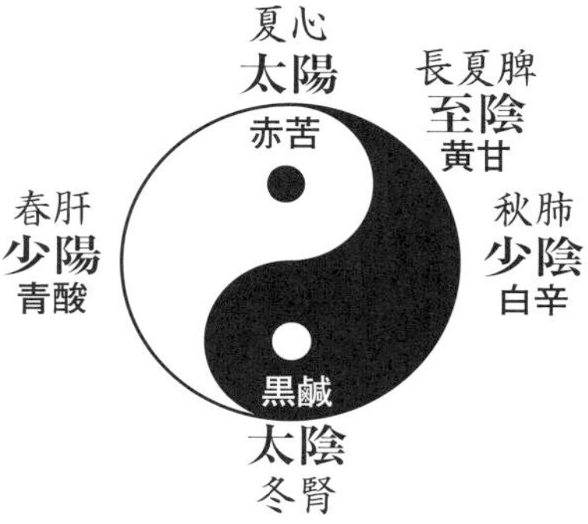
夏心
太陽
赤苦
長夏脾
至陰
黄甘
春肝
少陽
青酸
秋肺
少陰
白辛
黒鹹
太陰
冬腎

肝は筋と相関し、その状態は爪に現れる。肝を制御しているのは肺じゃ。

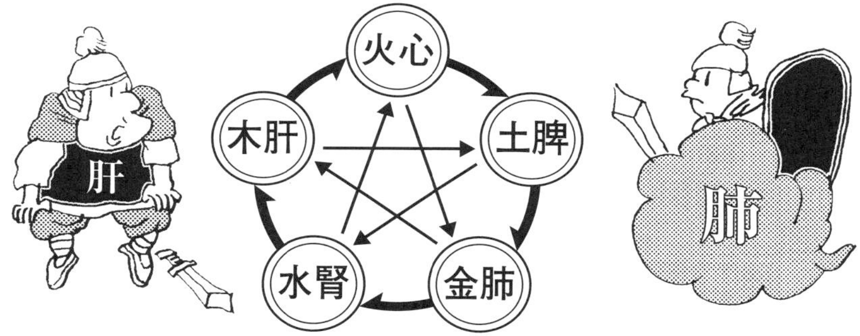
肝
火心
木肝
土脾
水腎
金肺
肺

辛いものを食べすぎると、筋が固くなり、爪が乾燥するじゃろう。これは、金（辛）が木（肝）の働きを抑えるからなんじゃ。

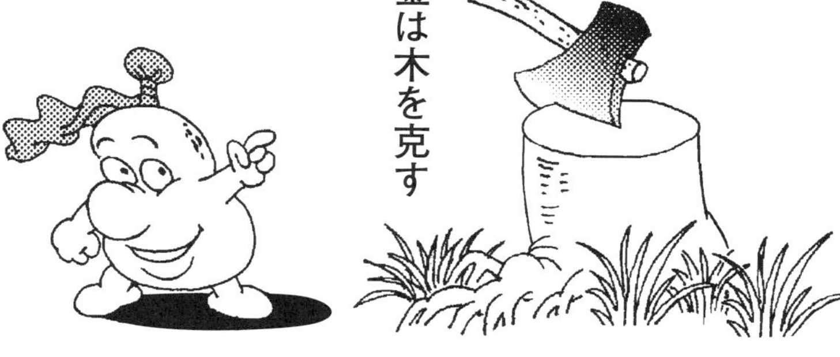
金は木を克す

脾は飲食物を蔵するところで、営気の生まれるところでもある。脾は肌肉を充実させる機能がある。至陰の類に属し、長夏土気と対応する。色だと黄、味なら甘じゃ。

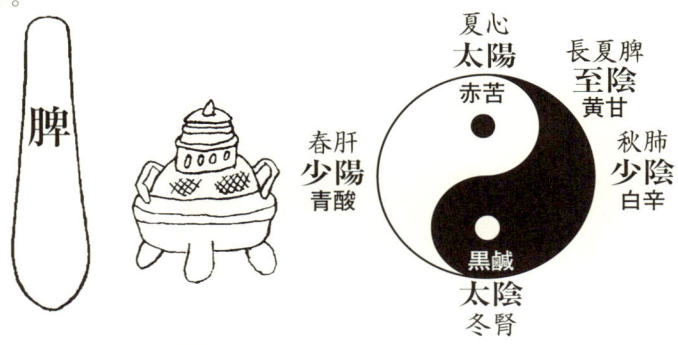

脾は肉と相関し、その状態が唇の周りに現れる。脾を制御しているのは肝じゃ。

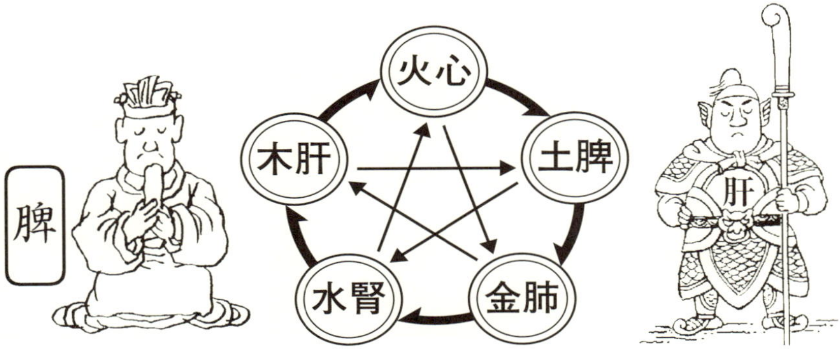

酸っぱいものを食べすぎると、肉が硬くて厚くなり唇が縮むじゃろう。これは木（酸）が土（脾）の働きを抑えてしまうからなんじゃ。

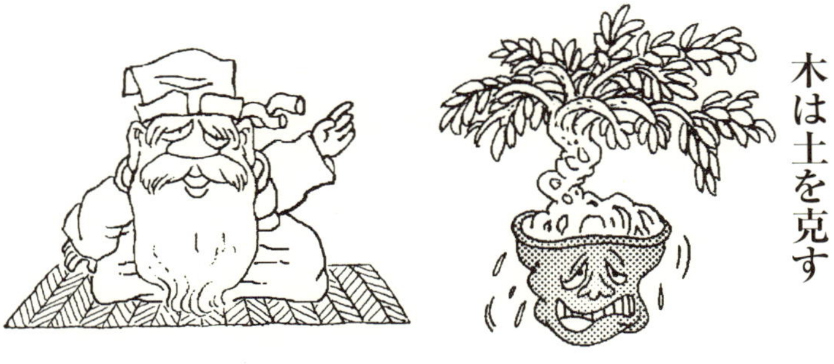

わかりやすく表すと、五色と五味はこんな具合に相関しておる。白は肺と辛味、赤は心と苦味、青は肝と酸味、黄は脾と甘味、黒は腎と鹹味と相関しておるんじゃ。

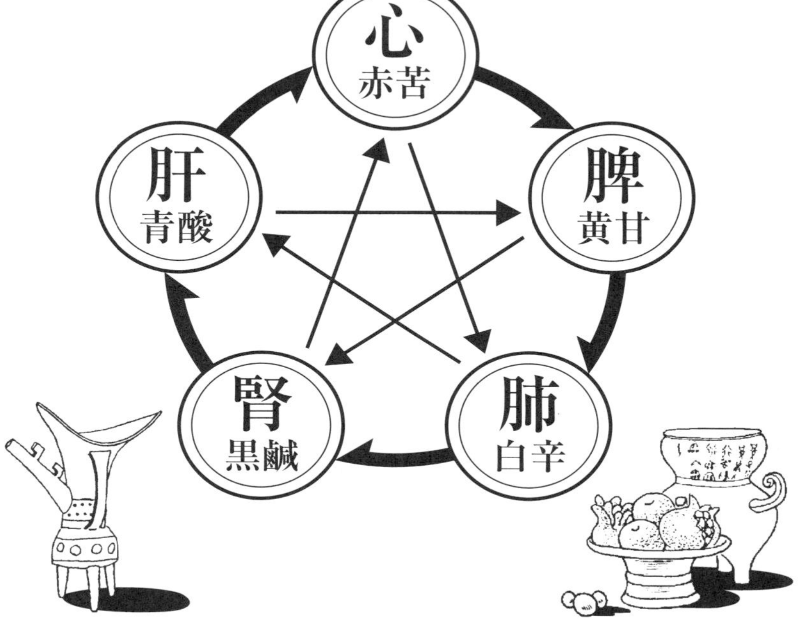
心
赤苦
脾
黄甘
肺
白辛
腎
黒鹹
肝
青酸

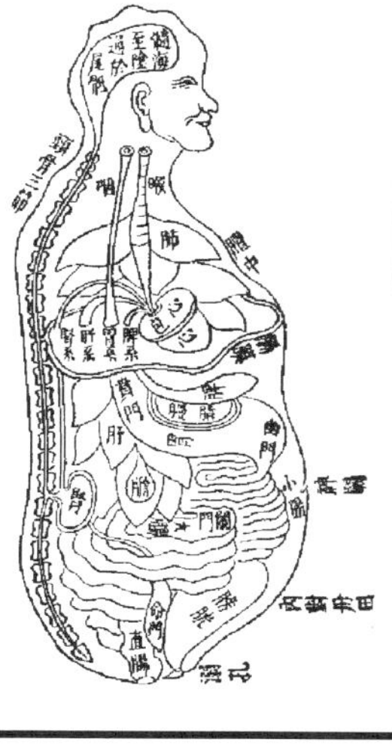

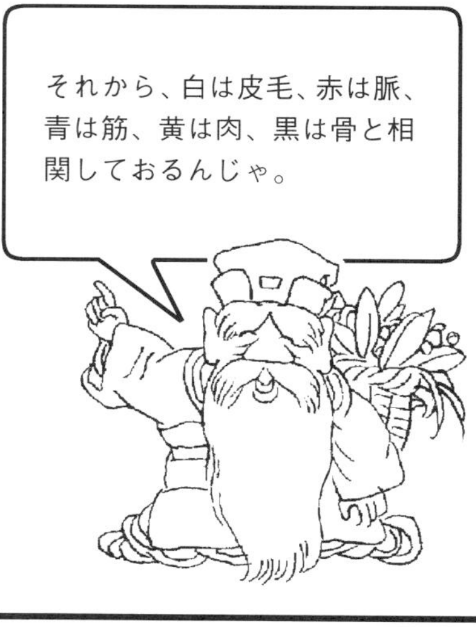
それから、白は皮毛、赤は脈、青は筋、黄は肉、黒は骨と相関しておるんじゃ。

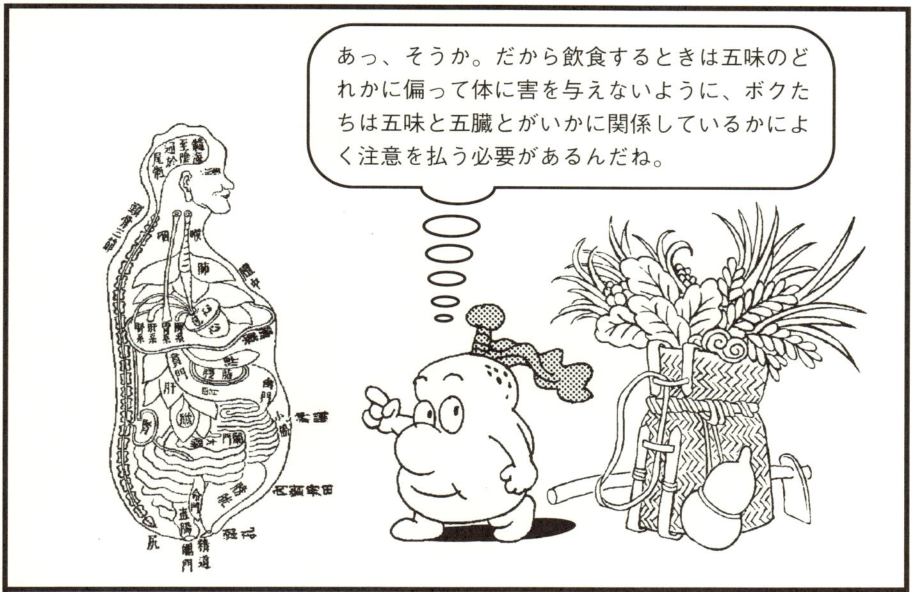
あっ、そうか。だから飲食するときは五味のどれかに偏って体に害を与えないように、ボクたちは五味と五臓とがいかに関係しているかによく注意を払う必要があるんだね。

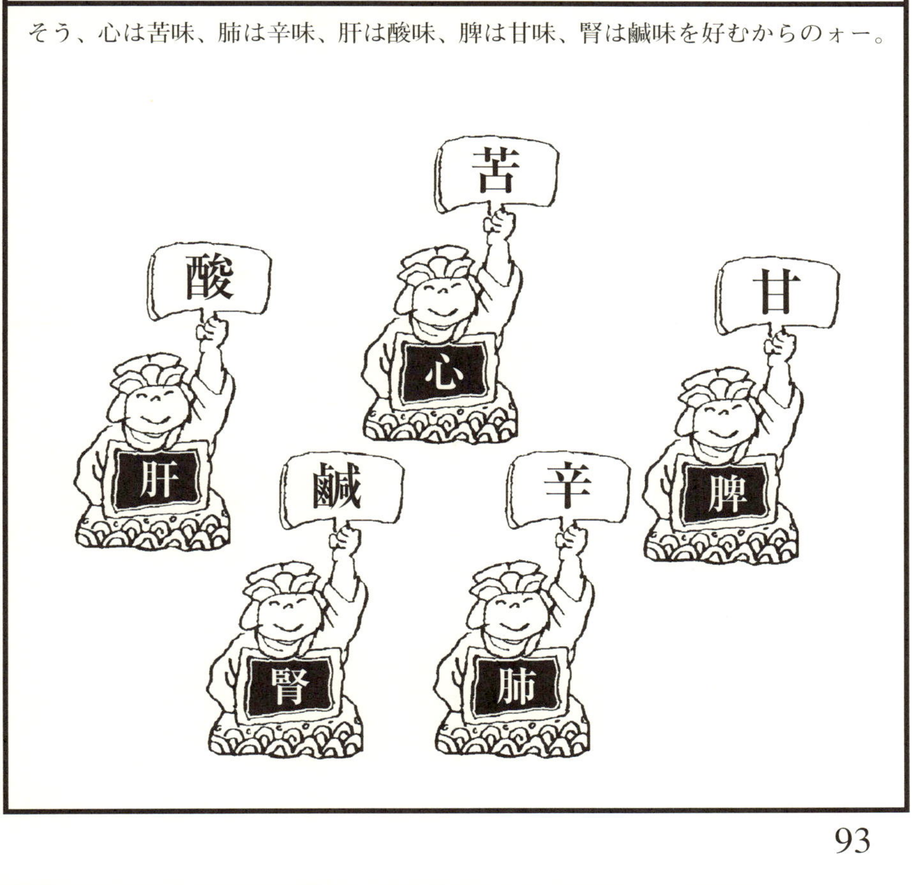
そう、心は苦味、肺は辛味、肝は酸味、脾は甘味、腎は鹹味を好むからのォー。
苦
心
酸
肝
甘
脾
鹹
腎
辛
肺

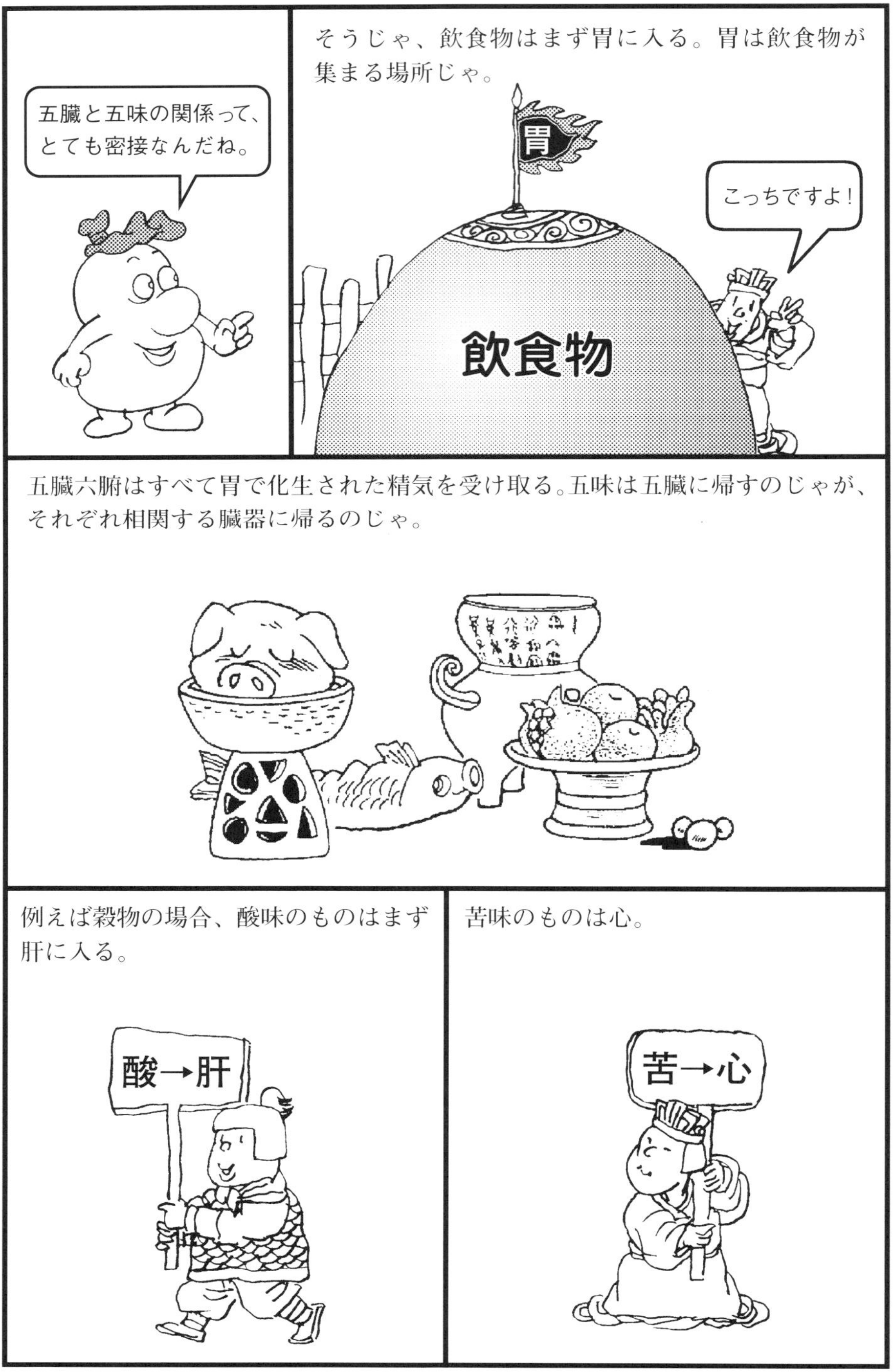
五臓と五味の関係って、とても密接なんだね。
そうじゃ、飲食物はまず胃に入る。胃は飲食物が集まる場所じゃ。
胃
こっちですよ！
飲食物
五臓六腑はすべて胃で化生された精気を受け取る。五味は五臓に帰すのじゃが、それぞれ相関する臓器に帰るのじゃ。
例えば穀物の場合、酸味のものはまず肝に入る。
酸→肝
苦味のものは心。
苦→心

甘味のものは脾。

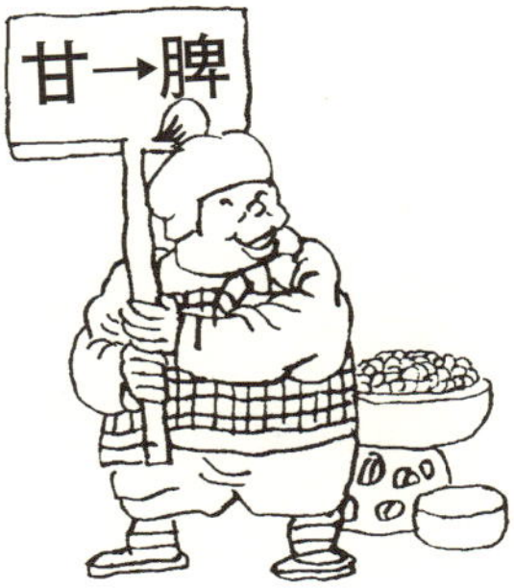

辛味のものは肺。

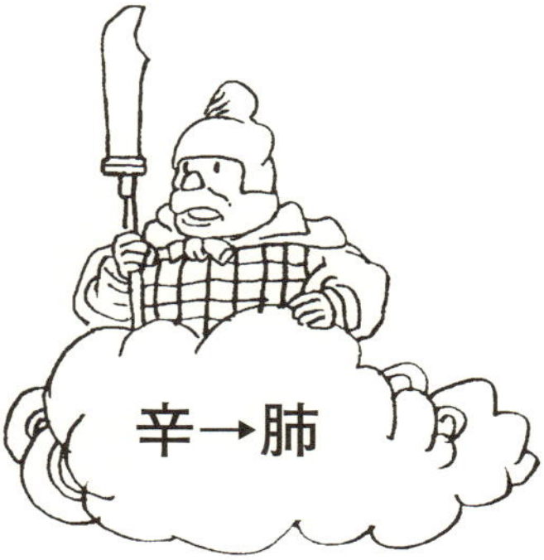

鹹味のものは腎じゃ。

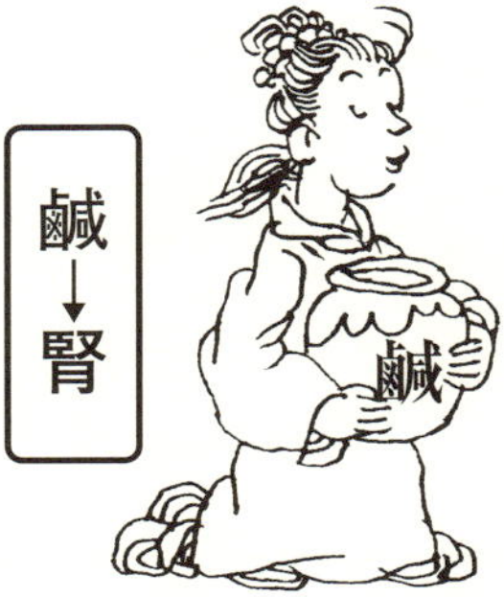

飲食物は津液や営気、衛気となって、体中を巡るのじゃ。

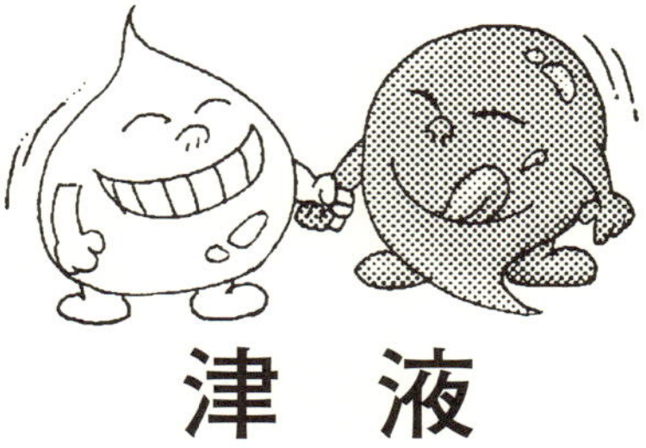

このうち、糟粕は大腸、膀胱へと順番に運ばれていって、糞尿となって体外に排出される。

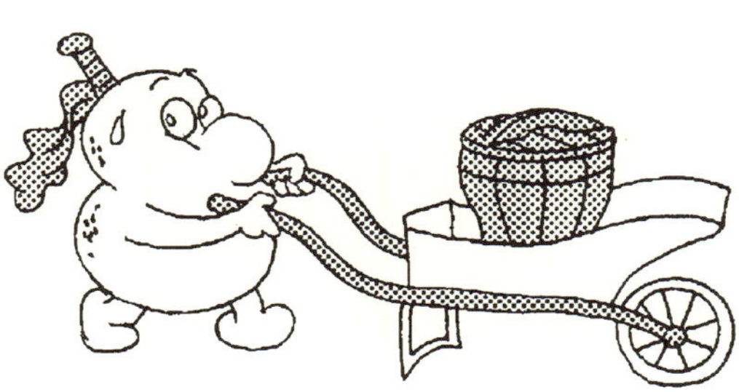

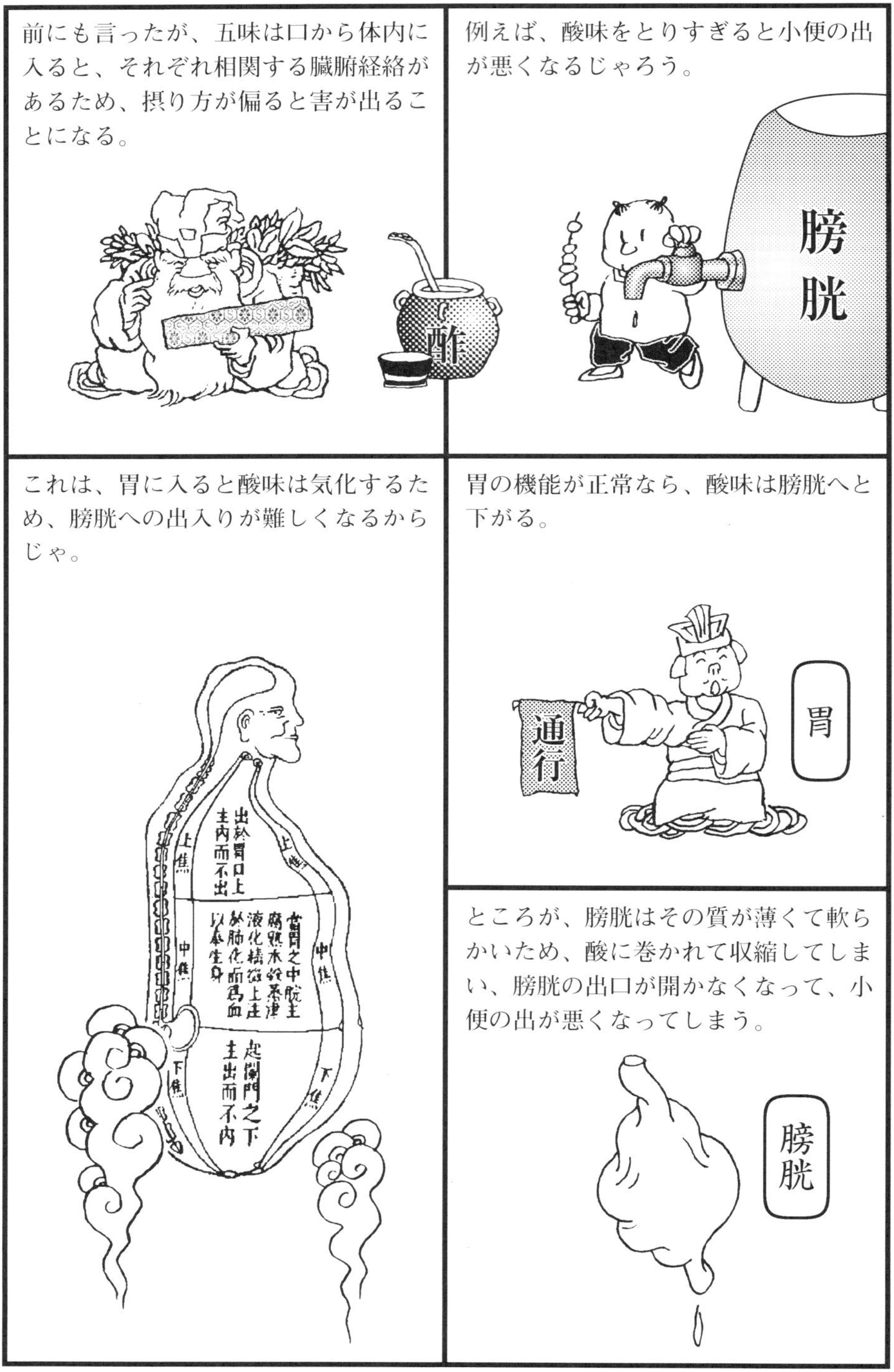
前にも言ったが、五味は口から体内に入ると、それぞれ相関する臓腑経絡があるため、摂り方が偏ると害が出ることになる。
酢
例えば、酸味をとりすぎると小便の出が悪くなるじゃろう。
膀胱
これは、胃に入ると酸味は気化するため、膀胱への出入りが難しくなるからじゃ。
上焦
出於胃口上
主内而不出
中焦
當胃之中脘主
腐熟水穀蒸津
液化精微上注
於肺化而爲血
以奉生身
下焦
起闌門之下
主出而不内
胃の機能が正常なら、酸味は膀胱へと下がる。
通行
胃
ところが、膀胱はその質が薄くて軟らかいため、酸に巻かれて収縮してしまい、膀胱の出口が開かなくなって、小便の出が悪くなってしまう。
膀胱

前陰[※1]は様々な筋が集まるところじゃ。「酸は胃に入って筋に作用する」と言われるのはそのためなんじゃ。

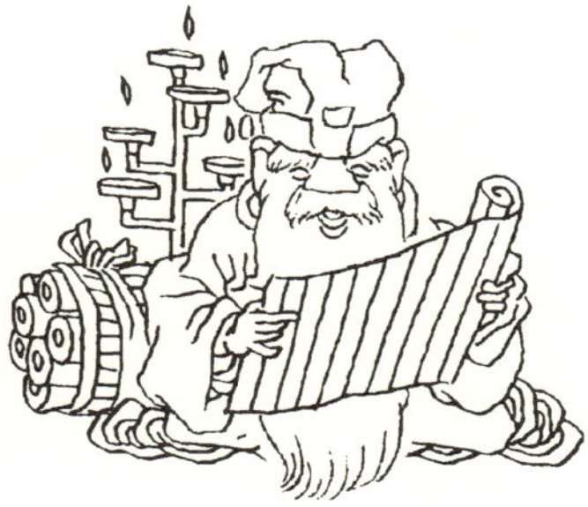

鹹味の場合はとりすぎると口が渇くじゃろう。

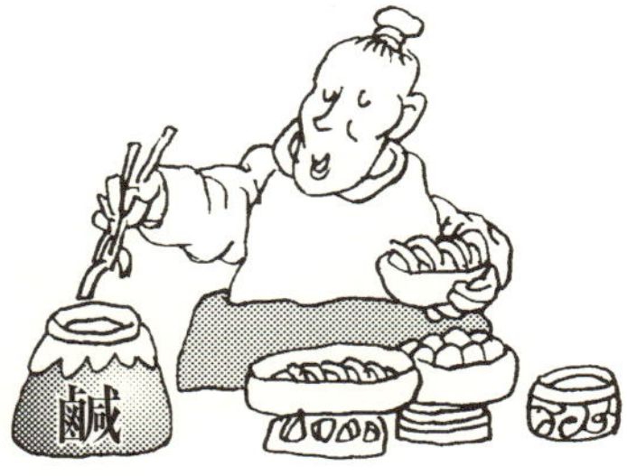
鹹

これは胃に入ると、鹹味の気が中焦の働きによって血脈に注がれて血と合し、一緒に運行する。

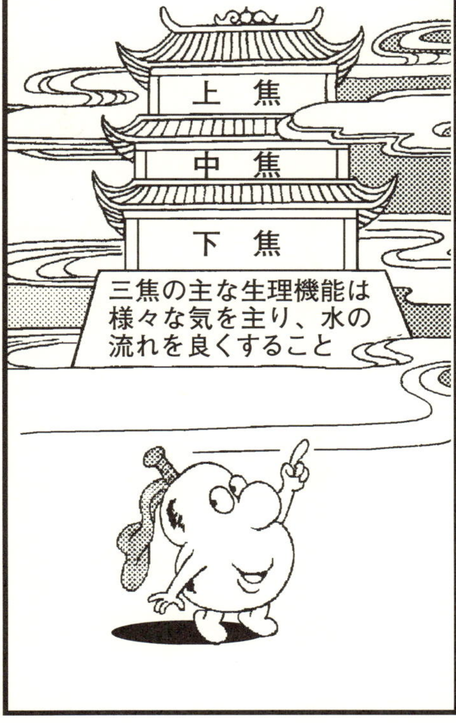
上　焦
中　焦
下　焦
三焦の主な生理機能は様々な気を主り、水の流れを良くすること

血と鹹いものが合すると、血が濃くなる。血が濃くなると、胃中の水液が血脈に注がれる。

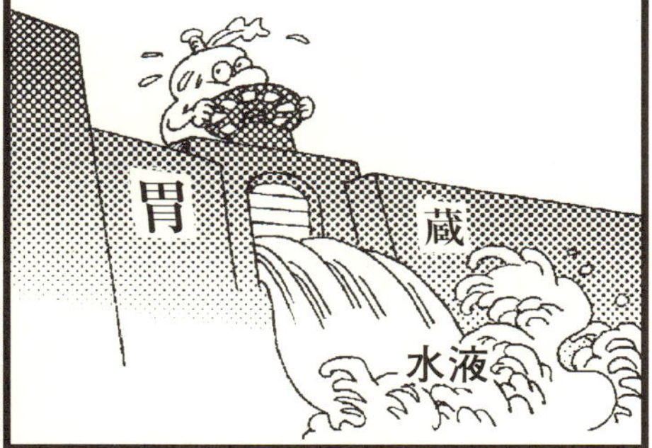
胃
蔵
水液

だから、胃の中の水液が不足し、咽喉を潤せなくなる。喉や舌が乾燥して、口が乾くのはこのためなんじゃ。

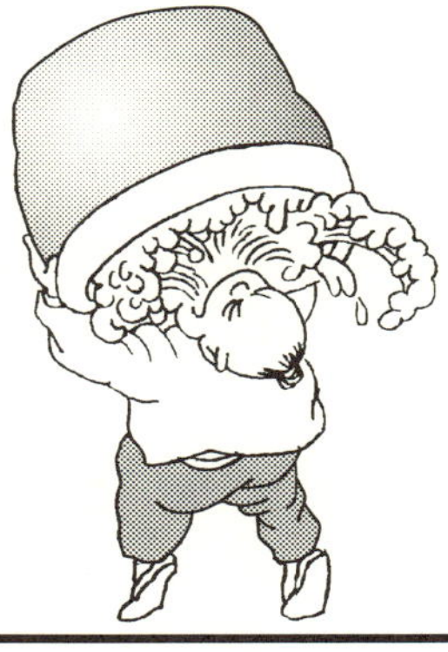

［訳注］
※1：外生殖器及び尿道のこと。

血脈はいわば、中焦の精気を全身に送る道路なんじゃが、血もまた中焦から出る。

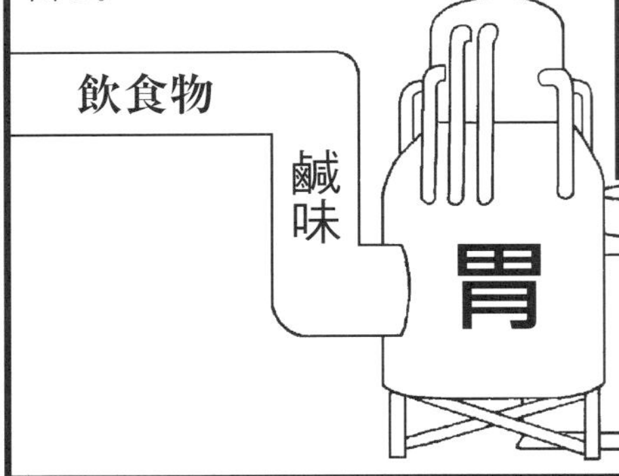

鹹味は胃に入ると、中焦を出て血に作用するのはこのためなんじゃ。

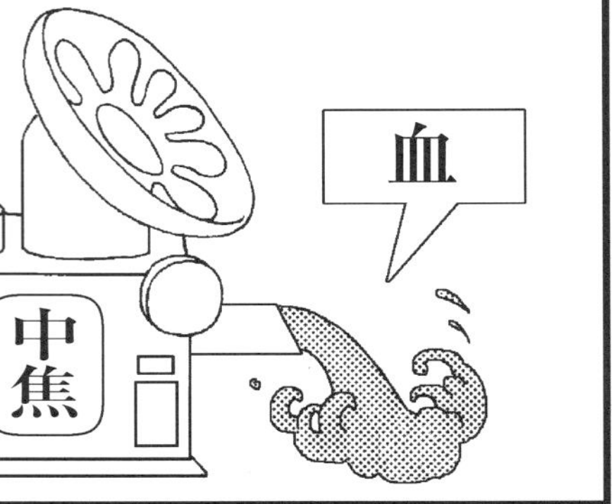

辛味の場合は食べすぎると、心中空虚※1になるじゃろう。

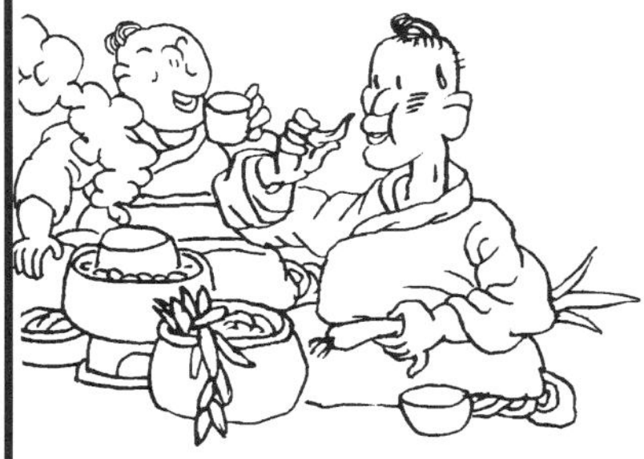

これは、胃に入ると辛味の気が上焦に作用するからなんじゃ。

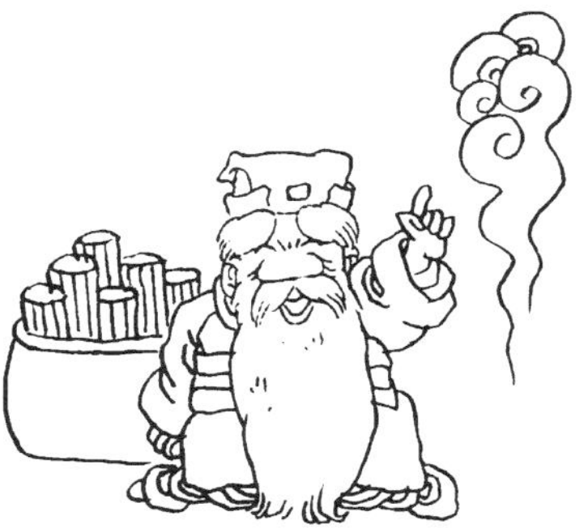

上焦は中焦の精気を受け取り、それを肌の表面に運んで広げる。生姜や韮の辛味で常に上焦がひどく蒸されれば、営気、衛気はその影響を受けてしまう。

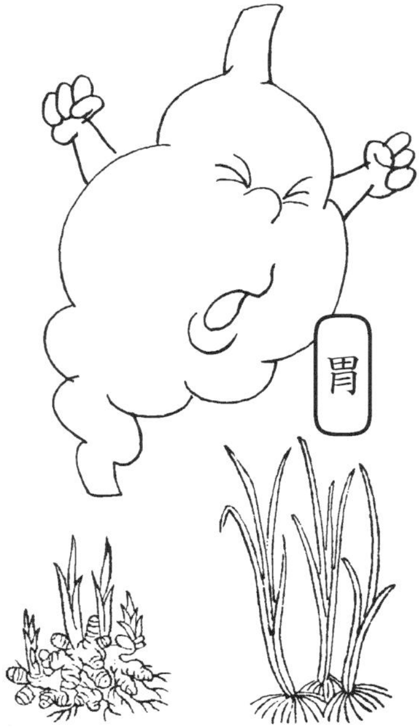

胃に長い間止まって、心中空虚を感じてしまうのじゃ。

[訳注] ※1：心中の気血が不足している状態。

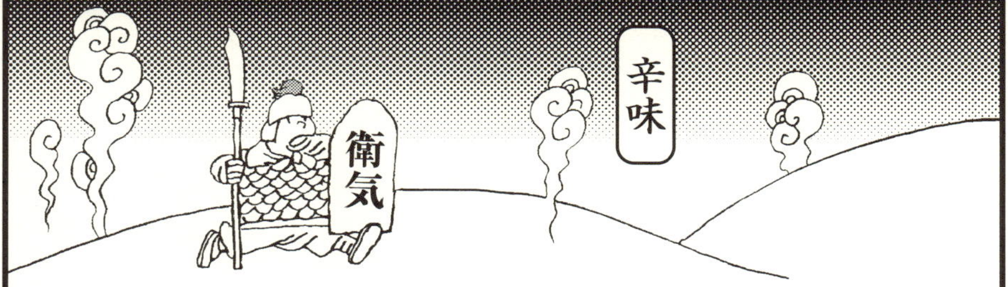

辛味は衛気とともに運行する。衛気は体表に作用するため、辛味は胃に入った後、体表に作用し、毛穴を開いて、汗とともに体外に出ていく。

苦味の場合はとりすぎると、吐き気を催すじゃろう。

これは、苦味が胃に入ると、苦味の気がもろに下脘※1に作用するからじゃ。

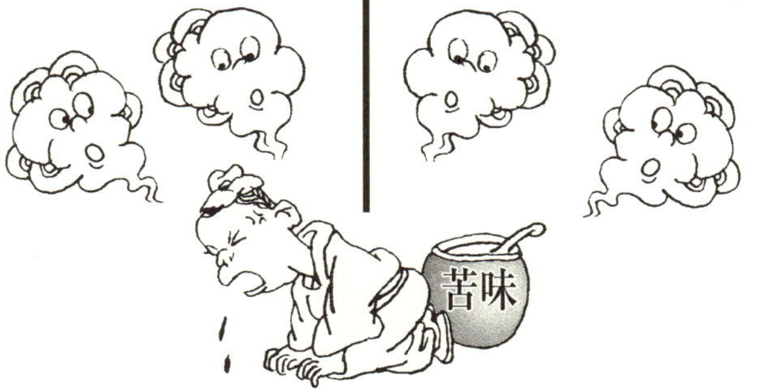

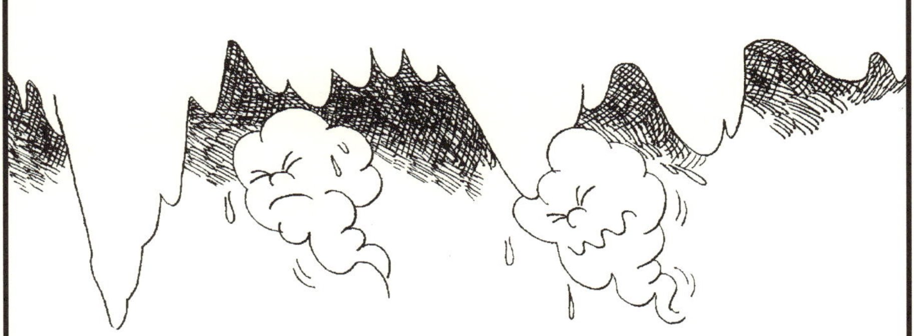

そうすると、その影響で三焦の通路が閉じて不通となって、飲食物が体内に広がらなくなり、正常な胃の機能が失われて吐き気を催すのじゃ。

【訳注】※1：胃の下。

甘味の場合は、とりすぎると人はいらいらするじゃろう。

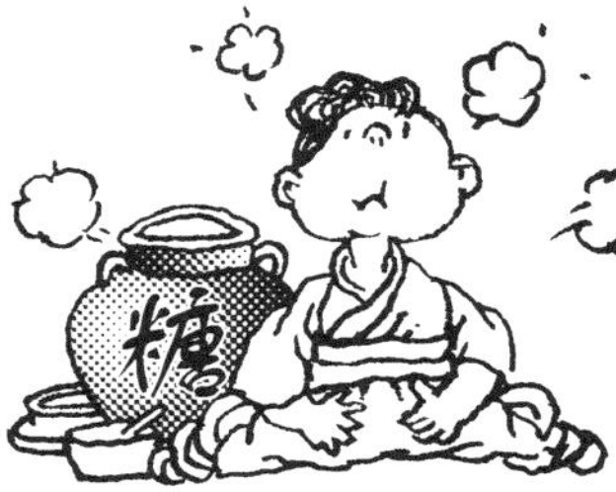

これは、胃に入ると甘味の気は弱いため、上焦へ上がりきれず、飲食物と一緒に胃の中に止まる。

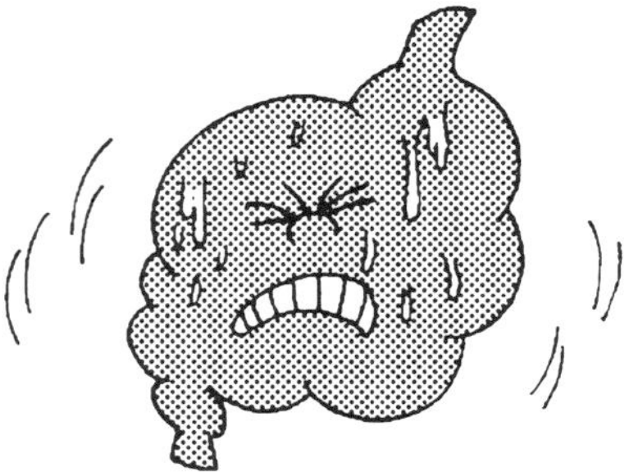

すると、甘味で胃が柔らかくなる。胃が柔らかくなると気の動きがゆったりしてくる。そうなると、いらいらの虫が騒いで落ち着かなくなり、人はいらだつのじゃ。

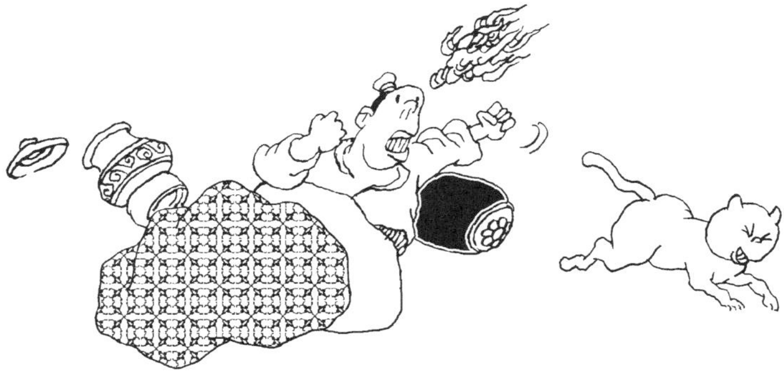

脾は主に肌肉を主るため、甘味は脾に入ると、甘味の気は肌肉に通じる。「甘味が肉に作用する」と言われるのはこのためじゃ。

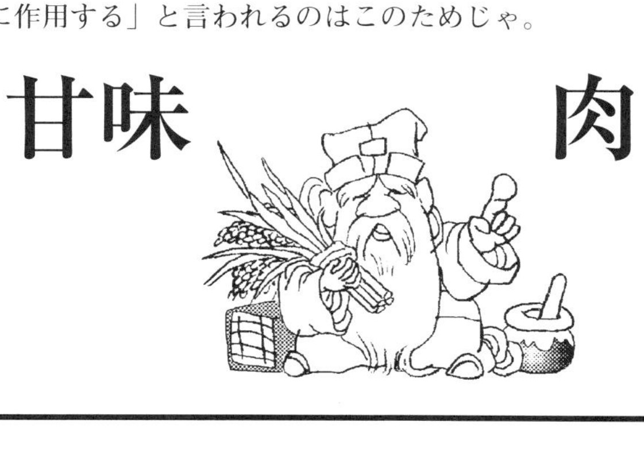

薬物はもちろん邪気を退治し、偏りを糾すためにあるのじゃが、薬食の五味と五臓の関係を示すと――。

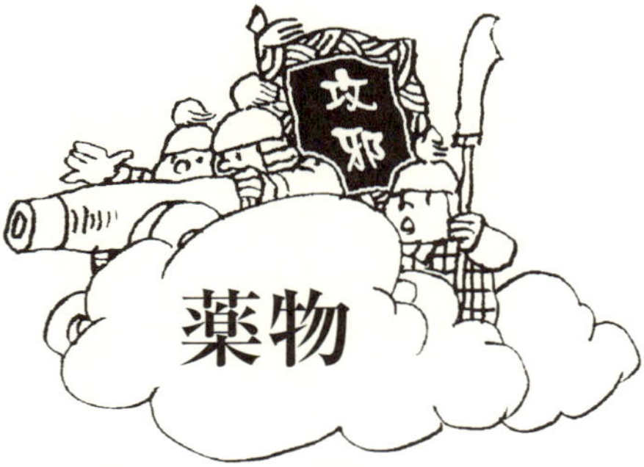

五穀は栄養のためのもの。

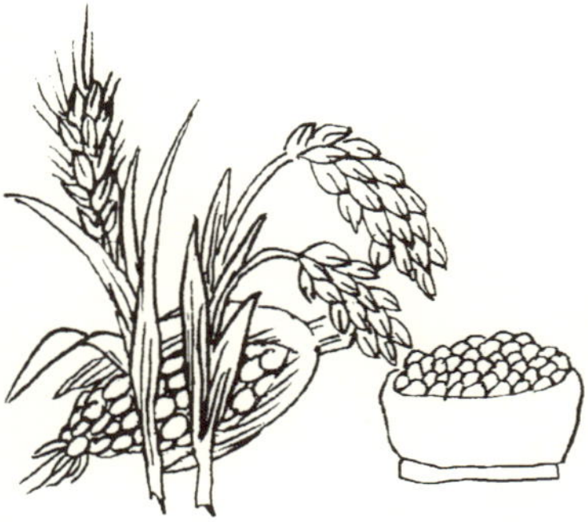

五果は補助のためのもの。

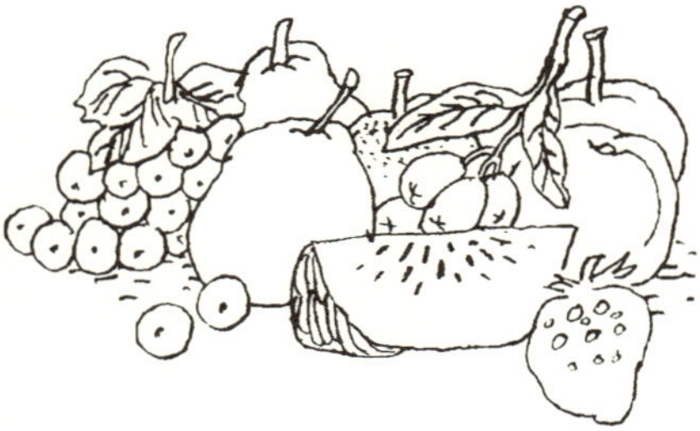

五肉は補益のためのもの。

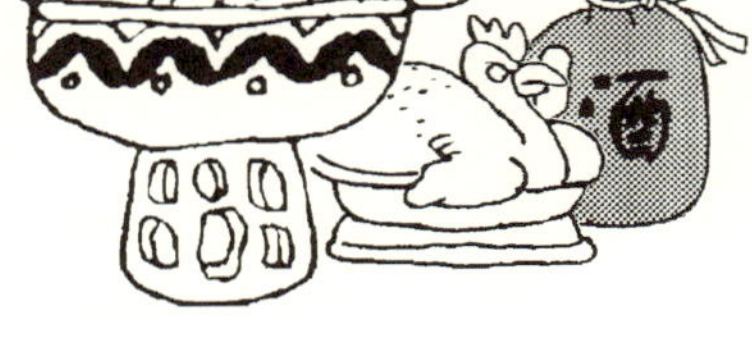

そして五菜は充養のためのもの。

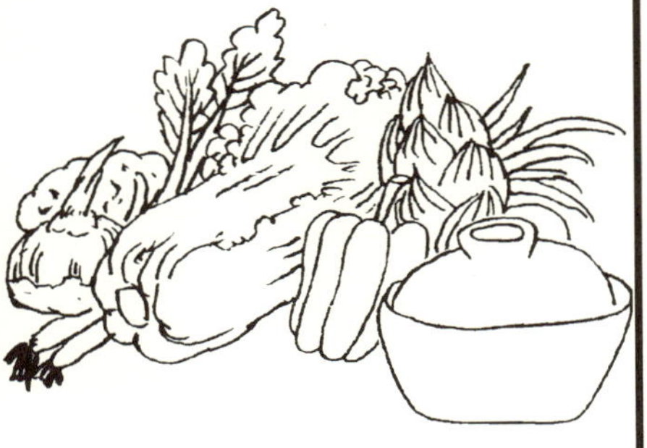

穀、果、肉、菜の気味を合理的に組み合わせて食すれば、気が補えるというわけじゃ。

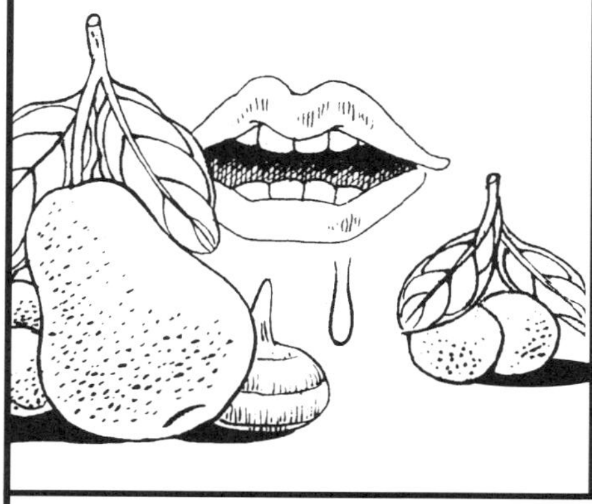

そして、この穀、果、肉、菜には、辛、酸、甘、苦、鹹の五味が含まれ、この五味にはそれぞれ作用がある。

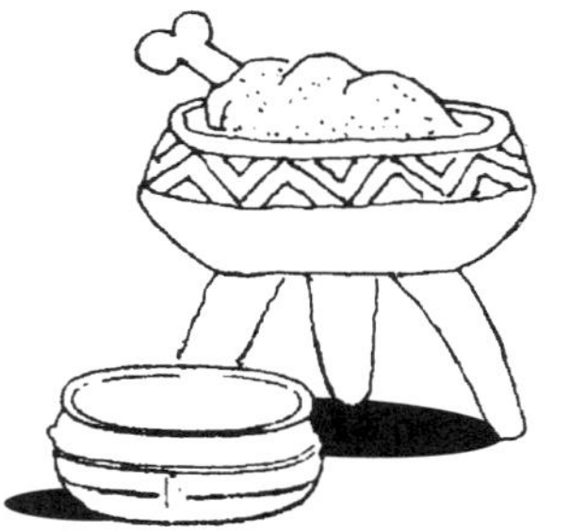

あるものは「散」※1、あるものは「収」※2、あるものは「緩」※3、あるものは「堅」※4、そしてあるものは「軟」※5の作用をもっておる。そのため、治療時には四時五臓※6の具体的情況を参考にして適切に選択、使用せねばならんのじゃ。

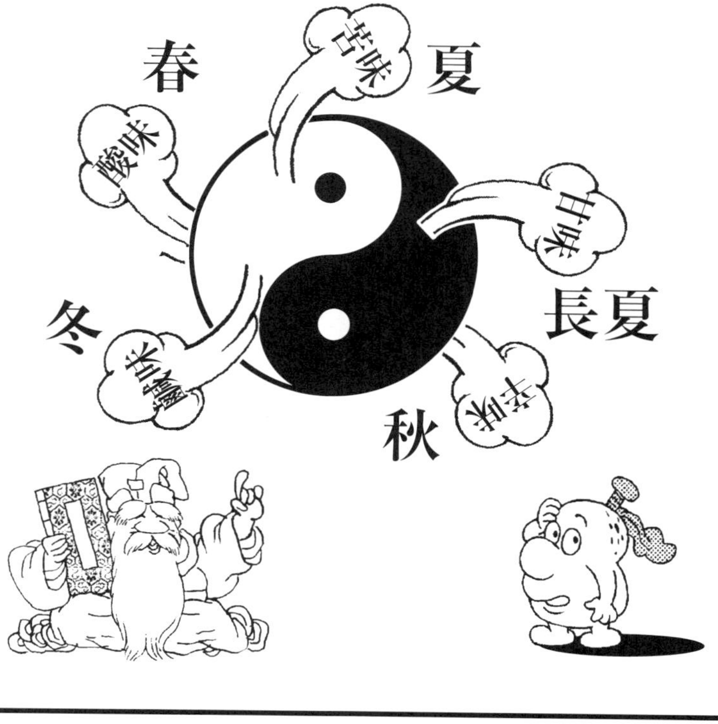

[訳注]
※1：発散すること。
※2：おさめること。
※3：緩める・気血栄衛を多くすること。
※4：堅いこと。
※5：軟らかいこと。
※6：春夏秋冬と五臓の関連性。

後世とは多少異なる点もあるのじゃが、『黄帝内経』では当時の人々が普段食べている物と五味をすでに関連づけている。例えば五穀と五味で言うと——。

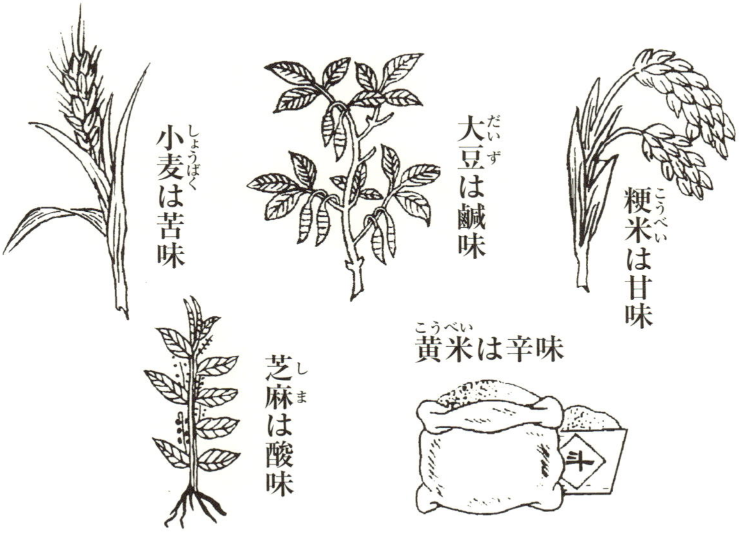
粳米《こうべい》は甘味
大豆《だいず》は鹹味
小麦《しょうばく》は苦味
黄米《こうべい》は辛味
斗
芝麻《しま》は酸味

五果と五味は——。

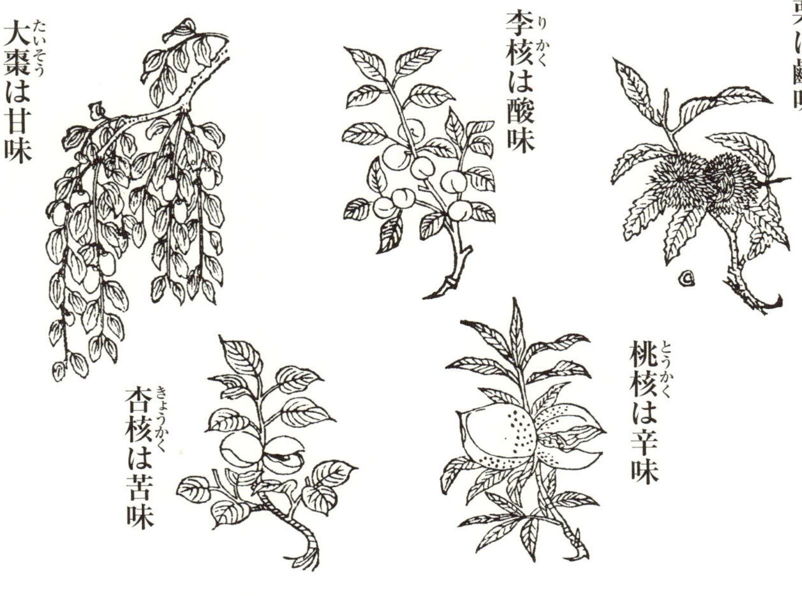
栗は鹹味
李核《りかく》は酸味
大棗《たいそう》は甘味
桃核《とうかく》は辛味
杏核《きょうかく》は苦味

五肉と五味は——。

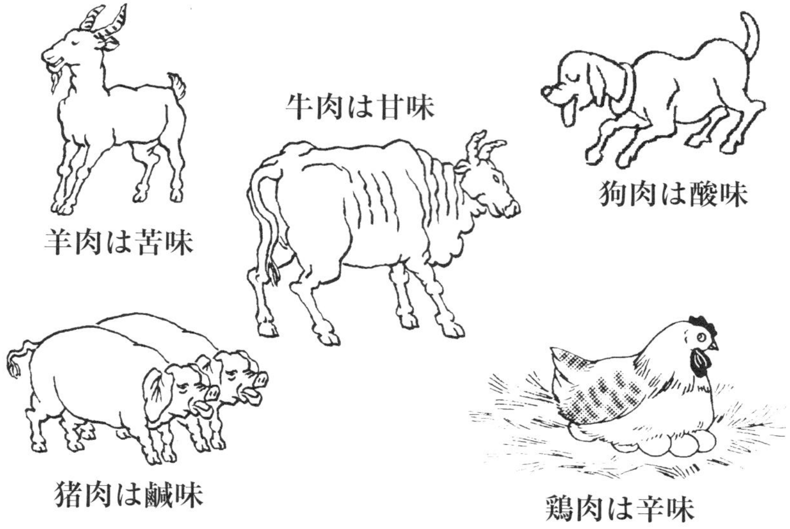
牛肉は甘味
狗肉は酸味
羊肉は苦味
猪肉は鹹味
鶏肉は辛味

五菜と五味は——。

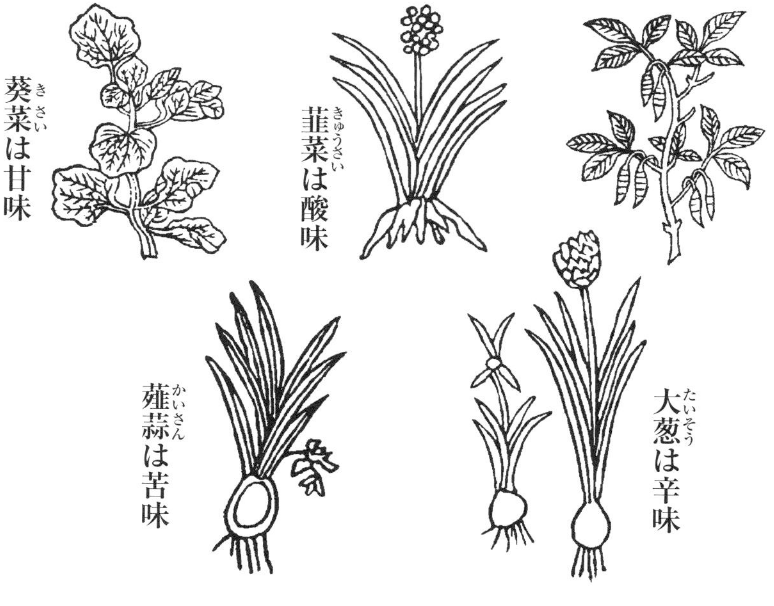
葵菜《きさい》は甘味
韮菜《きゅうさい》は酸味
豆葉は鹹味
薤蒜《かいさん》は苦味
大葱《たいそう》は辛味

五色と五味

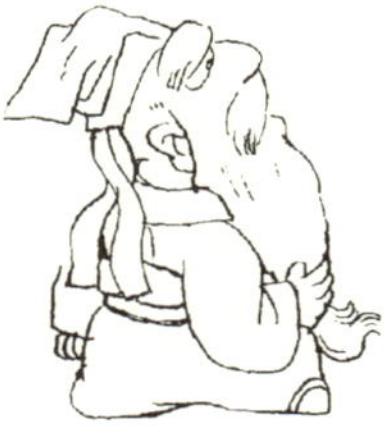

五色と五味の関係も密接じゃ。
黄色は土すなわち脾に属するが、
甘味と合性がよい。

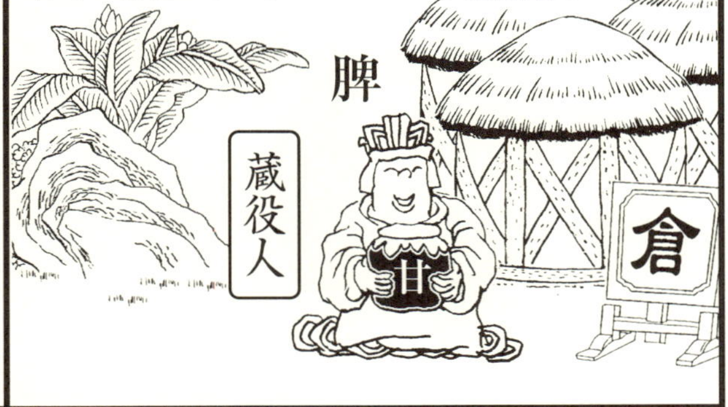
脾
蔵役人
甘
倉

青は木すなわち肝に属するが、酸味と合性がよい。

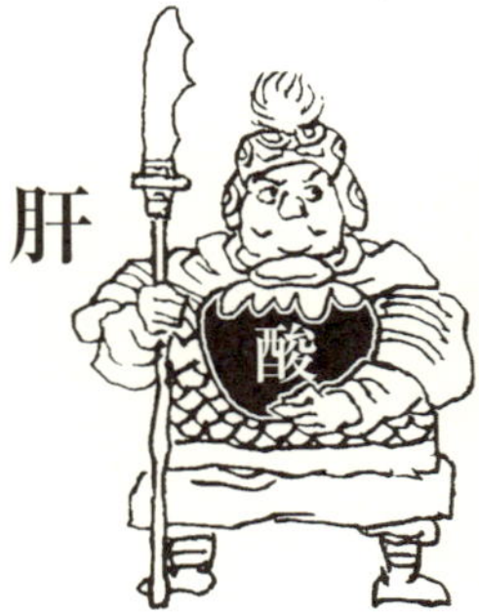
肝
将軍
酸

黒は水すなわち腎に属するが、鹹味と合性がよい。

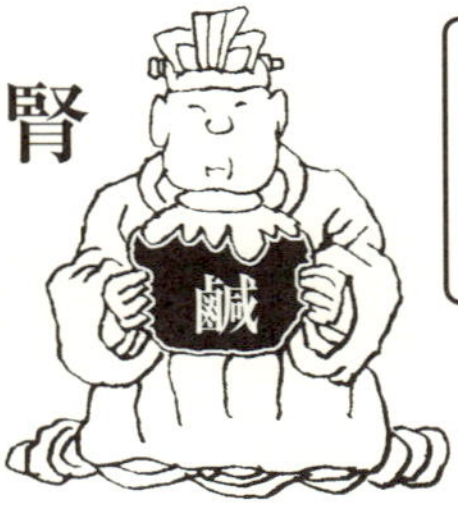
腎
戦士
鹹

赤は火すなわち心に属するが、苦味と合性がよい。

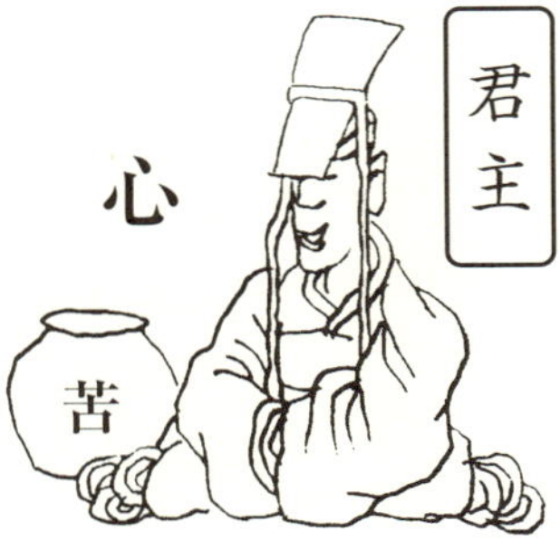
心
君主
苦

白は金すなわち肺に属するが、辛味と合性がよい。

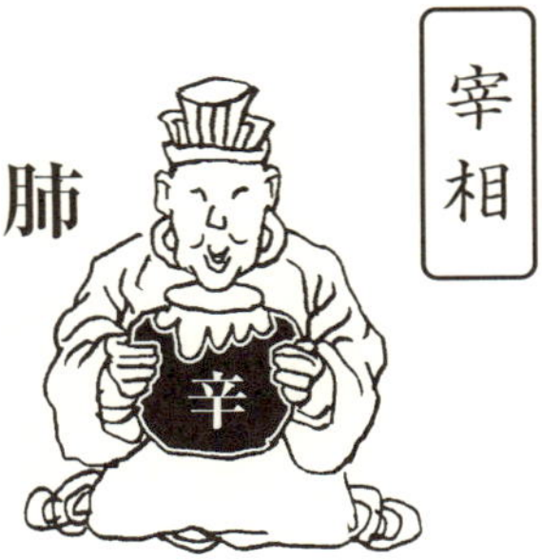
肺
宰相
辛

この5つは通常、それぞれ合性の良い相手がいる。いわゆる「五宜《ごぎ》」と呼ばれるものじゃが、これは五臓のどれかが病になったとき、選ぶべき五味を指しているのじゃ。

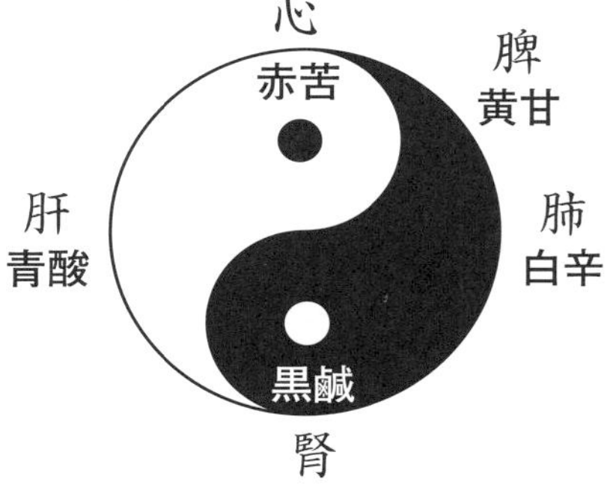

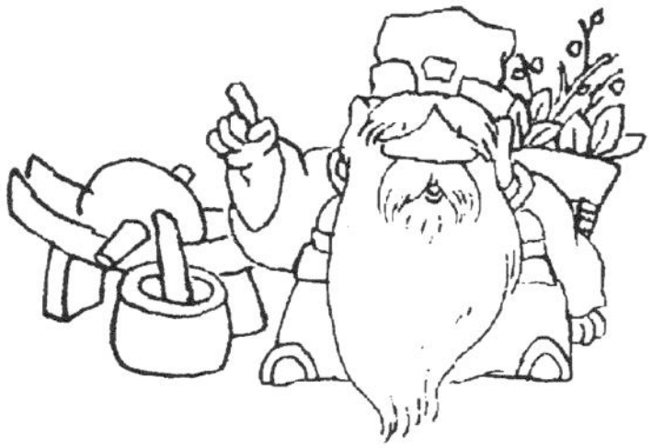

脾は土に属し、土の性は甘味じゃ。だから、脾の病にかかったときには甘味に属する粳米、牛肉、棗子《そうし》、葵菜《きさい》といった食物を食べるとよい。

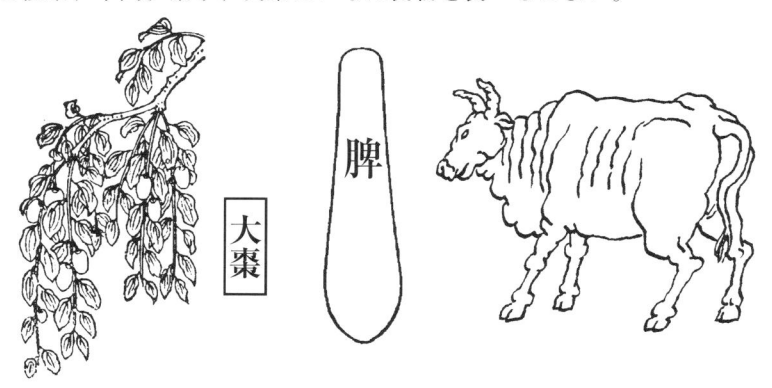

肝は木に属し、木の性は酸味じゃ。だから、肝の病にかかったときには酸味に属する狗肉、芝麻、李子、韮菜《きゅうさい》などの食物を食べるとよい。

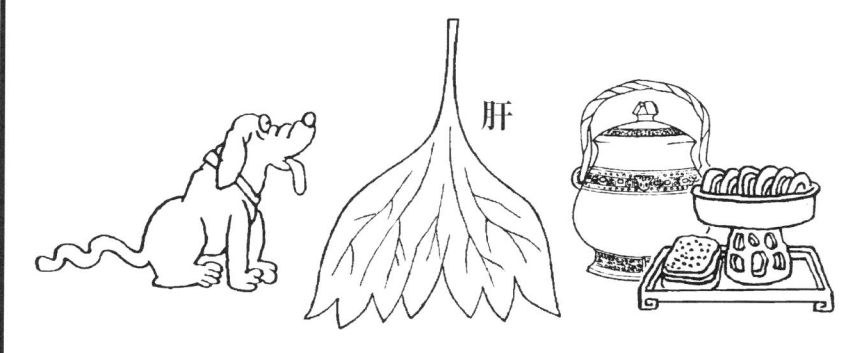

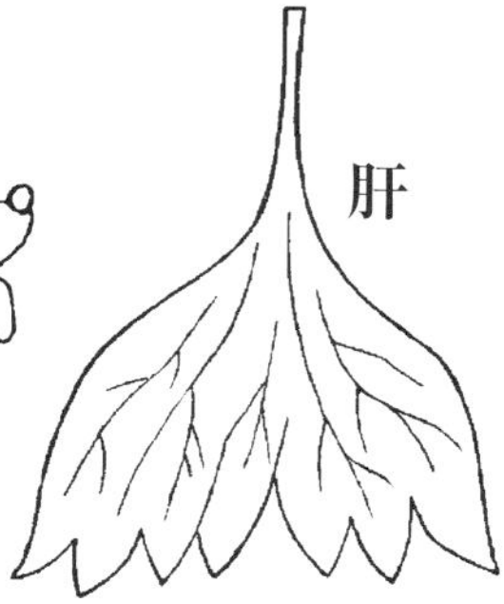

腎は水に属し、水の性は鹹味じゃ。だから、腎の病にかかったときには鹹味に属する黄豆《おうとう》芽《が》、猪肉、栗などの食物じゃ。

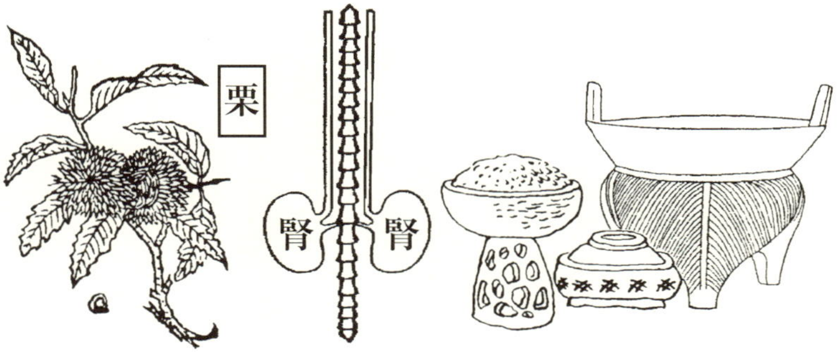

心は火に属し、火の性は苦味じゃ。だから、心の病にかかったときには苦味に属する小麦、羊肉、杏子、野蒜《やさん》などじゃ。

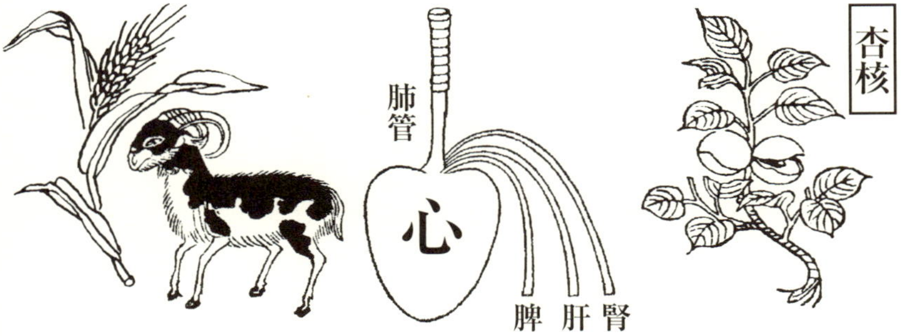

肺は金に属し、金の性は辛味じゃ。だから、肺の病にかかったときには辛味に属する黄米、鶏肉、桃子、葱などじゃ。

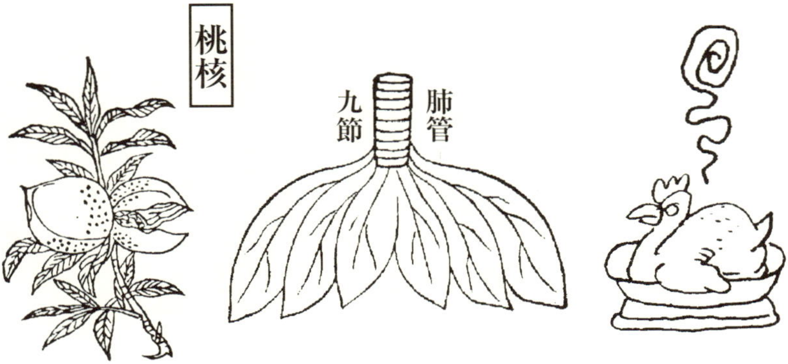

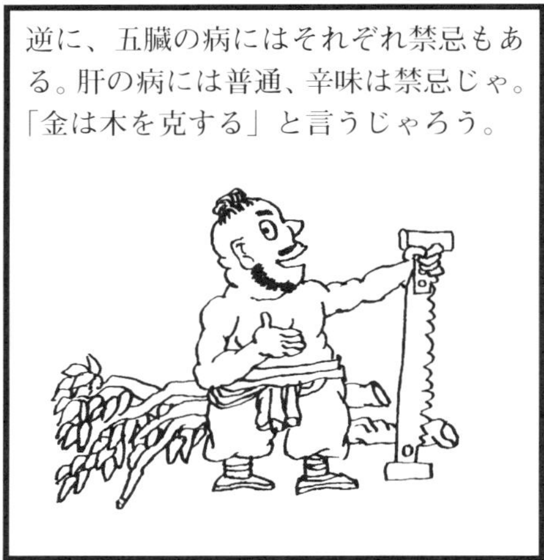
逆に、五臓の病にはそれぞれ禁忌もある。肝の病には普通、辛味は禁忌じゃ。「金は木を克する」と言うじゃろう。

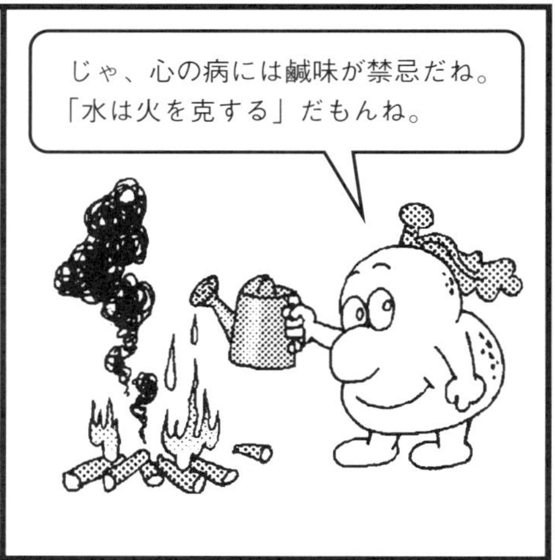
じゃ、心の病には鹹味が禁忌だね。「水は火を克する」だもんね。

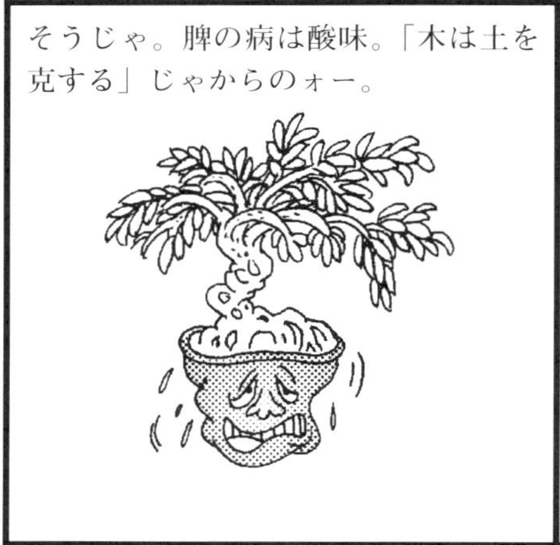
そうじゃ。脾の病は酸味。「木は土を克する」じゃからのォー。

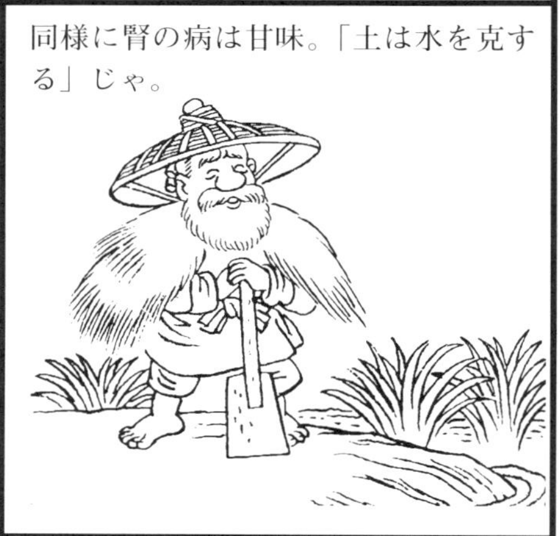
同様に腎の病は甘味。「土は水を克する」じゃ。

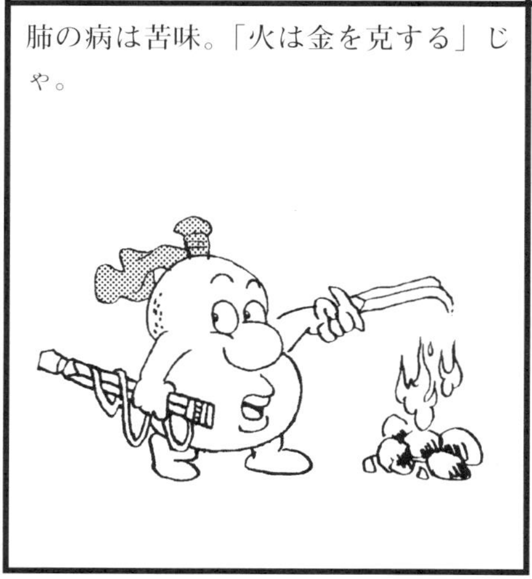
肺の病は苦味。「火は金を克する」じゃ。

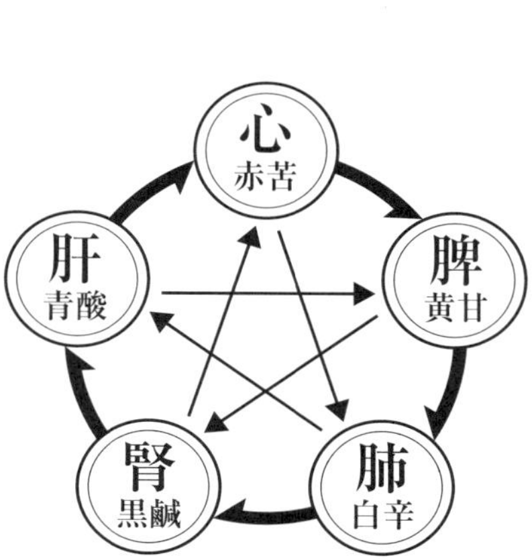
心
赤苦
脾
黄甘
肺
白辛
腎
黒鹹
肝
青酸

時間によって、人は五味のうち、欲しくなる味が変わる。しかも規則性があるんじゃ。例えば、一昼夜の間、1年の間、そして一生の間で五味に対する欲求は、陰陽の盛衰に従って周期的に変化するのじゃ。

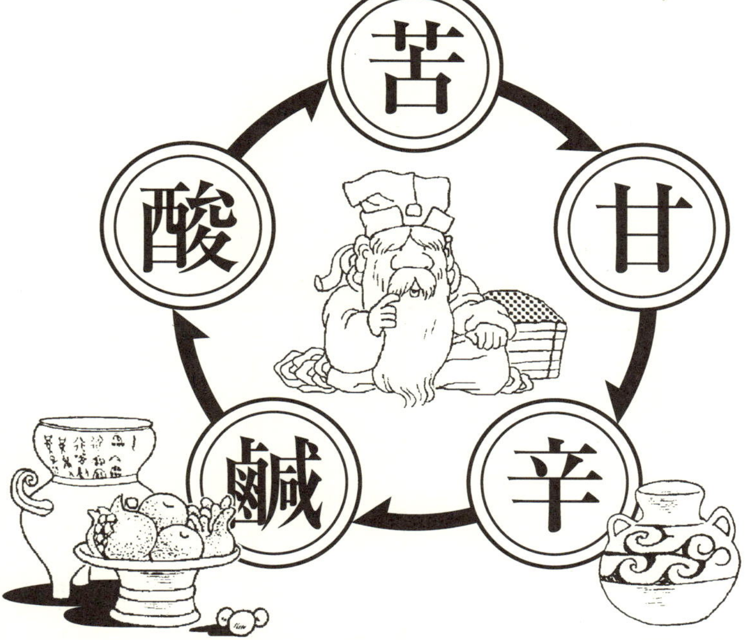

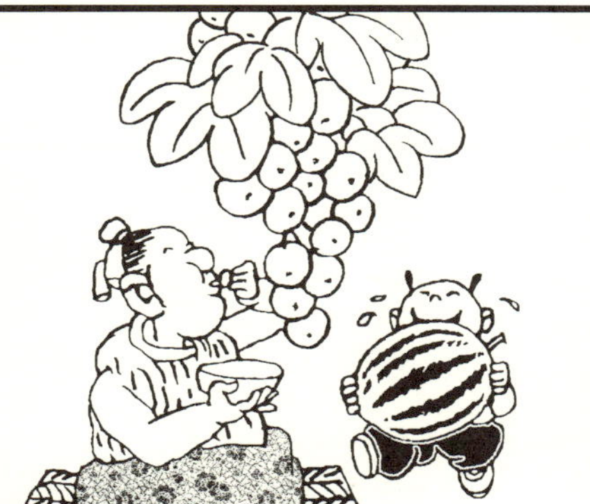

例えば、日中、盛夏、青年・壮年期には陽が盛んになって陰が損傷されやすい。だから、陰を養う津液を生じさせようと、我々の体は自然と酸味で涼性のものを欲するのじゃ。

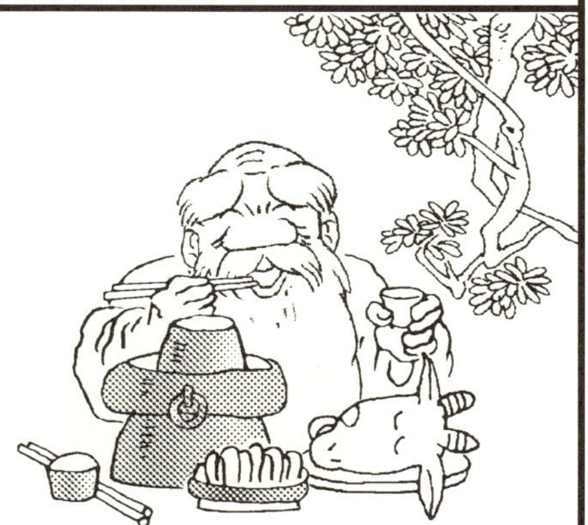

夜、真冬、晩年には、陰が盛んになって陽が衰える。だから、人は陽を助け陰を抑える甘味で温性のものを欲するのじゃ。

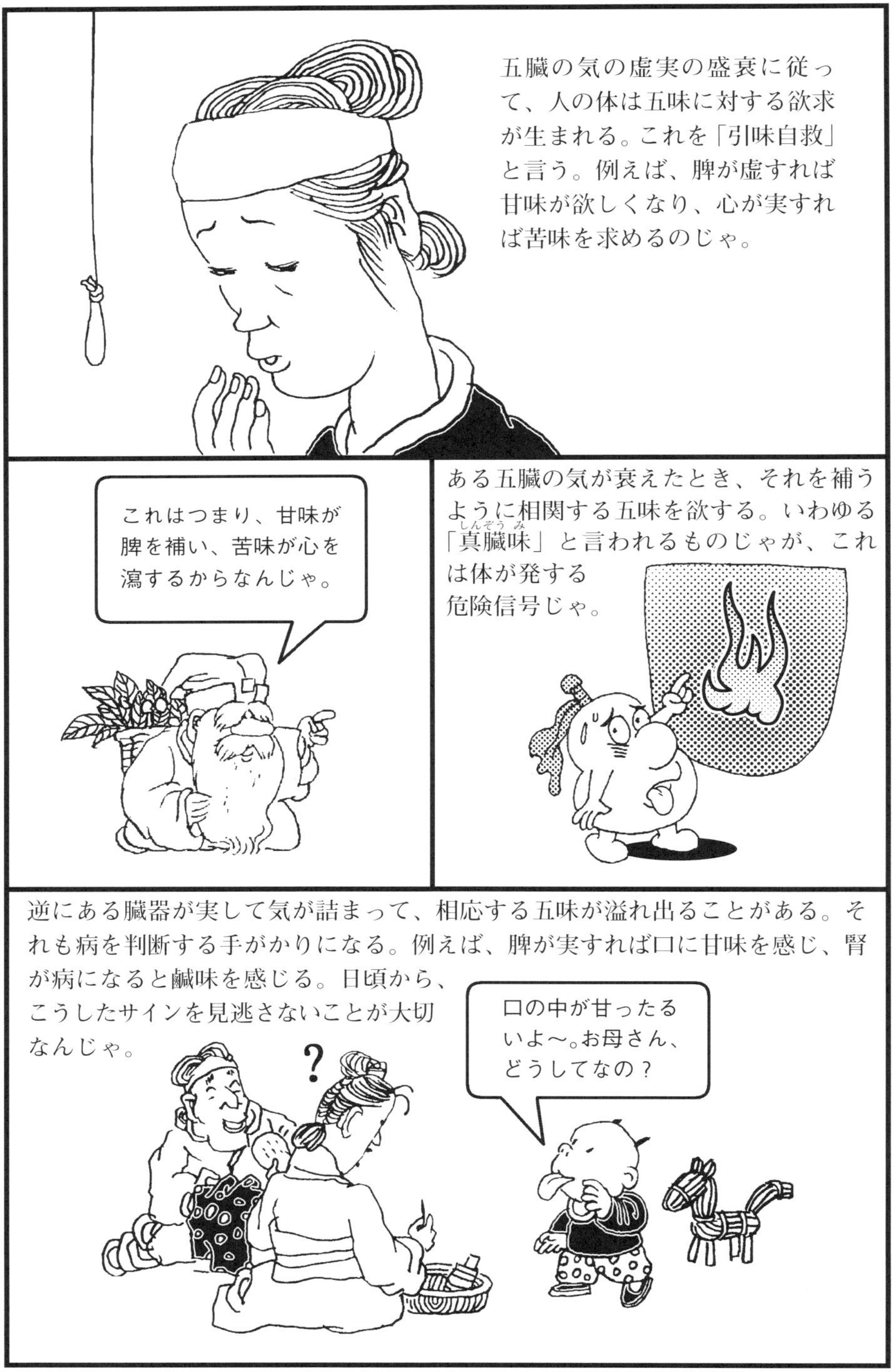
五臓の気の虚実の盛衰に従って、人の体は五味に対する欲求が生まれる。これを「引味自救」と言う。例えば、脾が虚すれば甘味が欲しくなり、心が実すれば苦味を求めるのじゃ。
これはつまり、甘味が脾を補い、苦味が心を瀉するからなんじゃ。
ある五臓の気が衰えたとき、それを補うように相関する五味を欲する。いわゆる「真臓味《しんぞうみ》」と言われるものじゃが、これは体が発する危険信号じゃ。
逆にある臓器が実して気が詰まって、相応する五味が溢れ出ることがある。それも病を判断する手がかりになる。例えば、脾が実すれば口に甘味を感じ、腎が病になると鹹味を感じる。日頃から、こうしたサインを見逃さないことが大切なんじゃ。
?
口の中が甘ったるいよ〜。お母さん、どうしてなの？

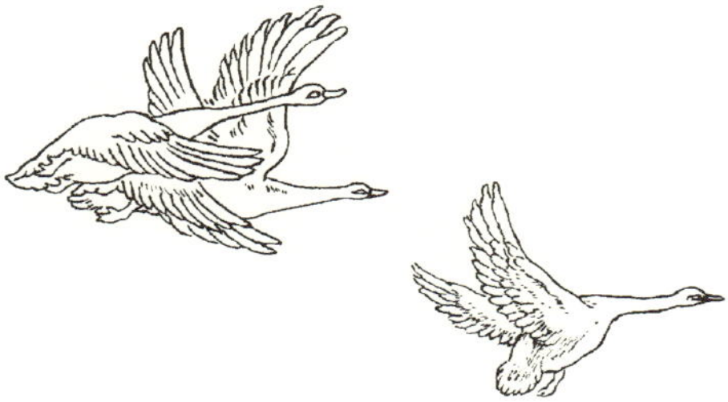

五の巻　中薬の基本常識

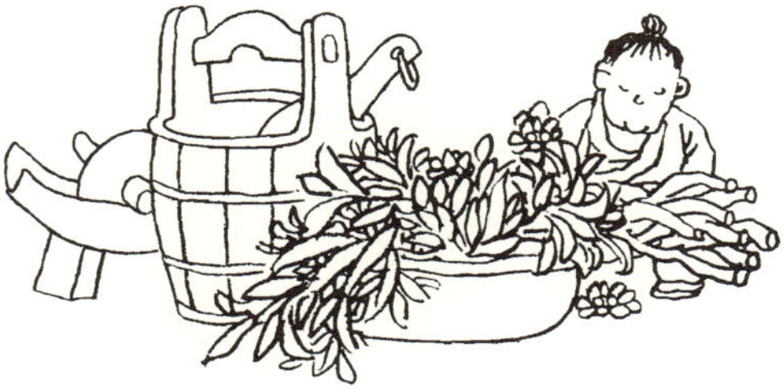

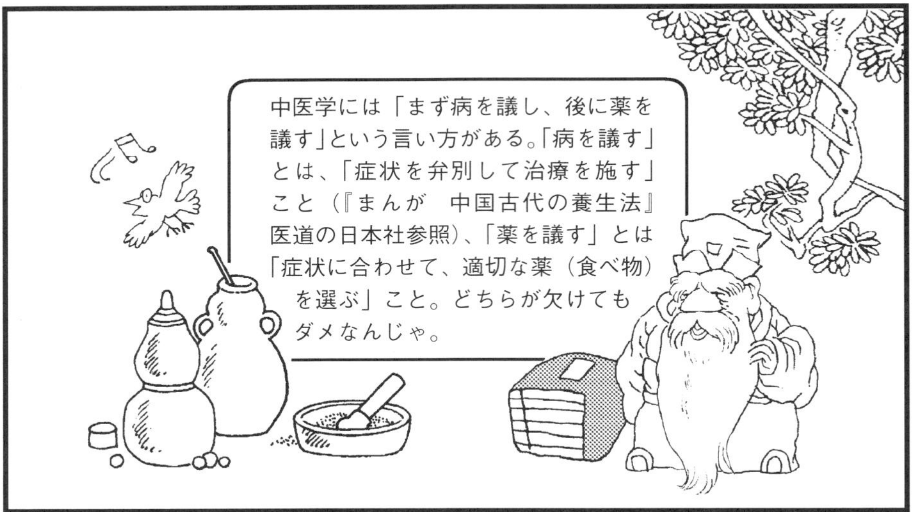
中医学には「まず病を議し、後に薬を議す」という言い方がある。「病を議す」とは、「症状を弁別して治療を施す」こと（『まんが　中国古代の養生法』医道の日本社参照）、「薬を議す」とは「症状に合わせて、適切な薬（食べ物）を選ぶ」こと。どちらが欠けてもダメなんじゃ。

中薬の毒性と品性について

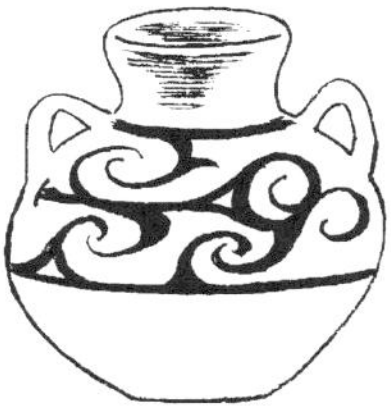

「神農は百草の味をみて、１日に70の毒にあった」といわれる。ここで言う「毒」とは、薬物が体に与える影響の強さを言い、人体がどれぐらい薬物に耐えられるかがかかわってくる。

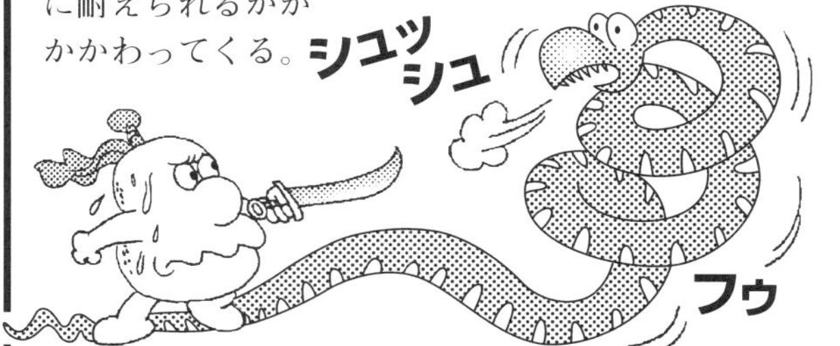
シュッ
シュ
フゥ

品性とは、薬物の区分で上中下の３つある。一般的に、上品薬は無毒で、多くが養生長寿のための補益薬として用いられる。

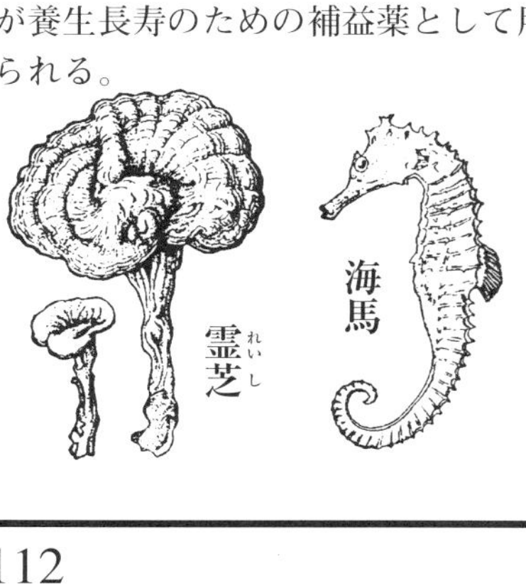
霊芝《れいし》
海馬

中品薬は無毒か小毒じゃ。多くが内服して臓腑の疾病を治療する薬として用いられる。

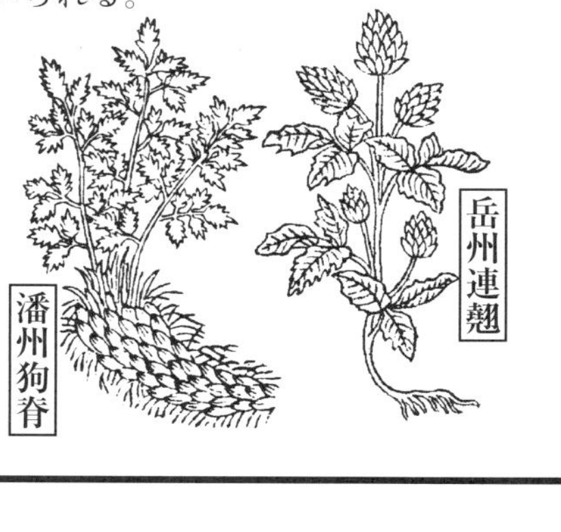
潘州狗脊
岳州連翹

下品薬は有毒で、なかには大毒のものもある。多くは外用薬として用い、一般的には内服しないんじゃ。

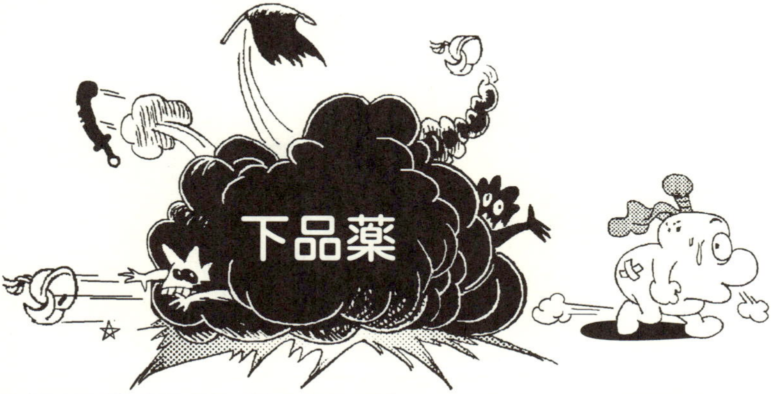

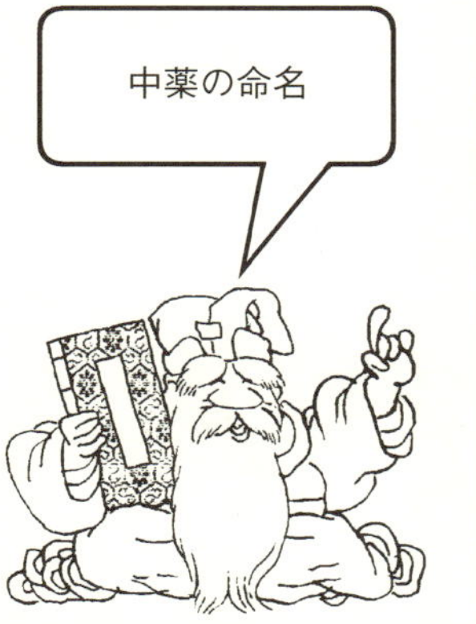

中薬の命名のしかたは10通りに分類できる。1つは道地薬物の産地から命名する方法で、例えば党参は上党地区※1産のものが優れているため、党参と命名されたのじゃ。

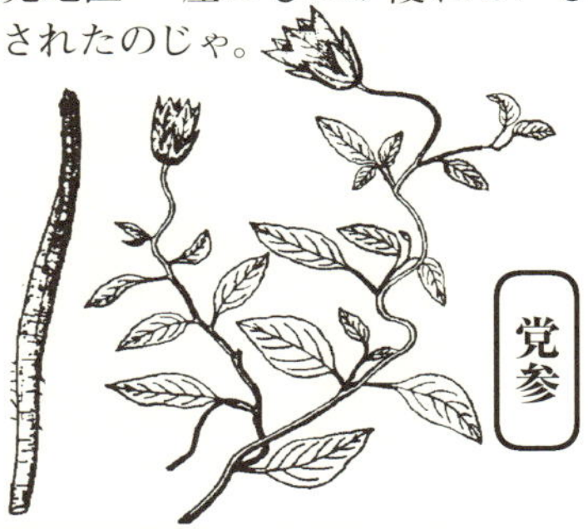

川椒《せんしょう》、川芎、川貝《せんばい》、川連《せんれん》、巴豆《はず》などは、いずれも四川省産じゃ。だから、こんな名前がつけられたんじゃ。

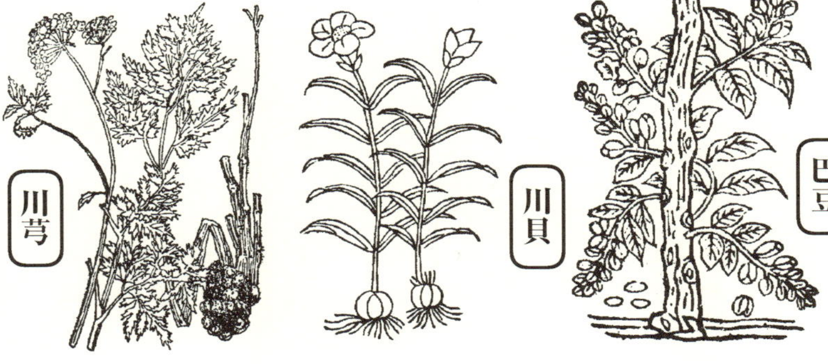

【訳注】※1：現在の山西省南部。

広金銭花《こうきんせんか》、広防己《こうぼうい》、広郁金《こううこん》などは、広東省産か、あるいは広東省から輸入されるからじゃ。

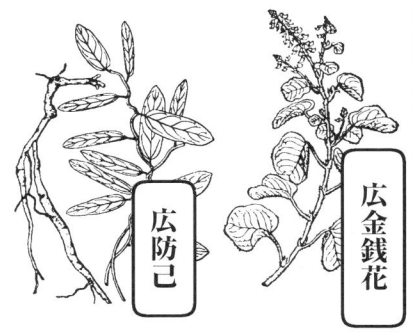

阿膠は、山東省東阿の阿井の井戸水を用いて煎じ、黒驢皮膠《こくちひきょう》とするからじゃ。

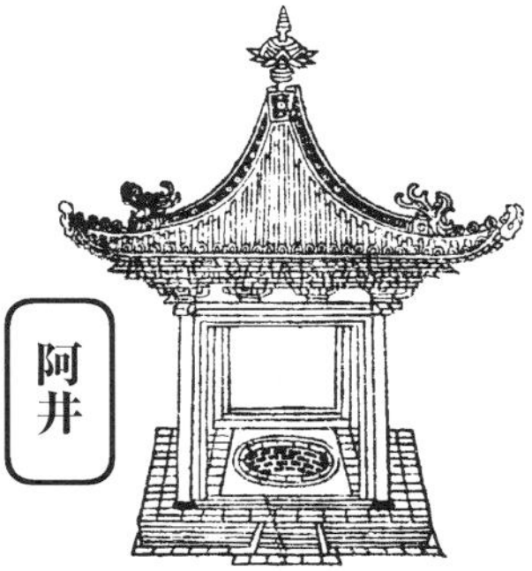

形態、つまり、もとの植物や生薬の形や状態から命名される場合もある。例えば、牛膝《ごしつ》はその茎の節の膨れ具合が牛の膝の節に似ていることから命名されたんじゃ。

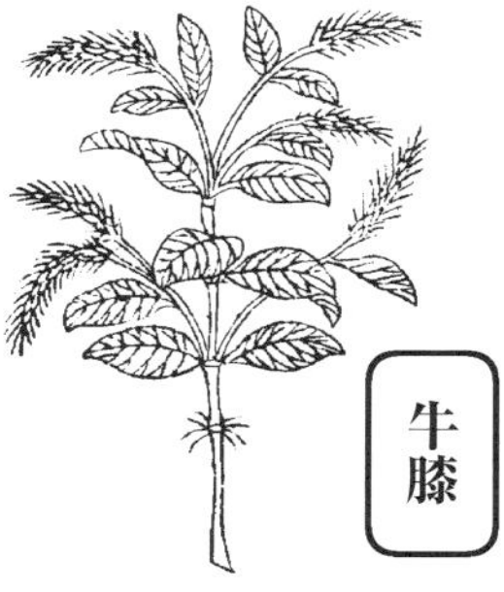

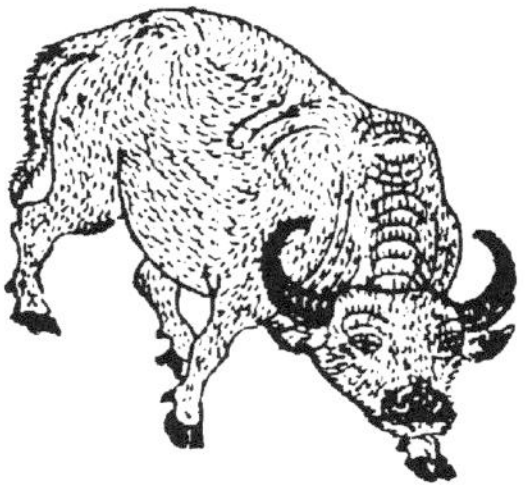

白頭翁《はくとうおう》は、その茎葉に白い毛があって老人の白髪のようにみえるからじゃ。烏頭はその茎が烏の頭に似ているからじゃ。

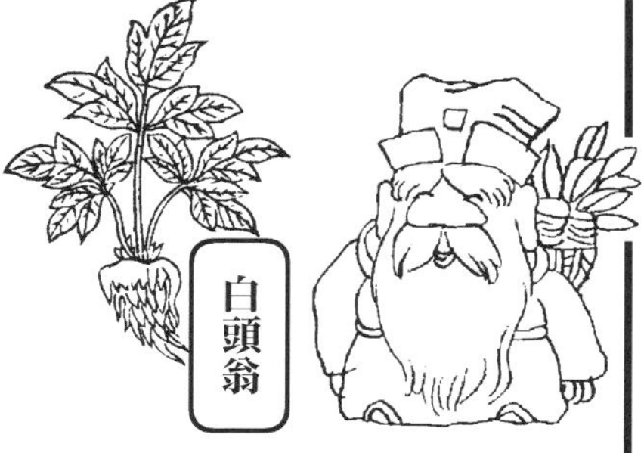

人参は、その根が人の形に似ているし、鈎藤《こうとう》は弯曲した２つの鈎があるじゃろう。このほか、木蝴蝶《もくこちょう》、龍眼、鼠尾草《そびそう》などもそうじゃ。

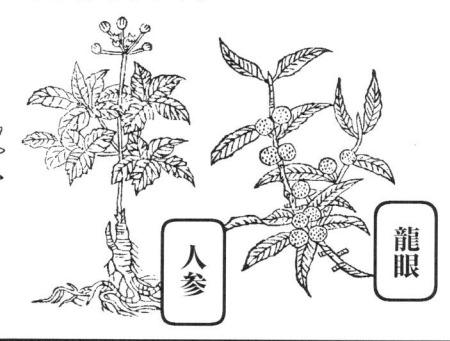

色から命名される場合もある。中薬の多くは原料が生薬のため、様々な天然の色を持っており、そこから命名されるわけじゃ。例えば白芷《びゃくし》、白薇《びゃくび》、青黛《せいたい》、青《せい》皮《ひ》、丹参《たんじん》、赤芍《せきしゃく》、紅花、紫草、玄参《げんじん》、大黄、赭石《しゃせき》、白芨《びゃくきゅう》、黄連などがそうじゃ。

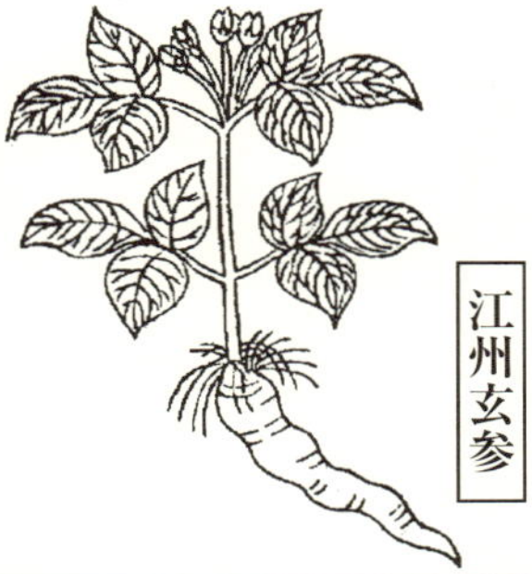

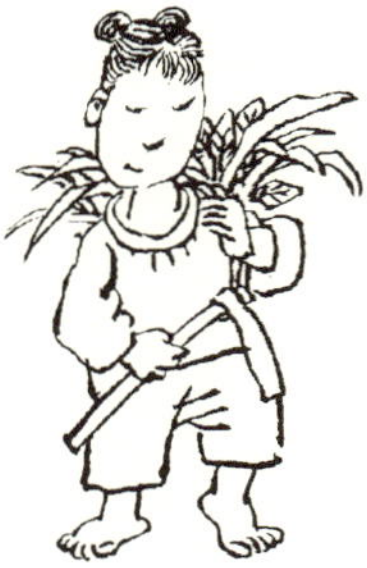

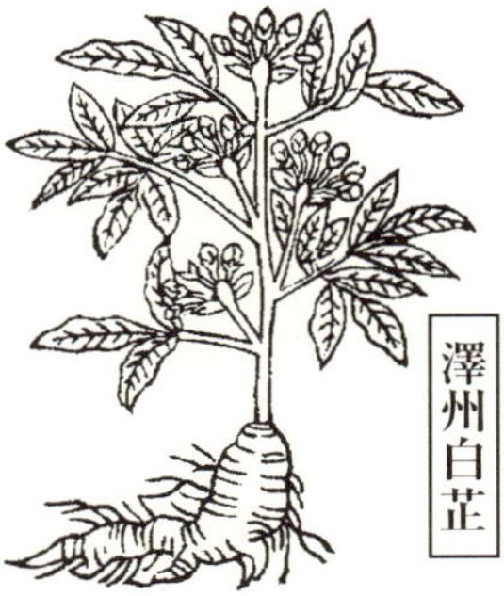

気味から命名される場合もある。多くの中薬には特殊な香りや味があるじゃろう。そこから命名されるわけじゃ。例えば木香、茴香《ういきょう》、丁香、沈香《じんこう》、檀香《だんこう》、藿香《かっこう》、麝香などじゃ。

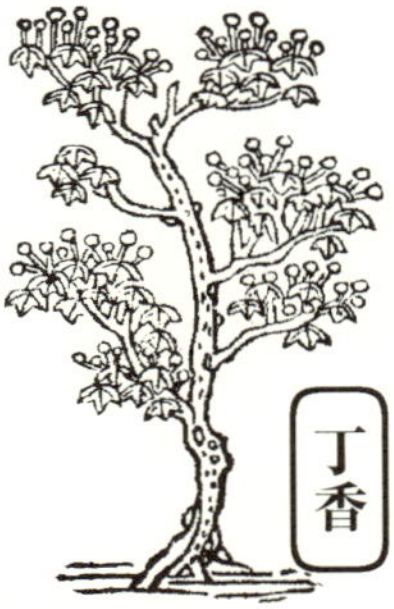

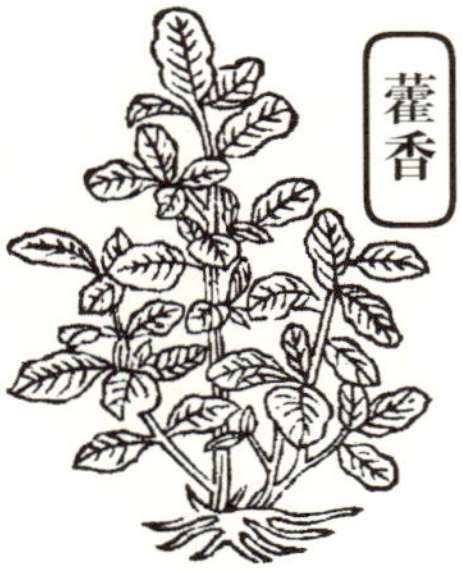

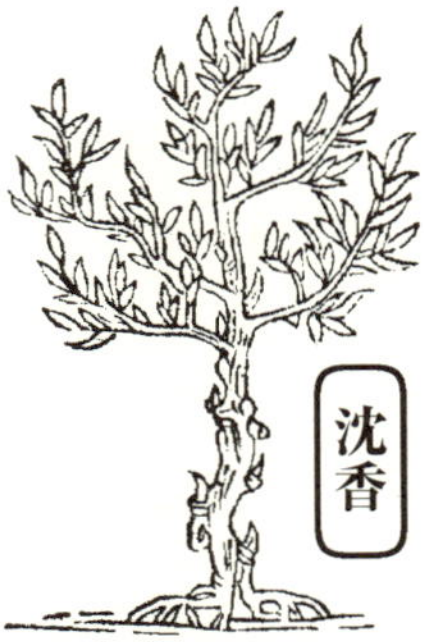

このほか、苦参《くじん》や細辛、酸棗仁、苦《にが》菜《な》、甘草、五味子などもそうじゃ。

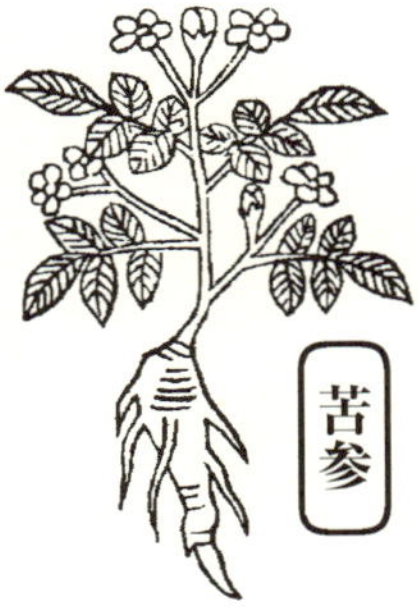

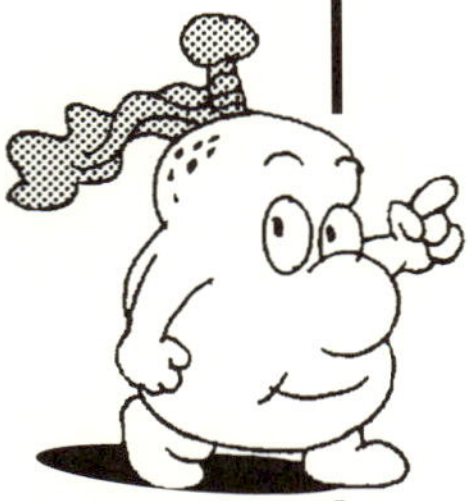

生長の特徴から命名される場合もある。例えば夏枯草は、夏の終わりに花や葉が枯れることから命名されたんじゃ。

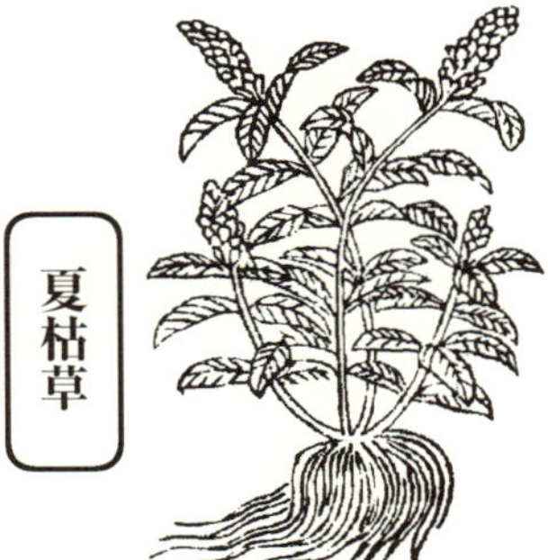

冬でも葉が萎れない忍冬《にんどう》や、冬でも葉が青い冬青《とうせい》。

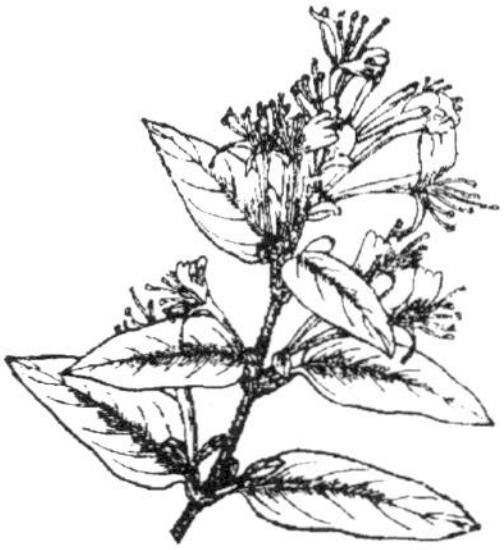

忍冬

塊茎が仲夏※1に成熟する半夏。

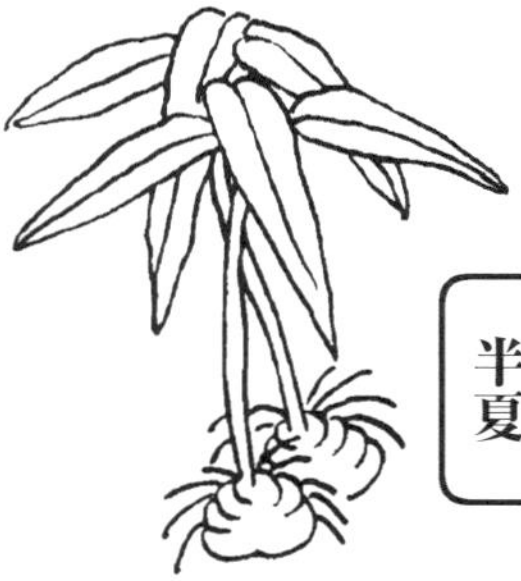

半夏

桑の林に寄生する桑寄生《そうきせい》。

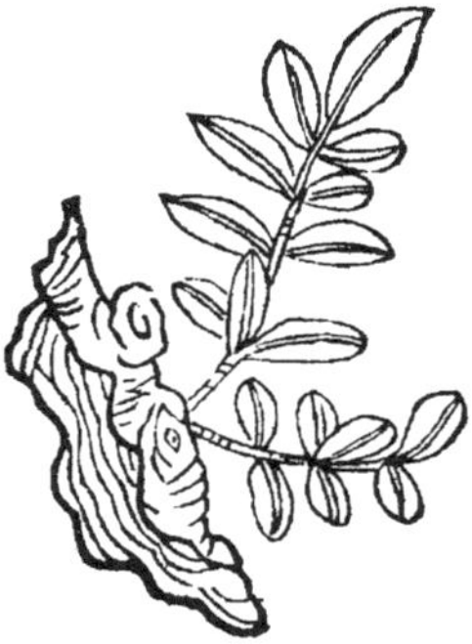

桑寄生

早春に開花する迎春花《げいしゅんか》。

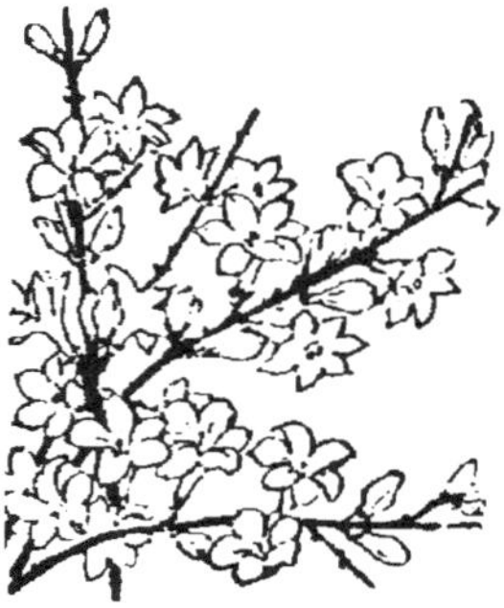

迎春花

花が冬季に開花する款冬《かんとう》。

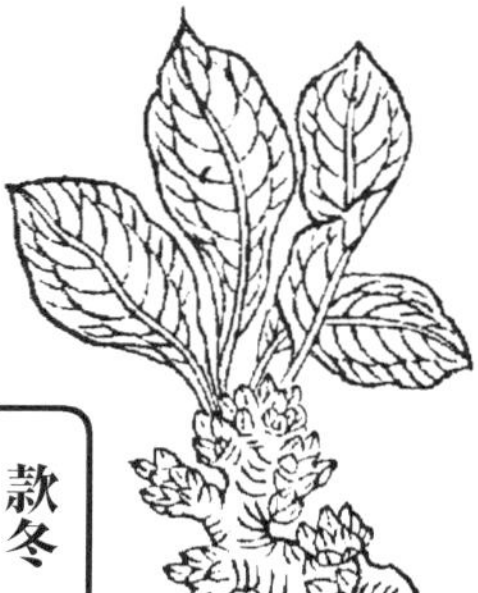

款冬

葉が四季を通じて青い万年青《おもと》などもそうじゃ。

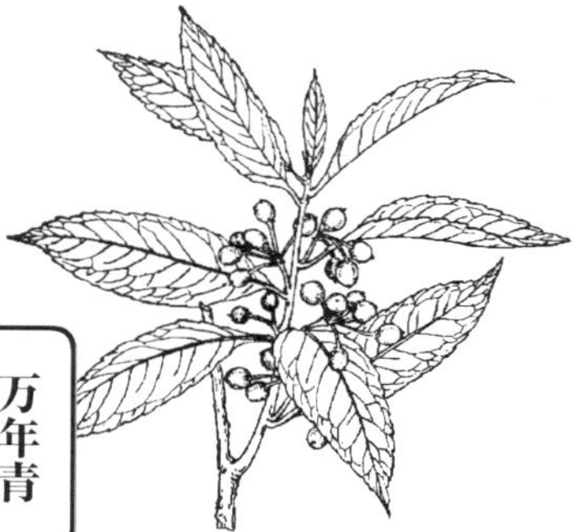

万年青

[訳注] ※1：夏の半ば。

薬物の効能から命名される場合もある。例えば防風は多くの風病を予防したり、治療する効能があるじゃろう。

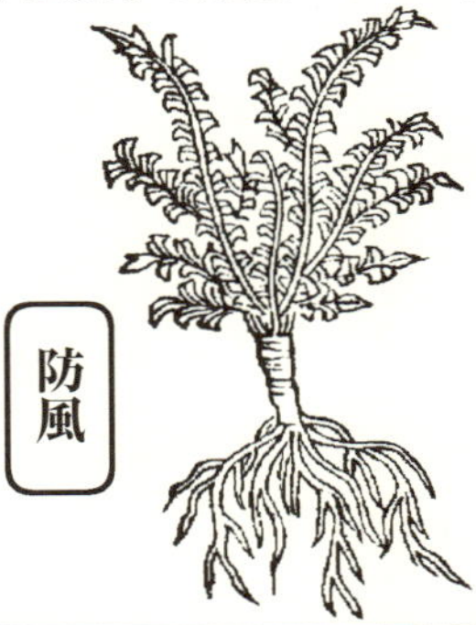

それから、婦人科の疾患の一部を治す益母草《やくもそう》。

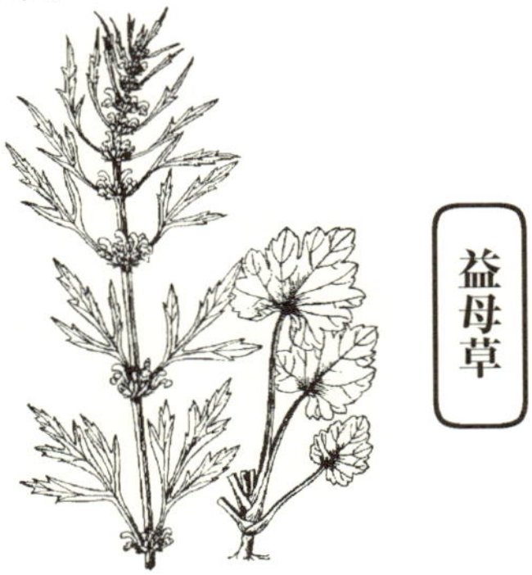

目をよく見えるようにする決明子。筋骨をつなぐ機能がある骨砕補《こつさいほ》。

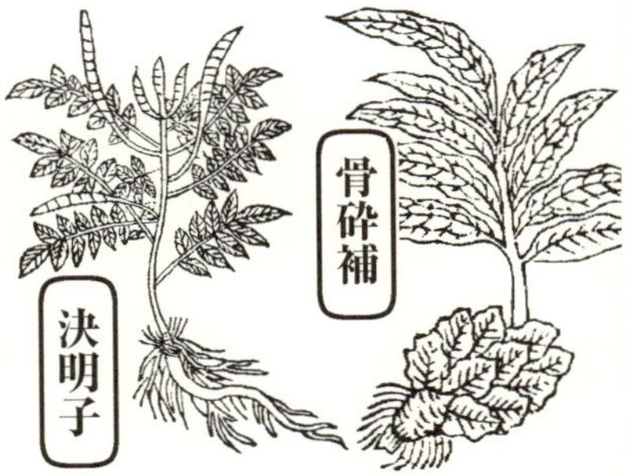

このほか、千年健《せんねんけん》、通草《つうそう》(あけび)、王《おう》不留行《ふるぎょう》、淫羊藿《いんようかく》などもそうじゃ。名をみれば薬物の効果や用途と関係しているのがわかるじゃろう。

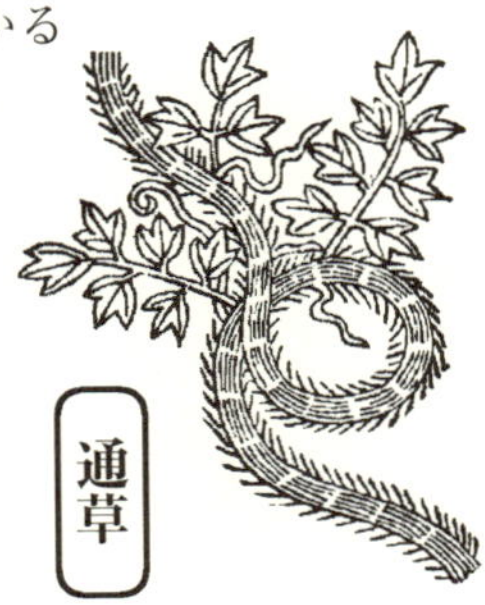

人名を用いて命名する場合もある。こうした中薬には、発見した人や最初に用いた人の名前がついておる。

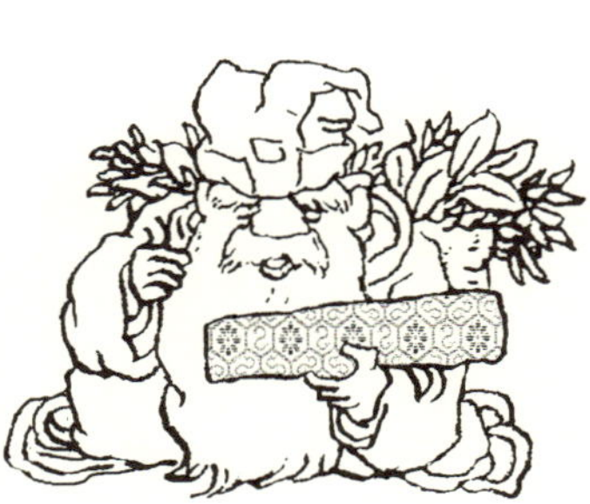

例えば劉寄奴《りゅうきど》、杜仲、徐長卿《じょちょうけい》、使君子《しくんし》、何首烏《かしゅう》などじゃ。

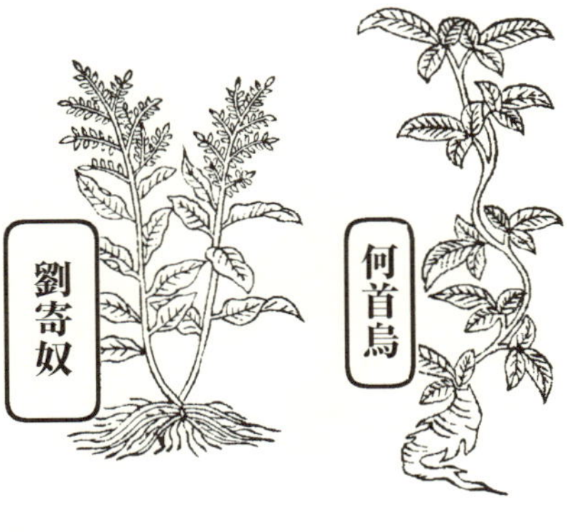

翻訳名を使用している場合もある。例えば曼荼羅《まんだら》、婆羅得、訶梨勒《かりろく》などじゃ。

番、胡の文字を冠する場合もある。例えば番木鼈《ばんもくべつ》、胡椒などで、もともとは国産ではないことを意味しておる。

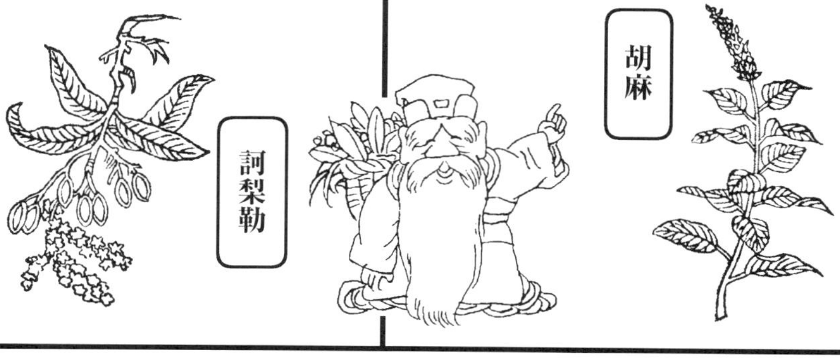

薬にする部位から命名する場合もある。中薬には植物や動物全体を薬にするものもあるが、多くはその一部を用いる。植物なら金銀花、菊花、紫蘇葉《しそよう》、淡竹葉《たんちくよう》、葛根《かっこん》、芫花根《げんかこん》、車前子《しゃぜんし》、菜服子、陳皮、地骨皮《じこっぴ》、蘇木《そぼく》、木通《もくつう》（あけび）などがそうじゃが、これらは花、葉、根、茎、果実、種子のみを用いるんじゃ。

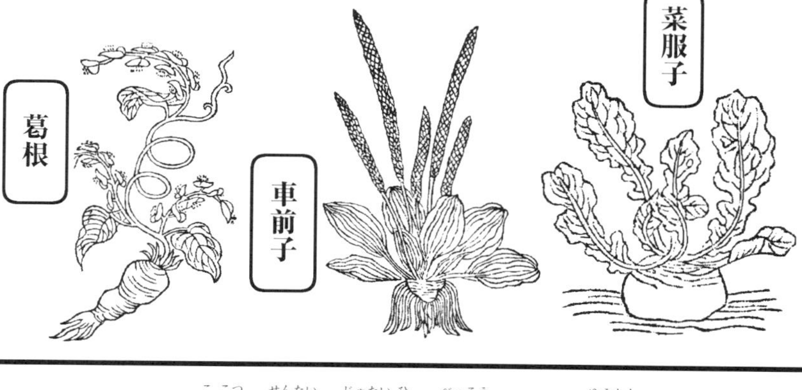

動物類の中薬なら、虎骨《ここつ》、蝉退《せんたい》、蛇退皮《じゃたいひ》、鼈甲《べっこう》、鹿茸、熊胆《ゆうたん》、猿棗などもそうじゃ。

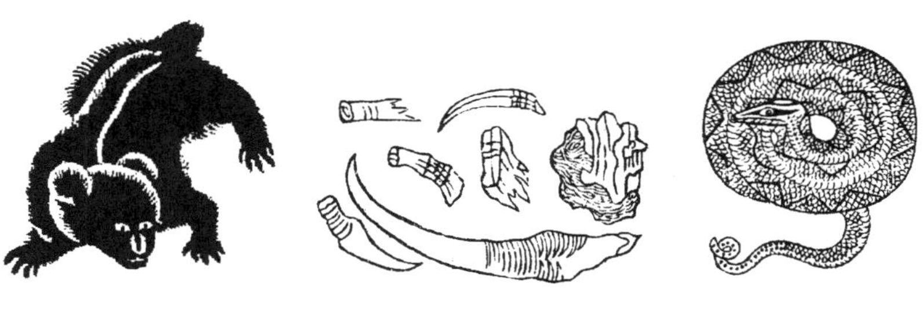

使用価値、あるいは関連作用から命名する場合もある。例えば金不換《きんふかん》、百両金《ひゃくりょうきん》、牽牛《けんご》などじゃ。また、ある動物との関係から命名される場合もある。例えば蛇《じゃ》含《がん》、蛇床子《じゃしょうし》、酔魚草《すいぎょそう》、狼毒などじゃ。

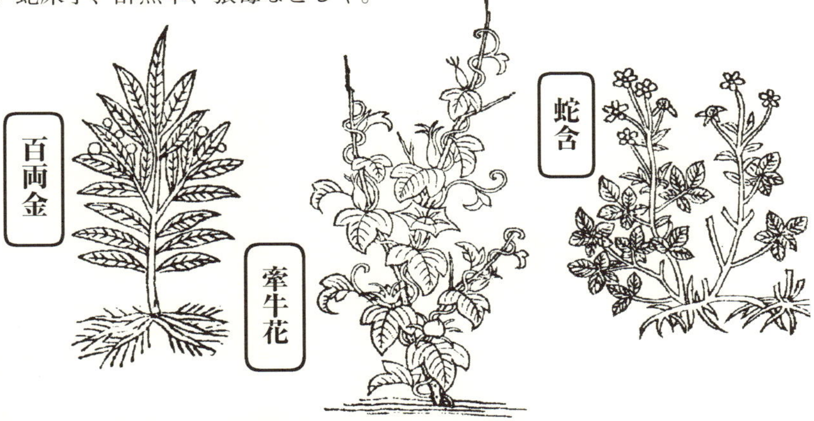

このほか、中薬の中には同じ名なのに異なる薬の場合、同じ薬なのに異なる名を持つ場合がある。

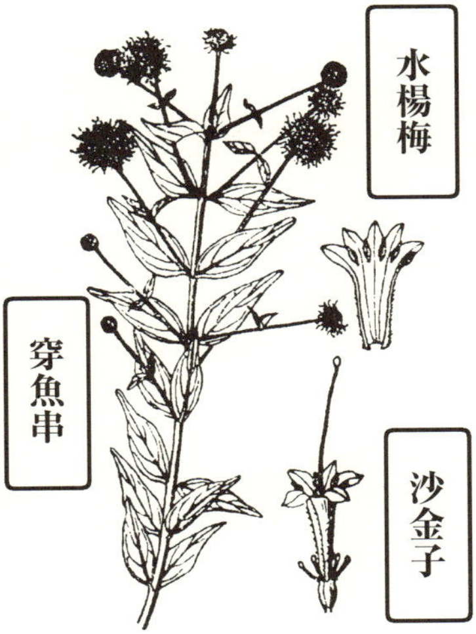

例えば茜草《あかね》科の水楊梅は長沙では沙金子、湘西では穿魚串《せんぎょかん》と呼ばれておるが、これらは同じ薬なんじゃ

また､同じ水楊梅と呼ばれているのに、茜草科に属するものと、薔薇科に属するものがある。

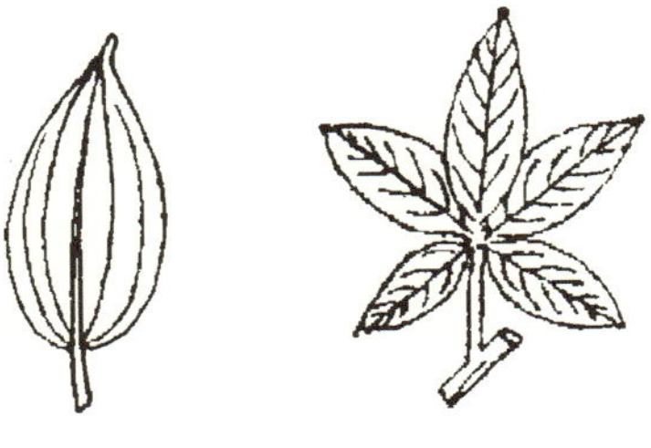

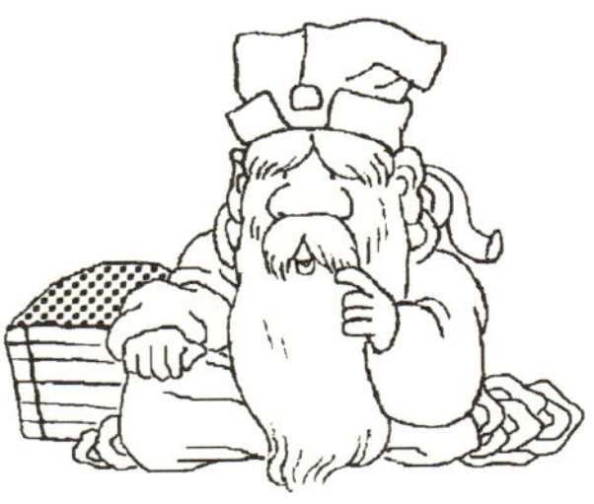

だから、中薬はその科、属、種の分類の特徴をしっかり把握して、間違いのないよう気をつけて用いねばならんのじゃ。

中薬の採集と保存について

前にも言ったが、薬物の生長は特定の地理的環境や生長過程と切り離せないものじゃ。生長過程が、寒いか暑いか、長いか短いかとかいう時間的なもの、東西南北のどこで生長したかという地域的なものなどが必ず薬物の出来に影響を与えるんじゃ。

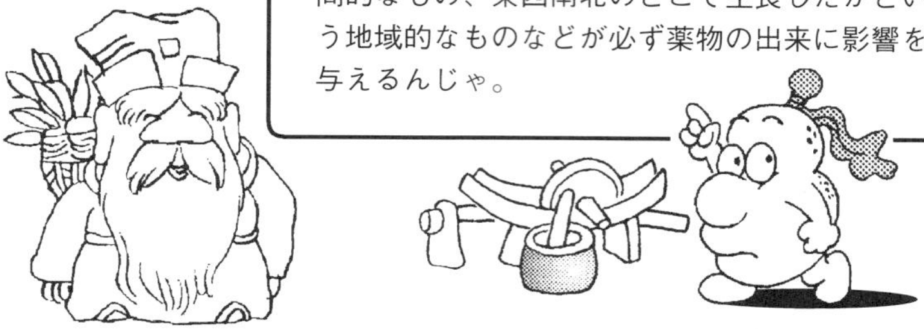

黄帝内経『素問・至真要大論』には、「適した気候の下で採集された薬物は、十分な天地の気を得ているため、その気味が濃く、薬効も強い」と書かれておる。

そうでないものは気が散り、効き目が悪い。形態は似ていても、品質は大きく異なるのじゃ。

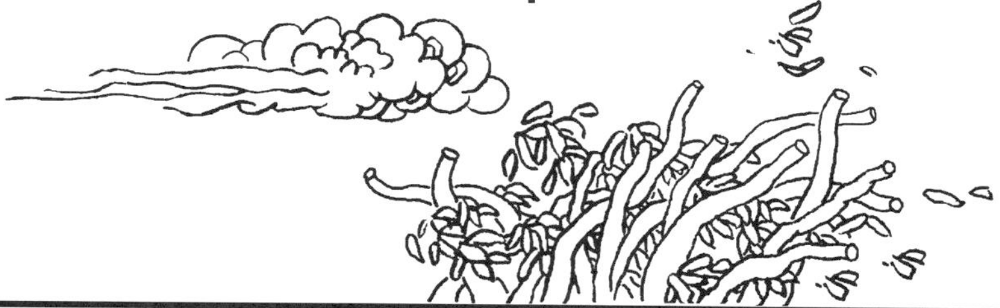

これは薬の気味に濃淡の違いがあり、性能に静躁の違いがあるからであり、

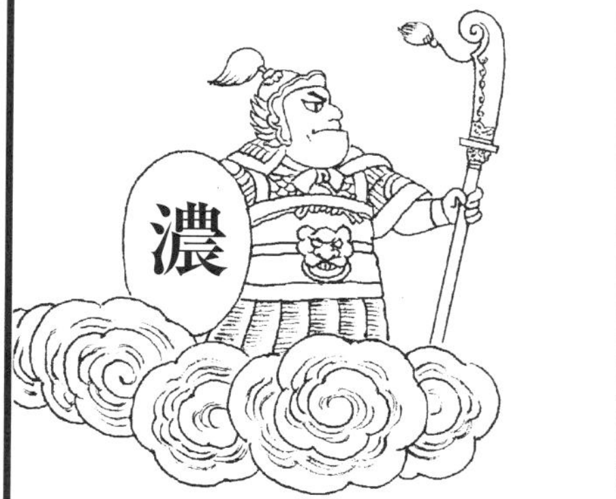

また、病気治療の効果に大小の差があり、薬の力に深浅の違いがあるからじゃ。

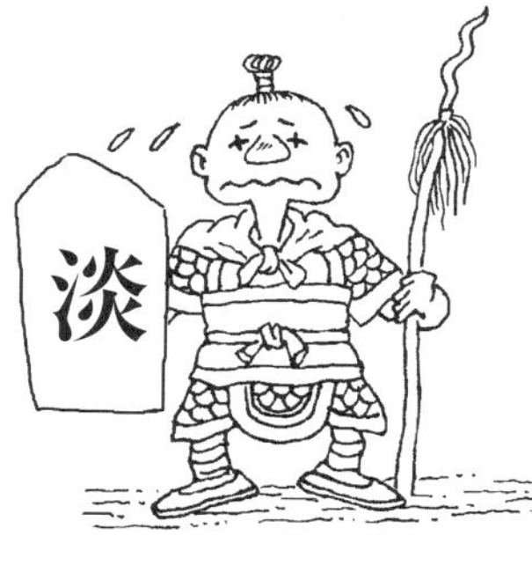

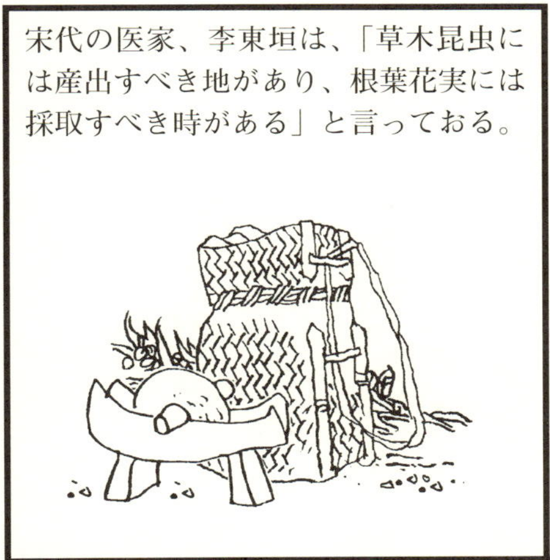
宋代の医家、李東垣は、「草木昆虫には産出すべき地があり、根葉花実には採取すべき時がある」と言っておる。

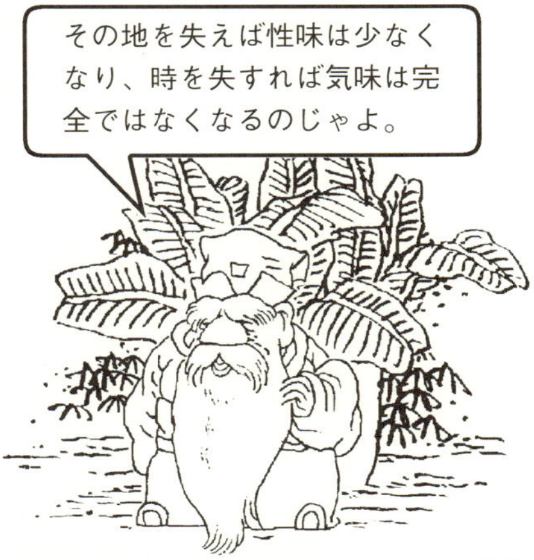
その地を失えば性味は少なくなり、時を失すれば気味は完全ではなくなるのじゃよ。

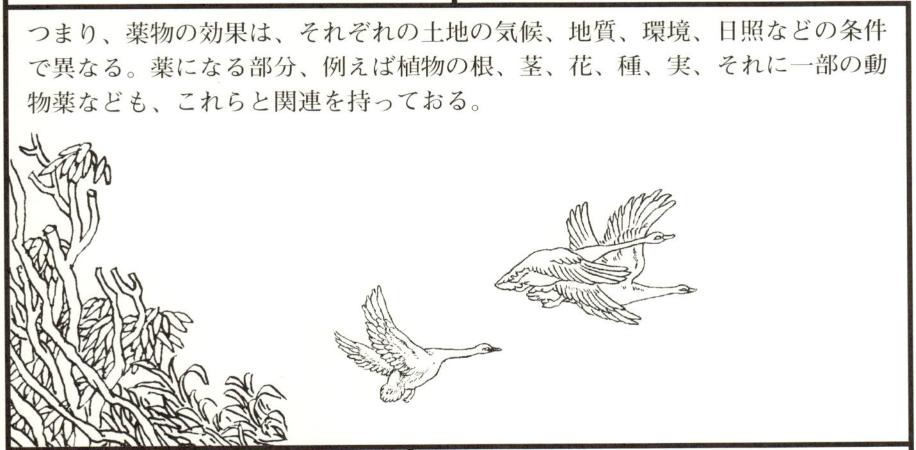
つまり、薬物の効果は、それぞれの土地の気候、地質、環境、日照などの条件で異なる。薬になる部分、例えば植物の根、茎、花、種、実、それに一部の動物薬なども、これらと関連を持っておる。

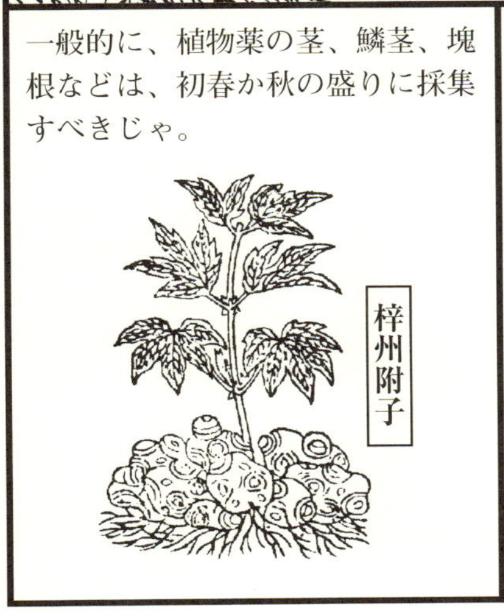
一般的に、植物薬の茎、鱗茎、塊根などは、初春か秋の盛りに採集すべきじゃ。
梓州附子

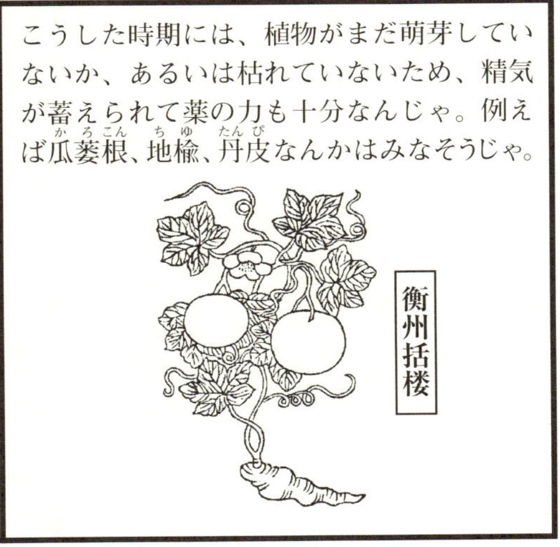
こうした時期には、植物がまだ萌芽していないか、あるいは枯れていないため、精気が蓄えられて薬の力も十分なんじゃ。例えば瓜蔞根《かろこん》、地楡《ちゆ》、丹皮《たんぴ》なんかはみなそうじゃ。
衡州括楼

花は、つぼみが開こうとしているときか、開いたばかりのときに採取すべきじゃ。例えば金銀花や菊花なんかはみなそうじゃ。

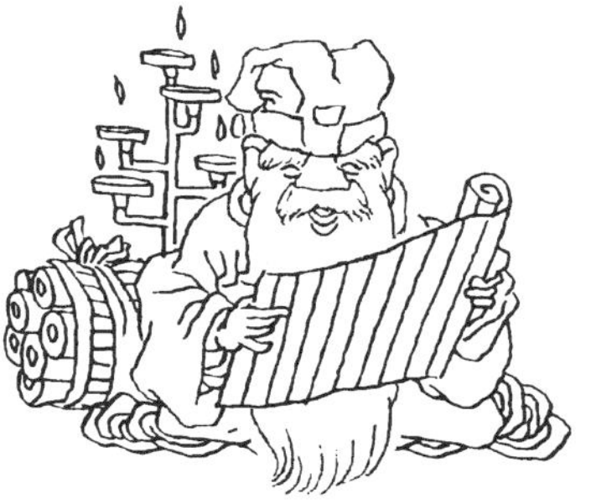

茎葉部分は生長の最も盛んな時期に採取すべきじゃ。例えば茵陳《いんちん》、大青葉《だいせいよう》なんかはそうじゃ。

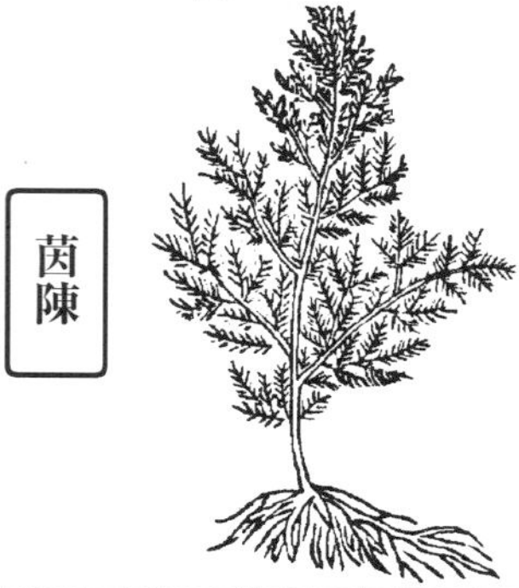

果実の場合はふつう、熟したばかりのときに摘み取るのがよい。例えば豆蔲《ずく》、青皮なんかはそうじゃ。

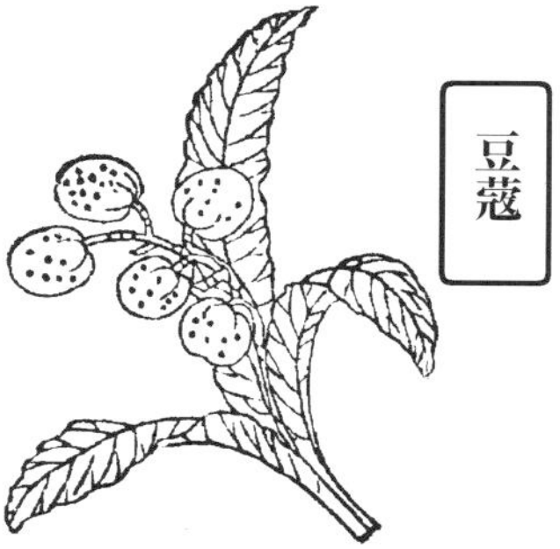

だが、中には十分に熟してからの方がいいものもある。例えば瓜蔞、香木椽などじゃ。

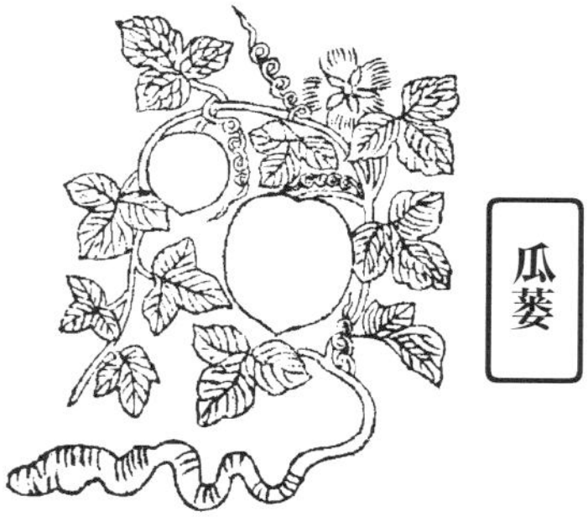

種、実の場合には、しっかり熟してから採集する。例えば杏仁、茺蔚子《じゅういし》などじゃ。

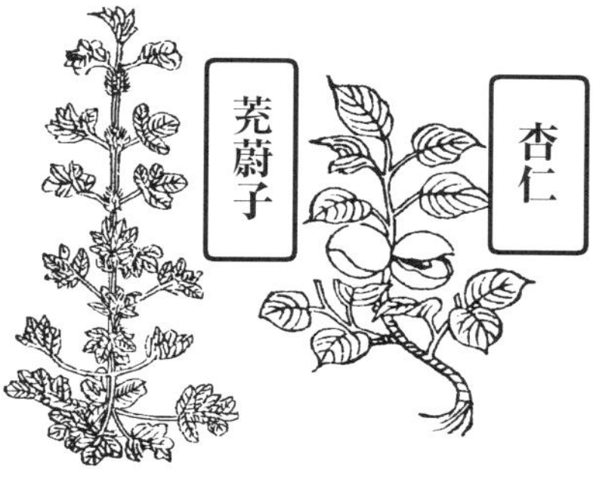

このほか、樹脂類の薬物には、乾燥した季節に採集すべきものがある。例えば松香、乳香などじゃ。

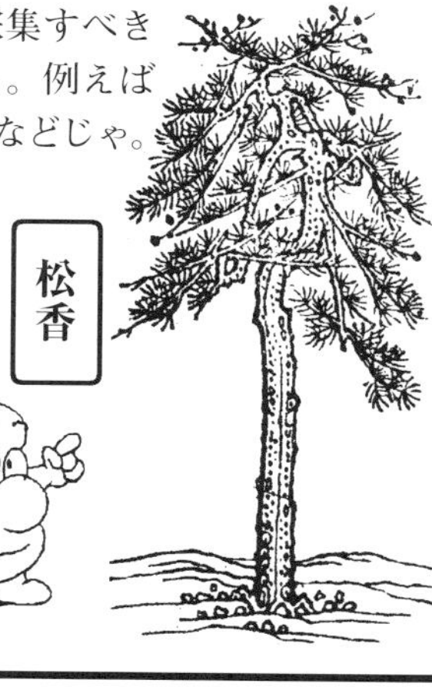

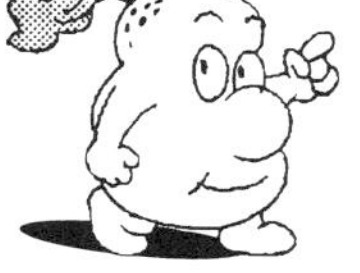

ただ、これらはあくまで一般的なケースじゃ。このほか、節気※1の遅い早い、気候の変化、地域の違いなどを考慮しなければならん。

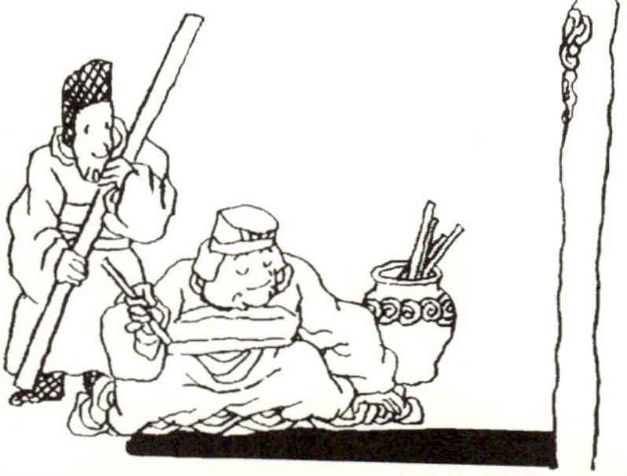

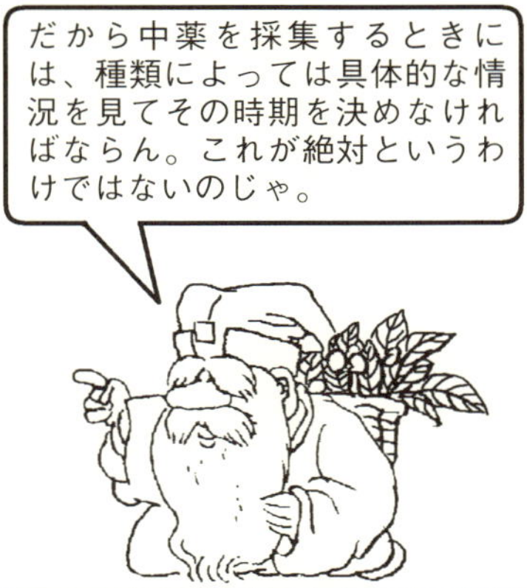
だから中薬を採集するときには、種類によっては具体的な情況を見てその時期を決めなければならん。これが絶対というわけではないのじゃ。

動物薬を採集するときも、適切な時期を選ぶ必要がある。例えば、驢馬《ろば》の皮は冬に採取するのが良い。この時期には皮が厚く脂肪が多いため、薬効が強いのじゃ。

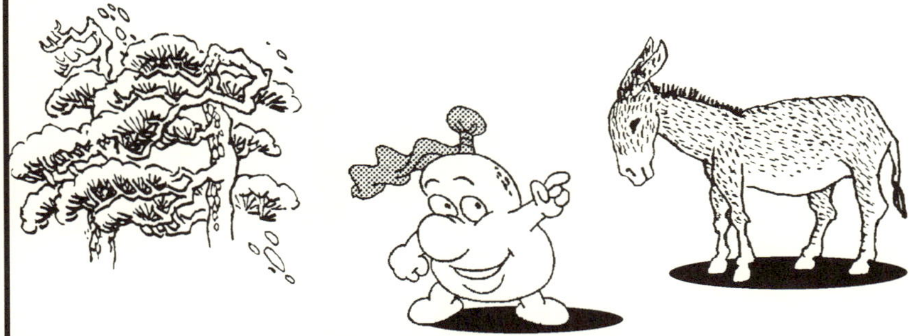

鹿茸は清明節※2後40日から60日で採取しなければならん。遅すぎると角化して質が悪くなる。

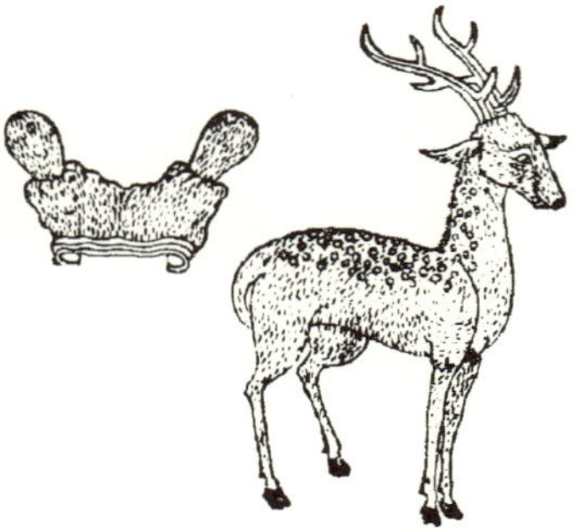

昆虫の薬物、例えば桑螵蛸（カマキリの卵）は3月中に採取しなければならん。これを過ぎると孵化してしまうからのォー。

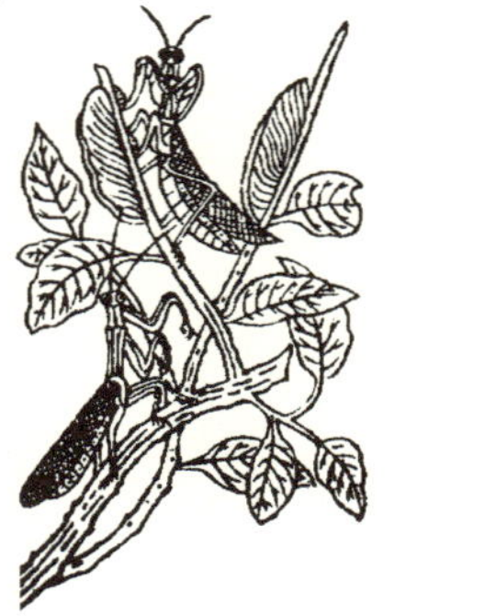

［訳注］
※1：1年を24区分したもの。
※2：24節気の1つで、新暦では4月5日頃に当たる。

植物薬を採集するときには、気候、時間、方法にとりわけ注意する必要がある。根茎類の植物であれば、晴天に採集するのがよい。土がゆるくて、掘り出しやすいからじゃ。

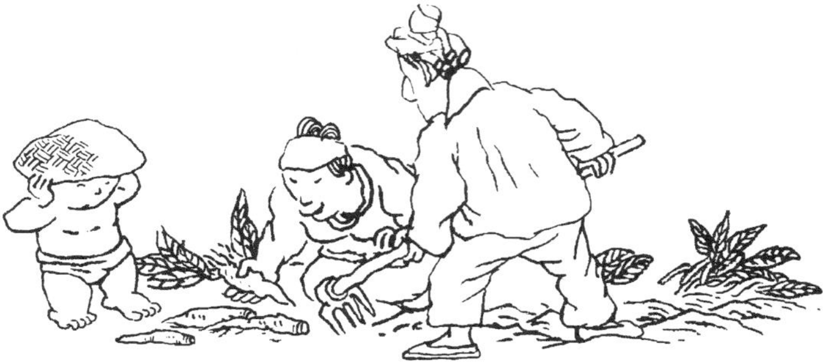

花葉、果実類は、ふつう雨天のときや露の乾かないうちに採取するのはよくない。カビが生え腐ってしまうからじゃ。果実によっては早朝か夕方に採取する方がよいものもある。昼間、日差しが強いときに摘み取ると、カビが生え腐ってしまうからじゃ。

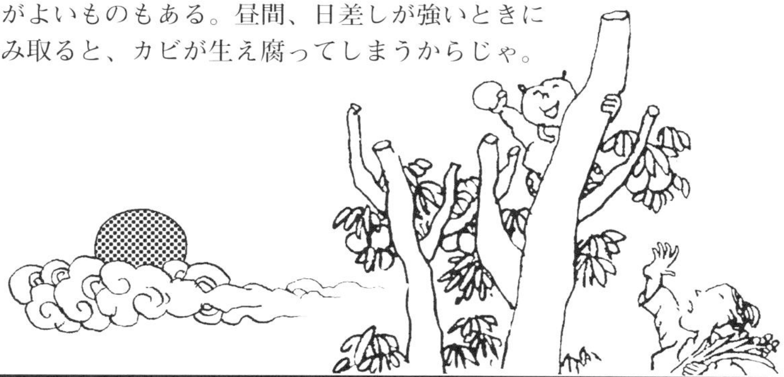

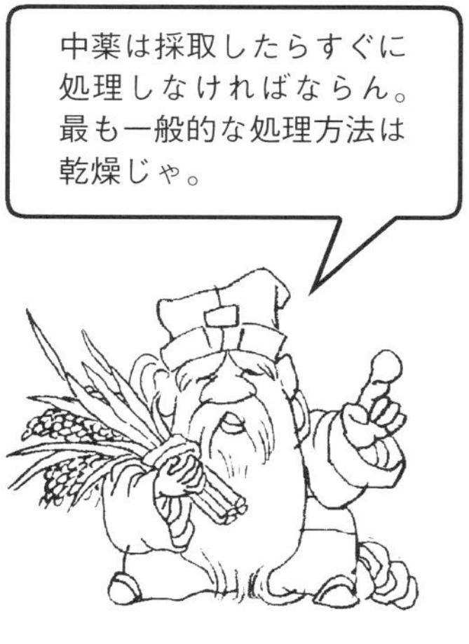
中薬は採取したらすぐに処理しなければならん。最も一般的な処理方法は乾燥じゃ。

根、茎、種、果実であれば、多くの場合、日光に当てて干す。

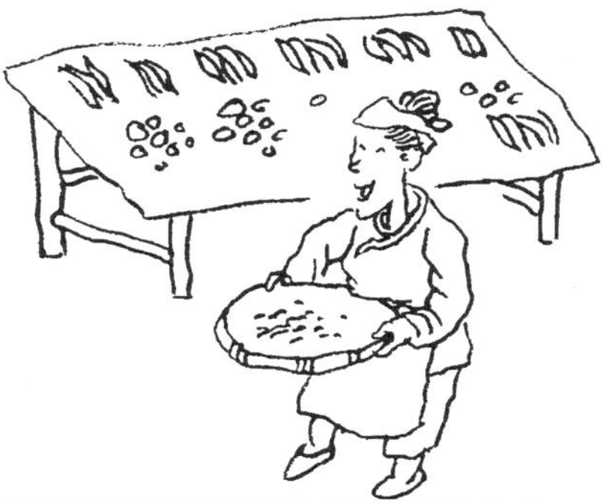

植物性の薬物は採集後、根類ならまず泥を取って日光の下で干す。揮発油が含まれた薬物、例えば薄荷、肉桂《にっけい》などは、通気性のよいところにつるしてゆっくり陰干しする。これは揮発成分が失われるのを防ぐためじゃ。

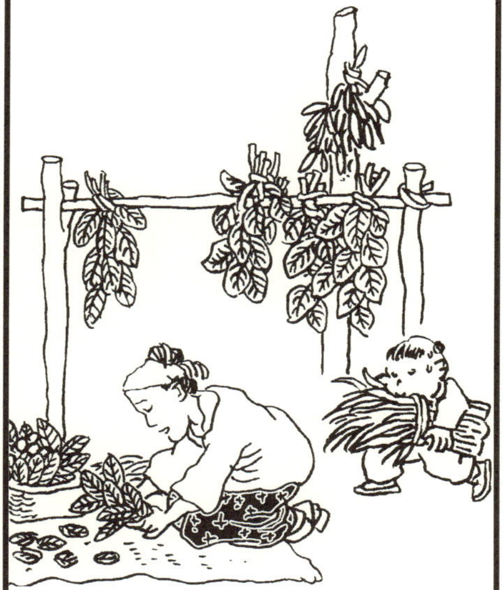

だが、中には色や味が変わってしまうため、日に当ててはならないものもある。その場合には陰干ししたり、火にあぶって乾燥させる。例えば麻黄なんかは陰干しにする方がいいんじゃ。

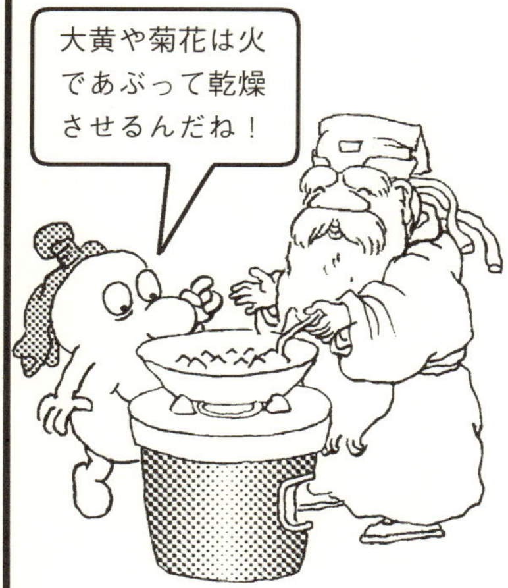
大黄や菊花は火であぶって乾燥させるんだね！

動物性の薬物、例えば虫類や動物の内臓なんかは、生石灰などの乾燥剤の中に置いて水分を取り、薬物が乾燥するのを待って、よく乾いた冷暗所に密封しておく。特に揮発しやすく、湿気を帯びやすいものや、吸着性のあるものはこうする必要がある。

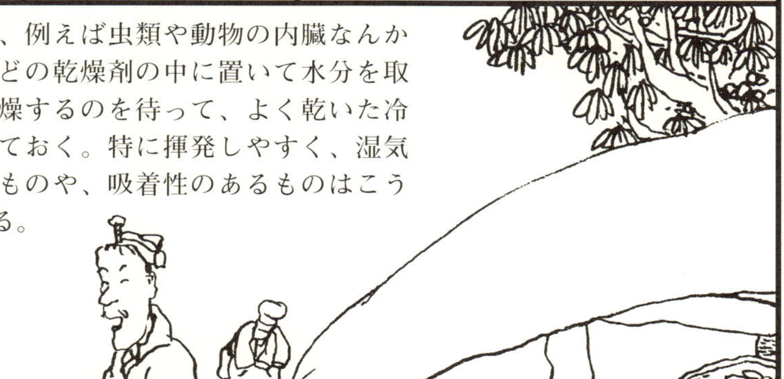

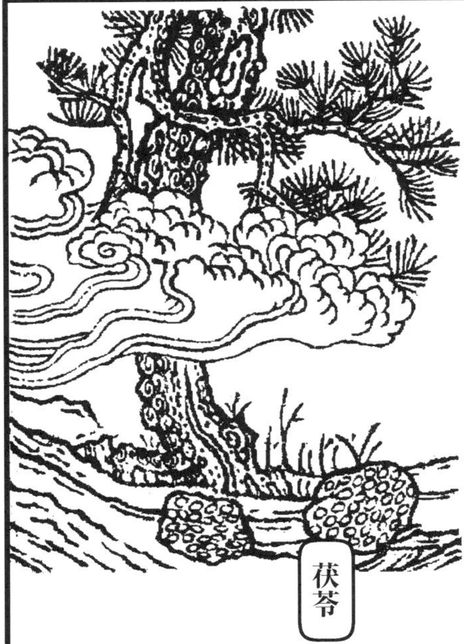

もちろん、日に当てたり、乾燥させたりしたらダメで、情況に応じて保存すべき薬物もある。例えば茯苓は日に当ててもいけないし、湿気を帯びさせてもよくない。日陰の乾燥した場所に保存しなければならん。

骨砕補は陰湿を好み、乾燥を嫌う。だから、日に当てるのはいけないんじゃが、石灰甕に密封して保存するのはもっとよくないんじゃ。

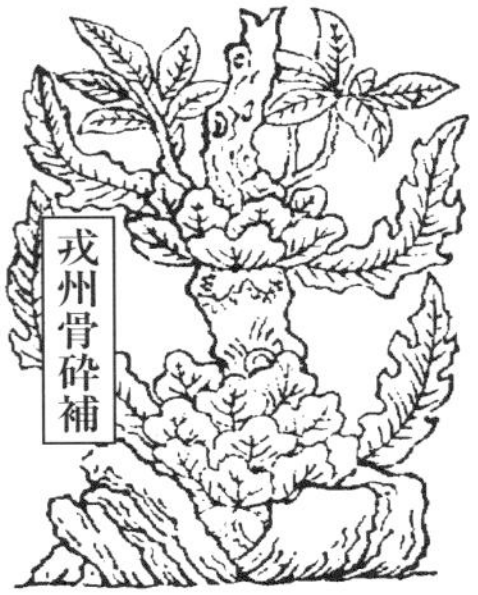

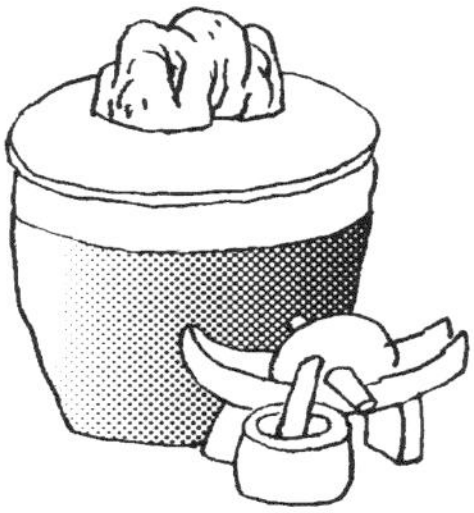

鮮生地、鮮沙参なんかは砂の中に埋めておくのがよい。だから、鮮石斛や鮮石菖《せきしょう》は砂石を用いて栽培する方がいいんじゃ。

保存が適切かどうかは、薬物そのものの損耗とかかわるが、重要なのは薬物の性能と効力に影響が出ることじゃ。だから、適切に保存するように十分注意する必要があるんじゃよ。

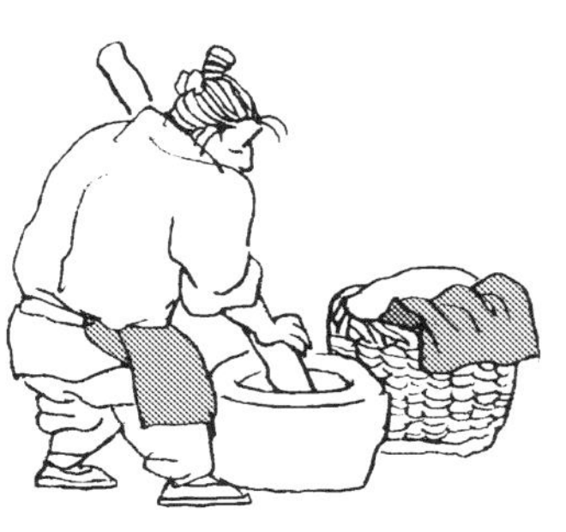

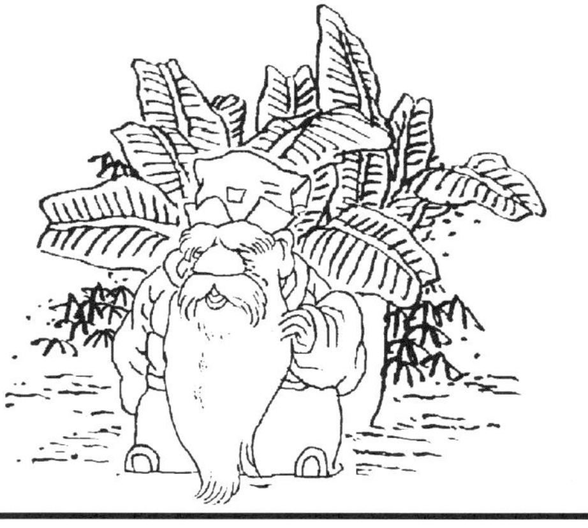

中薬の製剤について

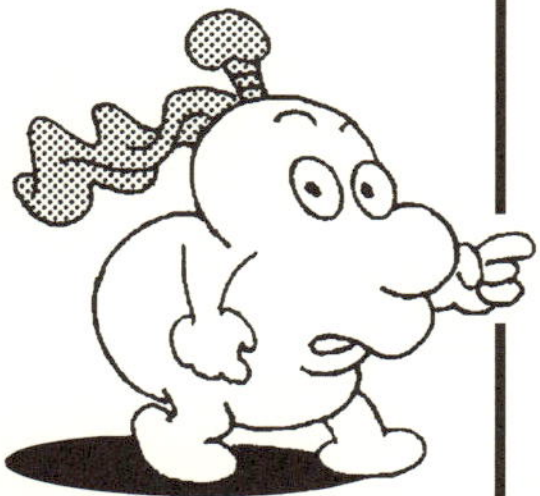

中薬を作るには生薬に一定の加工処理を加えることが多い。火を使う方法には煨《わい》※1、煆《か》※2、炮《ほう》※3、炒《しゃ》※4、炙《しゃく》※5、焙《ばい》※6などがある。

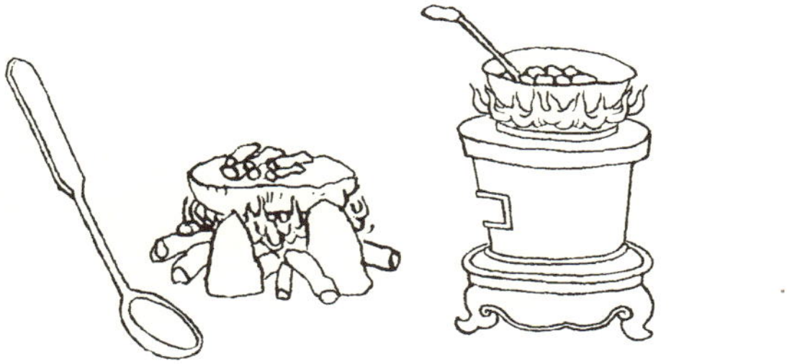

水を用いる方法には洗、漂、泡、漬《し》、水飛※7などがある。

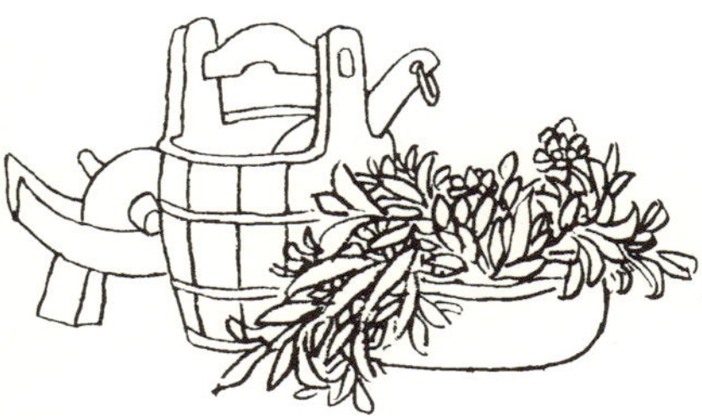

また、蒸《じょう》、煮《しゃ》、淬《すい》※8などのように水と火をともに用いる方法もある。

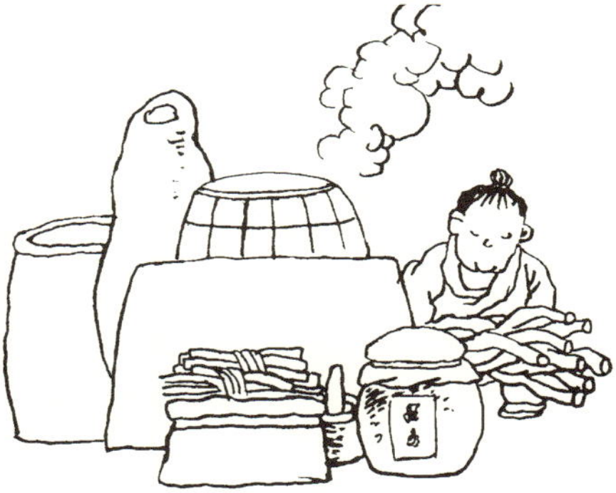

なぜこのような加工を加えるかというと、一定の基準まで薬物の純度を上げるためじゃ。

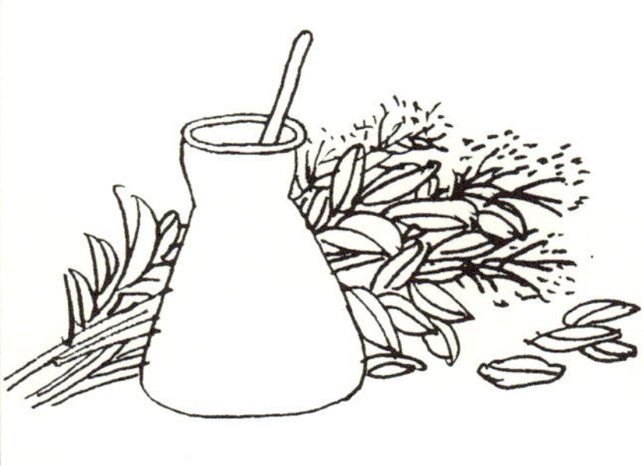

[訳注]

※1：薬物をぬらした紙あるいは水でどろどろにした小麦粉あるいは粘土で包み、熱い灰の中に入れて紙や小麦粉が黒く焦げ、粘土がすっかり乾くまで加熱すること。

※2：薬物を火の中に入れて赤くなるまで直接に焼くか、耐火容器に入れて間接的に火で焼いて脆くする。

※3：鉄の鍋の中に入れて全体が黄色、あるいは暴裂するまで炒めて加工する方法。

※4：炒る、炒める。

※5：薬物と液体の補助材料を鍋の中に入れて熱を加えて炒め、補助材料を薬物にしみこませる加工方法。

※6：とろ火で薬物に熱を加え乾燥させる。薬物をきれいな瓦の上か鍋の中に入れて焦げないように加熱して乾燥させること。

※7：水に溶けない薬物を、水といっしょに細かく研磨してから多量の水を加えて攪拌する。粗大な顆粒は沈殿し、細かい粉末は水中に混じる。その混じった水を別の容器に入れてさらに沈殿させ、その沈殿物を乾燥させる。

※8：薬物の作用を弱めるため鉱物薬を火で焼いて、赤くなったところで速やかに水あるいは酢の中に入れる。

一定の純度がないと、臨床で用いるとき、薬剤量が正確なものにならぬ。だから中薬を作るときは、まず薬物を分離・洗浄して、一定の純度に上げる必要があるんじゃ。動物、昆虫類薬物にはしばしば筋肉、脂肪、足、翼などが残っているが、そうした不純物はきれいに取り除かねばならん。

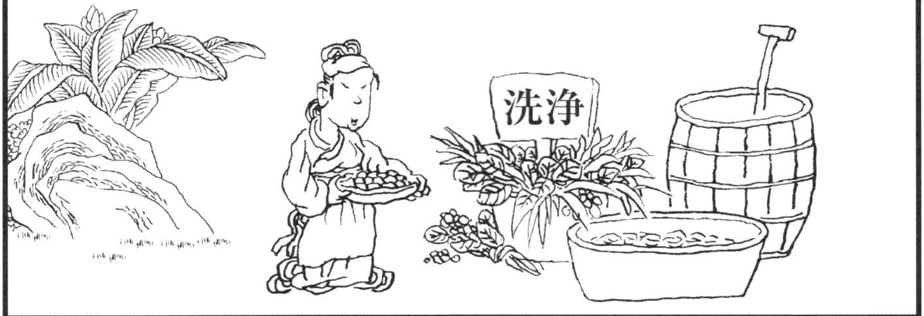
洗浄

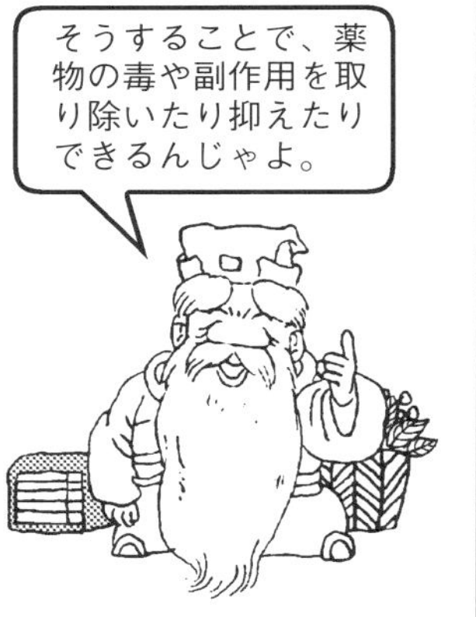
そうすることで、薬物の毒や副作用を取り除いたり抑えたりできるんじゃよ。

中薬は種類が大変多く、それらはそれぞれの性質をもっている。このうち人の体に対する作用が強いもの、あるいは有害な薬物を、中医学では大毒、小毒、峻烈性、燥性などに分類しておる。

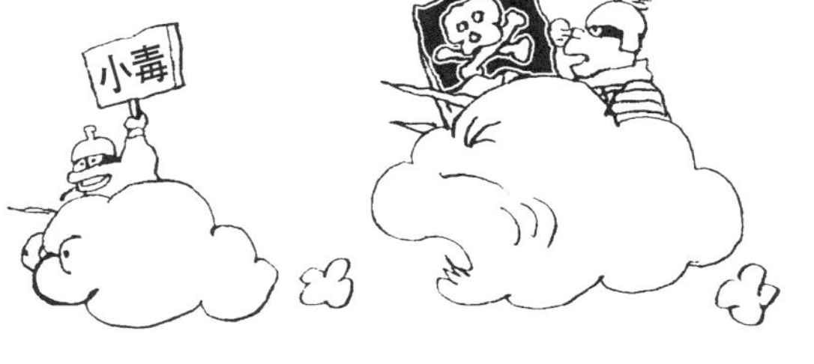
小毒

薬の安全性を保証するため、中薬は厳格につくられる。

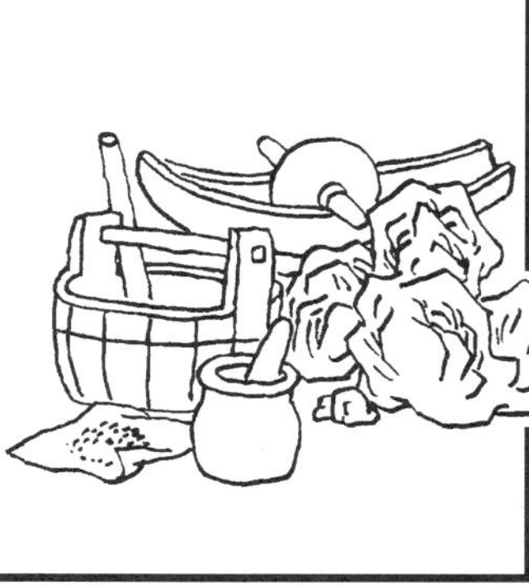

例えば、川烏の中でも毒性が強い烏頭碱《うずかん》は、洗漂、蒸煮といった処理をすることで毒素が抑えられ、安全に「回陽救逆《かいようきゅうぎゃく》」(強心)の薬としての役割を果たす。

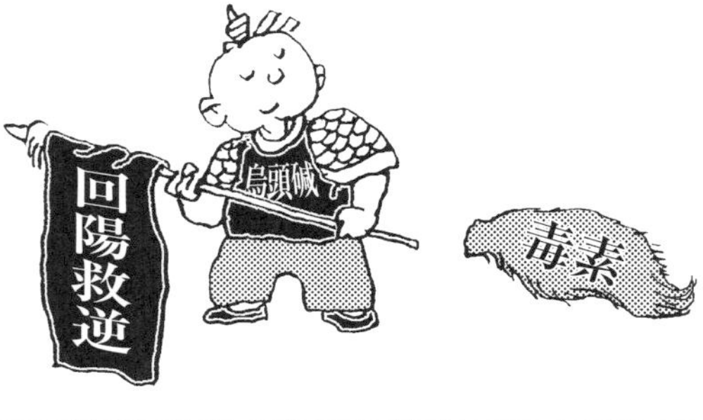
回陽救逆
烏頭碱
毒素

千金子、巴豆などは、急激な下痢を誘発させる油脂成分を大量に含んでおるが、一部の脂肪油を取り除けば千金霜、巴豆霜として薬に用られるようになる。

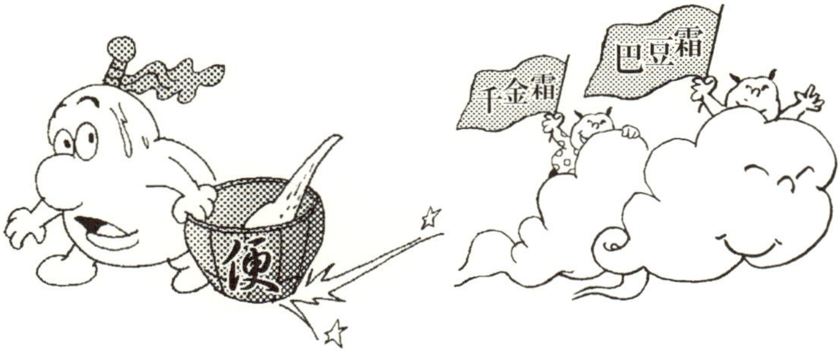
千金霜
巴豆霜
便

薬物がそれぞれにもつ特徴を引き出して効果を高めるわけじゃ。

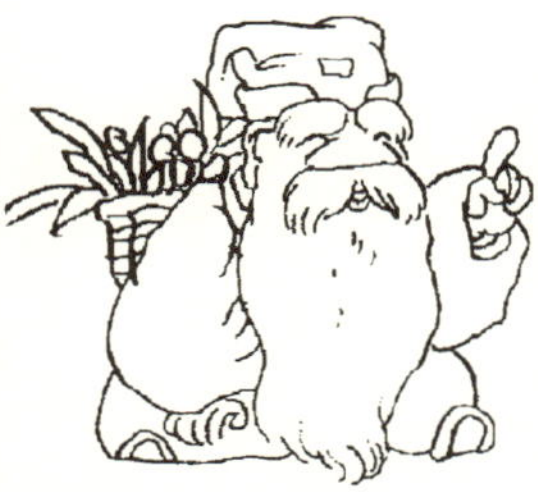

薬物そのもの（正品）と製剤したもの（熟品）とでは異なる効能を備えているため、治療するときには、それぞれの病状に応じてどちらか選ぶのじゃ。

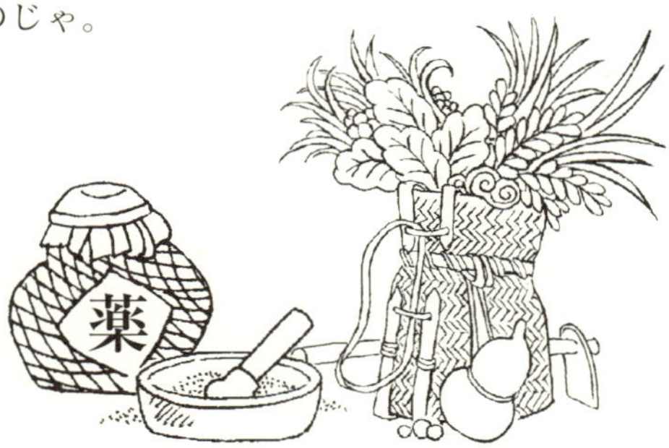
薬

熟品（熟地）になると、性味が甘、微温に変わり、腎を養って血を補い、骨髄を充填し、精血を益す作用をもつようになるじゃろう。

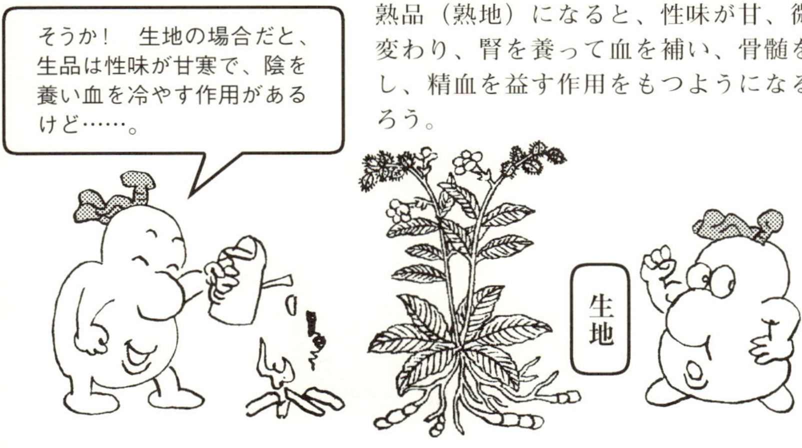
そうか！　生地の場合だと、生品は性味が甘寒で、陰を養い血を冷やす作用があるけど……。
生地

甘草だと、生で用いると瀉火解毒作用があるが、蜜製にすると性味が甘平から甘温に変わり、中気虚証を治す作用をもつようになる。

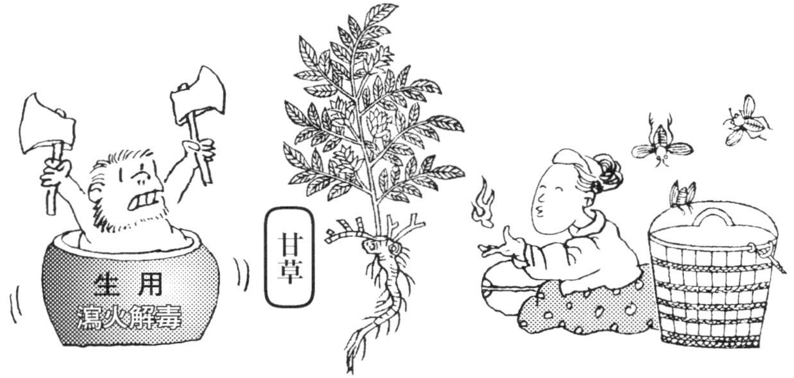

延胡《えんご》は酢製にすると、煎じるときに有効成分であるアルカロイドがよく溶け出るようになり、鎮痛作用が増すのじゃ。

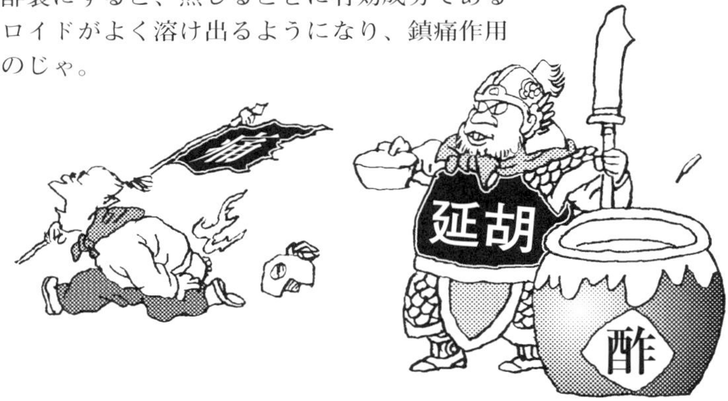

中薬製剤の配合と貯蔵について

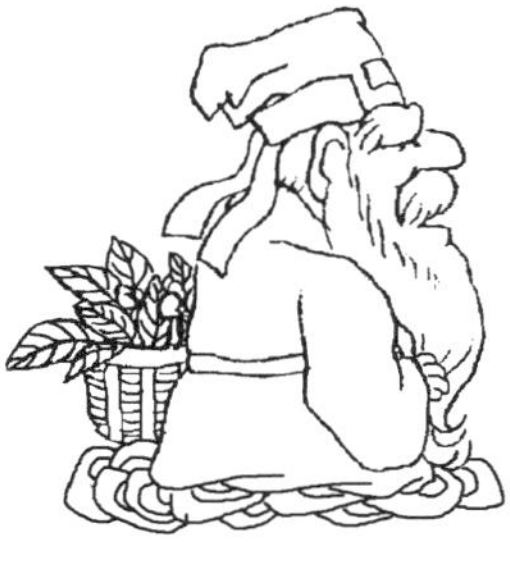

中薬では煎じ薬がよく使われるが、多くの場合、臨時に配合・調剤される。だから、もとの薬物を様々な大きさに変える必要がある。

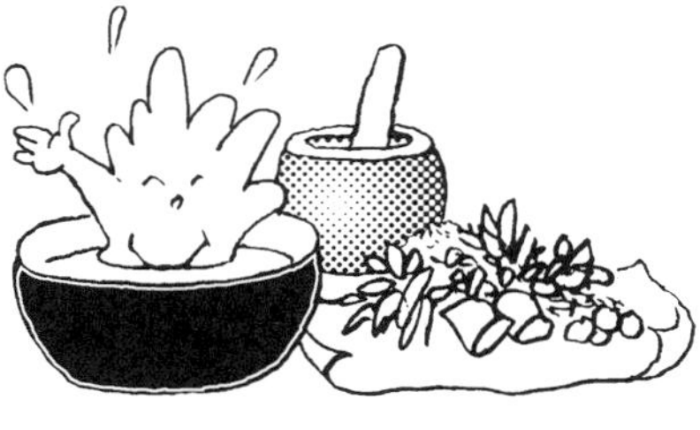

例えば、鉱石類、貝殻類、骨格類などの薬物は高温でもろくして、有効成分が出やすくするんじゃ。

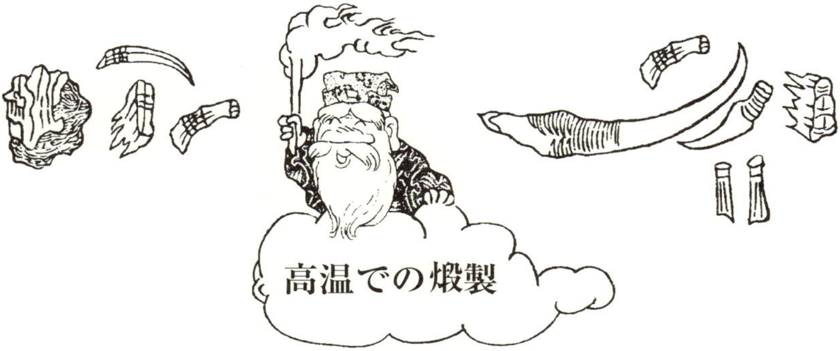

薬物を洗浄して烘烤《こうこう》※1や炒製、煨製《わいせい》、煅製《せんせい》といった加熱処理をすると、虫や微生物も殺滅され、長く貯蔵できる。

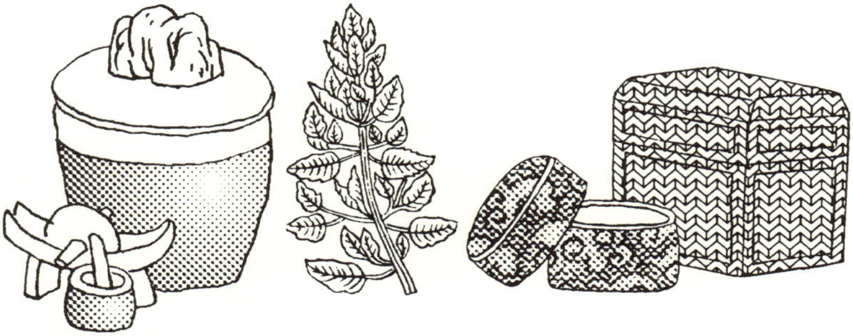

また、人参、半夏、淫羊藿《いんようかく》などのようにグリコシド類の有効成分を含む薬物は、酵素の分解で薬効が失われやすいが、製剤にすれば熱で酵素の活力がなくなり、薬効が失われずにすむんじゃ。

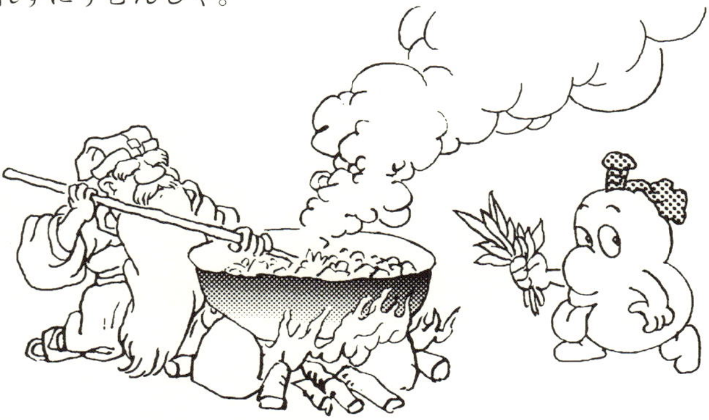

【訳注】※1：あぶり焼き。

方剤の組織、法則——君、臣、佐、使

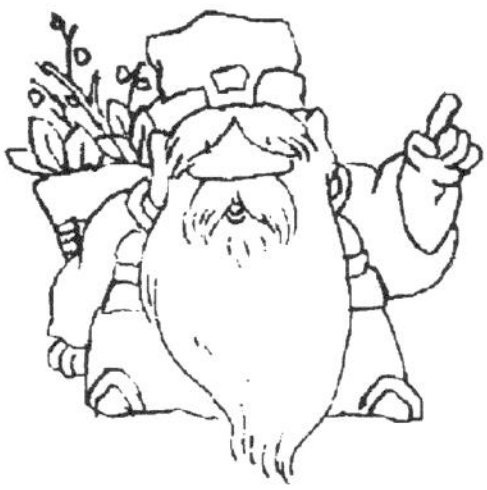

方はすなわち方法、剤はすなわち調和じゃ。だから、方剤とは、１つ１つの薬の効能や薬物配合による７つの作用に基づき、様々な病変に合わせてそれを組み合わせることなんじゃ。

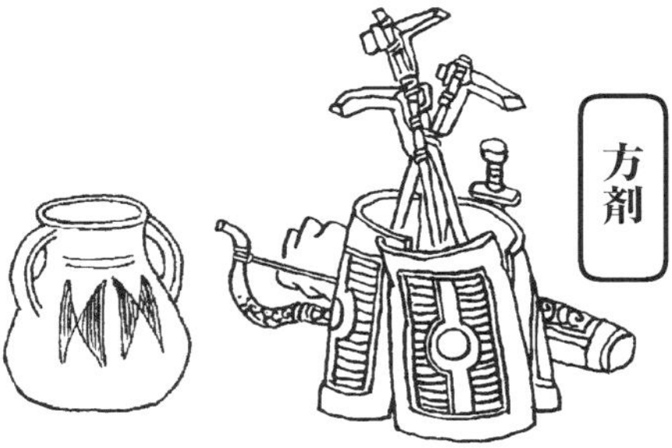

薬味には比較的単純なものもあれば、かなり複雑なものもある。多くが独特の特徴を持っておるが、原則は共通じゃ。すなわち君、臣、佐、使の法則というものじゃ。

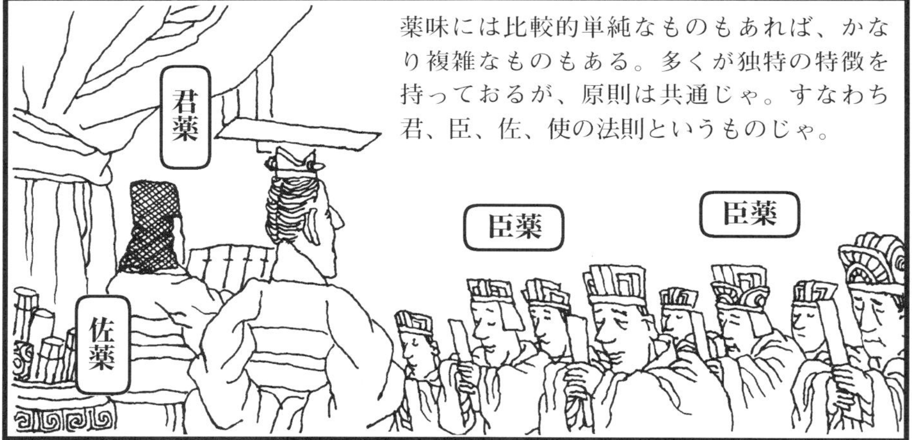

これは、薬物にそれぞれ役割分担をさせること。つまり、君薬は方剤配合中の主役で、つまり、症状に対して主に作用を及ぼすものじゃ。

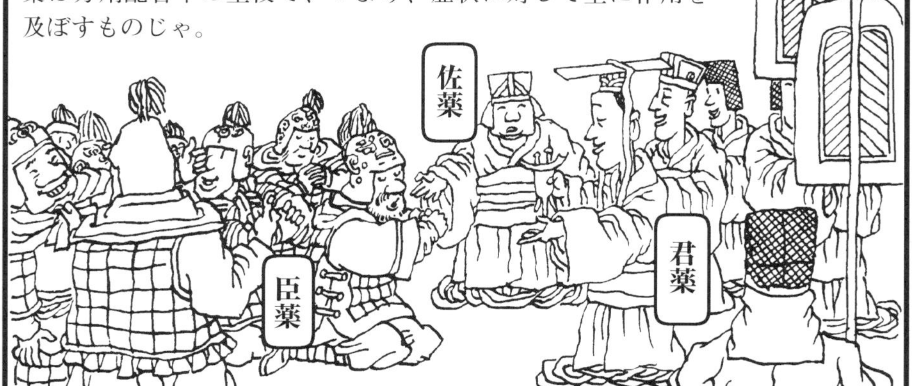

臣薬は、主薬を補助して主薬の効き目を強化する。佐薬は主薬に協力して二次的な症状を取り除くか、あるいは主薬を制御し、主薬による副作用を抑えるか、またはそれを防ぐ薬物じゃ。

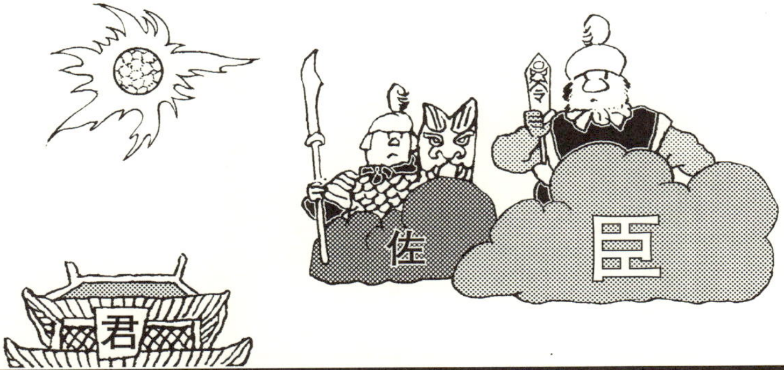

使薬とは、方剤の中では二次的な薬物か、引経※1の薬物じゃ。

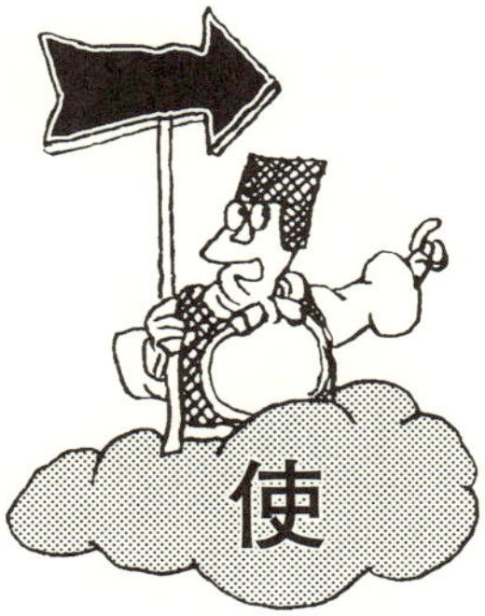

『傷寒論』の中の麻黄湯《まおうとう》を例にとると、これは傷寒太陽表実※2、発熱悪寒、頭痛、骨関節の痛み、汗が出ず息苦しいといった症状に著効を示す。

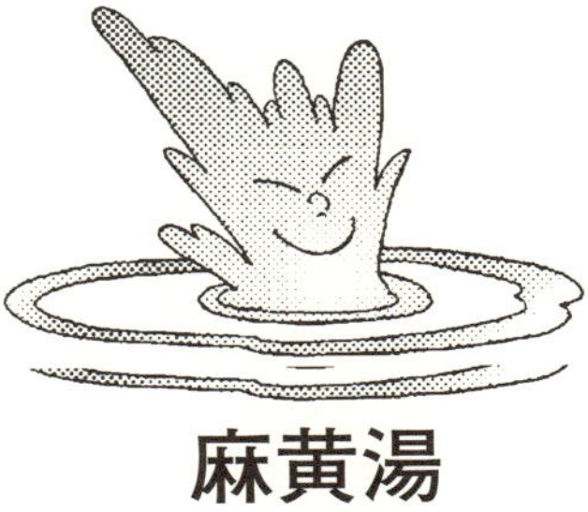

麻黄湯方剤はこの4つからできておる。

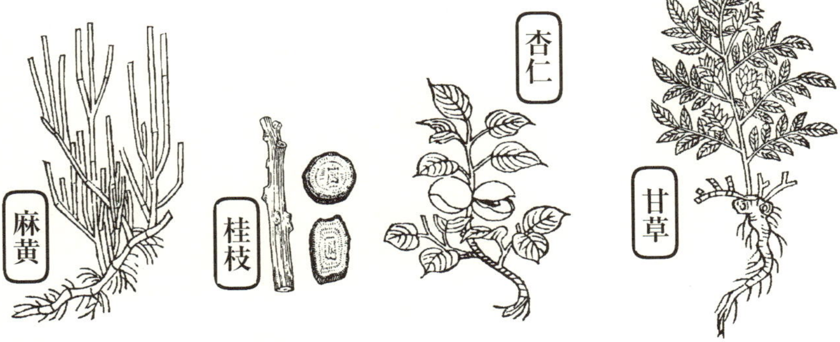

［訳注］
※1：薬物を病のある場所まで引率していく作用。
※2：外感熱病の初期に病邪が表にある状態。

麻黄は発汗解表の作用を持つ君薬。

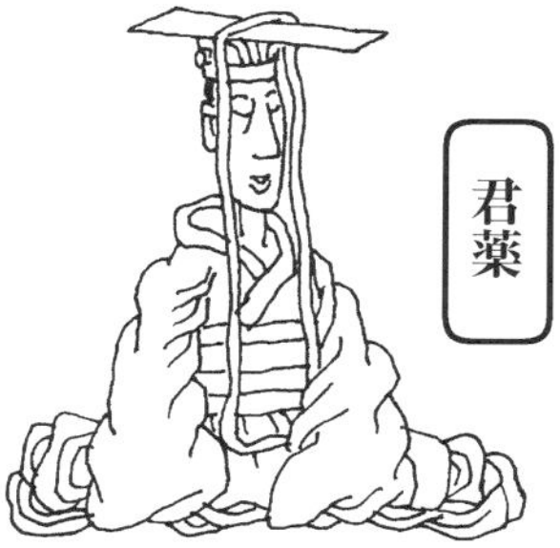

桂枝は麻黄を助けて寒邪を発散させる臣薬。

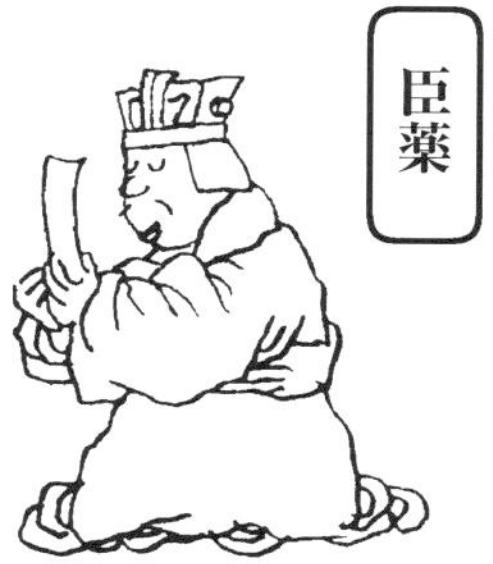

杏仁は麻黄と協力して咳を鎮める佐薬。

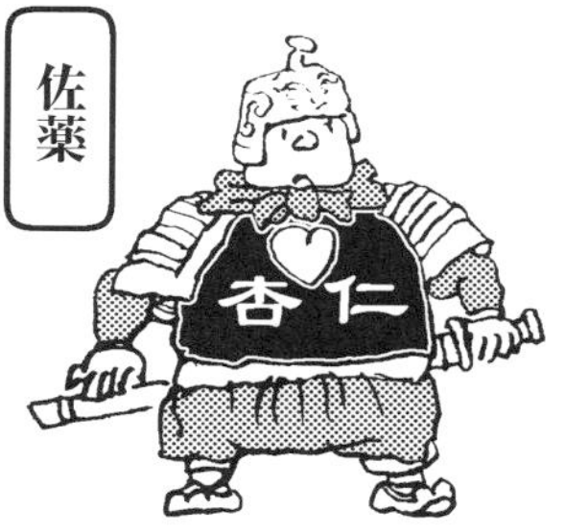

甘草はそれぞれの薬を調和させる使薬。これは主薬とそのほかが力を合わせ、治療効果を強めている例じゃ。

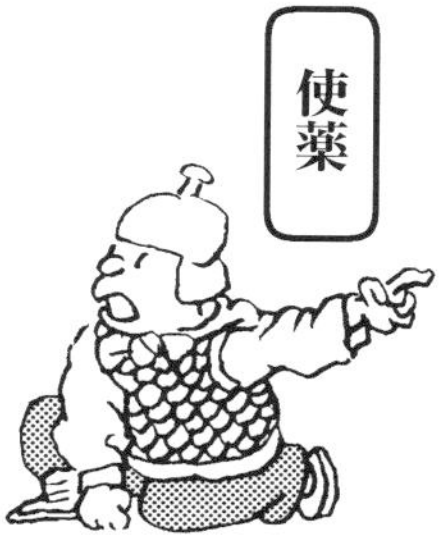

もう１つ例を挙げよう。金匱要略に出てくる大《だい》烏《う》頭《ず》煎《せん》は寒疝腹痛※1、手足厥冷※2を治療する方剤だが、この主剤は烏頭と白蜜の２つじゃ。

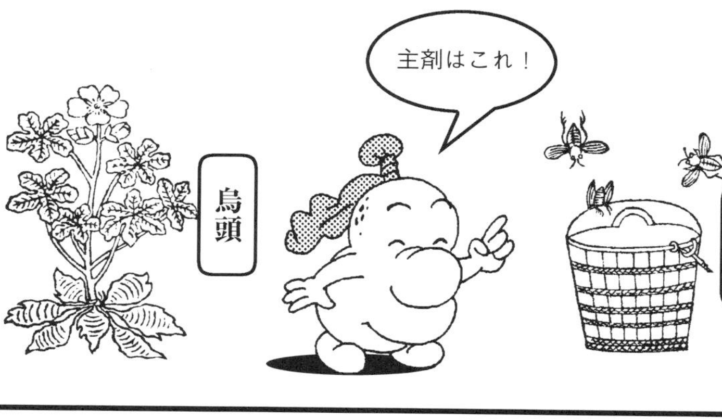

［訳注］
※1：腹が冷えて痛む病気。
※2：四肢が冷たくなる病気。

このうち、烏頭は寒疝腹痛を治す主薬だが、熱と毒の性がある。そこで補助薬として白蜜を用いて烏頭の大熱大毒の副作用を抑えるんじゃ。もちろん、主薬の治療効果には影響はない。

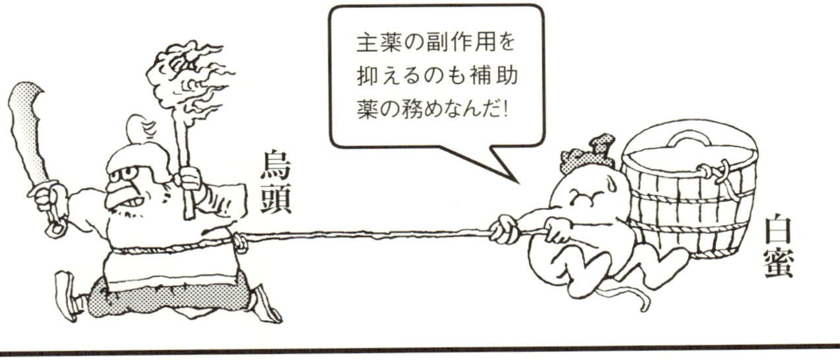
主薬の副作用を抑えるのも補助薬の務めなんだ!
烏頭
白蜜

つまり、方剤の主な目的は2つある。1つはその薬物の効果を助け、あるいは促進すること。もう1つは副作用を消す、あるいは抑えることじゃ。

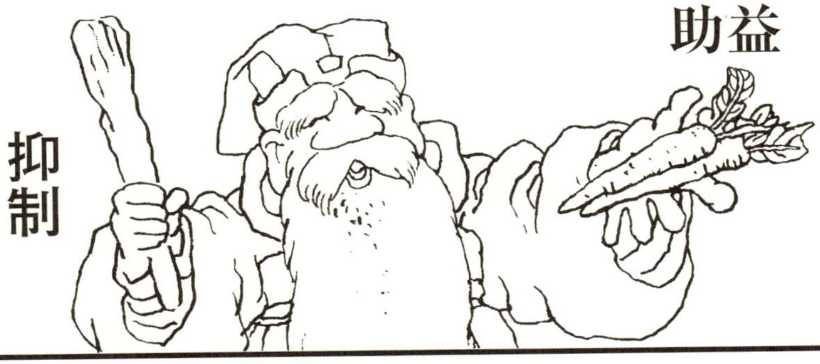
助益
抑制

だから、方剤にこのような法則がなければ、「薬はあっても処方のしようがない」ということになり、方剤の本来の意味が失われてしまうのじゃ。

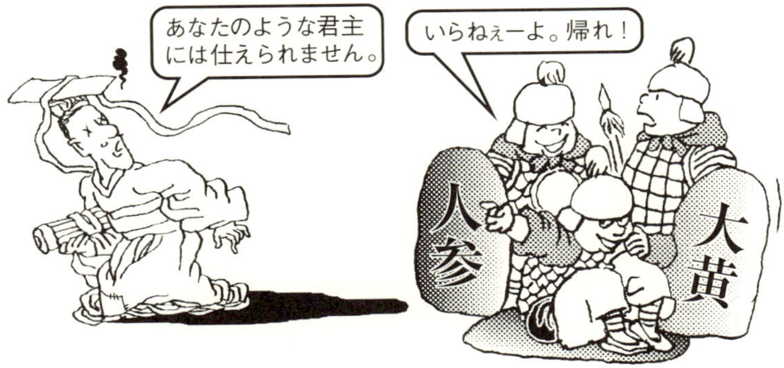
あなたのような君主には仕えられません。
いらねぇーよ。帰れ！
人参
大黄

中薬方剤の分類―
七方、十剤とは

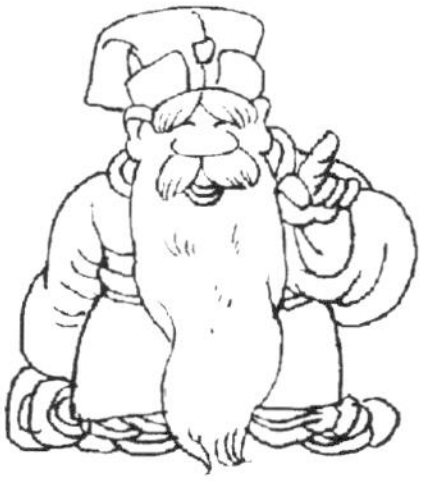

方剤の組み合わせは、君臣佐使の法則に則らねばならん。だが、実際に用いるときには、病因、対象、症状の軽重などによって区別しなきゃならん。

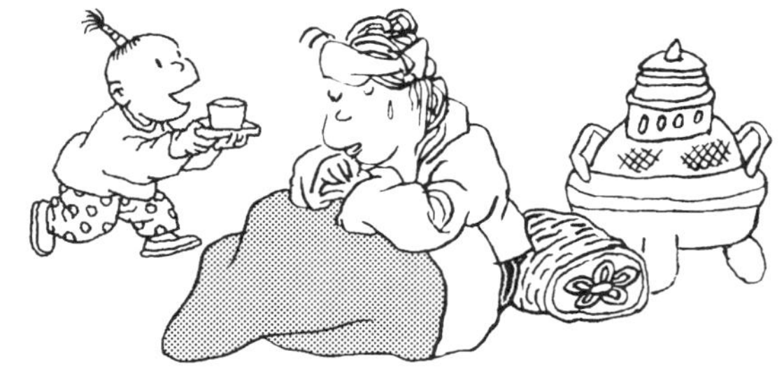

七方、十二剤は中薬方剤の典型的な分類方法である。まず七方とは大、小、緩、急、奇、偶、複の７種類のタイプに分けられた処方原則じゃ。

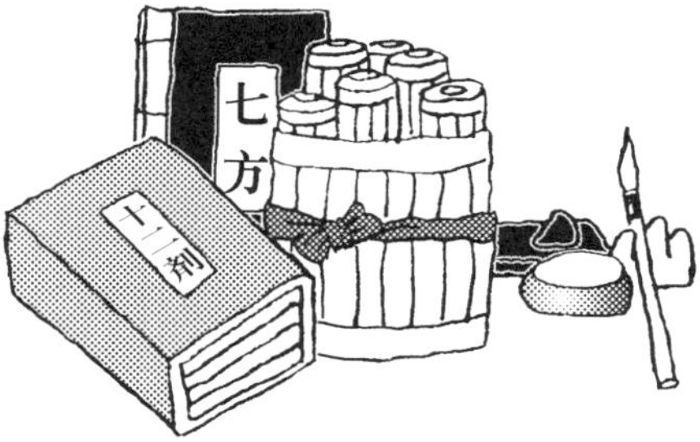

大方とは病勢が盛んなときの処方。薬性の強い方剤を用いて病邪を克服する必要がある場合に用いる。裏実を治す大承気湯《だいじょうきとう》※1、表裏ともに実を治す大青龍湯などがこれに属する。

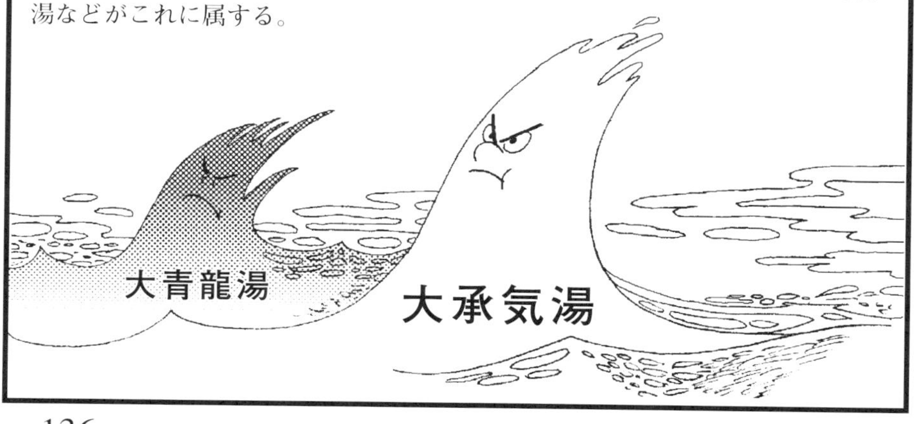

[訳注] ※１：迅速に下剤を使って排便させ、実熱を排除し乾燥した大便を除去して津液を保存する。

小方とは病勢が軽く、薬性の強い方剤で猛攻撃をかける必要がない場合の処方。比較的軽い方剤を用い、薬の力が現れたらすぐに止めて、正気を損なわないようにする。小承気湯《しょうじょうきとう》や小建中湯《しょうけんちゅうとう》などがこれに属する。

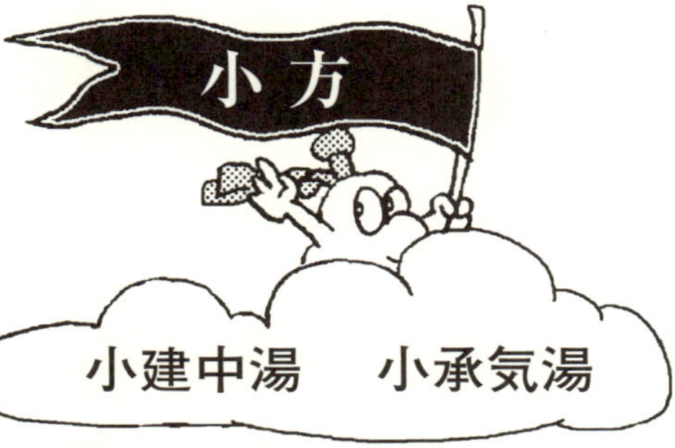
小方
小建中湯　小承気湯

緩方とは一般的な虚弱慢性病のときの処方。薬の力が緩やかで、常用に適した方剤を用いて徐々に体の調子を整えていく必要がある場合に用いる。例えば虚労を治す炙甘草湯《しゃかんぞうとう》、脾胃を補う四君子湯《しくんしとう》などがこれに属する。

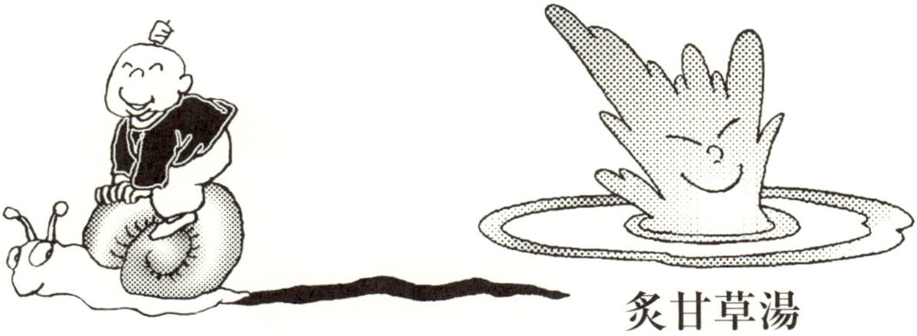
炙甘草湯

急方とは病勢が危険なくらい重いときの処方。薬性が非常に強い方剤で患者を迅速に救わねばならない場合に用いる。例えば急下存陰の大承気湯、急救回陽※1の四逆湯などがこれに属する。

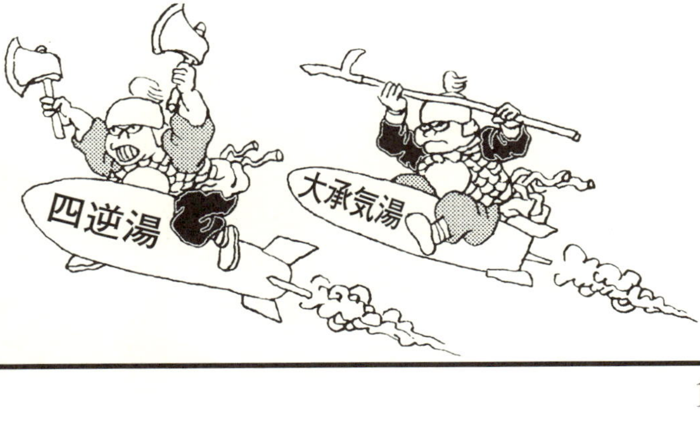
四逆湯
大承気湯

［訳注］※1：亡陽を治す救急法。

次は奇方だが、奇方の奇は奇数の「奇」じゃ。一般的に病因が単純で、１種類の主薬を使用することを意味する。例えば、虚脱を治す独参湯《どくじんとう》、咽喉の痛みを治す猪扶湯などがこれに属する。

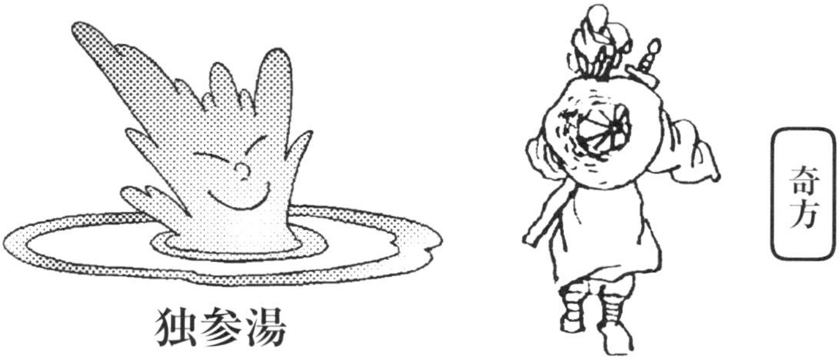

それから偶方。偶方の偶は偶数の「偶」じゃ。一般的に病因が複雑で、２種類以上の主薬を用いて治療する必要があることを意味する。例えば、桂枝、附子を同時に用いる腎気丸、椒、姜を同時に用いる大建中湯《だいけんちゅうとう》などがこれに属する。

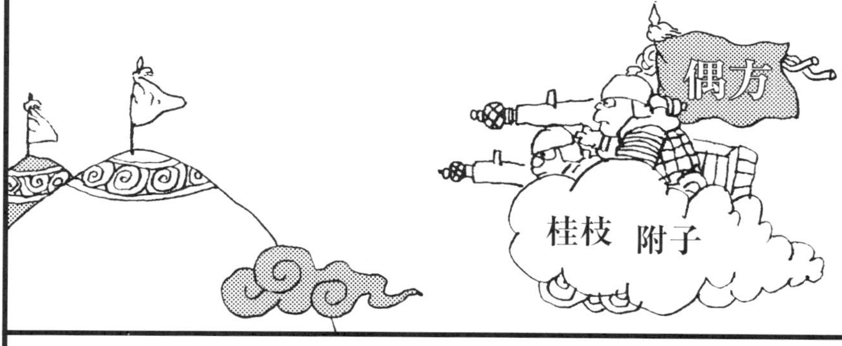

最後に複方。複方の複は重複の「複」じゃ。２つの方を合わせて、あるいはいくつかの方を合わせてつくった方剤を「複方」と呼ぶ。例えば、２つの方剤を合わせ用いた桂枝《けいし》麻黄《まおう》各半湯《かくはんとう》、いくつかの方剤を合わせた枳実消痞丸《きじつしょうひがん》などがこれに属する。

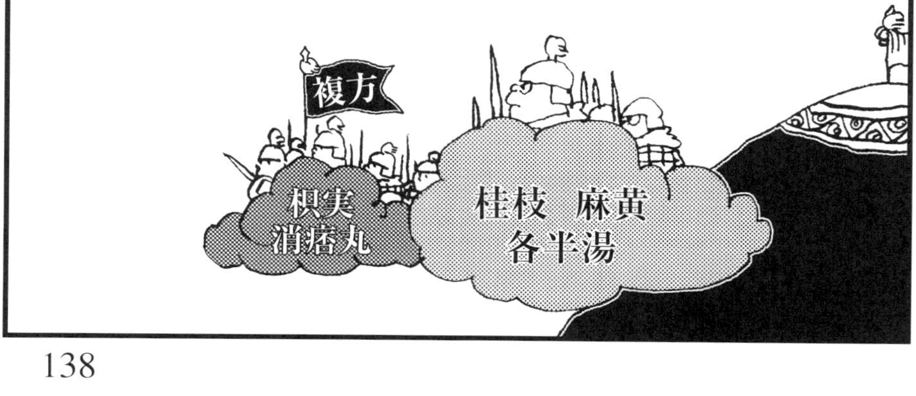

十二剤は、薬物の効用に基づいて分類される処方の規則。その内容は――。

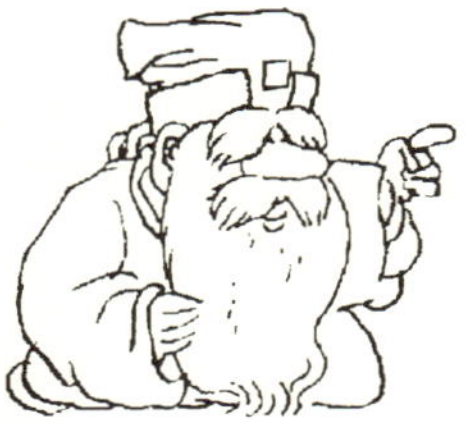

①宜は壅《よう》を通すべし。鬱結が散らず、詰まり滞っている状態が「壅」。だから、鬱結を散らし、詰まりを取り去る方剤がこれに属する。

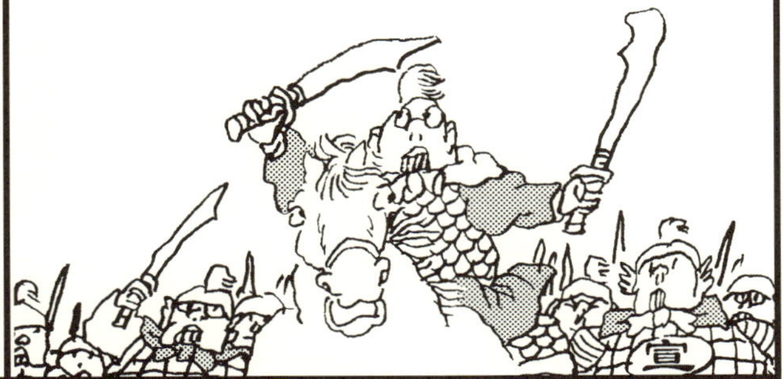

例えば、邪気を引かせて詰まりを通させる瓜蒂散《かていさん》や、鬱結を散らして詰まりを通す越鞠丸《えっきくがん》などがそうじゃ。

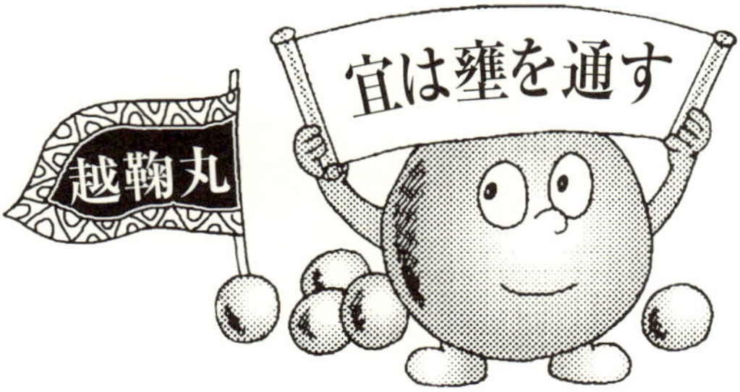

②通は滞を動かすべし。何かが蓄積して閉塞し、滞って通らない状態が「滞」。だから、滞りを通し、蓄積を取り去る方剤がこれに属する。排尿を助ける五苓《ごれい》散《さん》、水気※1を排除する十棗湯《じゅっそうとう》などがそうじゃ。

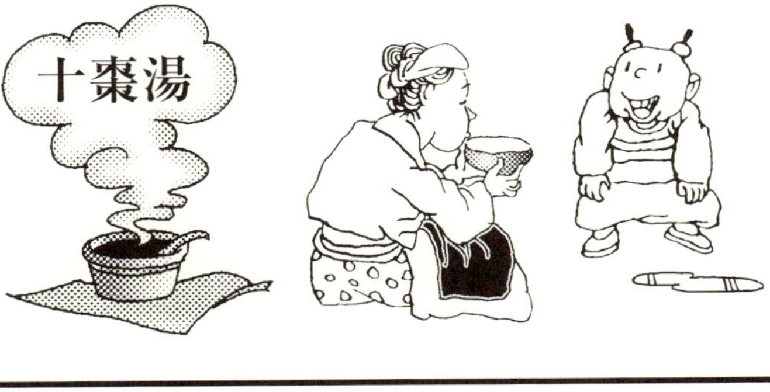

[訳注] ※1：水分が体内に停滞すること。

③補は弱を助けるべし。人体の陰陽気血の不足を補給することで、衰弱の症状を消し去る方剤がこれに属する。例えば、六味丸《ろくみがん》は陰、八味丸《はちみがん》は陽、四君子湯は気を補う。

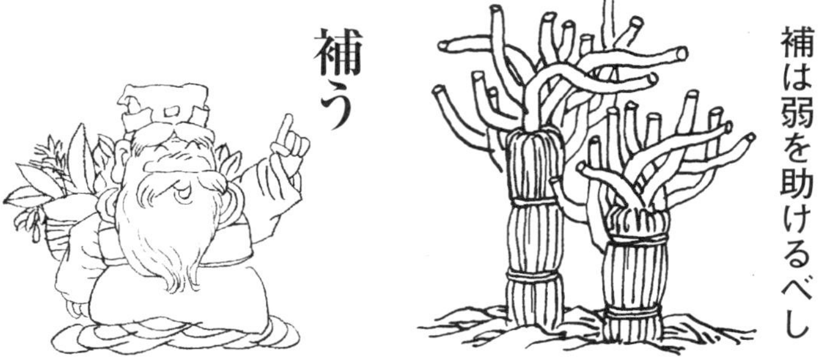

④泄は閉を除くべし。有形の実邪で内結が通らない状態が「閉」。だから、閉結を排泄し、便を通して症状を除く方剤がこれに属する。例えば、寒実を排泄する備急丸《びきゅうがん》、熱実を排泄する承気湯《じょうきとう》などはいずれも閉症を除く処方なんじゃ。

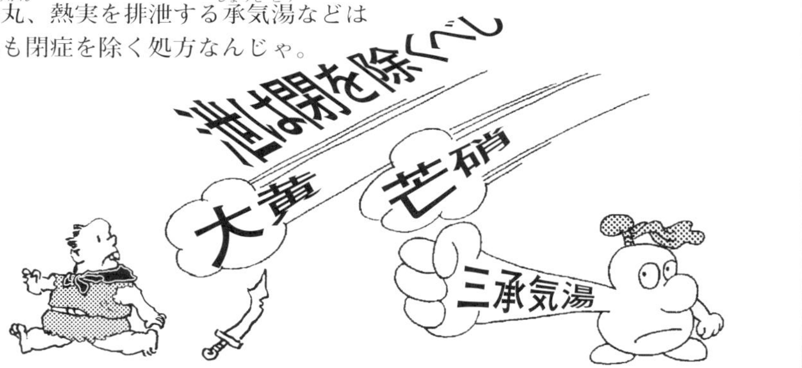

⑤軽は実を去るべし。「実」とは外感表実のこと。軽く汗を出し、外邪を散らし、表証を除く方剤がこれに属する。例えば、風寒を散らす麻黄湯《まおうとう》、軽く風熱を散らす桑菊飲《そうぎくいん》などがそうじゃ。

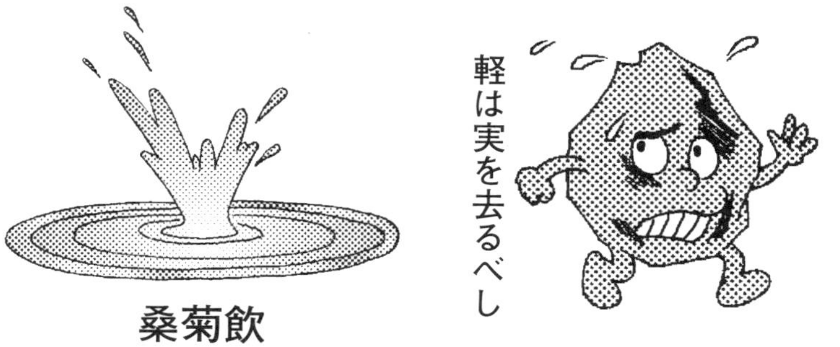

⑥重は怯を去るべし。「怯」は驚きや、心神不安のこと。驚きによる精神的高揚、動悸で眠れないといった症状に対し、安定させる作用を果たす方剤がこれに属する。例えば、磁朱丸《じしゅがん》、朱砂安神丸《しゅさあんしんがん》などがそうじゃ。

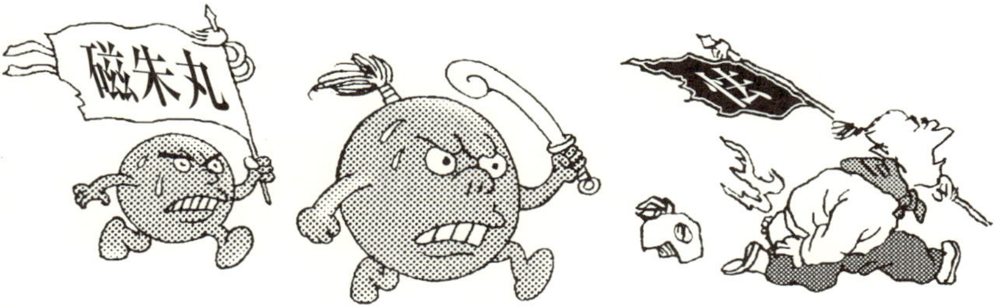

⑦滑は著を去るべし。「著」は止まって去らないこと。著には形があるが、その程度は邪実、閉結より軽いので、無理に払ったり、開泄する必要はない。滑剤を使って潤せればよい。例えば、麻仁丸《まにんがん》、蜜煎《みつぜん》などがこの処方じゃ。

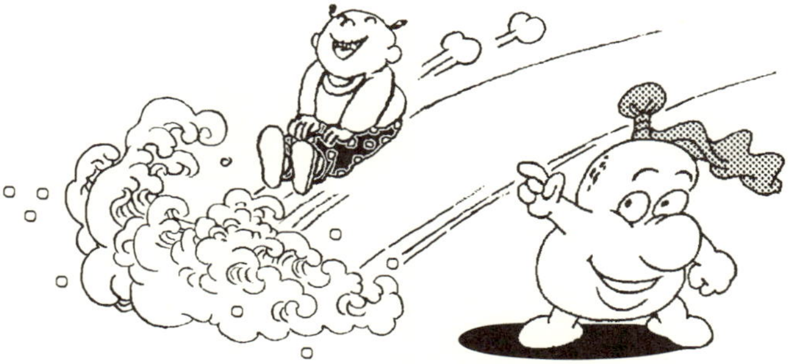

⑧渋は脱を固めるべし。「脱」とは洞泄《どうせつ》※1、遺尿、陽虚多汗などの症状のこと。だからこれらの症状を渋を用いて治療する場合がこれに属する。

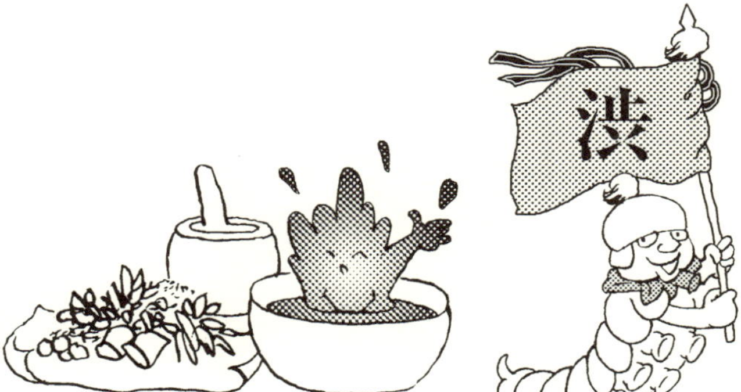

［訳注］
※1：食後すぐ不消化便を下痢すること。寒泄に属する。

例えば、夢精止めの金鎖固精丸や、小便失禁の桑螵蛸散《そうひょうしょうさん》などがそうじゃ。

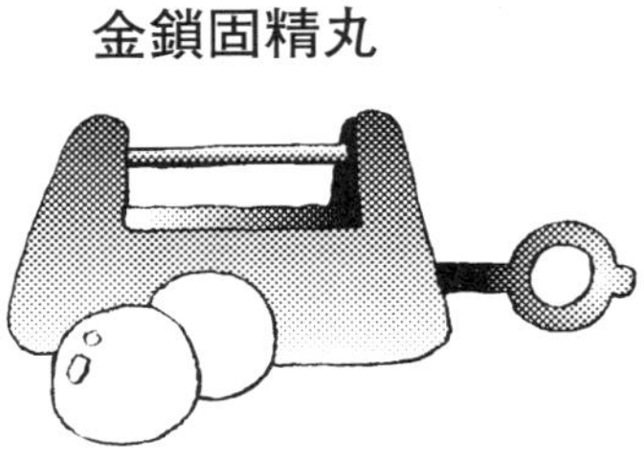

⑨燥は湿を去るべし。「湿」は霧露立ち込める気のこと。湿を取り去るには香燥の薬を用いる。

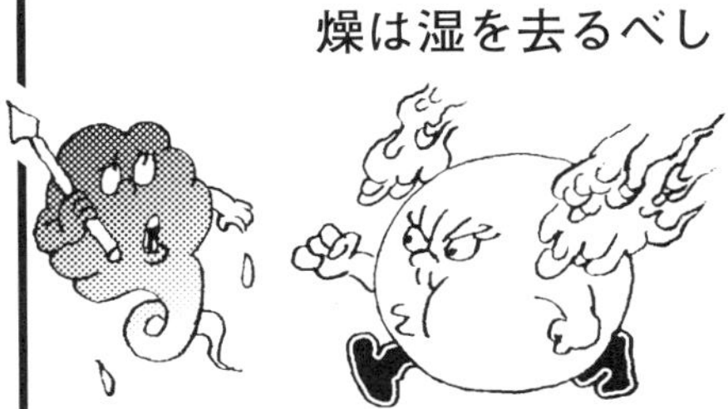
燥は湿を去るべし

例えば、宣中化湿の平胃散《へいいさん》や、湿熱を清泄する二妙丸《にみょうがん》などがそうじゃ。

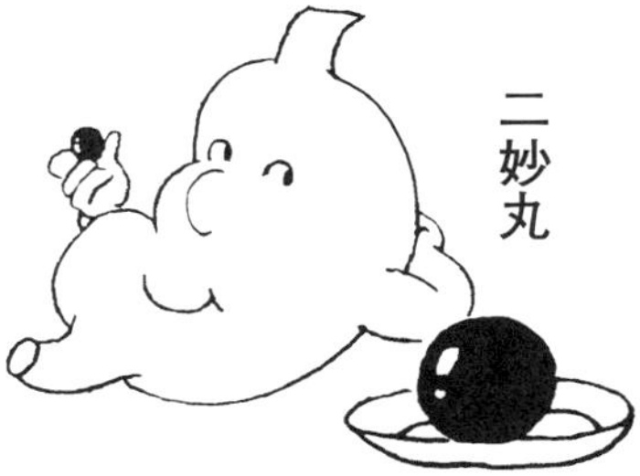
二妙丸

⑩湿は燥を潤うべし。「燥」とは枯のこと。血液の枯渇、体液の消耗がこれに属する。

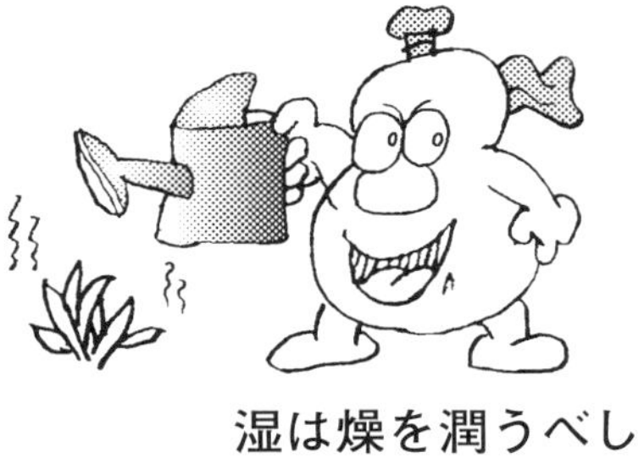
湿は燥を潤うべし

だからこれらを処方するには、湿剤を用いる。例えば、肺燥を治療する清燥救《せいそうきゅう》肺湯《はいとう》、虚労乾咳を治療する琼玉膏《りょうぎょくこう》、食道癌を治療する韮汁牛乳飲《きじゅうぎゅうにゅういん》などがそうじゃ。

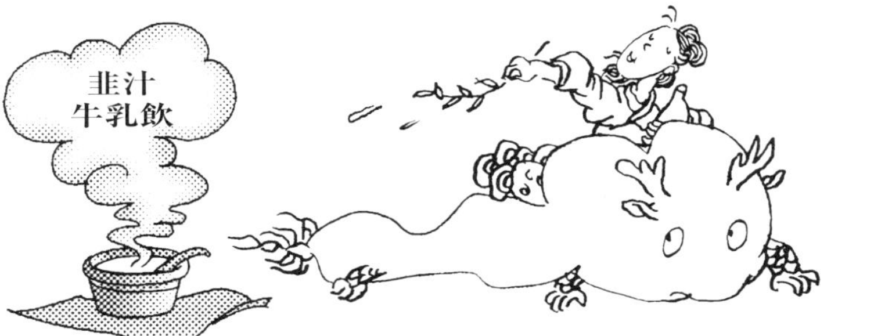
韮汁
牛乳飲

⑪寒は熱に勝つ。これは寒剤を用いて、熱を取り去ったり、火熱を瀉したり、津液を保たせる処方のこと。例えば、熱を除去する白虎湯《びゃっことう》、火熱を瀉す黄連解《おうれんげ》毒湯《どくとう》、津液を保たせる人参白虎湯などがこれに属する。

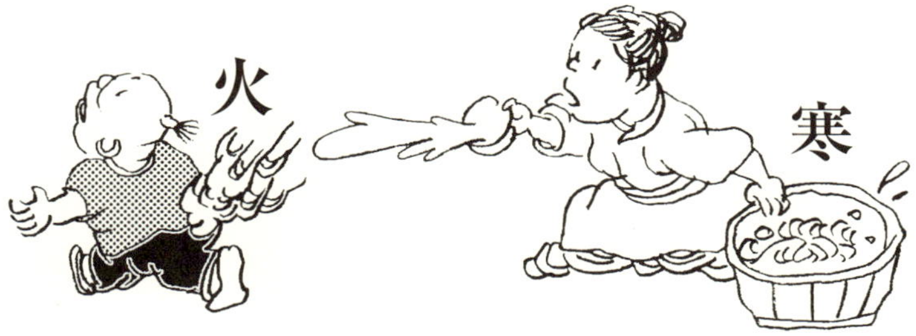

⑫熱は寒を制する。これは辛熱の薬物などによって、陽気を補い、寒邪を除去する処方のこと。

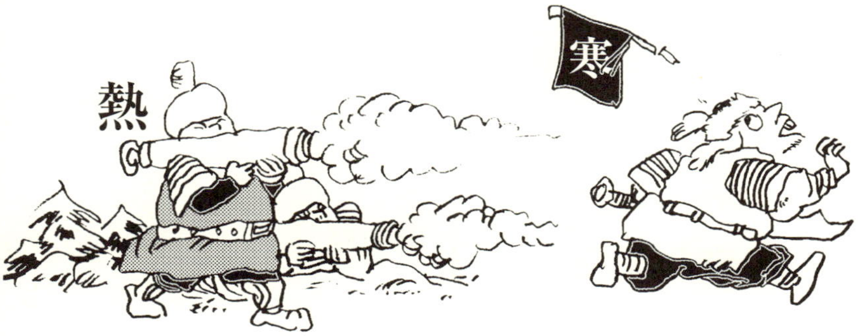

例えば、脾寒を治す理中湯《りちゅうとう》、肝寒を治す呉茱萸《ごしゅゆ》、裏寒を治す四味回陽飲、表寒を治す桂枝湯《けいしとう》などがそうじゃ。

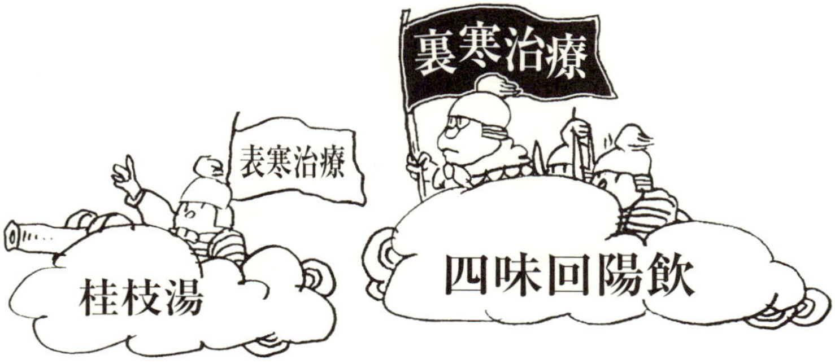

方薬の剤型と種類について

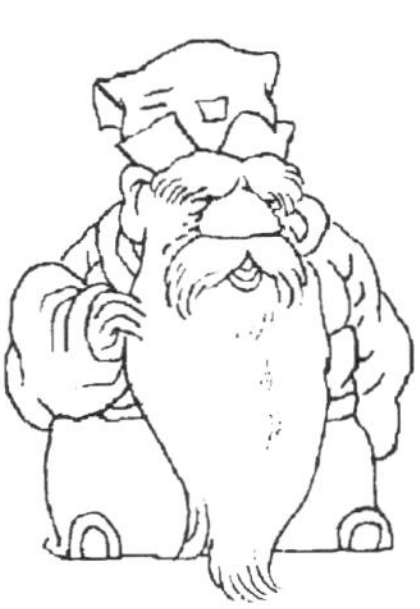

方薬の剤型すなわち薬剤の形は多種多様である。これは昔の人が薬の性質や治療上の必要に応じて、より治療効果を発揮させるために決めたものじゃ。

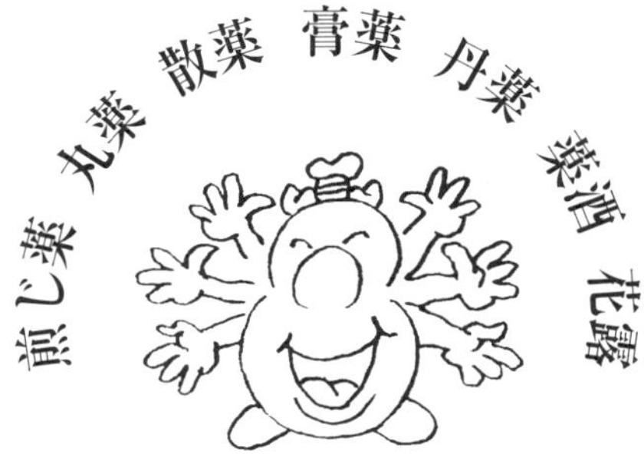

①**煎じ薬**：これは多くの薬を湯に煎じて、かすを取り去った薬汁のことで、内服薬として常用される。

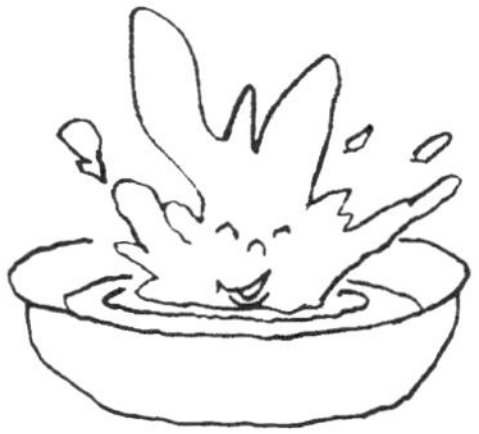

体内に吸収されやすく、効果が早く現れるため急性の病にはだいたいこれを用いるとよい。

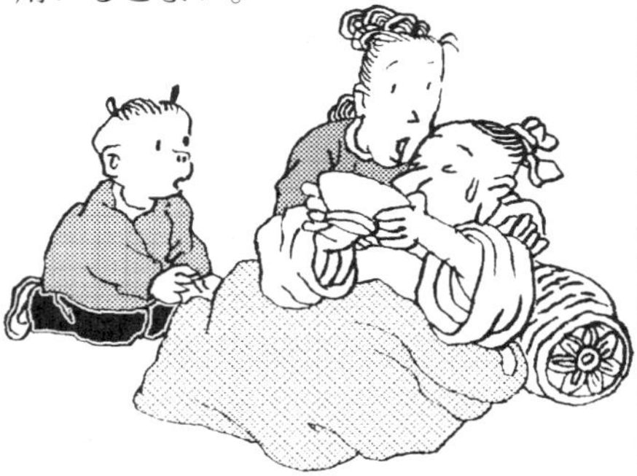

煎じ薬のうち、薬汁の量が多く、冷たくして飲むのに適した場合には「飲」と呼ばれる。例えば香薷飲《こうじゅいん》、甘露飲《かんろいん》などがそうじゃ。また、煎じ薬をつくるとき、除いたかすを再び煎じたものが「煎」と呼ばれ、これは慢性病に適しておる。

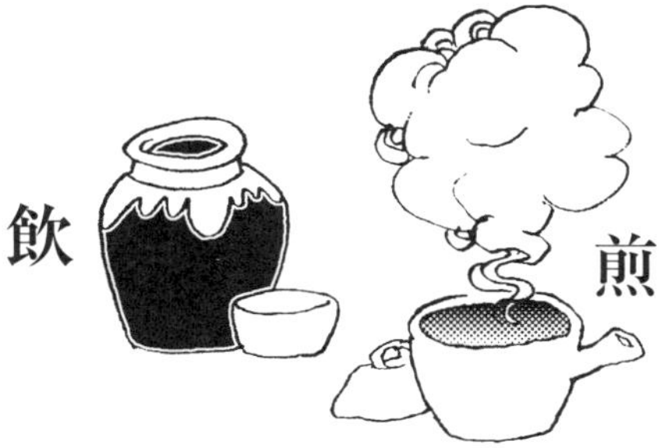

②**丸薬**。これは薬物を細かく研磨し、蜜か水を入れて丸い粒にしたもの。小さいものは芥子粒や緑豆あるいは梧桐の種ほどの大きさで、大きいものは鶏卵の黄身ほどの大きさのものもある。

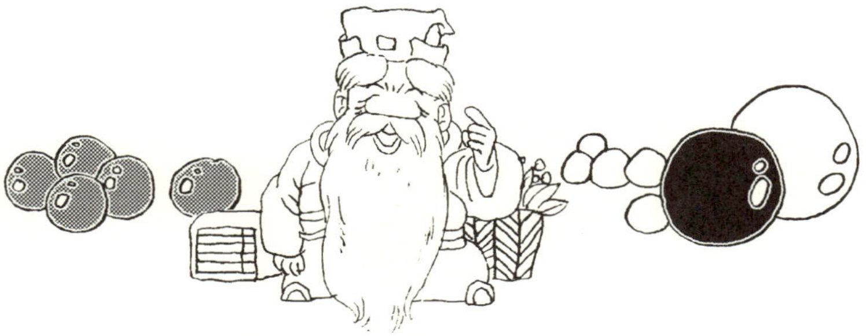

丸薬は内服後、溶けて吸収されるのに時間がかかるが､薬効が長く続くので、慢性の病に向いている。

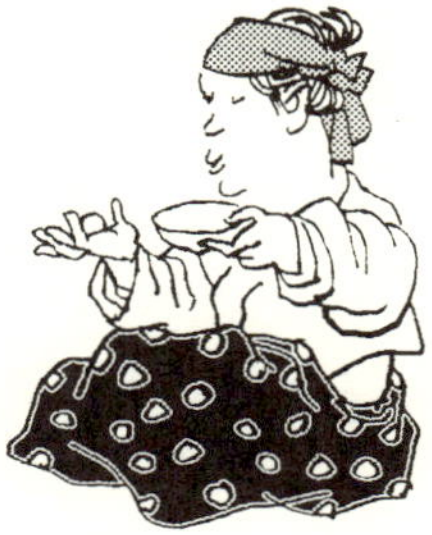

ただ、熱性の重い病状に用いられる丸薬もある。例えば安宮牛黄丸《あんきゅうごおうがん》、琥珀抱《こはくほう》龍丸《りゅうがん》などがそうじゃ。

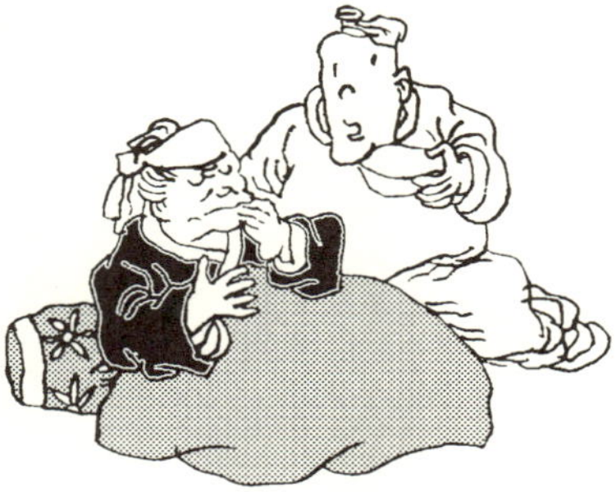

しかし、こうした丸薬はいずれも溶かして服用するもので、丸薬にするのは保管しやすく、緊急の場合にも対応できるからじゃ。

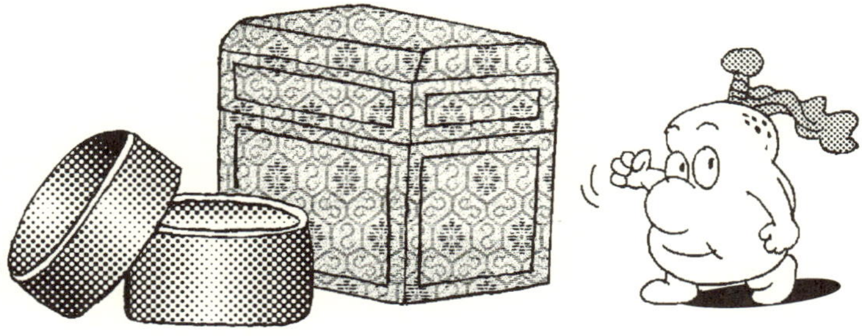

③**散薬**。これは薬物を研磨して粉末にしたもの。加熱には適さず、また味が苦すぎる方剤が散薬にされる。散薬は内服用と外用の２種類があるんじゃ。

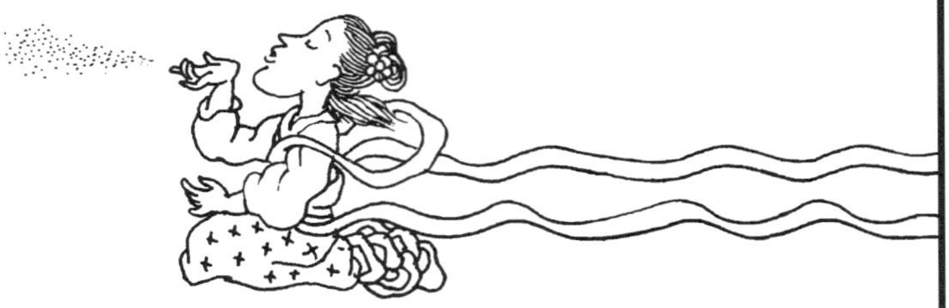

内服用は、お湯に溶いて服用する。例えば、涼膈散《りょうかくさん》、銀翹散《ぎんぎょうさん》などがそうじゃ。こうした散薬は用いやすく、吸収も早いので、一般の急性病に用いられる。

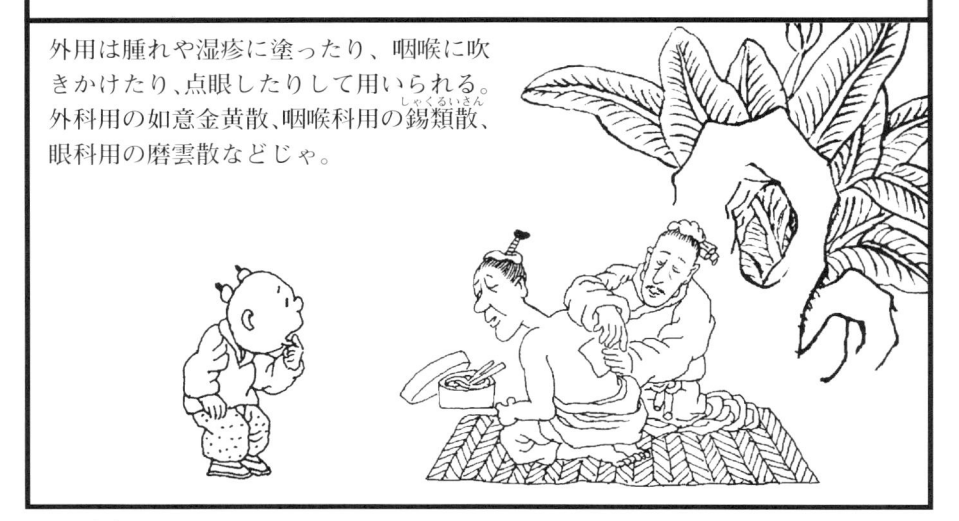

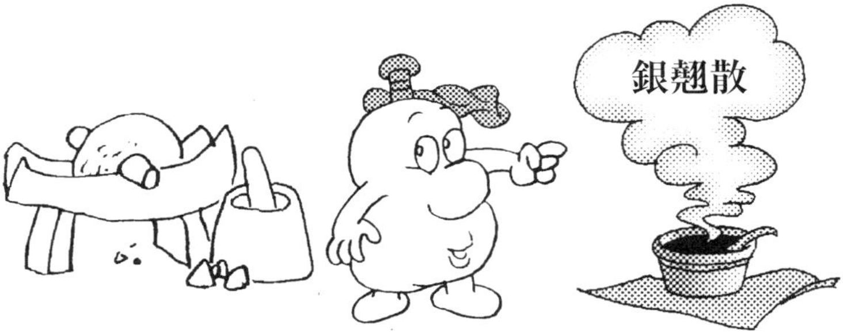

外用は腫れや湿疹に塗ったり、咽喉に吹きかけたり、点眼したりして用いられる。外科用の如意金黄散、咽喉科用の錫類散《しゃくるいさん》、眼科用の磨雲散などじゃ。

④膏薬。これは薬物を煎じて濃密な糊状にしたもので、内服用と外用の２種類ある。

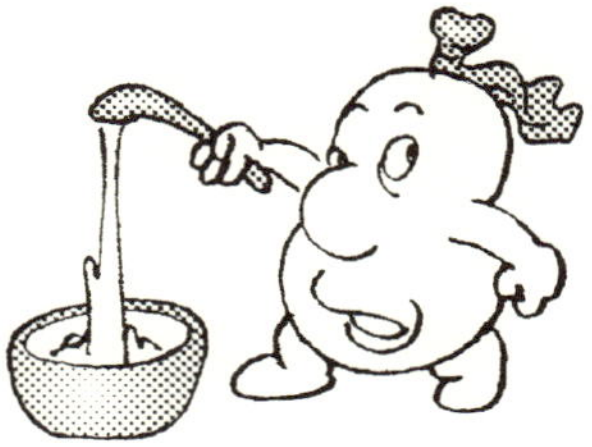

内服用は、薬物を煎じてできた濃い液体で、氷砂糖や蜂蜜などを加えて、長期的に服用できる。慢性病に適し、滋養の薬になるものもある。

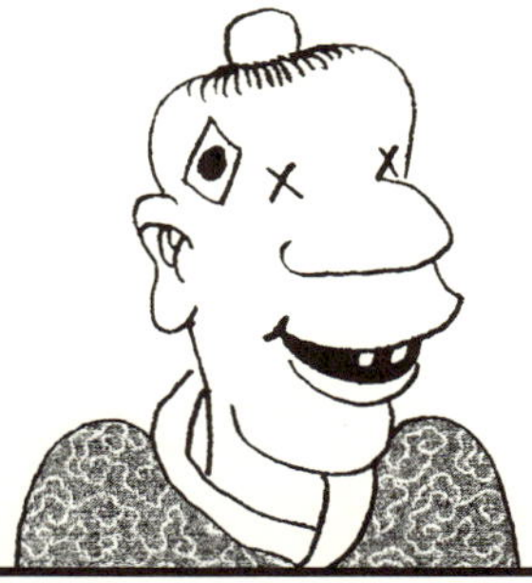

こうした膏薬は秋や冬に用いるのに適しておる。春や夏の暖かいとき、暑いときには変質しやすいからじゃ。

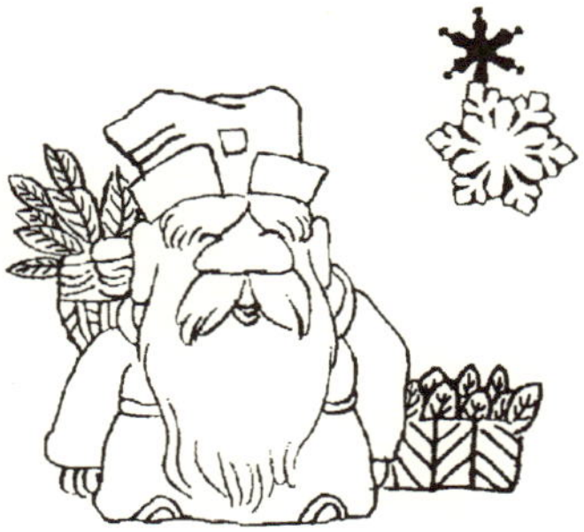

外用は、油類で薬物を煎じ、かすを取り除いてから黄丹や白蝋などを入れてつくる。

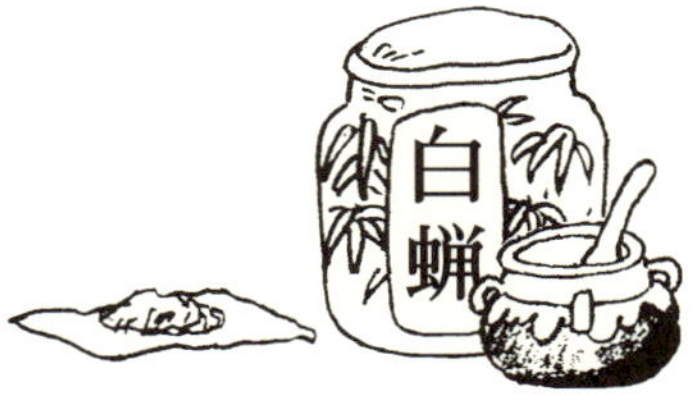

使うときは、加熱してから、紙や布に塗る。外科の膿瘍や風寒湿痺※1などに用いるんじゃ。

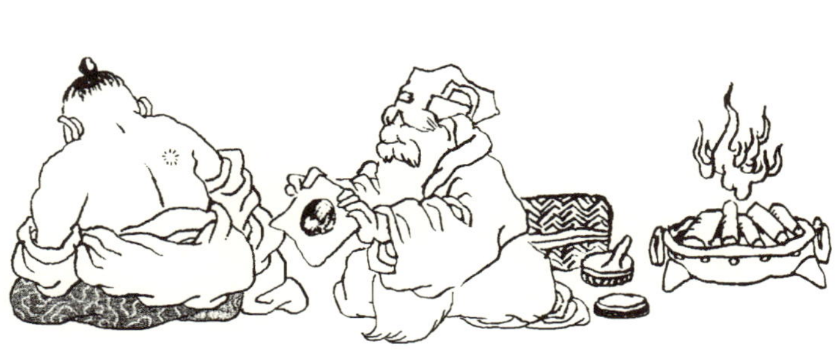

[訳注] ※1：関節痛・しびれ・運動障害などの症状。

⑤丹薬。これも内服用と外用の２種類がある。内服用は例えば、至宝丹《しほうたん》は丸薬、玉枢丹は錠剤、紫血丹は糊剤じゃ。

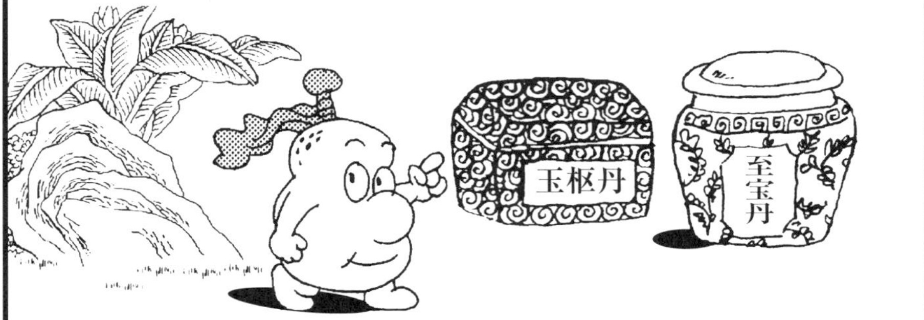

外用には、以上の各種類、内服用の形のほか、水銀で煉製された紅昇丹や白降丹などがあるんじゃ。

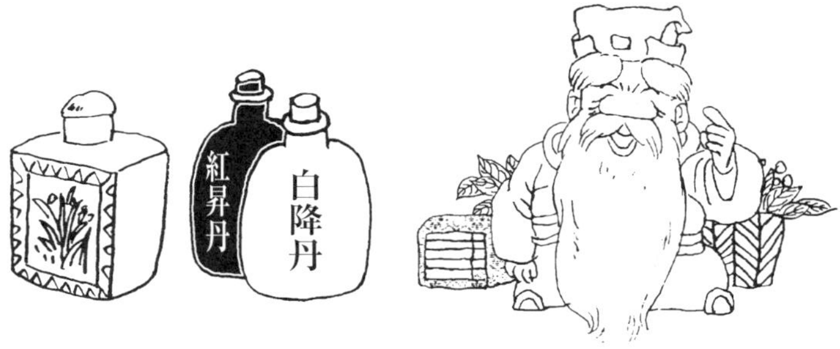

⑥薬酒。これは薬物を酒に漬けるか、あるいは酒の中に薬を入れそれを容器ごと湯に入れて加熱したもので、かすを取ってから酒を飲む。

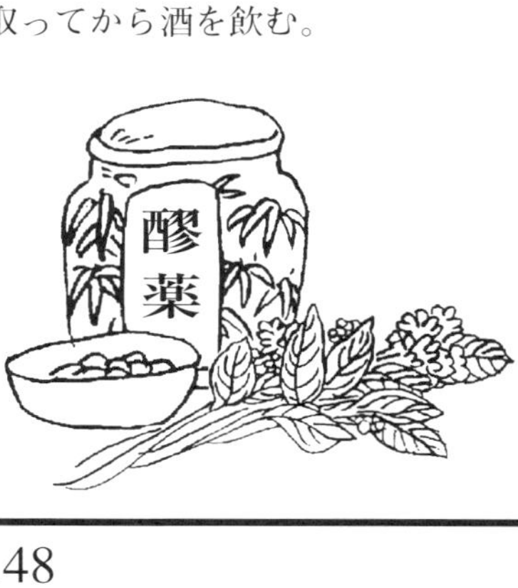

古代では「醪薬《ろうやく》」※[1]、「酒醴《しゅれい》」※[2]と呼ばれた。一般に痺痛類の疾患に用いられ、風を除き血を活発にする効能があるんじゃ。

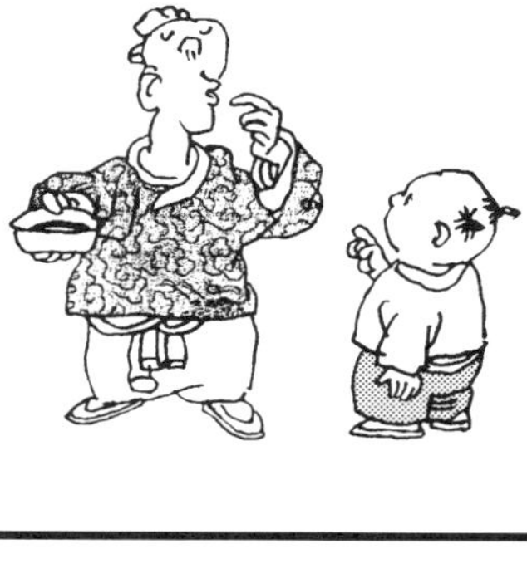

[訳注] ※1：ドブロク。
※2：甘酒。

⑦花露《かろ》。これは薬物を蒸留して作った液体のこと。気味が淡く芳しく、内服しやすいが、薬の力は微弱で、一般には補助的治療のために用いられる。

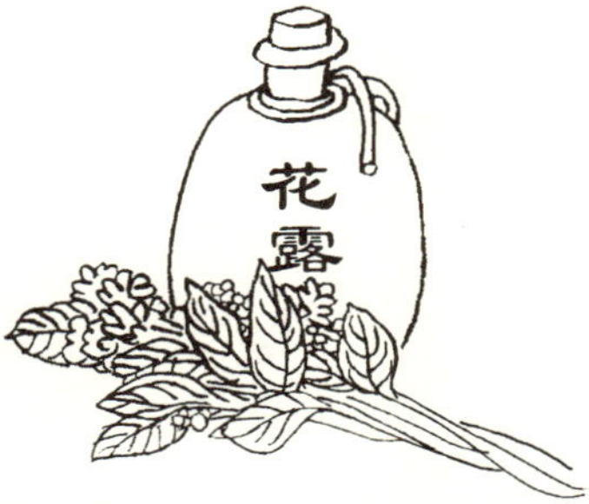

例えば、金銀花露《きんぎんかろ》、桑葉露《そうようろ》、青蒿露《せいこうろ》などがこれに当たるんじゃ。

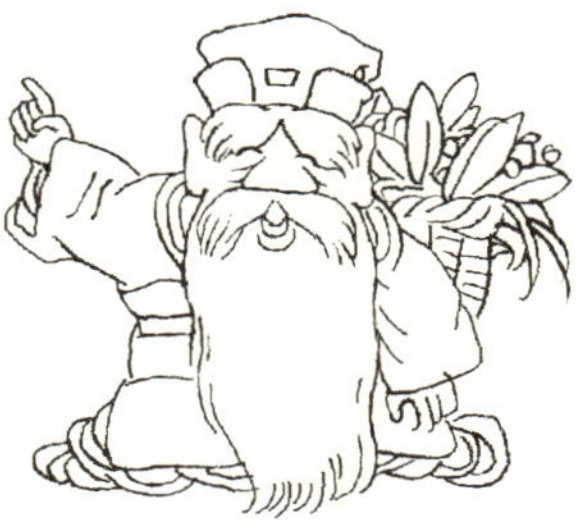

このほか、座薬、薬線などがあるが、これらは今まで説明した方薬の剤型が変化したもので、いずれも外用に用いられる。主要なものではないため、ここでは省略する。

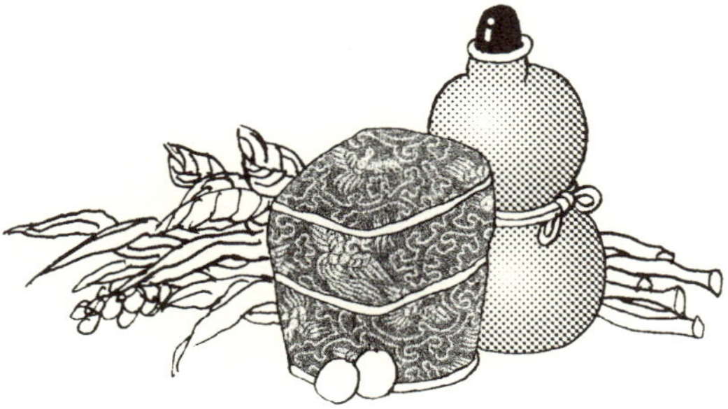

中薬の使用量

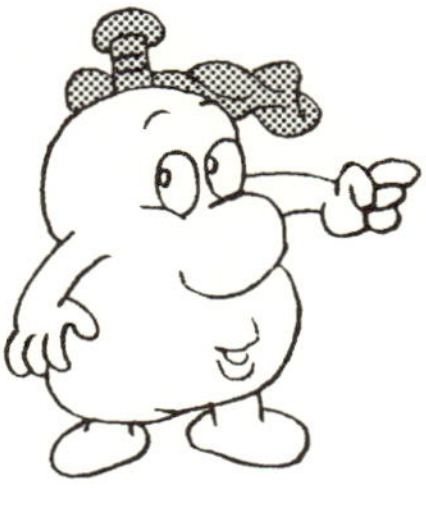

中薬は使う量によって、直接その薬効に影響が出る。大量に使用して治療すべきときに、少量しか用いなかったら、薬効が足りず病状は改善されぬ。

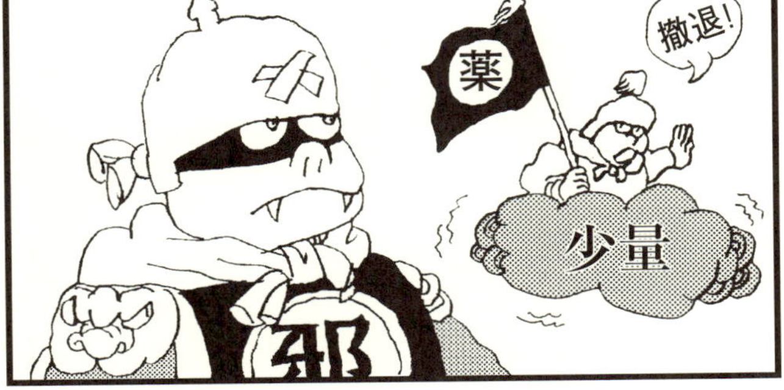

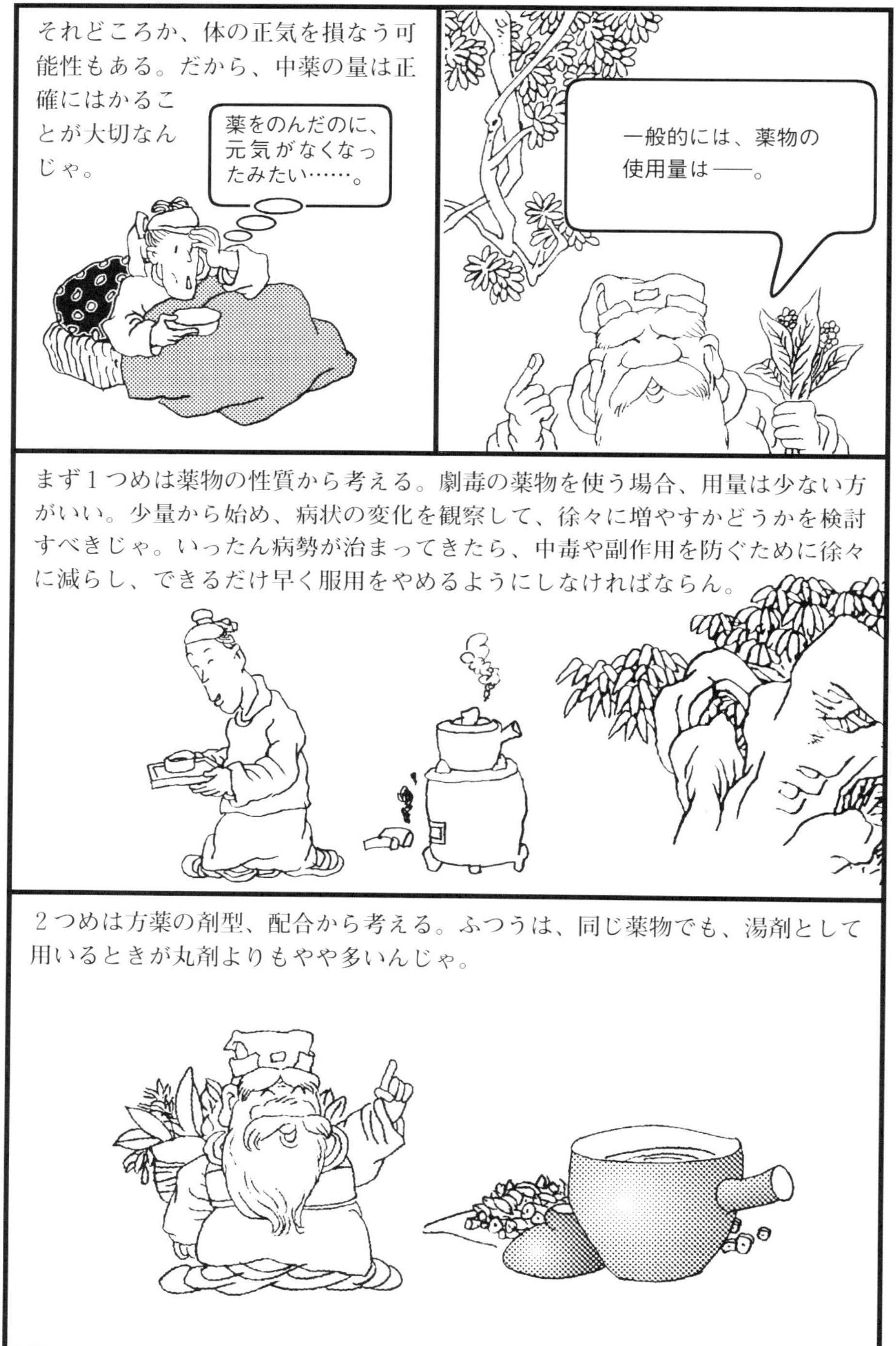
それどころか、体の正気を損なう可能性もある。だから、中薬の量は正確にはかることが大切なんじゃ。
薬をのんだのに、元気がなくなったみたい……。
一般的には、薬物の使用量は――。
まず１つめは薬物の性質から考える。劇毒の薬物を使う場合、用量は少ない方がいい。少量から始め、病状の変化を観察して、徐々に増やすかどうかを検討すべきじゃ。いったん病勢が治まってきたら、中毒や副作用を防ぐために徐々に減らし、できるだけ早く服用をやめるようにしなければならん。
２つめは方薬の剤型、配合から考える。ふつうは、同じ薬物でも、湯剤として用いるときが丸剤よりもやや多いんじゃ。

複方の場合なら、単独の薬物を用いるときよりも用量は少なくすべきじゃ。

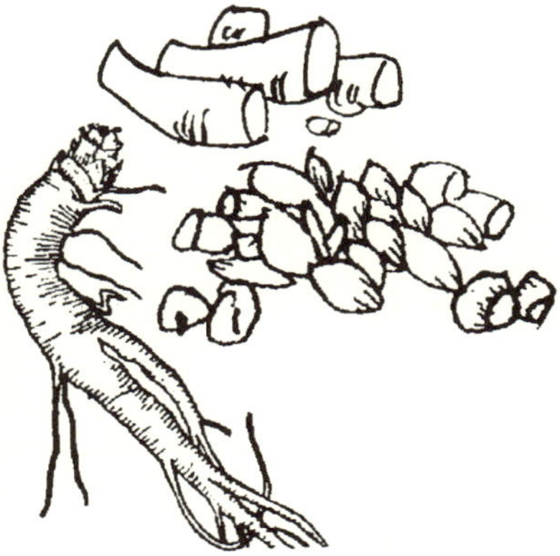

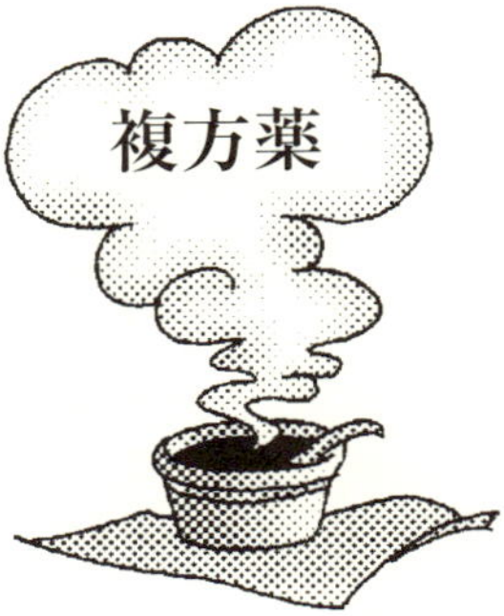

最後に、3つめが年齢、体質、病状から考える。成人や体質の強い病人の場合、用量は適度に多くすることができるが、

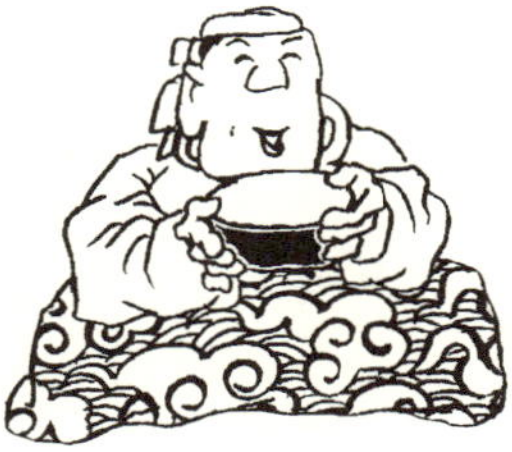

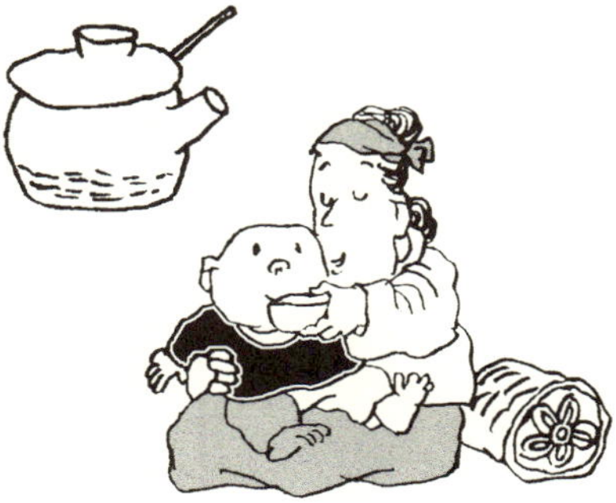

子供や体質の弱い病人の場合なら、用量を相応に減らす必要があるんじゃ。

一般の薬物を使う場合、例えば花、葉の類のような比較的軽い物、あるいは容易に煎じられる物は、用量が多すぎない方がいい。

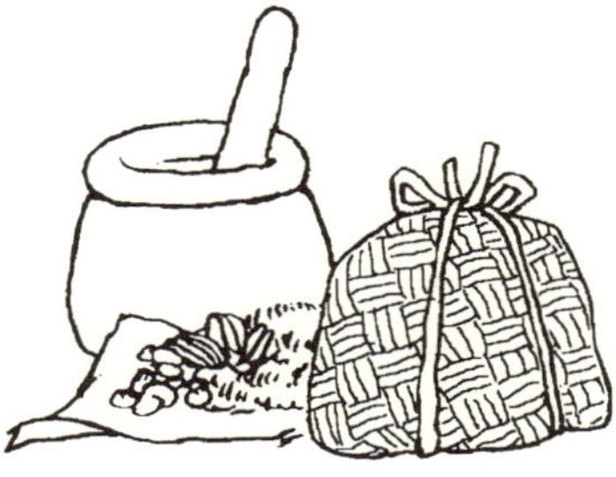

鉱石、貝類などのような比較的重い物、あるいは容易には煎じられない物は、用量を比較的多くすべきじゃ。

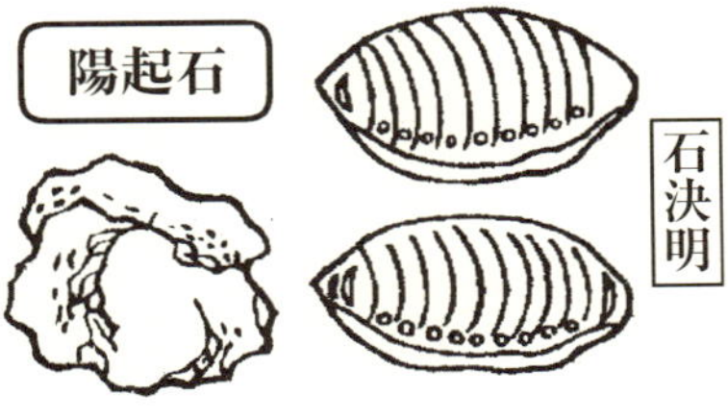

新鮮な薬物は水分を含むため、用量は多少多くしてもよいが、乾燥したものは、それより少なめにするんじゃ。

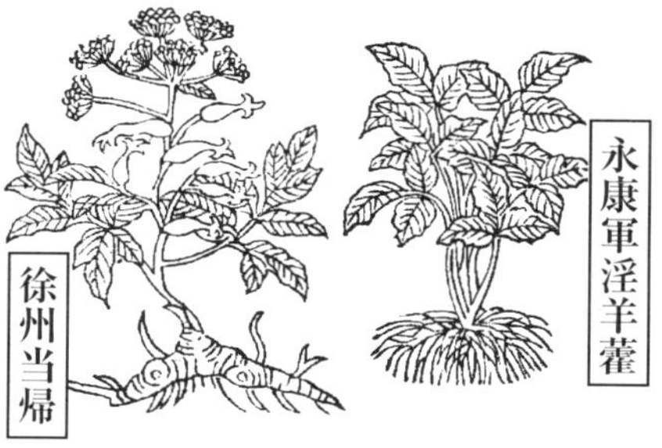
徐州当帰
永康軍淫羊藿

苦寒の薬物の場合なら、多く用いると胃腸を損ねる。だから、処方量は多すぎてもよくないし、長く服用するのもよくないんじゃ。

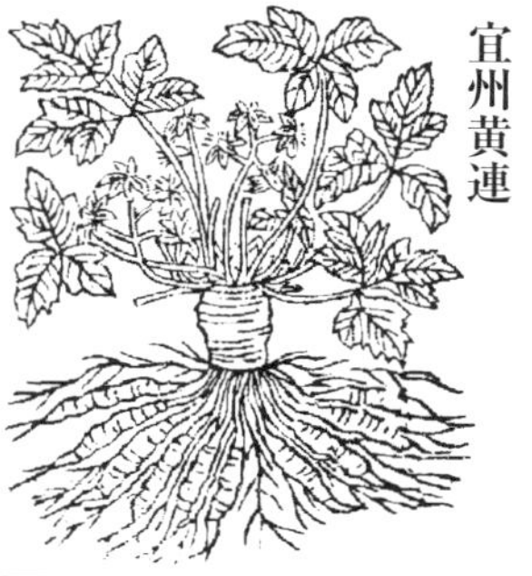
宜州黄連

臨床での一般的な処方量について

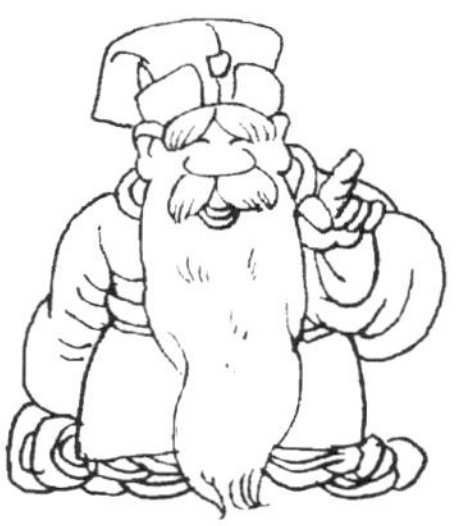

①一般的薬物：乾燥した薬物は３～10g（麻黄、荊《けい》芥《がい》、知母など）、新鮮な薬物は30～60g（鮮茅根《せんぼうこん》、鮮生地など）

乾燥した薬物
3～10g
新鮮な薬物
30～60g

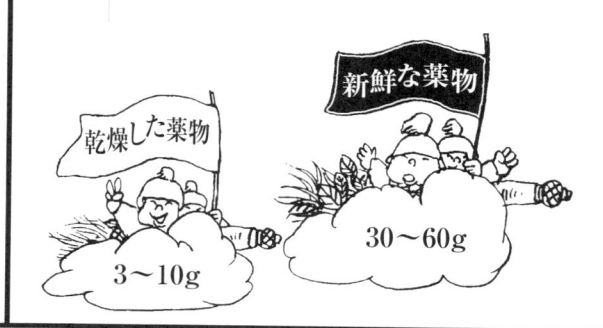

②比較的軽い薬物：１～２g（灯心草《とうしんそう》など）、あるいは３～５g（薄荷葉など）。

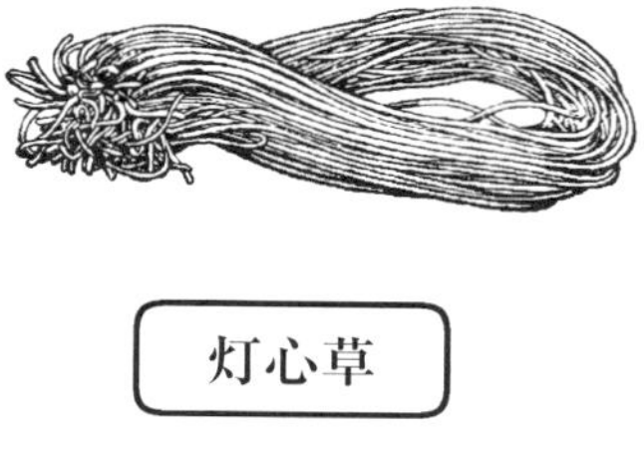
灯心草

③比較的重い薬物：10～15g（熟地《じゅくち》、何首烏《かしゅう》など）、あるいは30～60g（石膏など）。

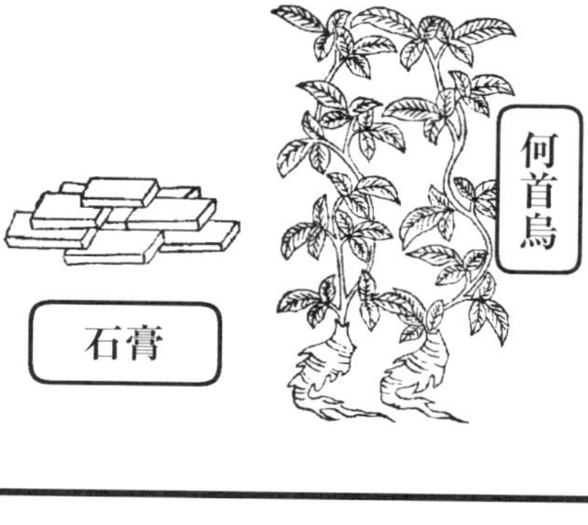
石膏
何首烏

④有毒薬物：毒性が比較的弱いものは0.3～0.5g（例えば雄黄《ゆうおう》）、毒性が比較的強いものは0.003～0.006g（例えば砒《ひ》霜《そう》）。

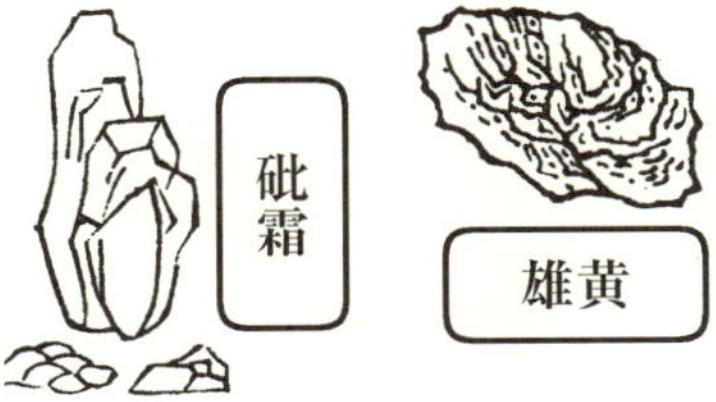

⑤そのほかの用量：1本（例えば葦根）、1匹（例えば蜈蚣《ごこう》※1、壁虎※2）。

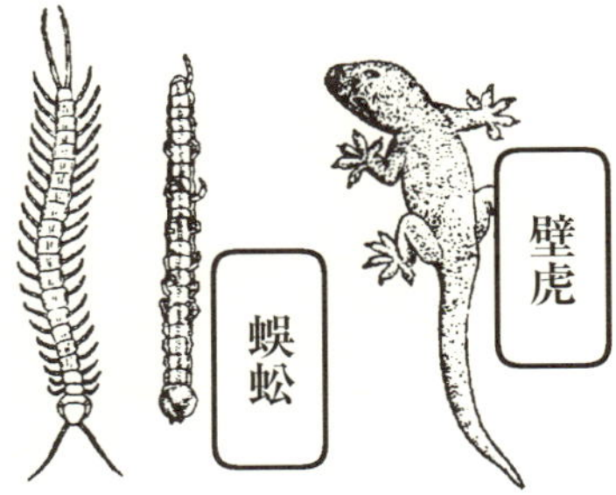

3個（根）～5個（葱白《そうはく》、南瓜《なんが》蒂《てい》）

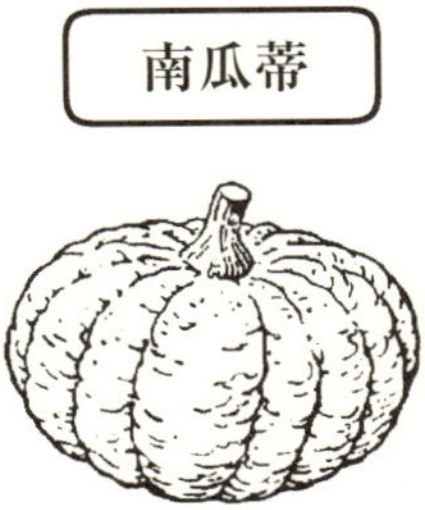

3枚～5枚（生姜）、一角（4分の1、例えば荷葉）、数滴（生姜汁）など。

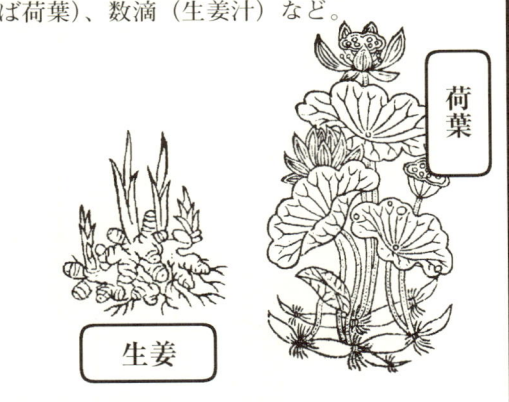

古方の処方量

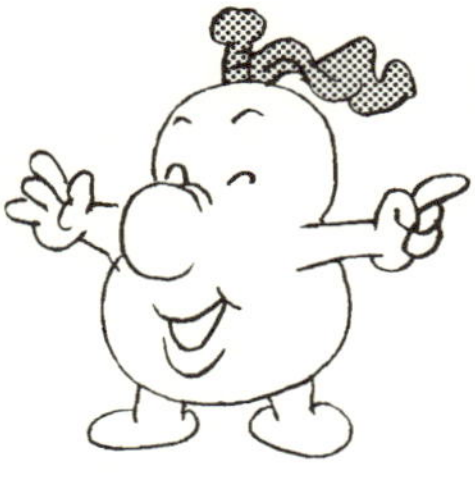

臨床で古方を用いる場合、古今の方剤の用量の違いをはっきり把握しなければならん。古方※3では、度量衡制度が今とは異なる点を考慮する必要があるんじゃ。

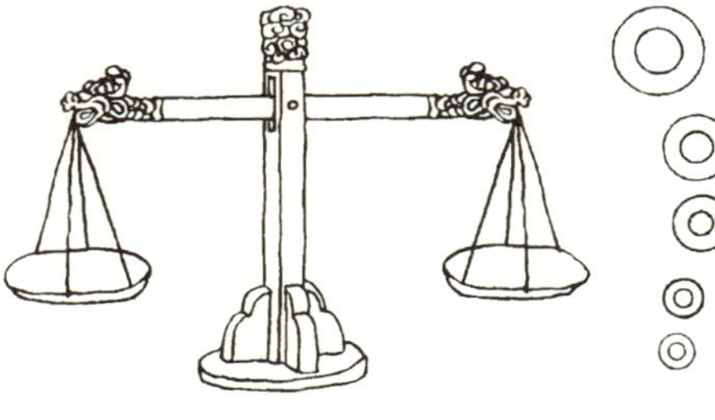

［訳注］
※1：むかで。
※2：やもり。
※3：古来の処方。

古方における各薬の用量をもとに、現代の考えや歴代の本草に記された用量を参照して、決めるとよい。

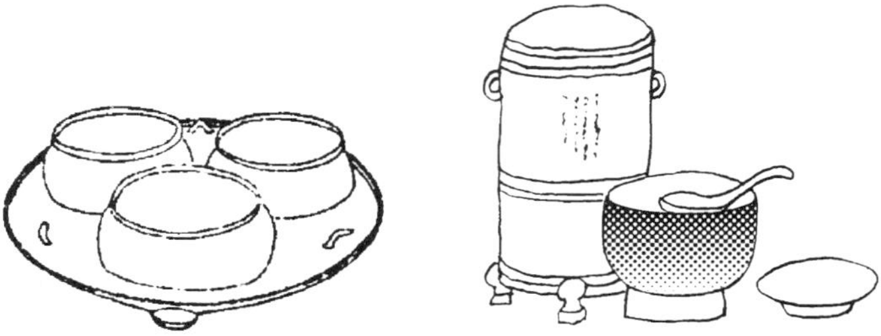

何も考えずに古方をそのまま借用してしまうと、満足できる効果を得られぬばかりか、大変なことになるかもしれん。

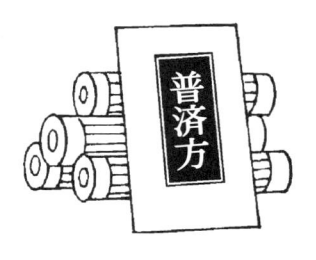

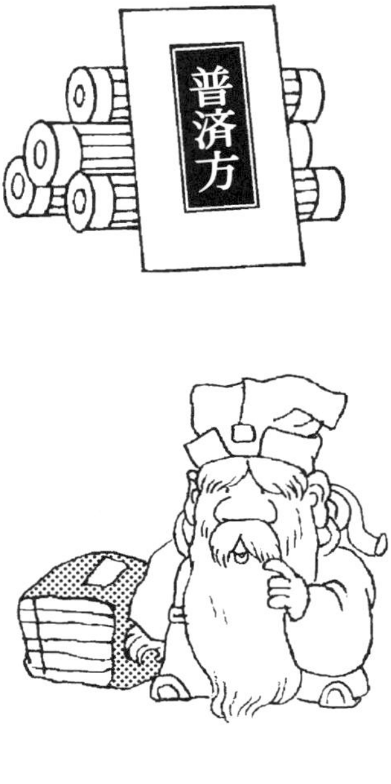

例えば張仲景は「麻黄湯は麻黄三両、桂枝二両」と記しておるが、その通りに用いると……。

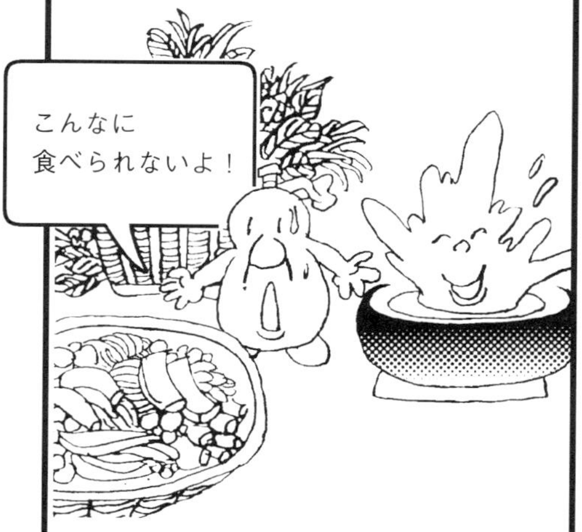

これは古方を用いるときにはどうしても知っておかねばならない常識じゃ。

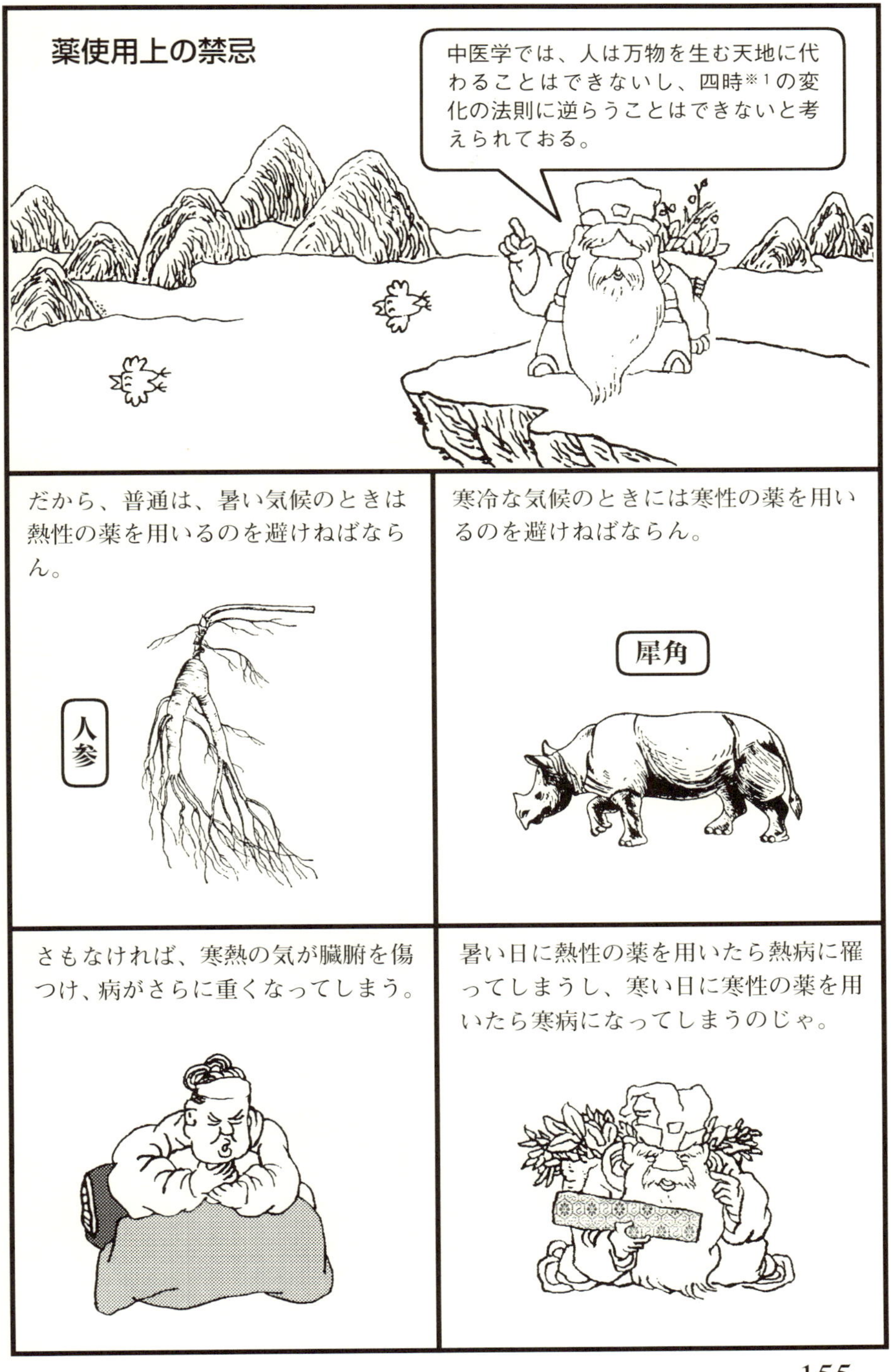
薬使用上の禁忌
中医学では、人は万物を生む天地に代わることはできないし、四時※1の変化の法則に逆らうことはできないと考えられておる。
だから、普通は、暑い気候のときは熱性の薬を用いるのを避けねばならん。
人参
寒冷な気候のときには寒性の薬を用いるのを避けねばならん。
犀角
さもなければ、寒熱の気が臓腑を傷つけ、病がさらに重くなってしまう。
暑い日に熱性の薬を用いたら熱病に罹ってしまうし、寒い日に寒性の薬を用いたら寒病になってしまうのじゃ。

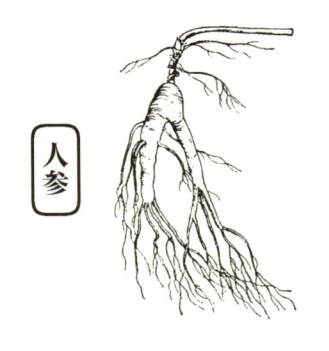

［訳注］
※1：春、夏、秋、冬の四季のこと。

寒病になれば、腹部の腫れや膨満、疼痛、下痢などの症状が起こる。

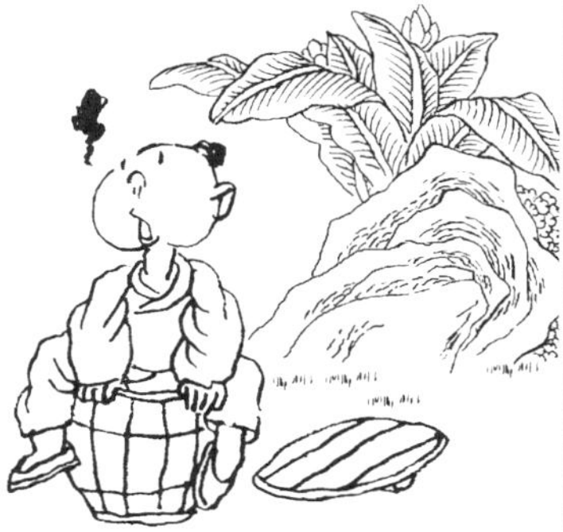

熱病になれば、発熱、吐瀉、瘰疽、疱疹、意識朦朧、憂鬱、下痢などの症状が現れる。

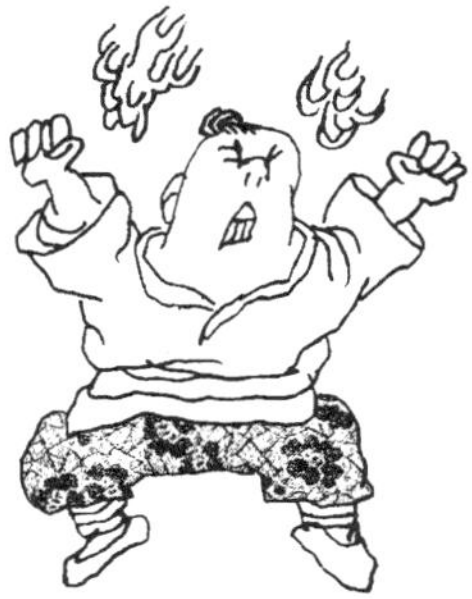

さらに、痙攣、筋肉の震え、腫物、嘔吐、鼻詰まり、鼻水、鼻血、頭痛、関節の変形、筋肉痛、吐血、血便、大小便の不通といった症状も出る。

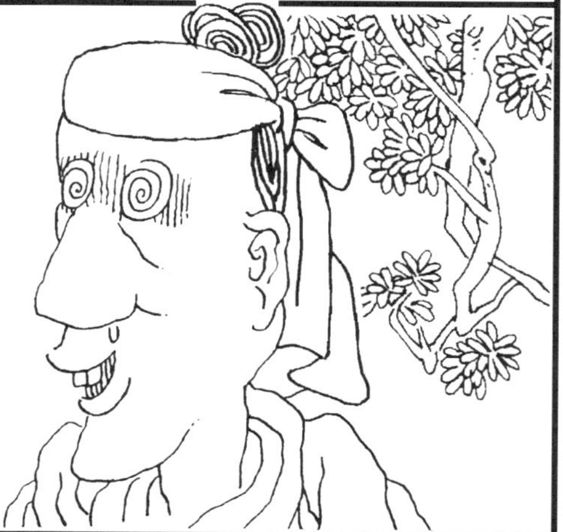

だから四時にすべきでないこと、あるいはしてはいけないことをしてしまったせいで起こる病にかかったら、四時の気候の寒熱温涼を考え、その性に勝つ薬物で治すのじゃ。

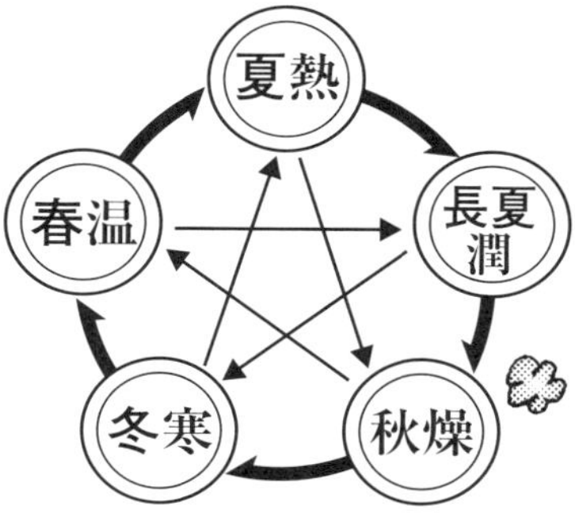

また、四時の気が足りず、風、熱（暑）、湿、火、燥、寒の六気のいずれかの気が混入すると、気候に異常が生じる。そんなときは、時節に固執してはならん。あくまで寒熱用薬の原則に従うのじゃ。

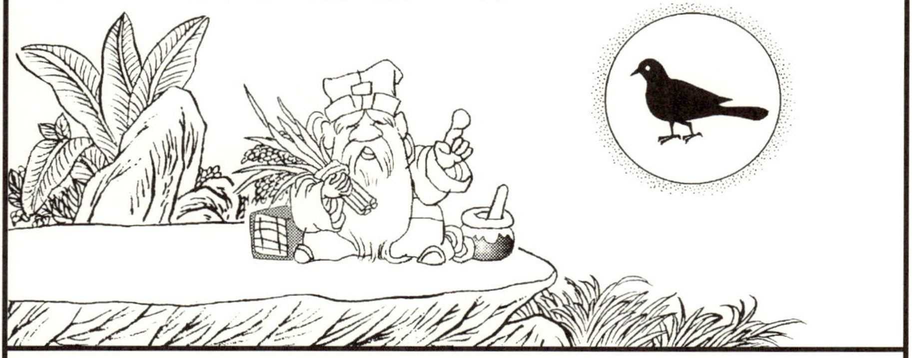

薬を用いるときの原則を述べてきたが、実際に用いるときには、どの薬物についても病を防ぐ一方で、毒も副作用もあることを知っておかねばならん。例えば、寒涼の薬は清熱の作用を持つが、陽を損傷する可能性がある。

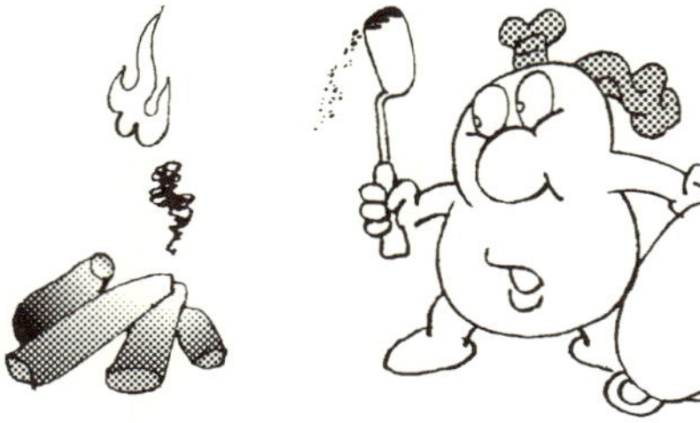

温熱の薬は寒を取り除く作用を持つが、簡単に陰を損傷しやすい。

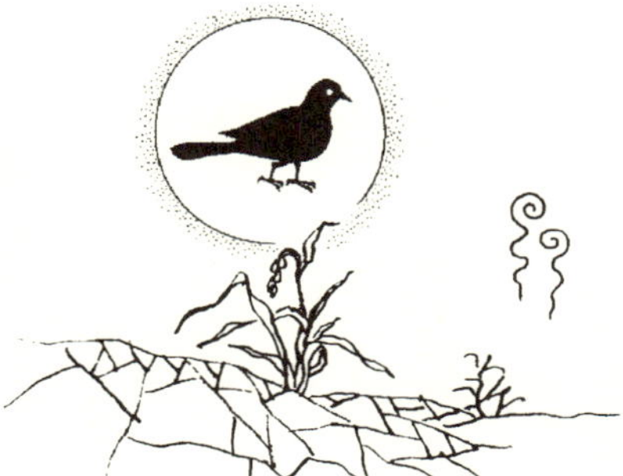

攻伐薬は邪気を除去できる。しかし、必ず下焦を傷つける。

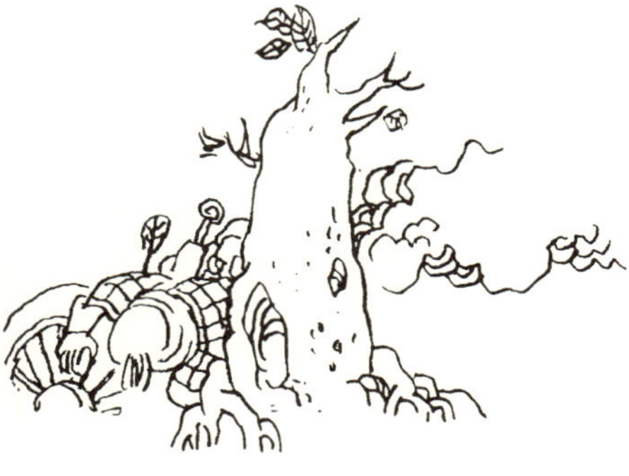

滋補の薬は正気を助けるが、邪気も助ける場合がある。

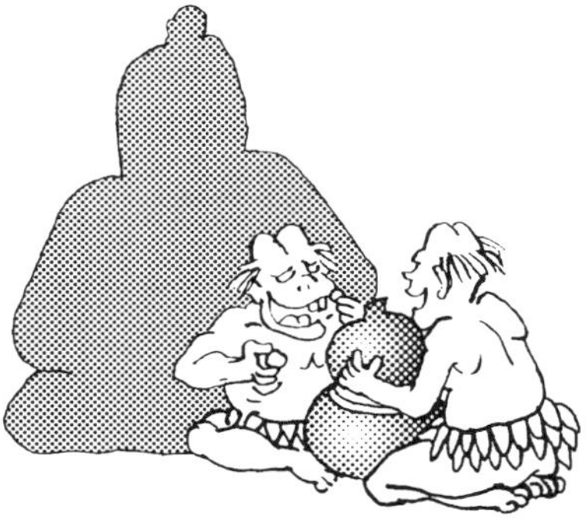

陽亢火大の人が昇陽の薬を服用すれば、陽火はさらに激しくなる。

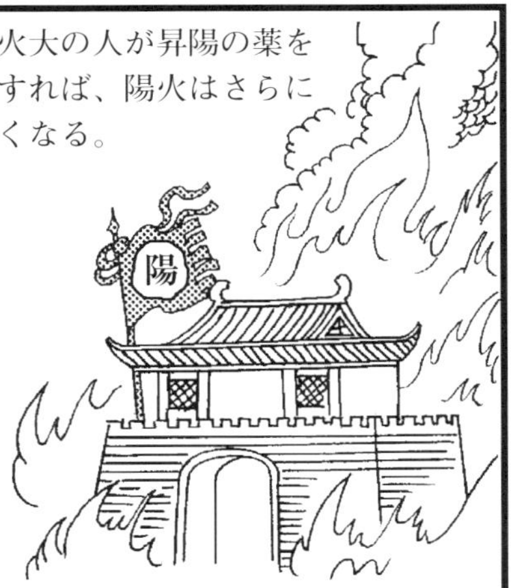

気虚下陥の人が降逆の薬を服用すれば、病状はさらに悪化する。

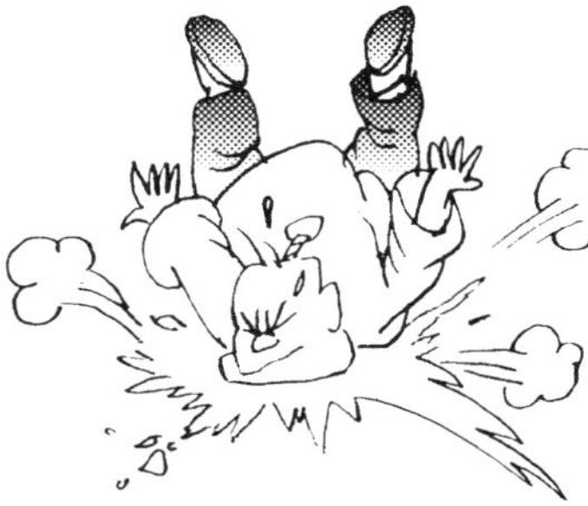

例えば、苦寒薬の黄連は、湿熱の下痢、赤痢を治療できるが、陽虚の下痢には効かぬ。

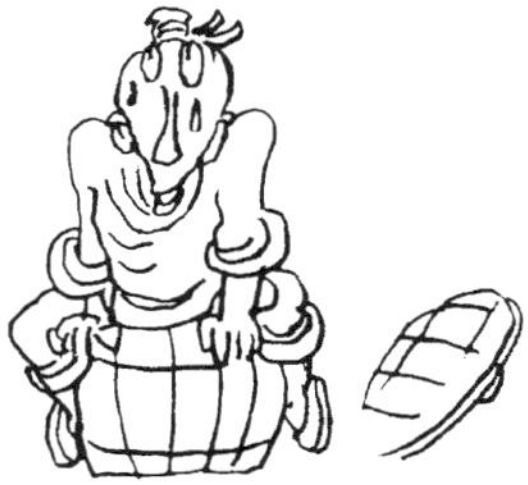

辛熱薬の干姜《かんきょう》は肺寒の咳嗽には効くが、肺熱有火の燥咳には禁忌じゃ。

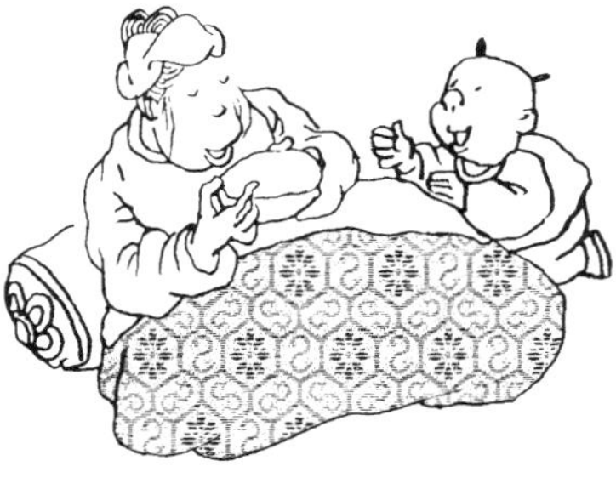

薬を用いるときには、その短所を避けること。それが薬使用時の禁忌を掌握するカギになるのじゃ。

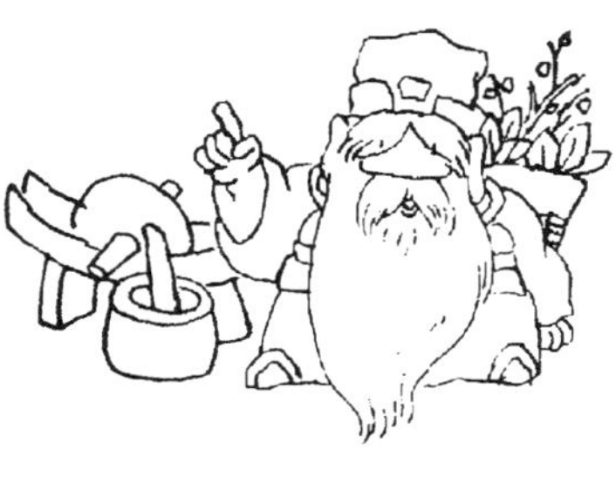

それから「病には新旧がある」「方剤には大小の別がある」「薬物には有毒無毒がある」。それをいつも把握しておく必要がある。

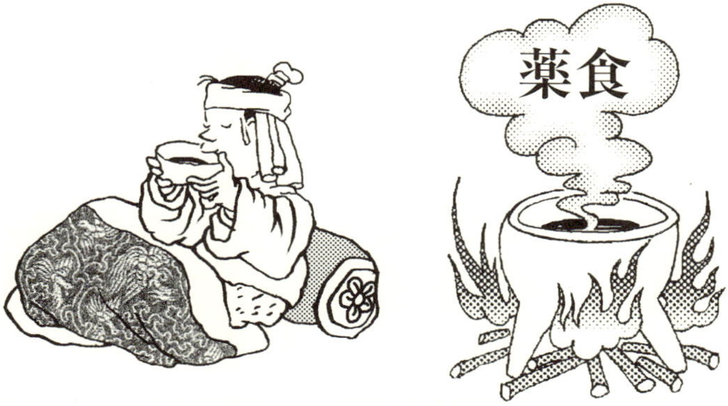

毒性の強い薬物を用いる場合、病が10分の1に改善したら薬を止める。

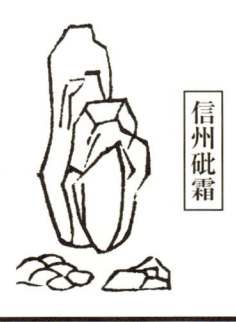

ふつうの毒性の薬物なら、病が10分の7に改善したら薬を止める。

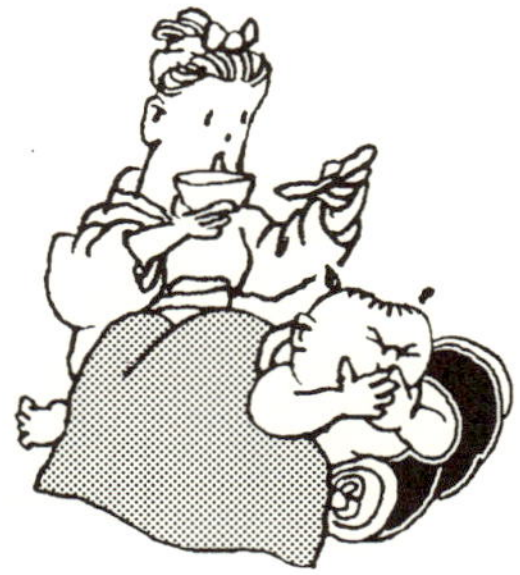

毒性の弱い薬物なら、病が10分の8に改善したら薬を止める。

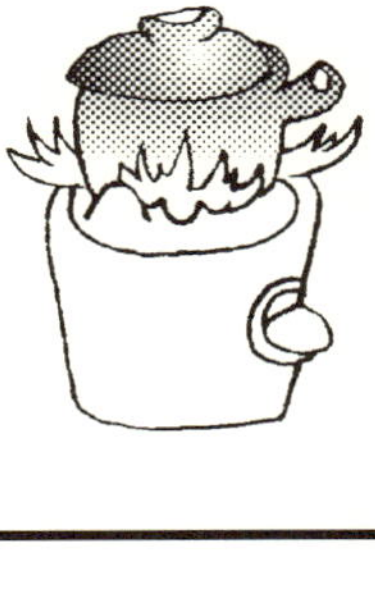

無毒の薬物なら、病が10分の9に改善したら薬を止める。その後は食べ物に気をつけて、病邪を徹底的に取り除くのじゃ。

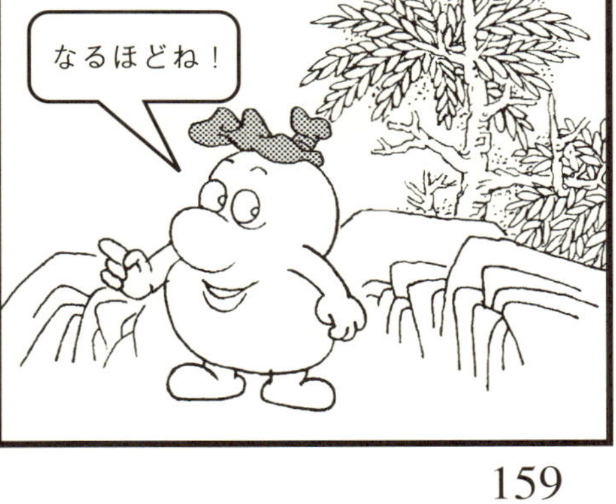

また、薬物を使いすぎるのはよくない。使いすぎれば体内の正気が損なわれる。

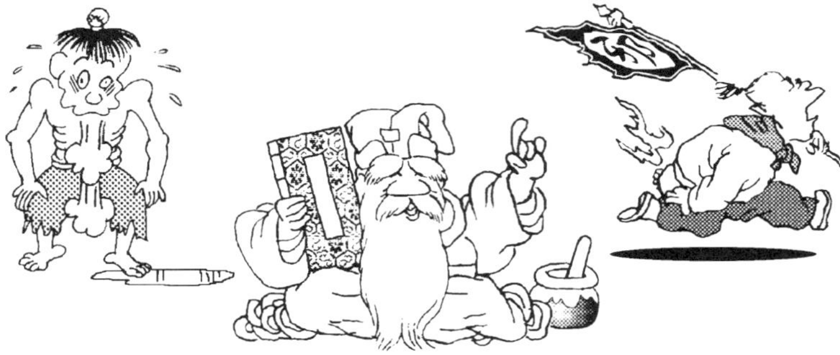

これらのことには十分注意し、飲食で滋養したり、温かい風呂に入ったりして、内外の調和をとって、疾病を治癒させるのじゃ。

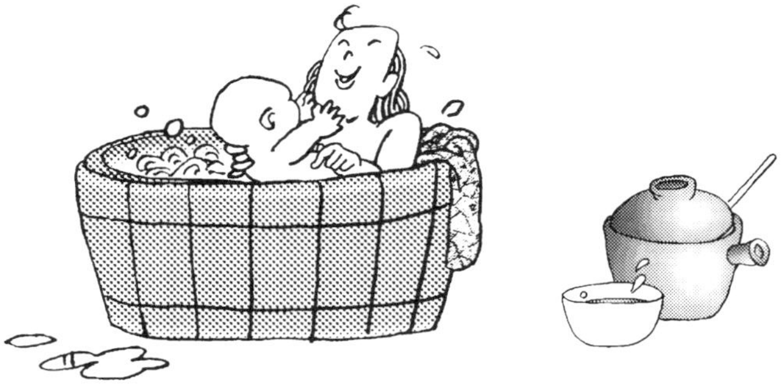

服薬期間中の食べ物の禁忌

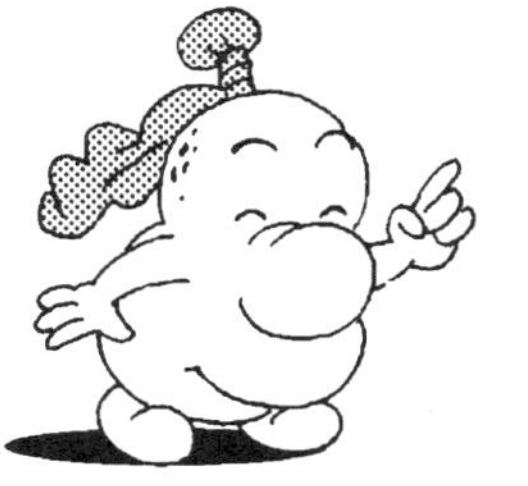

古人は服薬期間中に食べてはいけないものを知っていて、これを「服薬禁忌」と言っていた。これは治療と密接に関係するので、薬を用いるときには必ず注意せねばならん。

古い書物によると、麻黄、細辛を服用しているときには油っこいものはダメじゃ。ほかにも蜂蜜あるいは地黄と葱白、黄蝋《おうろう》と鶏肉は食べ合わせが悪く、これらはいずれも「禁忌薬物」とされておる。

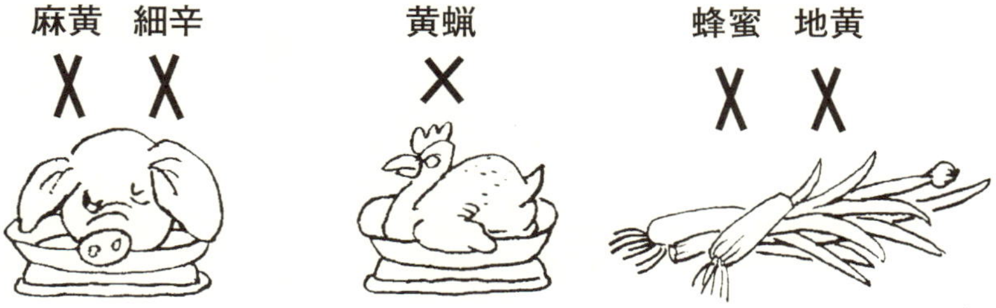

だから、服薬期間中にはこれらを食べてはならん。

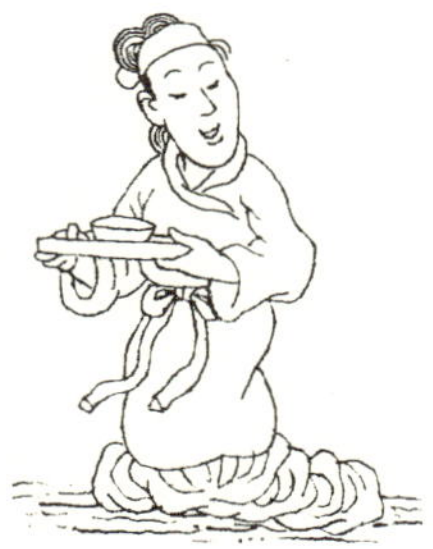

また、この期間中には、冷たい生もの、油っこいもの、辛いもの、べたべたして消化に悪いものにはどれも注意すべきじゃ。

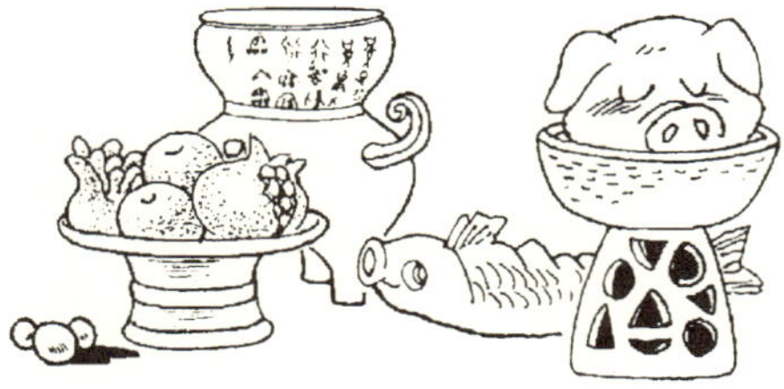

妊娠中の禁忌薬物

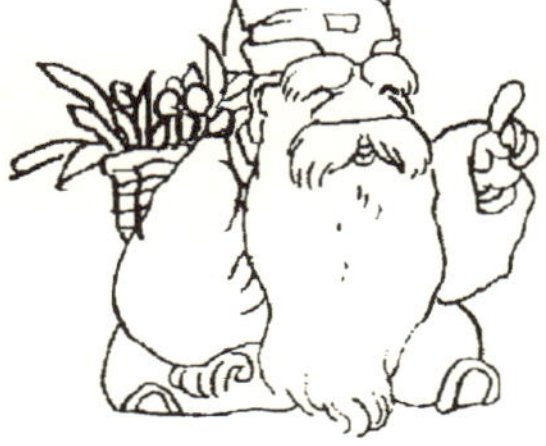

妊娠中、女性は薬物の服用を慎重にすべきじゃ。胎児を傷つけたり、ひどい場合には流産したりすることもある。

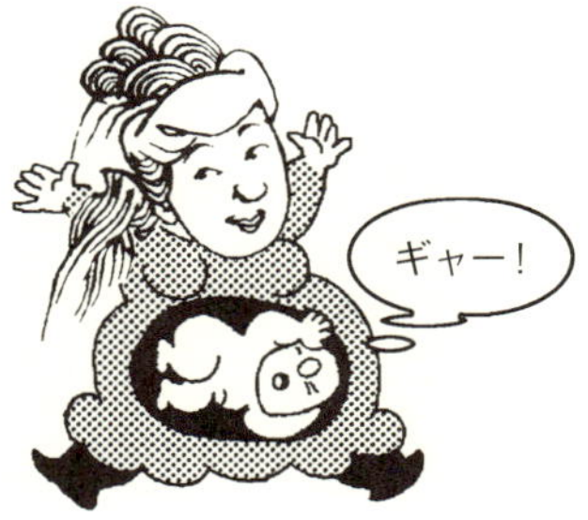

だから、昔の人は妊娠中の禁忌薬物についても触れている。これを分類すると……。
劇毒薬：これは胎児に毒が作用し、流産を引き起こす可能性がある。斑蝥《はんみょう》、蔓《まん》菁《せい》、烏頭《うず》、馬銭子《ばせんし》、蟾酥《せんそ》などがそうじゃ。

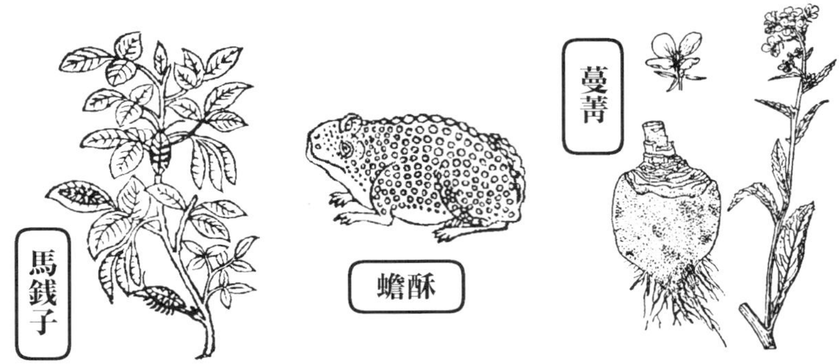

瀉下薬：これは強烈な下痢を引き起こすので、胎盤が充血して流産を引き起こす可能性がある。例えば巴豆、大戟《たいげき》、大黄、甘遂《けんつい》、芫花《げんか》などがそうじゃ。

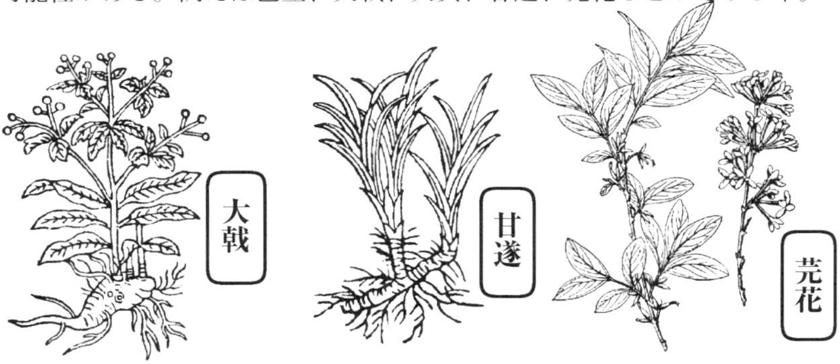

活血散瘀薬：これは血行を促進するが、中には子宮収縮を強めて流産を招くものもある。例えば牛膝、水蛭《すいてつ》、虻虫《ぼうちゅう》、三棱《さんりょう》、莪樹などがそうじゃ。

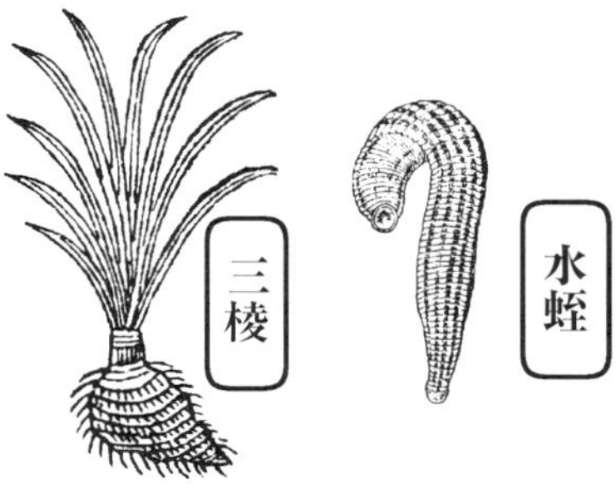

辛香走竄薬《しんこうそうさんやく》：例えば麝香は子宮を興奮させて流産を引き起こす。ほかにも、附子や肉桂など辛熱ものは使用してはならん。

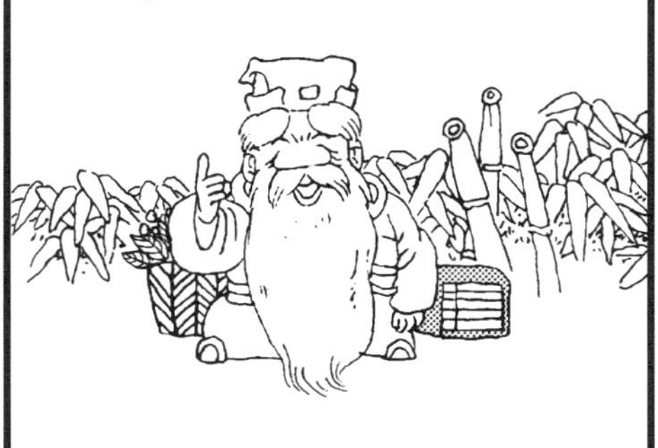

「七情合和」と「畏、反」について

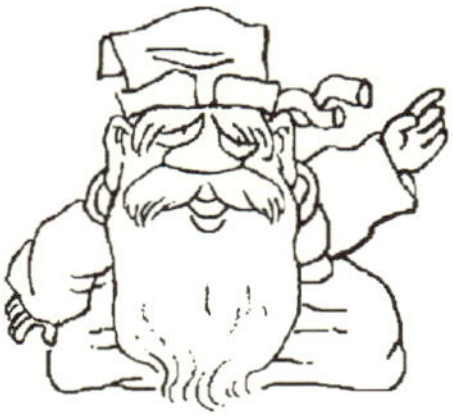

病因説にも喜・怒・憂・思・悲・恐を指す七情があるが、ここでいう「七情」とは、薬物の配合に関する７種の作用のことを指し、「七情合和」とは薬物配合の法則のことじゃ。

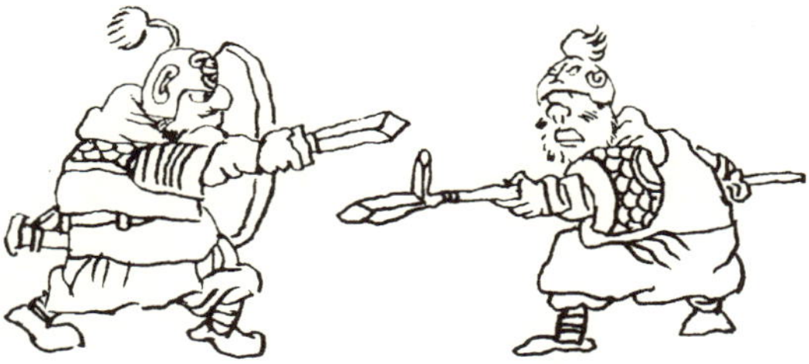

昔の人は、いろいろ試してみるうちに、薬物の性能が、配合の仕方によってしばしば複雑に変化することを発見した。

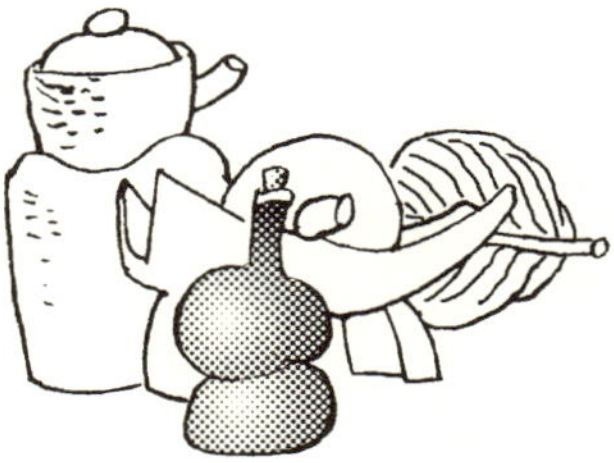

薬効が強まる場合もあれば、弱まる場合もあるし､害になる場合だってある。

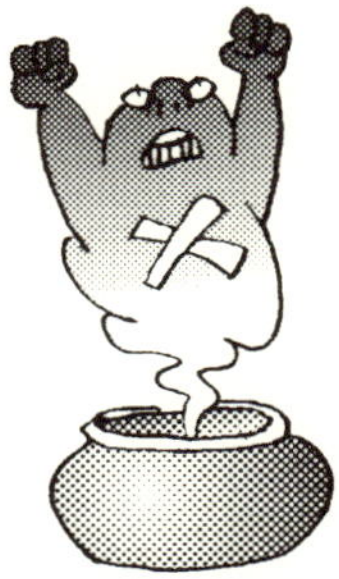

それらの多くの経験を長い間積み重ね、昔の人はついに七情配合の法則をまとめ上げたわけだが、これが後世の人が薬物利用するときの理論的な根拠になっているんじゃ。

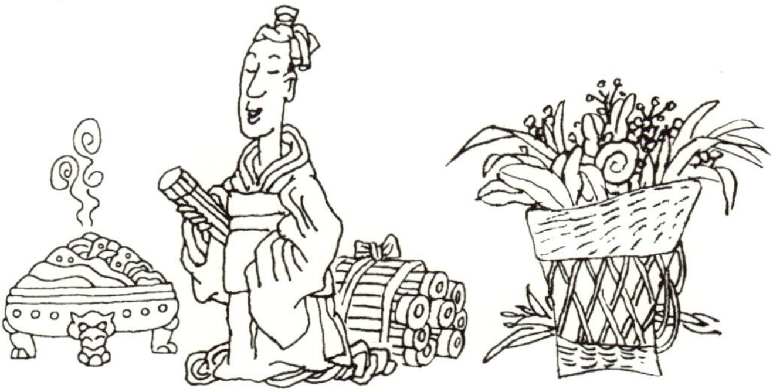

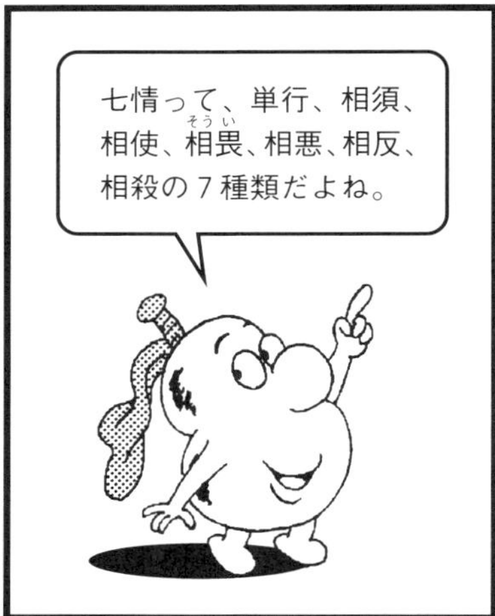

七情って、単行、相須、相使、相畏《そうい》、相悪、相反、相殺の７種類だよね。

そうじゃ。「単行」とは別の薬物の補助を必要とせず、単独で作用を発揮するもの。例えば「独参湯《どくじんとう》」などがこれに当たる。

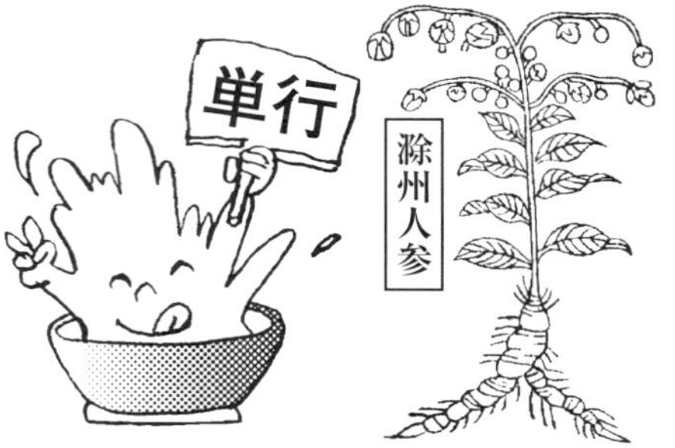

単行
滁州人参

「相須」とは「薬効が同じ薬物を２種類用いて、薬効が強化されるもの。例えば元参《げんじん》、麦冬を同時に用いると、陰を養い肺を清らかにする作用が強化されるのじゃ。

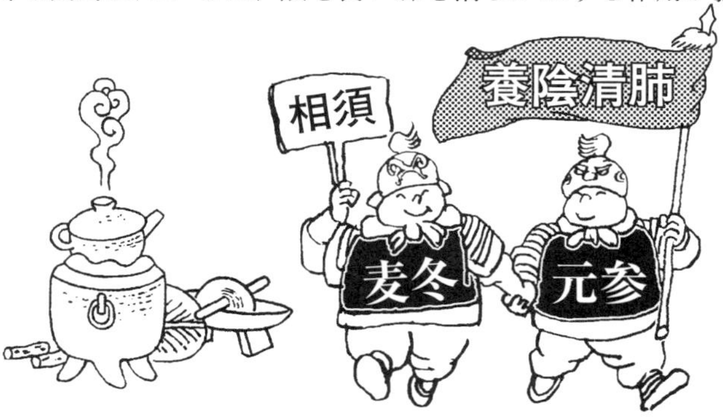

相須
養陰清肺
麦冬
元参

「相使」とは薬効が異なる薬物を２種類用いると、互いに薬効を促進、増強するもの。例えば、大黄で黄連を補佐すると、熱を払い火を収める作用が強化されるのじゃ。

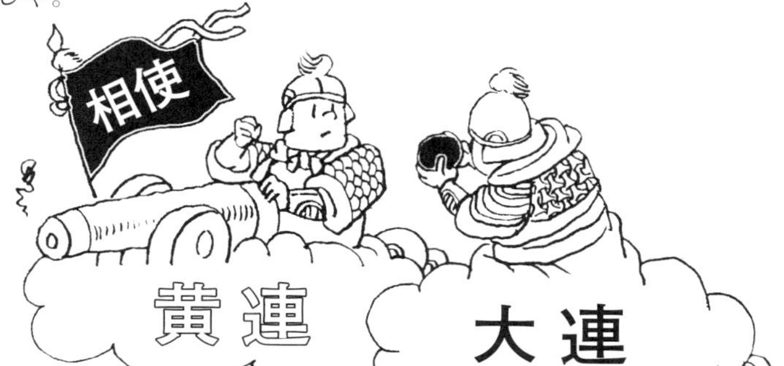

相使
黄連
大連

「相畏」とは２種類の薬物を合わせて用いると、１種類の薬物がもう１種類の薬物の作用を抑制するか、あるいは１種類の薬物の強い作用、例えば毒性がもう１種類の薬物によって軽減もしくは消失するもの。例えば葛花《かっか》は米酒の強い作用を抑えるじゃろう。

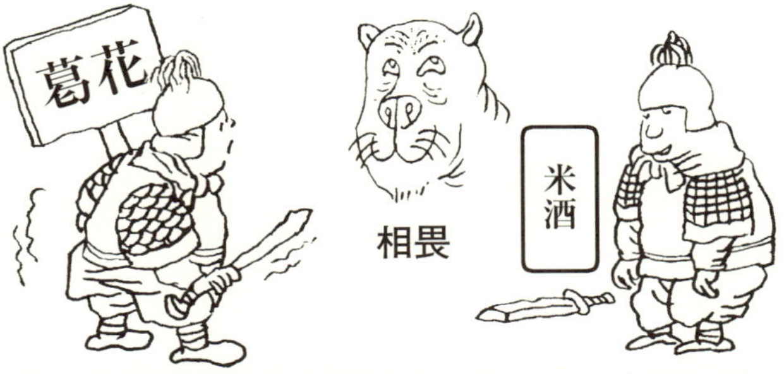

「相悪」とは、２種類の薬物を合わせて用いると、１種類の薬物がもう１種類の薬物の薬効を牽制するもの。例えば乾姜と黄連の関係がそうじゃ。黄連は乾姜の中の寒を散らす作用を奪い取るのじゃ。

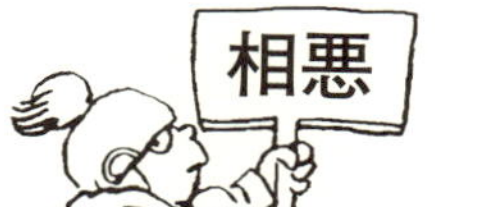

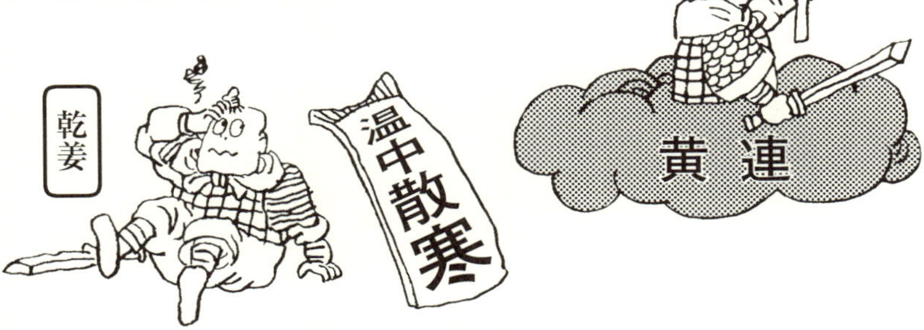

「相反」とは２種類の薬物を用いると、激烈な副作用が生じるもの。例えば半夏と川烏の関係がそうじゃ。半夏と川烏は１つが温、１つが燥で、両者にはいずれも毒性がある。このため、同時に用いれば必然的に毒性が強まり、副作用が起きやすいんじゃ。

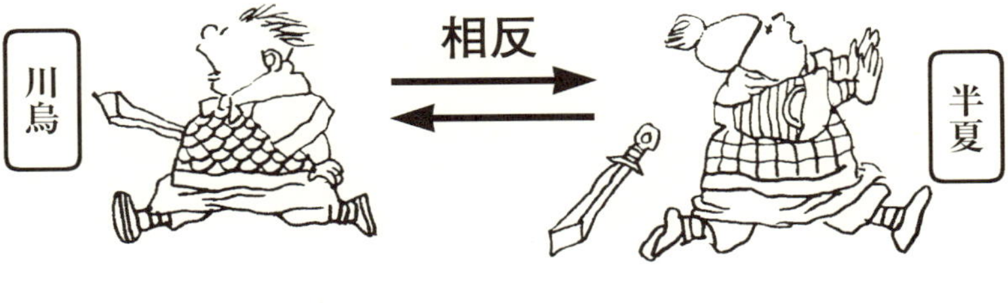

「相殺」とは1種類の薬物がもう1種類の薬物の中毒作用を消し去るもの。例えば蟹殻《かいこく》は漆毒、杏仁は硫黄を消し去れるんじゃ。

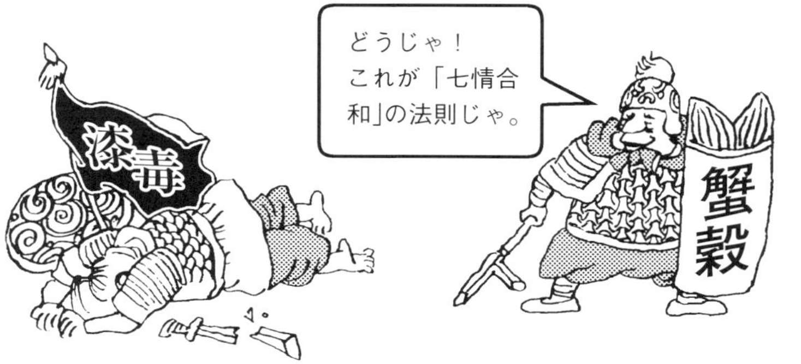

漆毒
どうじゃ！
これが「七情合和」の法則じゃ。
蟹殻

今までの説明でわかる通り、単行、相須、相使はどれも相互協力の作用がある。

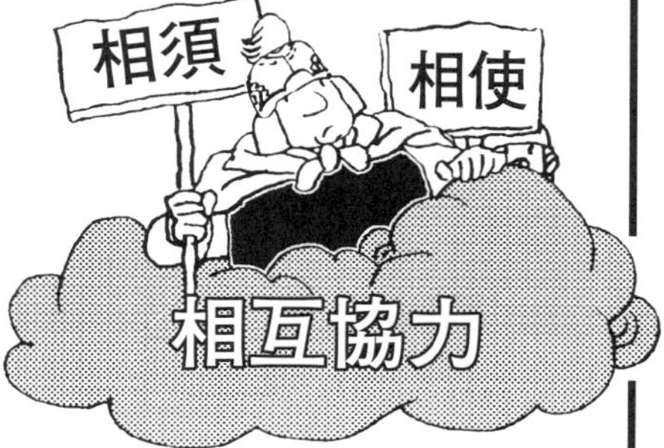

相須
相使
相互協力

これに対し、相畏、相悪、相殺、相反は抑制、拮抗の作用じゃ。

抑制拮抗
相畏
相殺 相悪 相反

このうち、相畏、相反の薬物の使用は特に慎重にすべきじゃ。相畏の薬は、その相互間の拮抗性を利用して、ある種の中毒や副作用の危険を抑えるが、一般的にはそれ以外の目的で同時に併用したらダメだと言われておる。

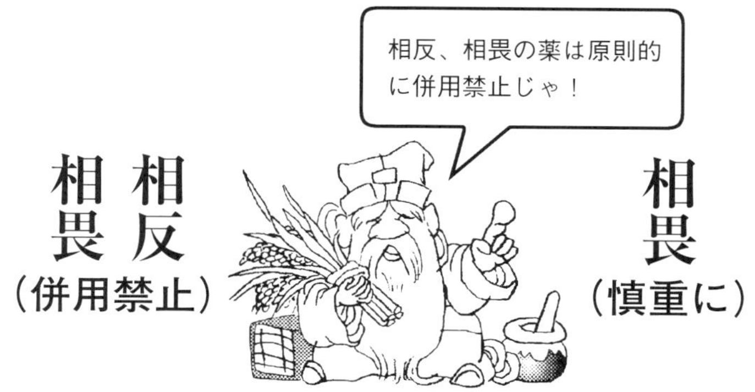

相反、相畏の薬は原則的に併用禁止じゃ！
相反 相畏
（併用禁止）
相畏
（慎重に）

十八反と十九畏

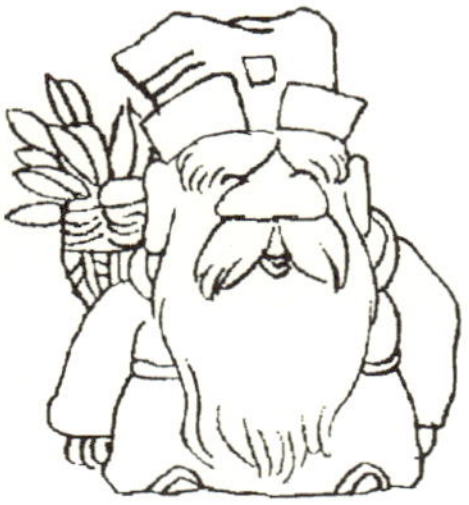

「十八反」とか「十九畏」というのは、七情合和を基礎とした薬物使用の法則のことじゃ。

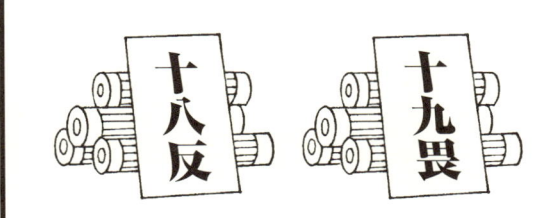

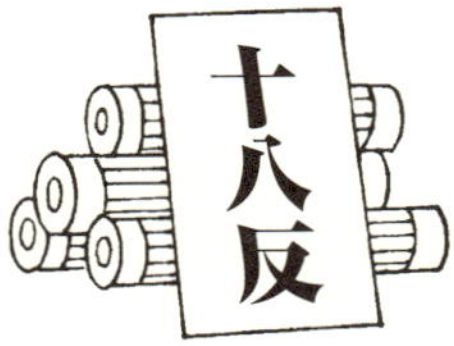

十八反とは、相反関係にある18種類の薬物を指す。すなわち半夏、貝母、瓜蔞、白蘞《びゃくれん》、白芨は烏頭と、

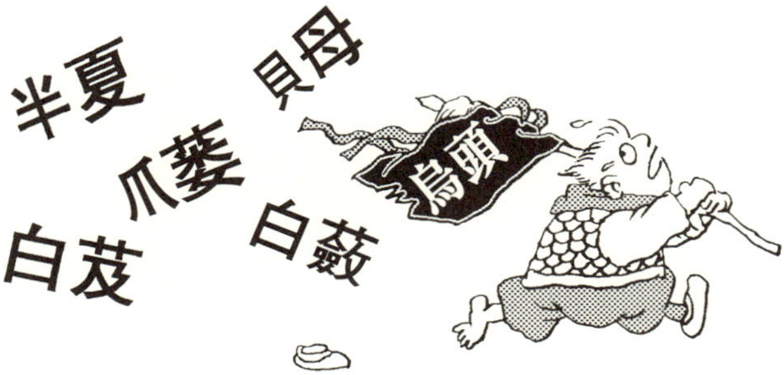

海藻、大戟、甘遂、蕪花《ぶか》は甘草と、

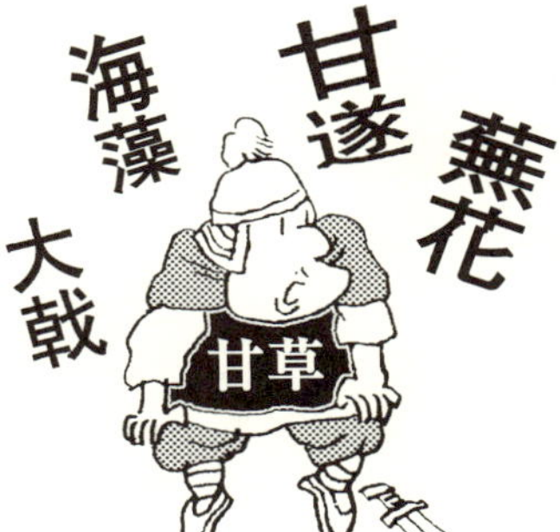

人参、沙参、丹参、苦参、細辛、芍薬《しゃくやく》は藜葦《れいい》と相反関係にあるんじゃ。

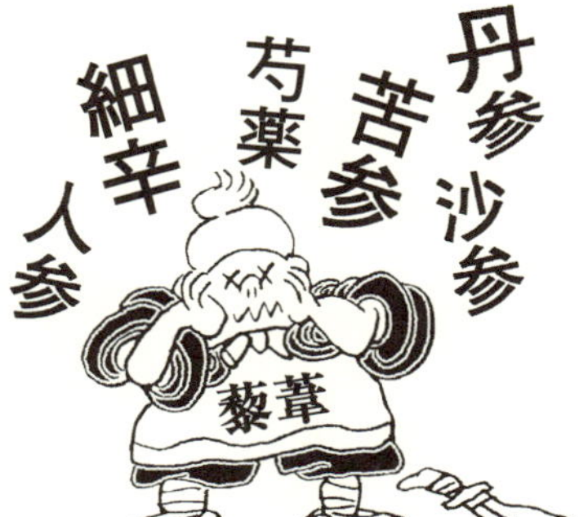

十九畏とは、相畏関係にある19種類の薬物を指す。すなわち朴硝《ぼくしゅう》と硫黄、砒霜と水銀、

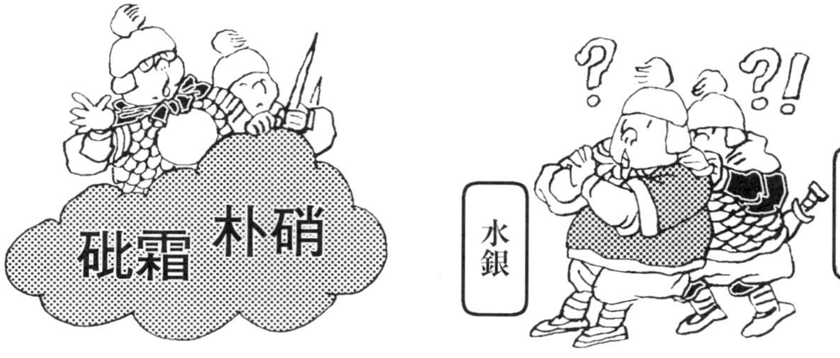

巴豆と牽牛《けんご》、蜜陀僧《みつだそう》と狼毒、

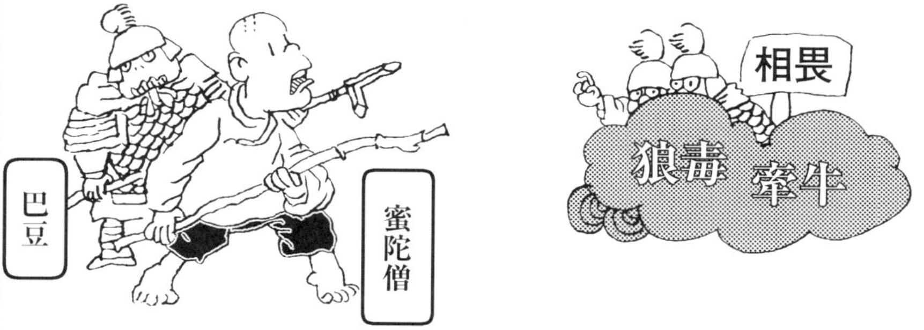

丁香と玉金、

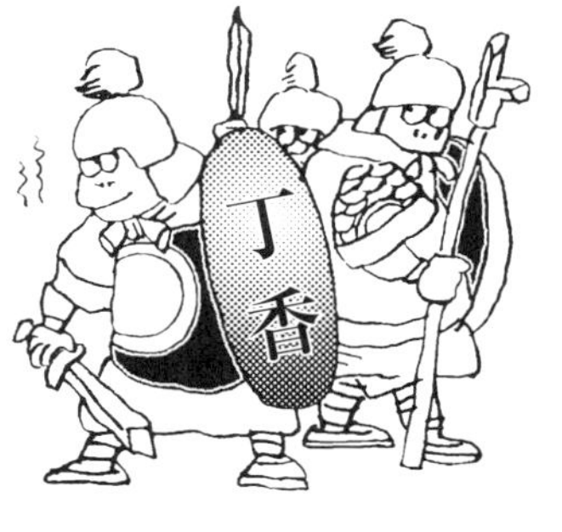

牙硝と三棱、

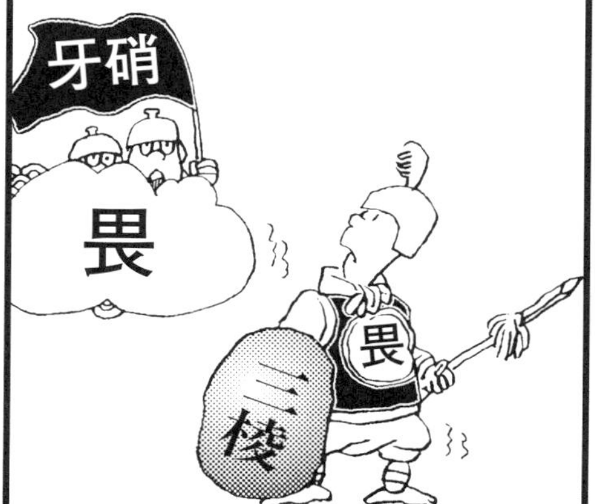

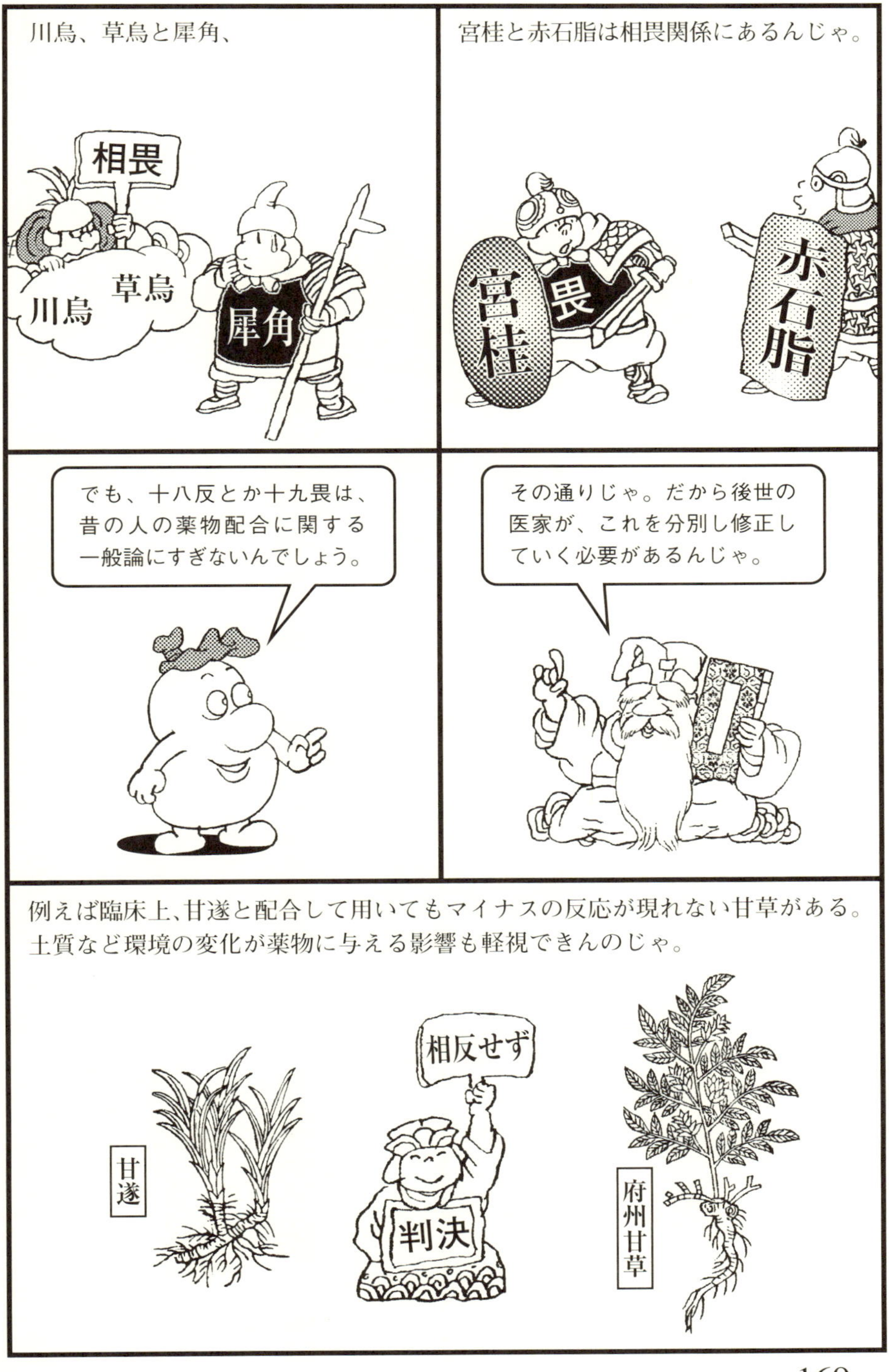
川烏、草烏と犀角、
相畏
川烏
草烏
犀角
宮桂と赤石脂は相畏関係にあるんじゃ。
宮桂
畏
赤石脂
でも、十八反とか十九畏は、昔の人の薬物配合に関する一般論にすぎないんでしょう。
その通りじゃ。だから後世の医家が、これを分別し修正していく必要があるんじゃ。
例えば臨床上、甘遂と配合して用いてもマイナスの反応が現れない甘草がある。土質など環境の変化が薬物に与える影響も軽視できんのじゃ。
相反せず
判決
甘遂
府州甘草

中薬の煎じ方

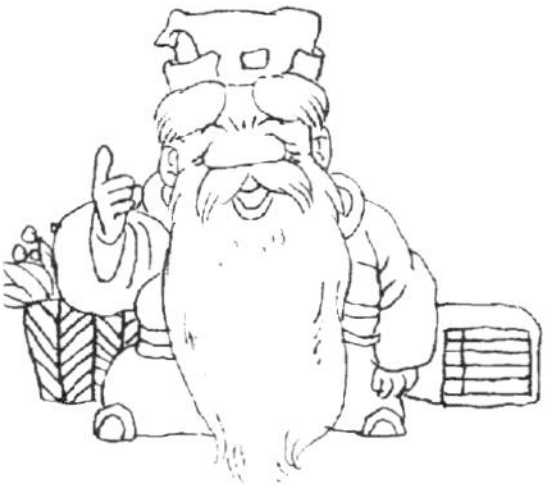

なぜ中薬を煎じるかというと、それは、その中の有効成分を湯に溶かして治療効果を得るためじゃ。

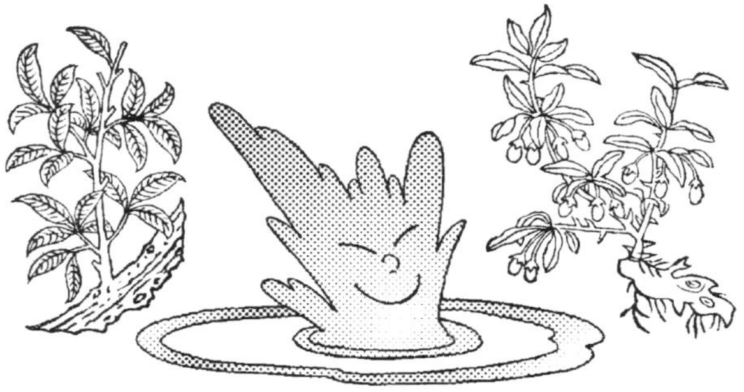

中薬を煎じる道具は、ふつう素焼きの壷か土鍋を使うが、こうした容器には薬物との間で化学反応を起こしにくいという長所がある。それに、熱の伝わり方も比較的遅い。ゆっくりと温度をあげることで、中薬の有効成分を十分に溶かし出すことができるのじゃ。

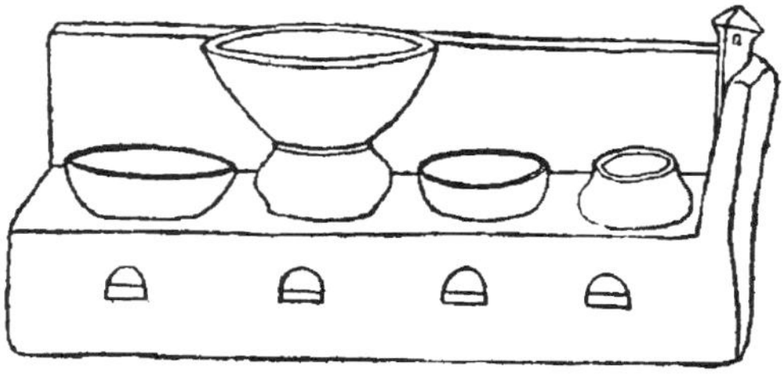

鉄、銅、アルミ類の容器は、中薬の中にある有効成分との間に反応を起こして薬効に影響が出るため、ふつうは使わぬ。

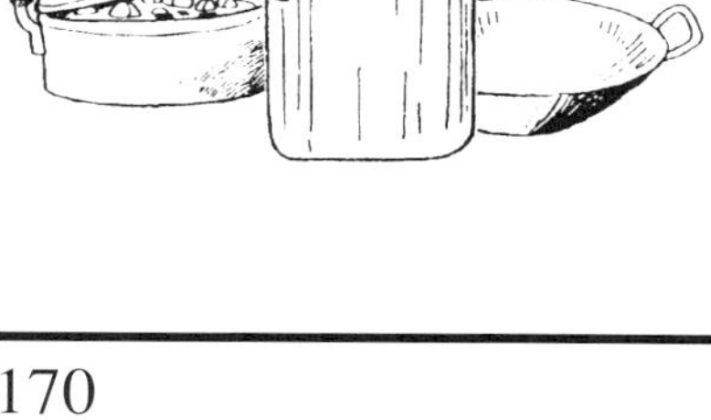

中薬を煎じるのに使う水は、古人の経験から、雪解け水や雨水が最もよいとされておる。こうした水は不純物が少なく、薬物の性味を壊さないからじゃ。

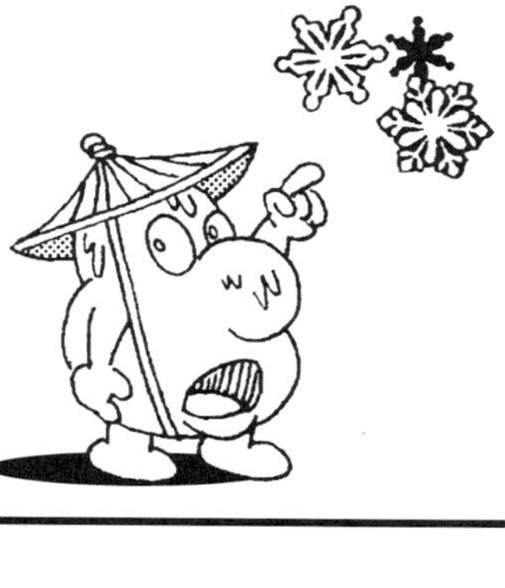

ところがじゃ。現在では、ほとんどが水道水や井戸水などで中薬を煎じておる。こうした水で中薬を煎じるときには、薬性に影響を与えないか、煎じるのに適しているか、必ずその水質に注意しなければならん。

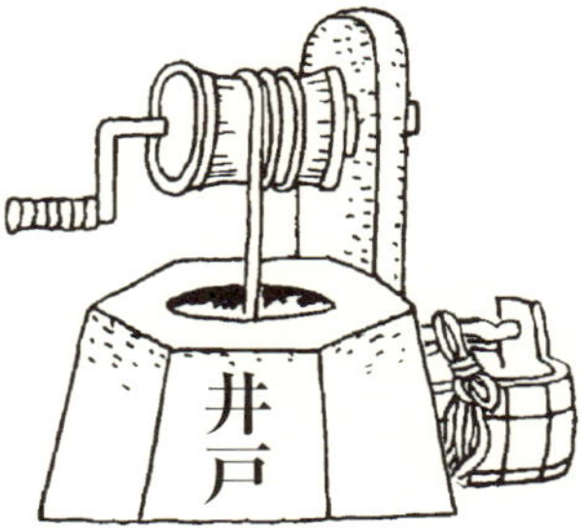

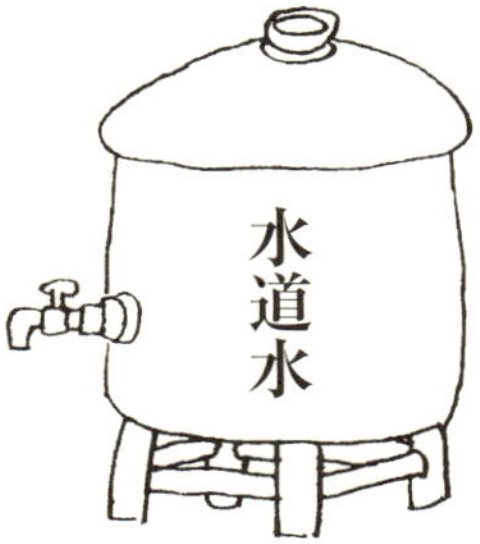

中薬は性質の違いによって、煎じ方が違う。煎じるときの火加減は、中薬の有効成分を十分に抽出させる上で重要な要素じゃ。武火（強火）か文火（弱火）か迷うところだが、ふつうは文火（弱火）でよい。初めから武火で加熱すると、植物性の中薬なら、それに含まれるたんぱく質の多くが固まってしまい、有効成分が抽出されにくくなってしまう。

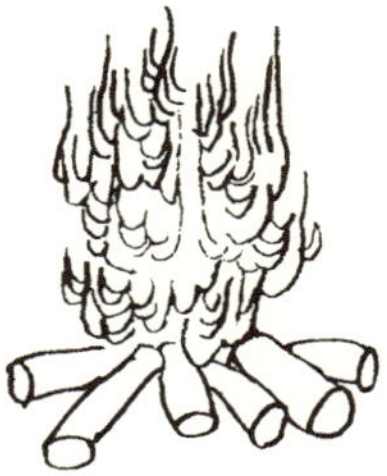

武火（強火）

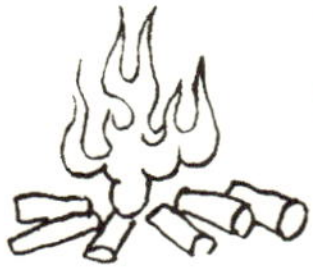

文火（弱火）

だから、中薬を煎じる前には、まず冷水に薬物を15分間漬けておく。そうすると、植物性中薬の細胞が膨らみ、たんぱく質成分を抽出しやすくなる。

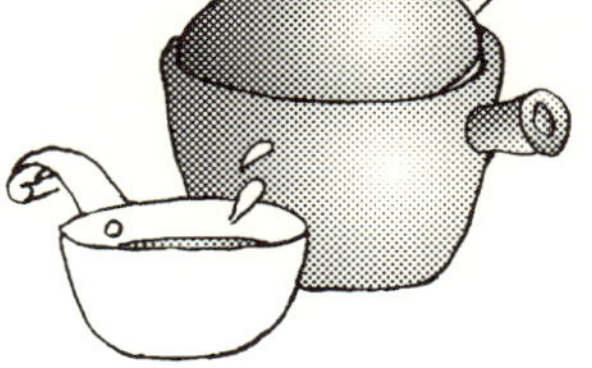

そして文火で煎じると、たんぱく質をゆっくりと取り出すことができ、薬性を損なわずにすむ。すぐに水がなくなってしまうのを防ぐ効果もあるんじゃ。

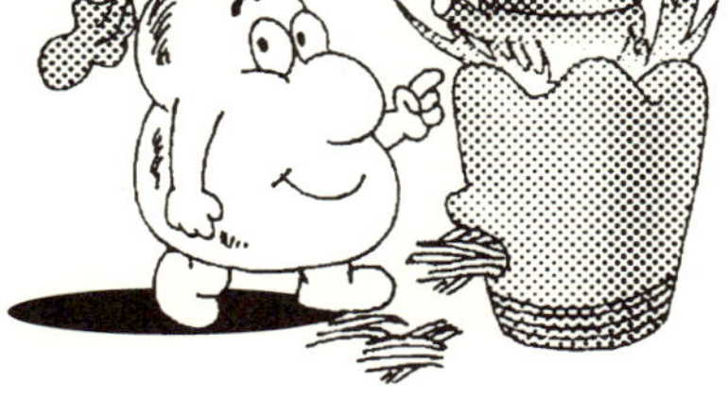

外感風寒、あるいは外感風熱を患うと、荊芥、防風、紫蘇、麻黄、生姜、薄荷、牛蒡子《ごぼうし》、桑葉、葛根の類を配合した清熱・散寒・解表薬を用いるが、これをつくるときは、「武火」で手早く煎じる。煮立って15分でよい。

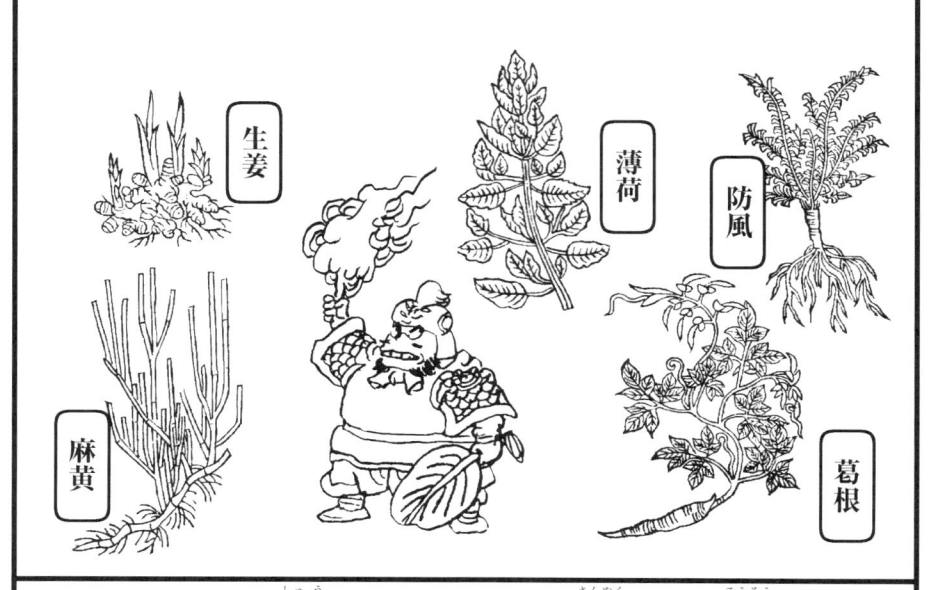

虚損病を患い、地黄、首烏《しゅう》、人参、党参、黄芪、山薬《さんやく》、白朮、紅棗《こうそう》、沙参、麦冬、枸杞、肉蓯蓉、杜仲、巴戟天《はげきてん》、菟絲子《としし》、狗脊《くせき》といった強壮補益の薬を用いる場合には、「文火」で30分から１時間ゆっくりと煎じる。そうすると、有効成分がじっくりと溶け出て、高い補益効果が得られるのじゃ。

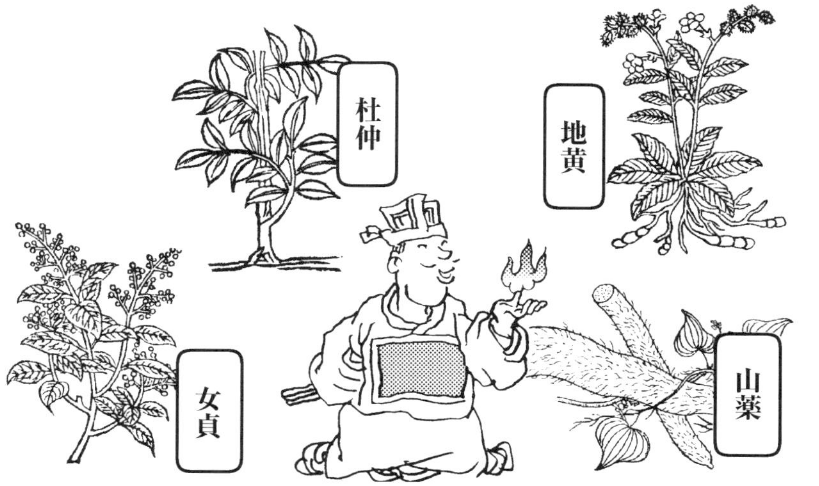

火加減以外にも中薬には「先煎」と「後下」という区別がある。先煎とは「初めから煎じる」ことで、この利点は、薬物をより多く溶解できて、薬物の毒性が抑えられるし、薬効も十分発揮させられることじゃ。後下とは「後から入れる」ことで、これは揮発油がなくなるのを防ぎ、有効成分が分解するのを減らしたいときに用いるのじゃ。

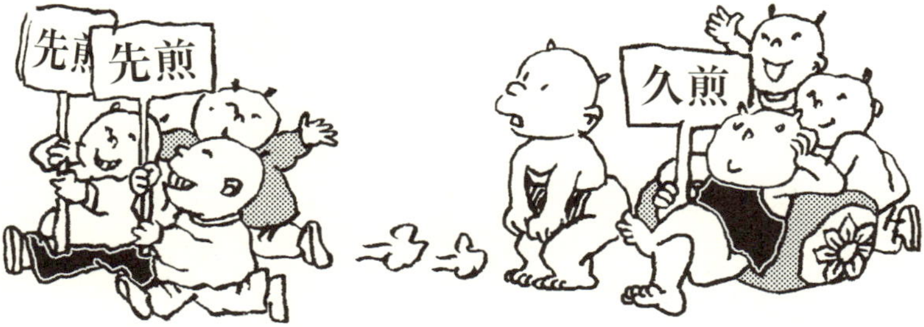

鉱石類、甲殻類、獣角類の薬物（例えば石膏、寒水石《かんすいせき》、牡蠣、水牛角《すいぎゅうかく》、鼈甲など）は硬く、有効成分が溶けにくいため、砕いてから20、30分先煎しなければならん。

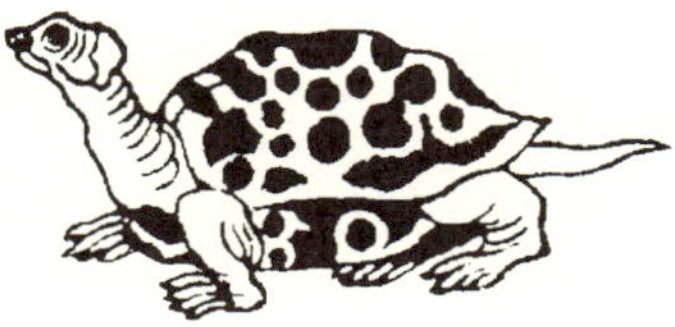

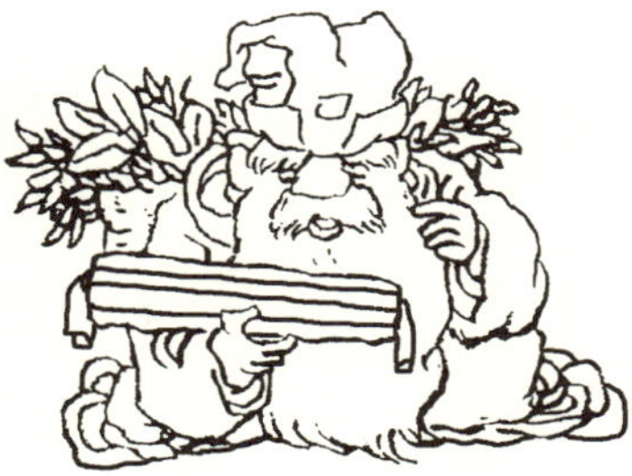

中には、薬物自体に毒があるものもある。烏頭、附子、雪上一枝蒿、商陸《しょうりく》などがそうじゃが、これも先煎、久煎する（長時間煎じる）ことで、その毒性を抑え、分解させられる。

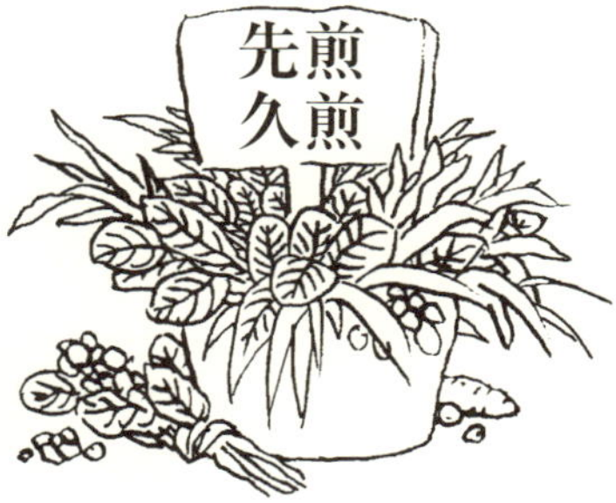

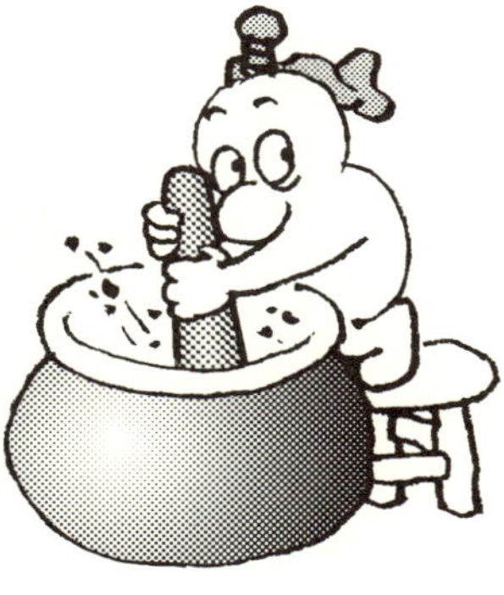

例えば、烏頭の烏頭碱には毒があるが、久煎すれば毒を分解して苦烏頭碱になる。さらに煎じると烏頭原碱となるが、その毒性はもとの2000分の１から4000分の１まで抑えられるんじゃ。

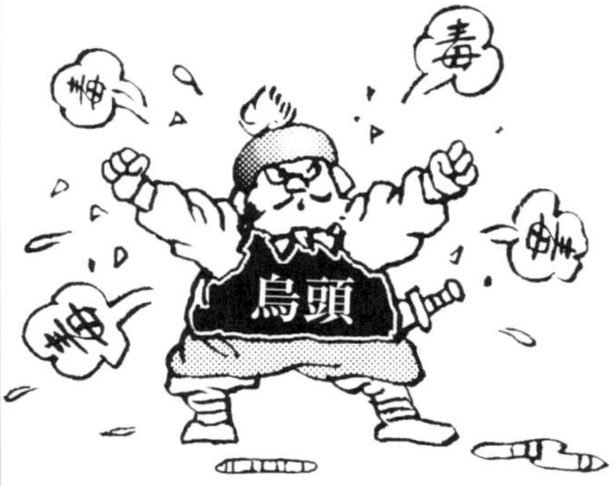

附子は久煎することで、毒性が抑えられるばかりでなく、その強心作用が高まる。

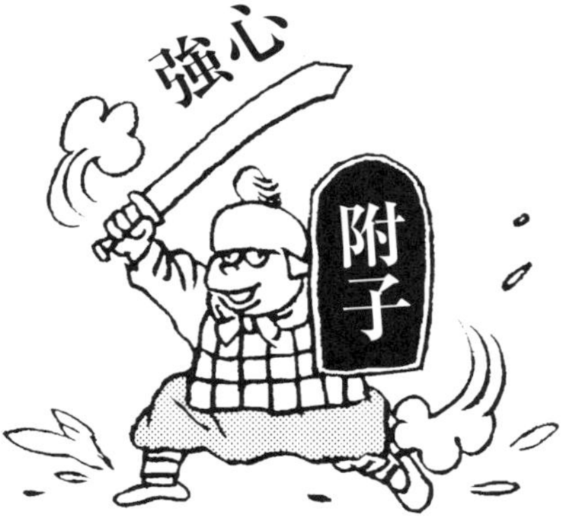

天竹黄《てんちくおう》、火麻仁《かまにん》は水に溶けにくいので、先煎すると、有効成分を抽出しやすくなる。

石斛に含まれる有効成分も溶出しにくいので、久煎した薬汁でなければ効き目がない。

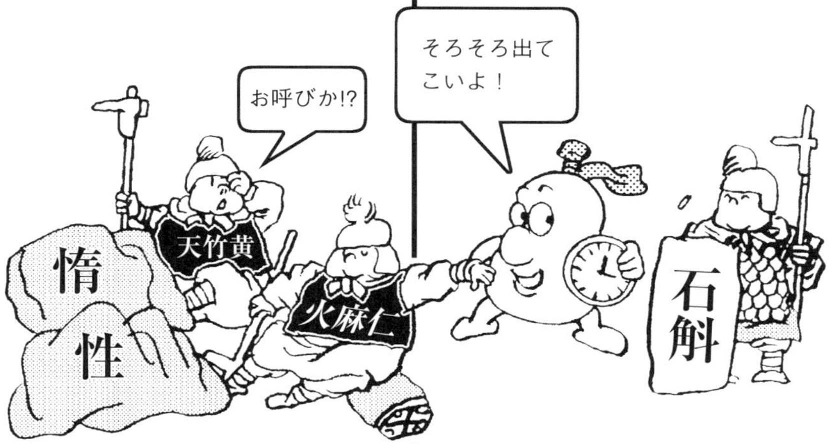
お呼びか!?
そろそろ出てこいよ！
天竹黄
惰性
火麻仁
石斛

「後下」の薬材には、木香、豆蔻《づく》、砂仁、青蒿、玫瑰花《まいかいか》などがある。これらは気味が芳しく、大量の揮発油を含んでおる。だから、薬汁の中で５分〜10分後下するだけでよい。

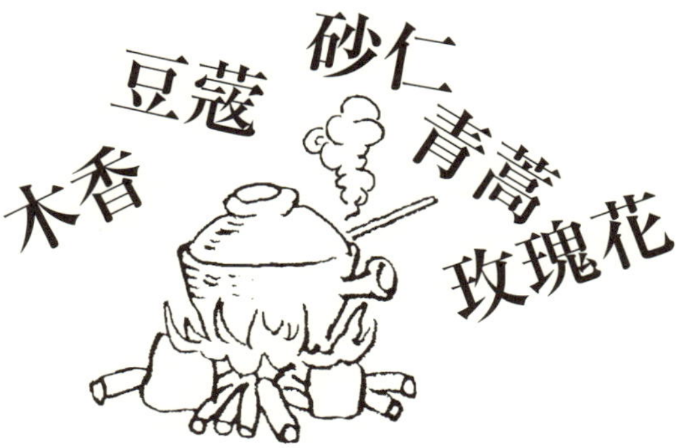

鈎藤、杏仁、大黄なども、久煎すると効果がなくなる成分が含まれているので、後下しなければならん。

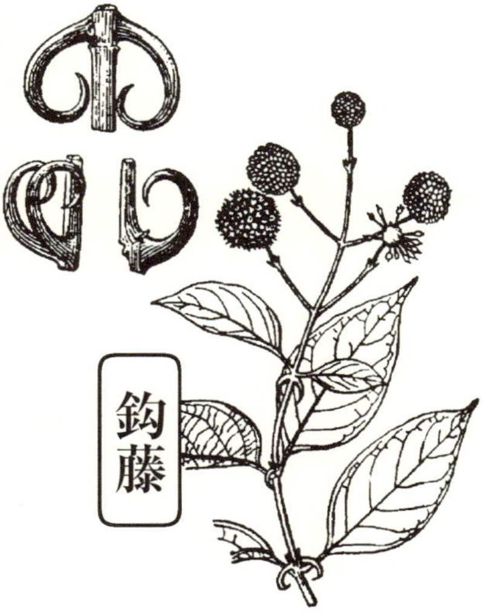

例えば鈎藤は20分以上煎じると、降圧作用のある成分が破壊されてしまう。

杏仁は、久煎すると、せっかく溶出したシアン化水素酸が水蒸気とともに消失してしまう。

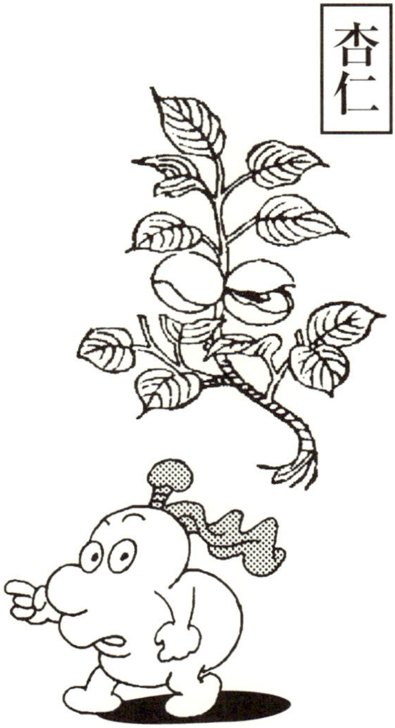

大黄の主な効能は瀉下だが、久煎するとその中の有効成分が変質してしまう。一度変質すると溶出しにくくなり、瀉下効果が弱まる。だから、必ず後下しなければならん。

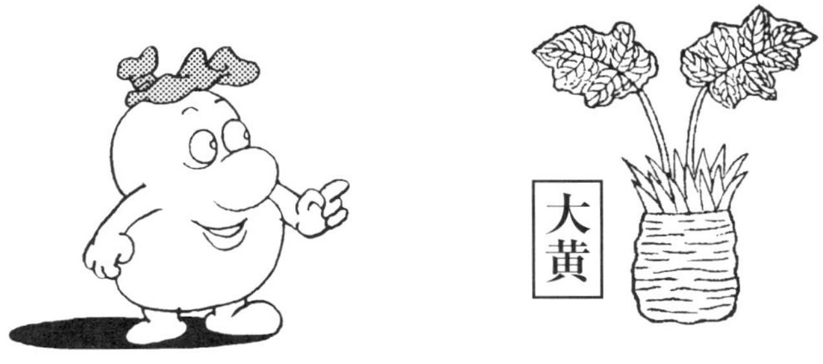

このほか、煎じるときに、取り扱いに気をつけなければならない薬物もある。例えば旋覆花《せんぷくか》、琵琶葉《びわよう》は、煎じるときに布に包まないと服用時にその絨毛が喉を刺激し、せきが出る。

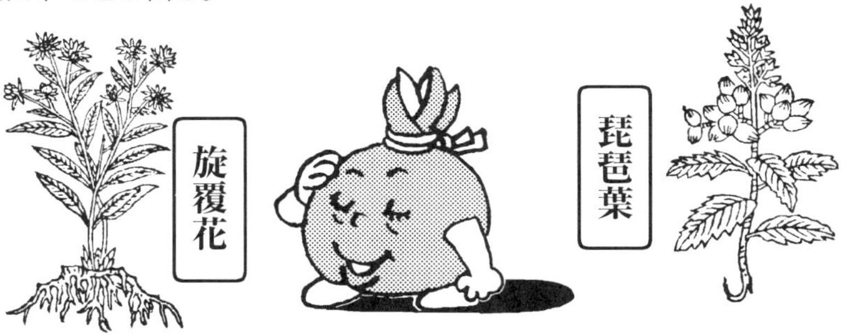

澱粉、粘液質を多く含む薬物、例えば秫米《じゅつべい》、車前子なども、煎じるときに布に包まないと、鍋にくっついて焦げてしまう。

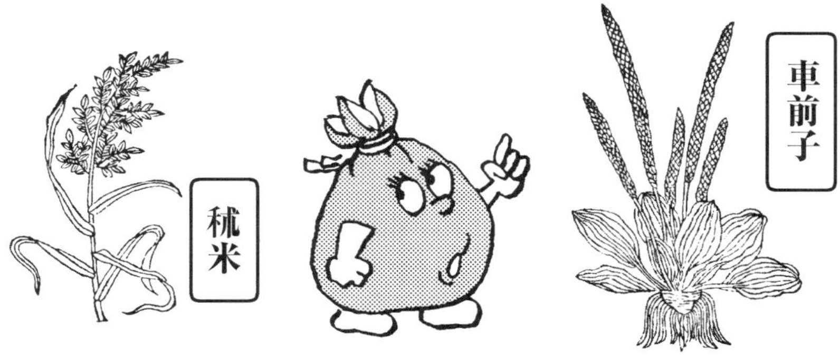

煎じてはいけない薬物もある。阿膠、飴糖などは、つきつぶして、別の薬物を煎じた薬汁のかすを取り除いたものに入れればよい。

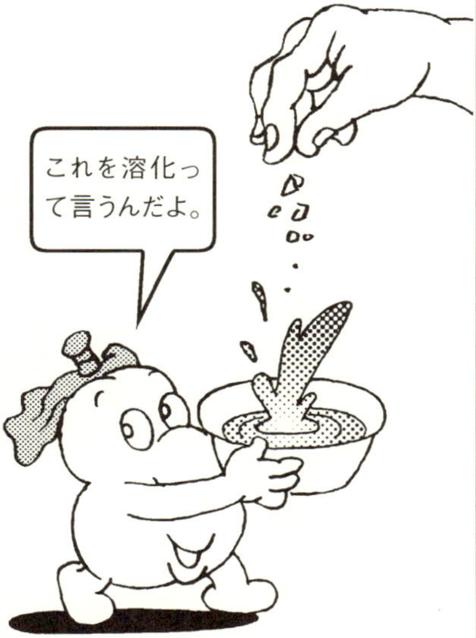
これを溶化って言うんだよ。

貴重な薬材である犀角や羚羊角などは、挽いて粉にしてから薬汁に入れて服用した方がよい。三七、白薬《はくやく》などの粉剤もそうじゃ。

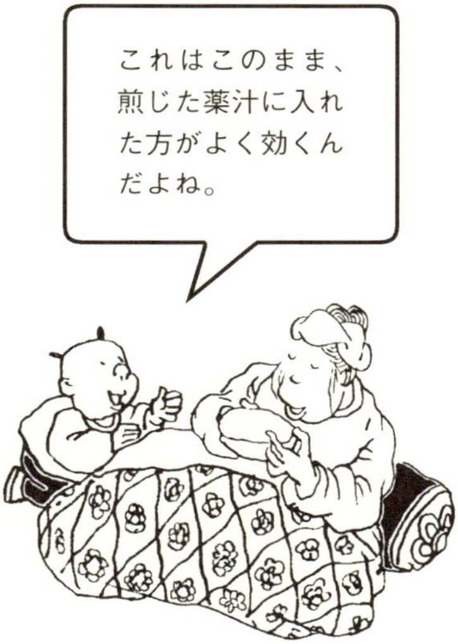
これはこのまま、煎じた薬汁に入れた方がよく効くんだよね。

それから、忘れてならんのは、煎じる時間を薬汁の色の濃淡で判断しないこと。薬物によっては、煎じれば煎じるほど色が濃くなるものもあるが、濃ければよいというものじゃない。煎じすぎにはくれぐれも気をつけることじゃ。

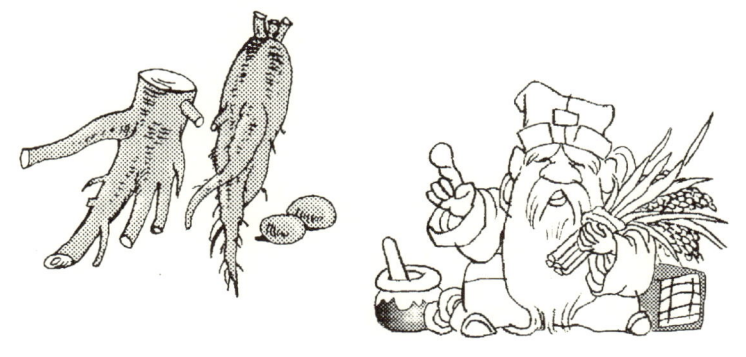

中薬を煎じるとき、ふつうは２回煎じる。１回目の薬汁を「頭汁」、二番煎じを「二汁」と呼んでおる。

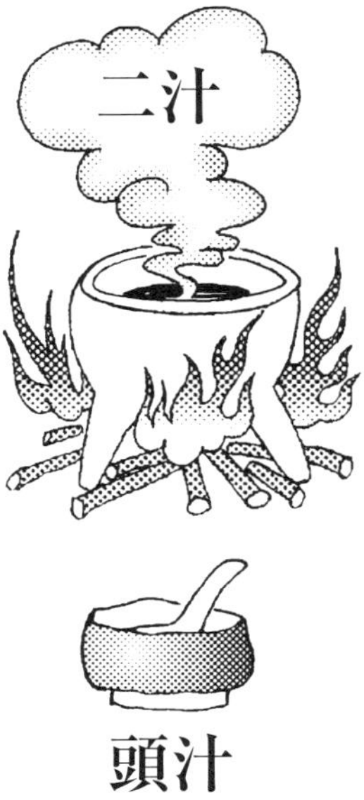
二汁
頭汁

頭汁を煎じるときの水の量は、薬物体積の約２、３倍がちょうどよく薬物にかぶるぐらいが目安じゃ。二汁のときは適当に少なくする。

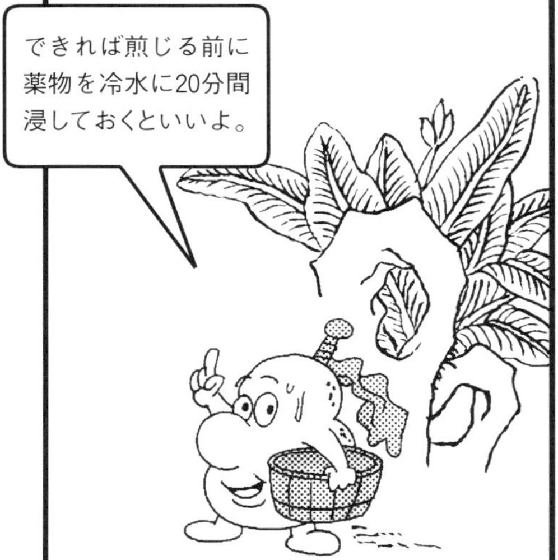
できれば煎じる前に薬物を冷水に20分間浸しておくといいよ。

いろいろ説明したが、これらはごく一般的な事柄じゃ。薬効を十分発揮させるには、医者の指示に従うことじゃ。

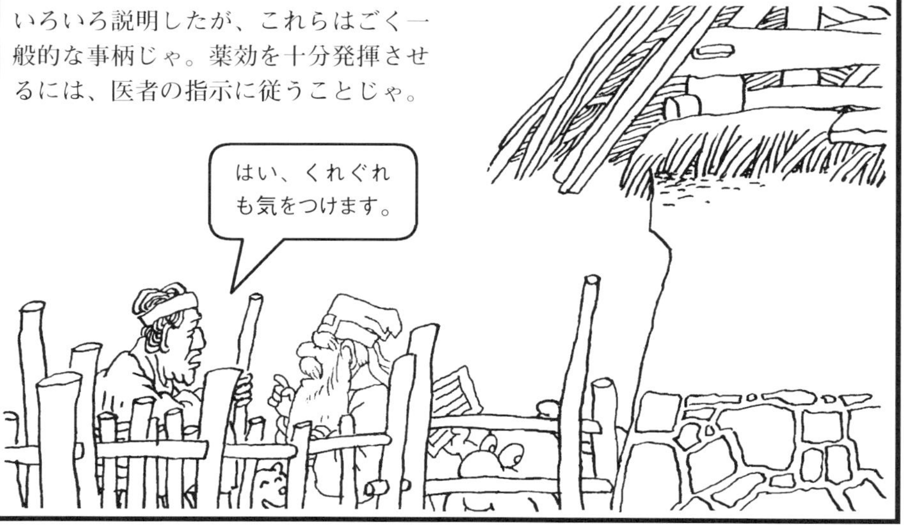
はい、くれぐれも気をつけます。

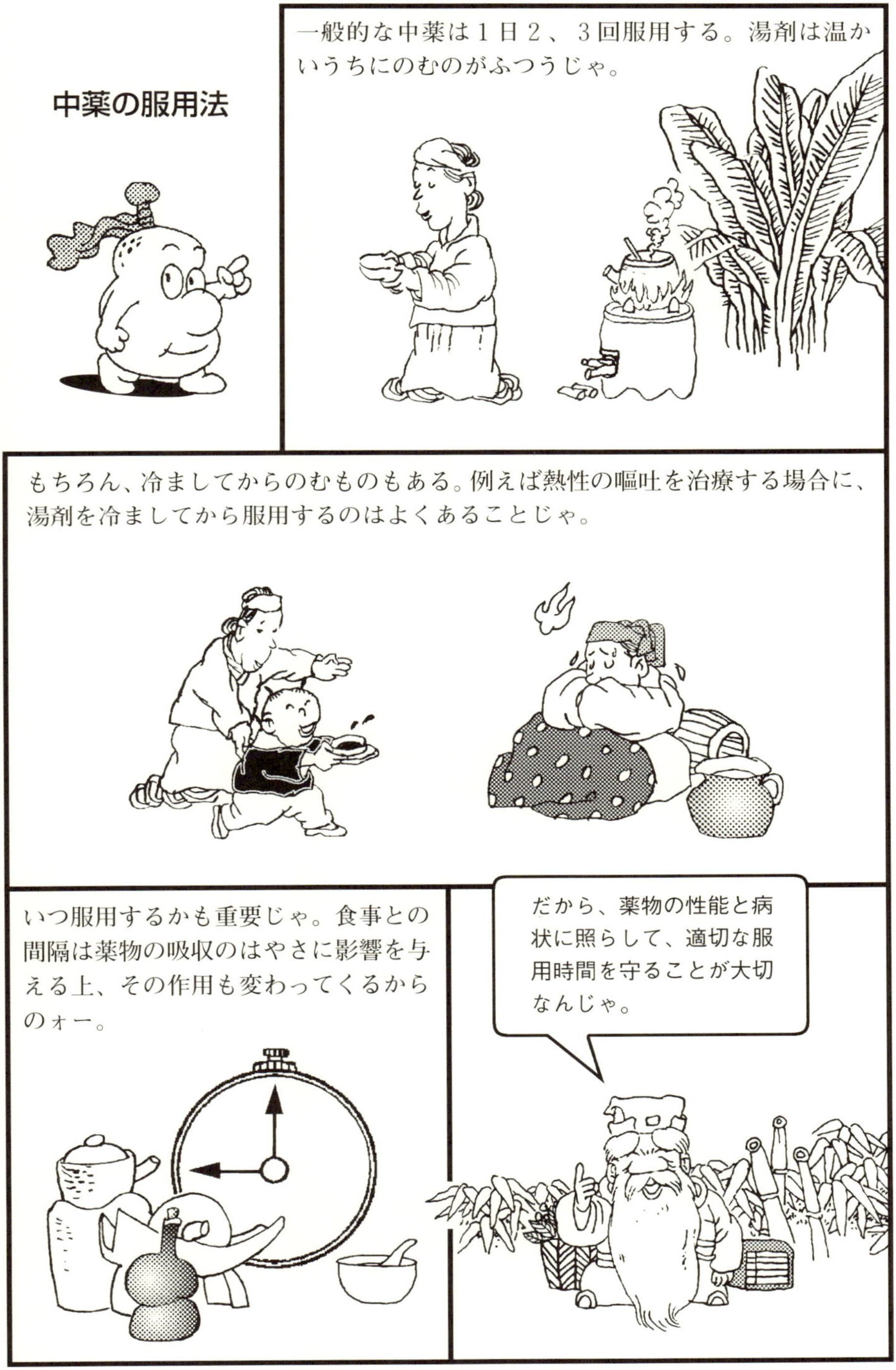

中薬の服用法

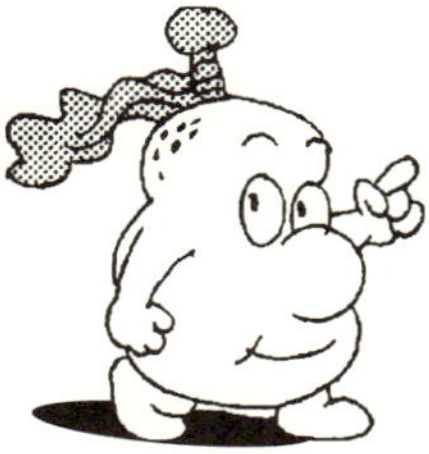

一般的な中薬は１日２、３回服用する。湯剤は温かいうちにのむのがふつうじゃ。

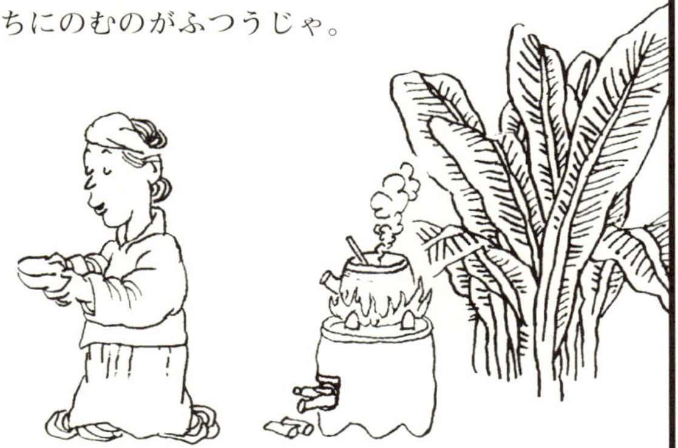

もちろん、冷ましてからのむものもある。例えば熱性の嘔吐を治療する場合に、湯剤を冷ましてから服用するのはよくあることじゃ。

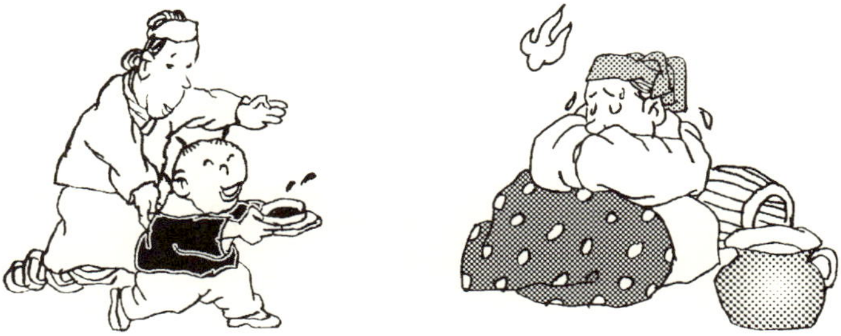

いつ服用するかも重要じゃ。食事との間隔は薬物の吸収のはやさに影響を与える上、その作用も変わってくるからのォー。

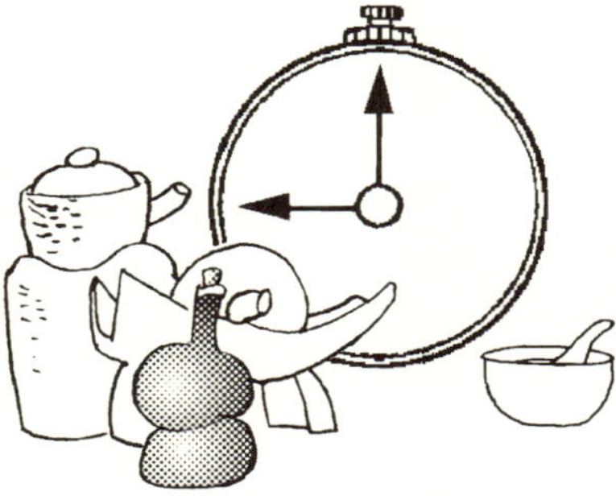

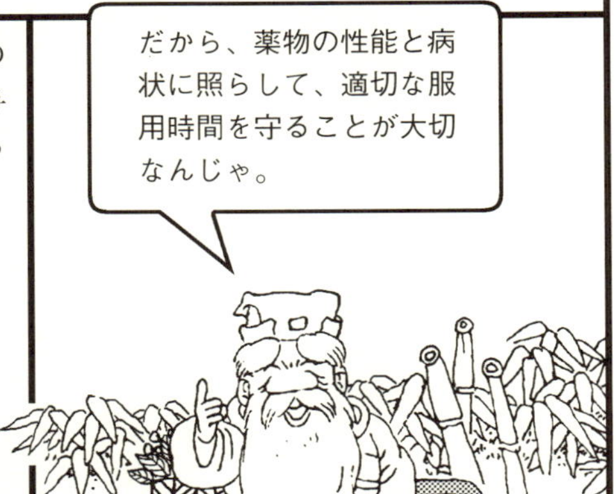
だから、薬物の性能と病状に照らして、適切な服用時間を守ることが大切なんじゃ。

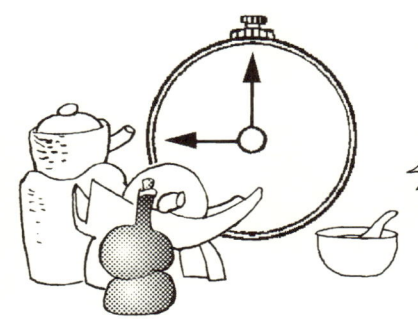

補養薬や健胃薬はふつう食前に服用する。

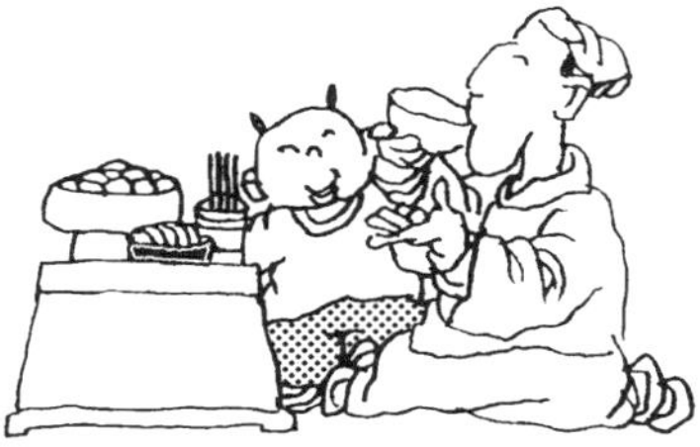

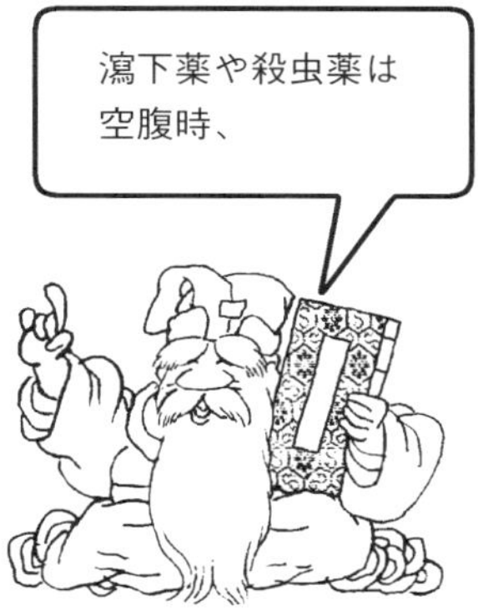
瀉下薬や殺虫薬は空腹時、

精神安定剤は眠る前、

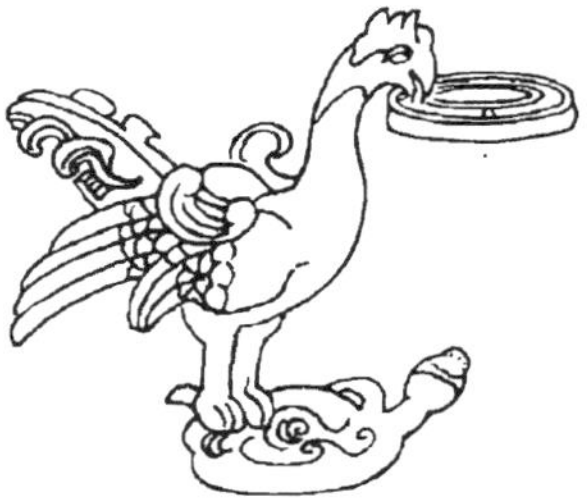

それ以外は食後に服用すればよい。

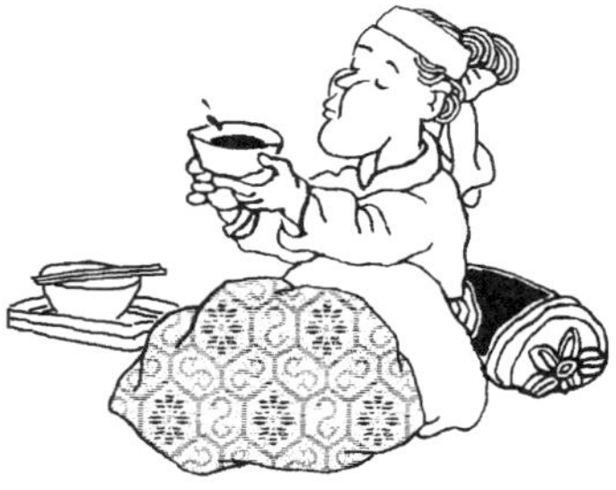

このほか、病状の緩急によって、服用の時間を変えなきゃならない場合がある。例えば、急性の病であれば、すぐに服用するべきじゃ。マラリアなら発病する前に服用しなきゃならん。これらはどれも中薬を服用するときの一般常識じゃ。

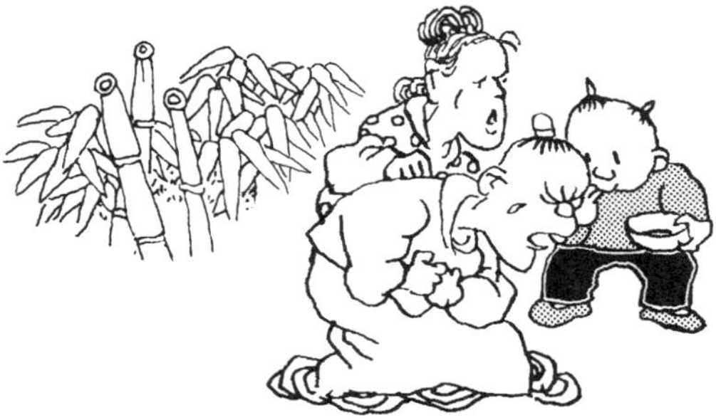

六の巻　補益の法則

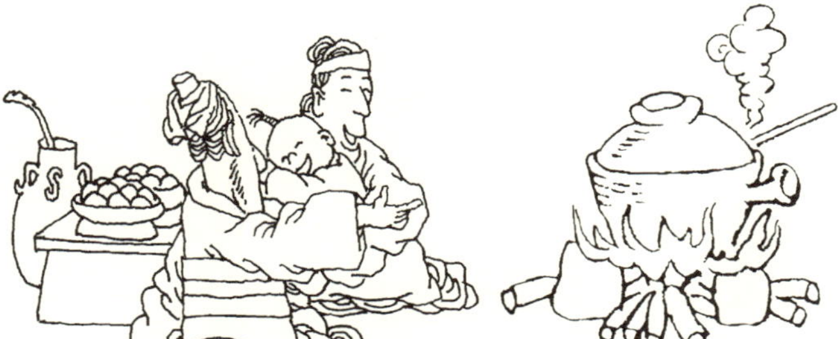

補益とは？

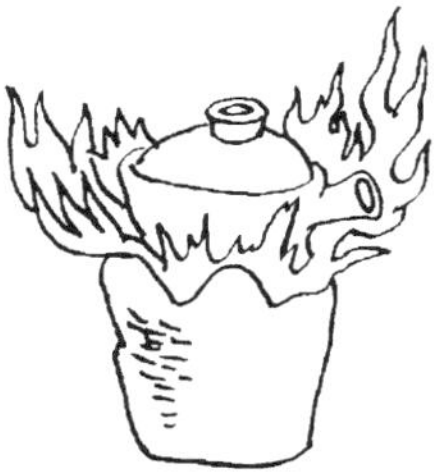

血色がよく、精力旺盛な人もいれば、元気がなく、疲れやすく、いつも倦怠気味な人もいる。抵抗力が強く、年中病知らずの人もいれば、長年病に苦しんでいる人もいる。

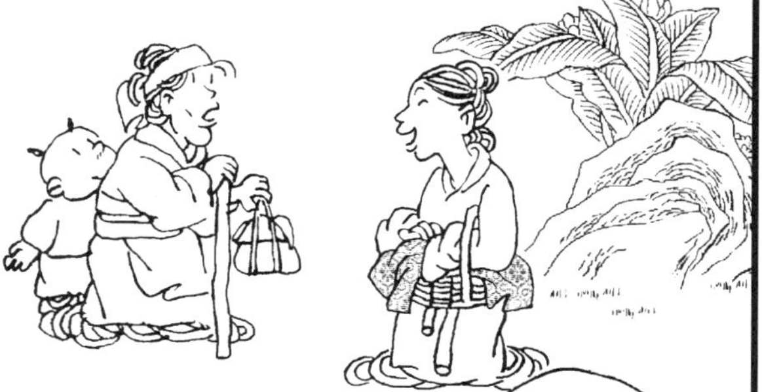

白髪なのに、少年のような顔をして矍鑠と歩く老人もいれば、年をとっていないのに、腰や背中が曲がり、目茶苦茶老けてみえる人もいる。

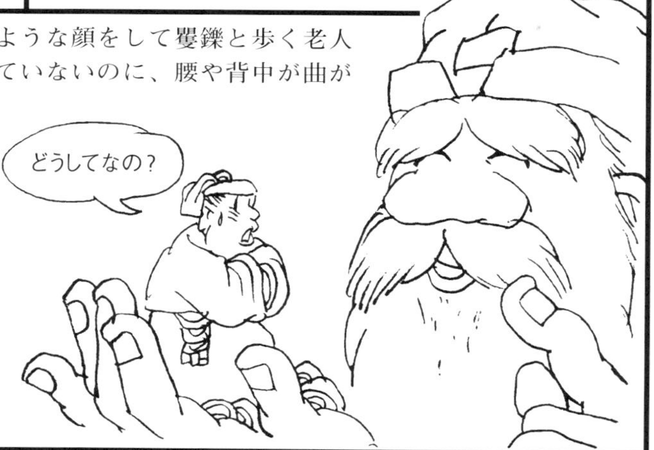
どうしてなの？

それは、体の正気が満ちているか、不足しているかで決まる。正気が不足し、虚弱体質になると、いろんな症状が現れるのじゃ。

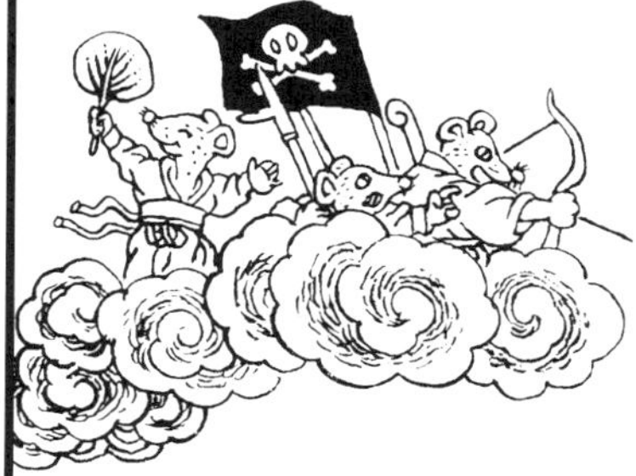

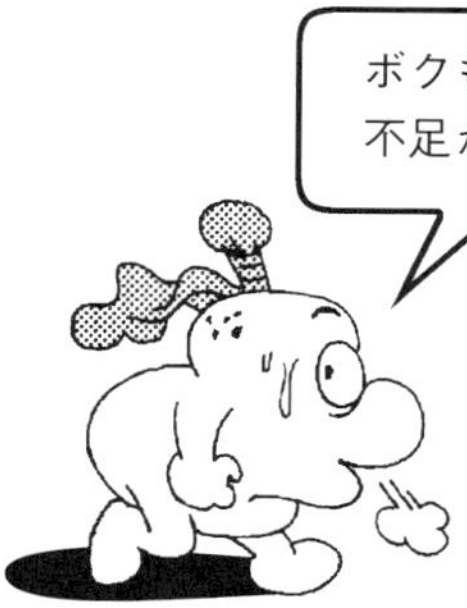
ボクも正気不足かな!?

「虚」ならば、「補」が必要じゃ。臨床では、春夏秋冬のどの季節でも、虚の現象があれば、すぐに補法を用いる。

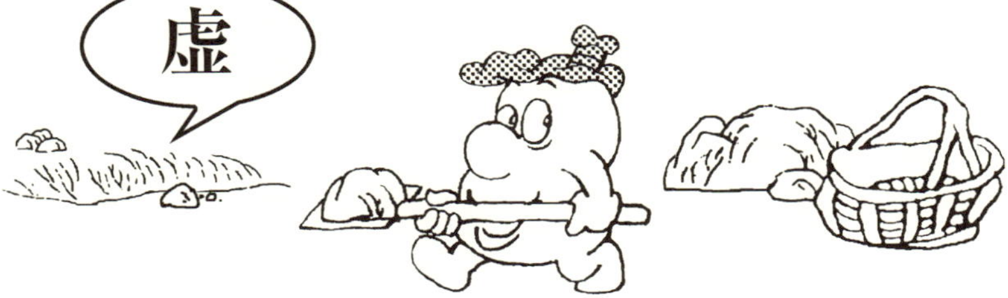

補法で虚弱体質を治療すると、体内に正気が満ちてくる。そうすると、病が除去されて体が強くなり、老衰を防ぎ、長寿が保てるようになる。これが補益と言われるものじゃ。

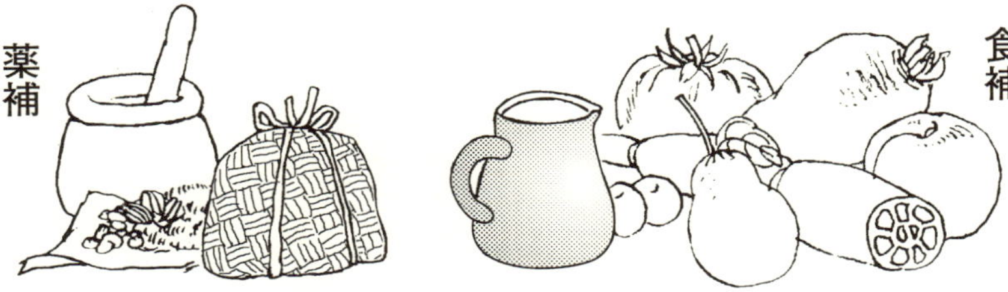

虚証とは

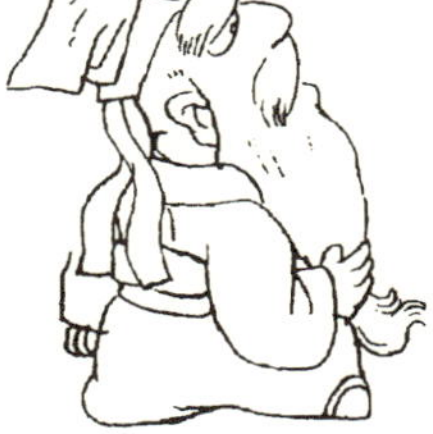

「虚」の現象はいろいろな症状として現れる。いわゆる虚証と言われるものだが、中医学ではその特徴に基づき、気虚、血虚、陰虚、陽虚の４つの種類に分類されておる。

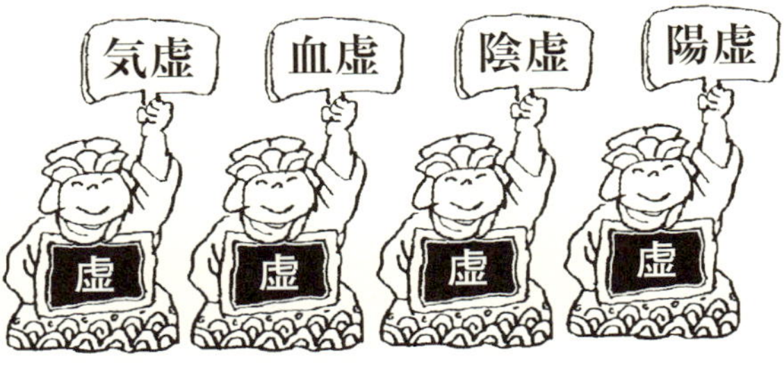

だから、治療のときは必ず証に応じた適切な治療法を用い、虚の部分だけを補すこと。治療方法を誤ると、とんでもない結果をもたらすことがあるので、要注意じゃ。

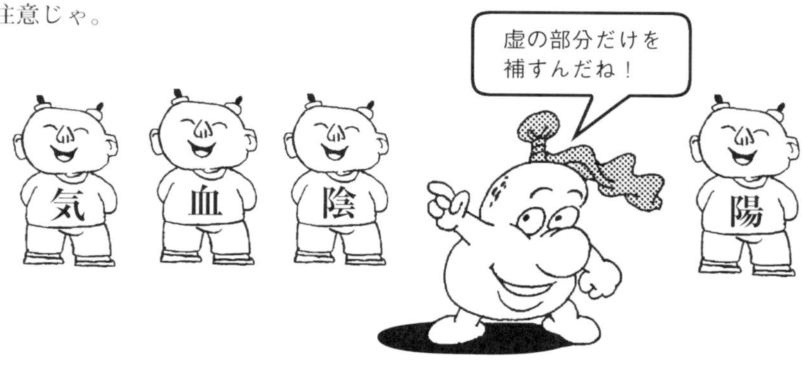
虚の部分だけを補すんだね！
気
血
陰
陽

気虚の常用薬

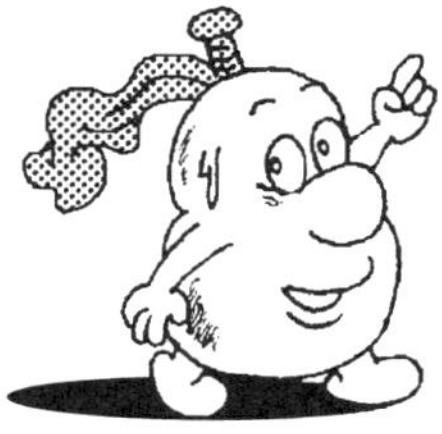

気虚になると、顔色が青白い、声に張りがない、言葉が少ない、元気がない、汗が出やすい、めまい、動悸がする、舌の色が淡い、などの症状が出てくる。

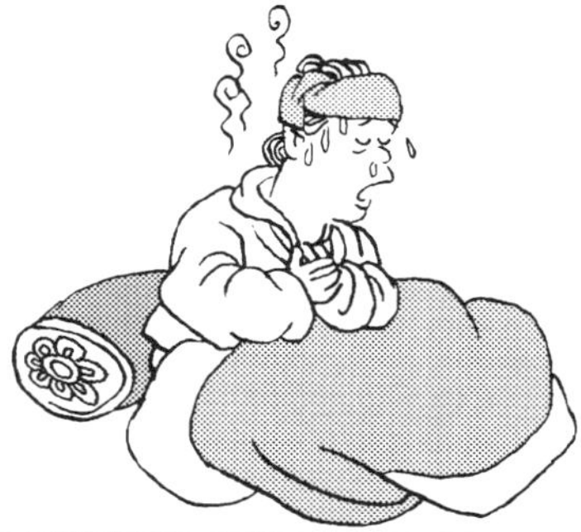

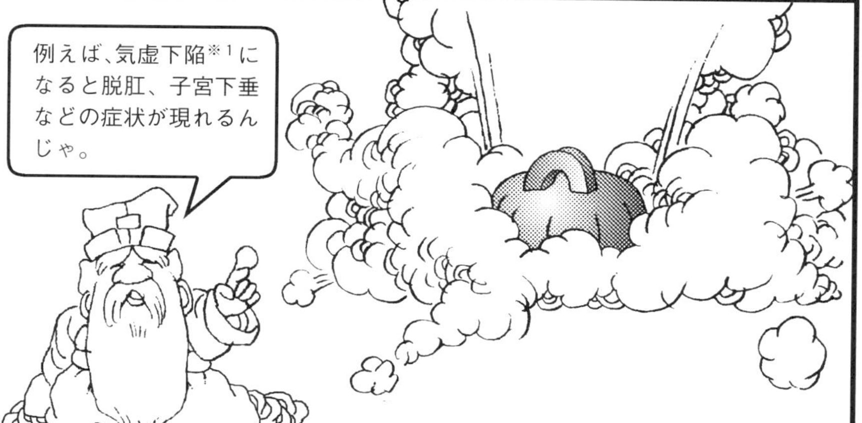
例えば､気虚下陥[※1]になると脱肛、子宮下垂などの症状が現れるんじゃ。

[訳注] ※1：慢性疾患で元気なく脾気虚し、組織の弛緩と臓器の下垂を起こす。

よく用いられる補気薬には、人参（党参、太子参《たいしじん》）、黄耆、山薬、白朮《びゃくじゅつ》、甘草、大棗《たいそう》、扁豆《へんず》などがある。

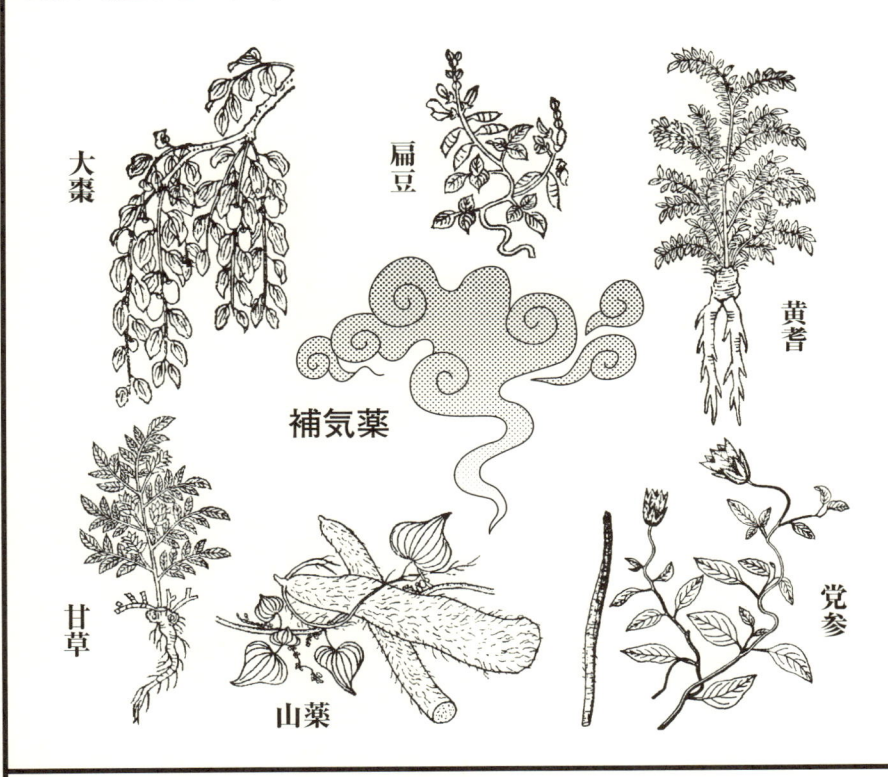

人参は野生のものと人工栽培の２種類あるが、中でも野生の吉林人参や高麗人参は有名で、補気薬の中でもっとも効力が優れておる。

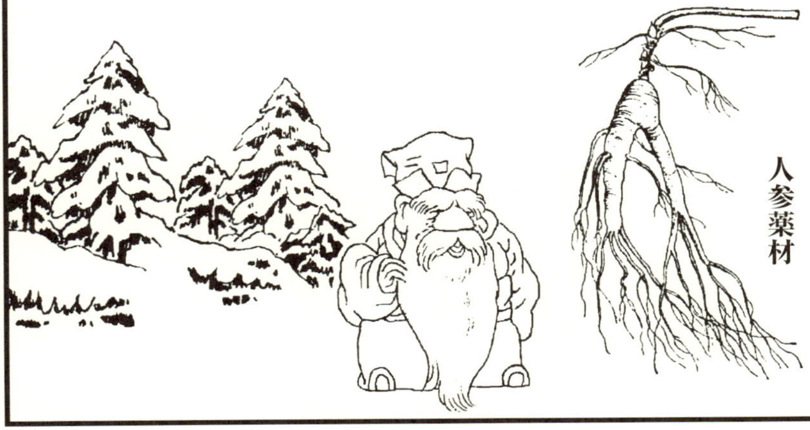

もし大出血してショック状態の病人がいたら、気血が大量に出ているので、顔色が青白く、発汗、手足が冷たいなどの症状がある。そんなときは、救急処置として独参湯を与えるとよい。

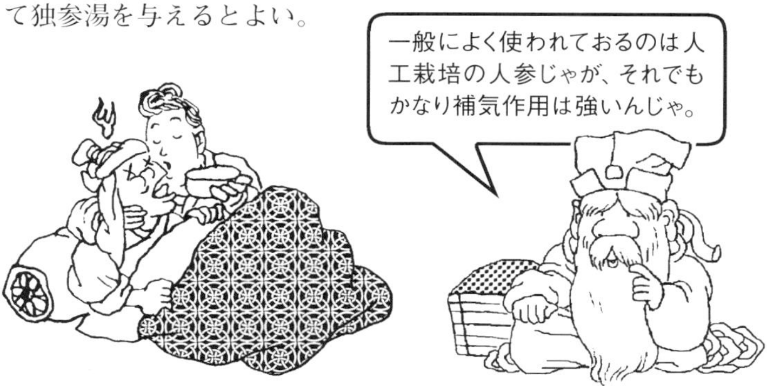
一般によく使われておるのは人工栽培の人参じゃが、それでもかなり補気作用は強いんじゃ。

ただ、人参の性味は甘温じゃ。だから肝の陽気が盛んな状態で、表邪がある者は服用してはならん。

人参薬物

もし使用したとしても、養陰薬を主薬とし、人参はあくまで佐薬として少量用いるのじゃ。

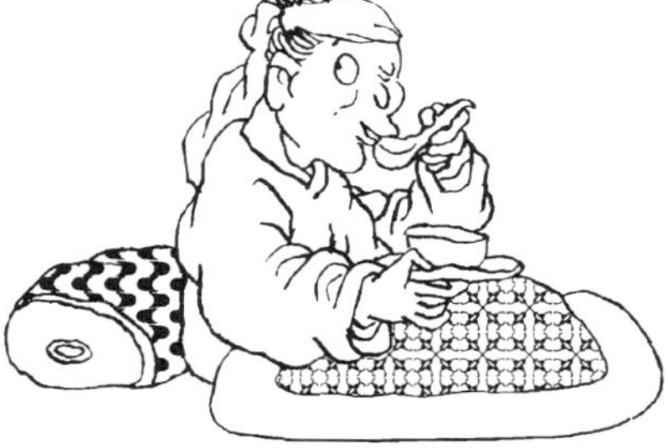

党参は人参ほどの効力はないが、性味も穏やかで、値段も手ごろじゃ。補気作用のほか、脾と胃を整える作用もあるため、幅広く利用されておる。

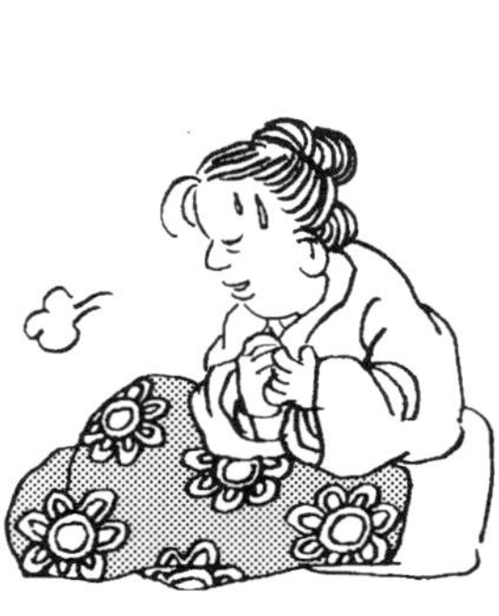

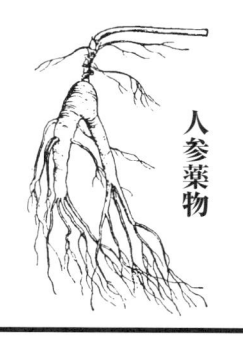

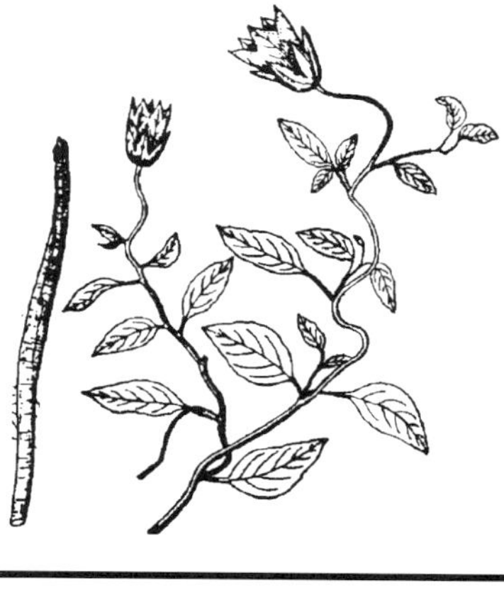

太子参は人参と同じ薬効を持っておるが補益力が弱いんじゃ。とはいっても、補気作用のほかに解熱作用や養陰作用があるため、解熱滋養薬としてよく病後の虚弱、小児の小食多汗症などに用いられる。これを服用すると益気扶正※1の効果があるのじゃ。

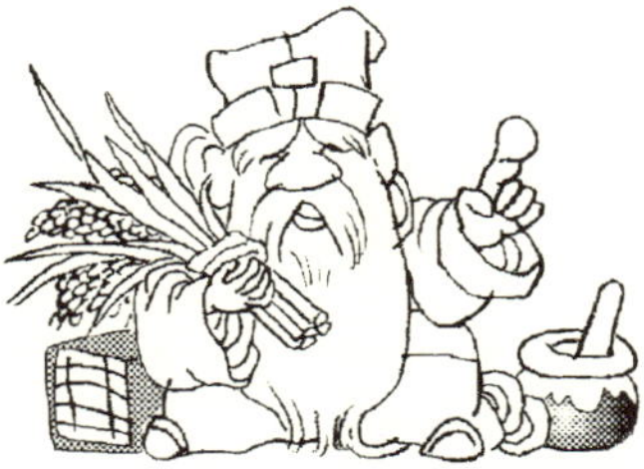

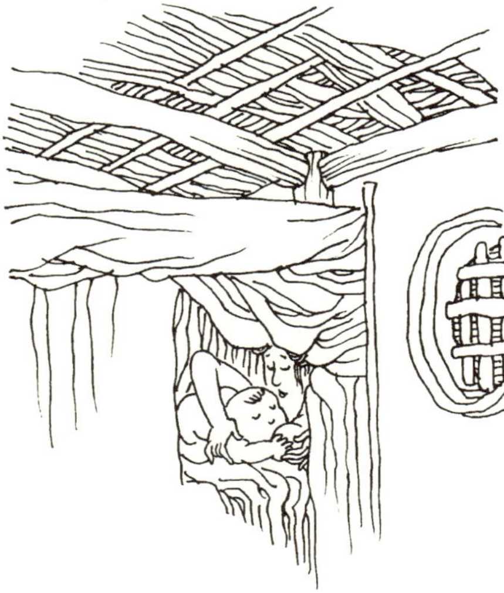

人参類以外にも、補気薬として重要なものがある。例えば黄耆じゃ。黄耆は甘温で、人参類と配合すると補気治療が行える。例えば、参耆膏、帰脾丸《きひがん》、補中《ほちゅう》益気湯《えっきとう》などはいずれも人参と黄耆が配合されており、益気健脾の効能があるんじゃ。

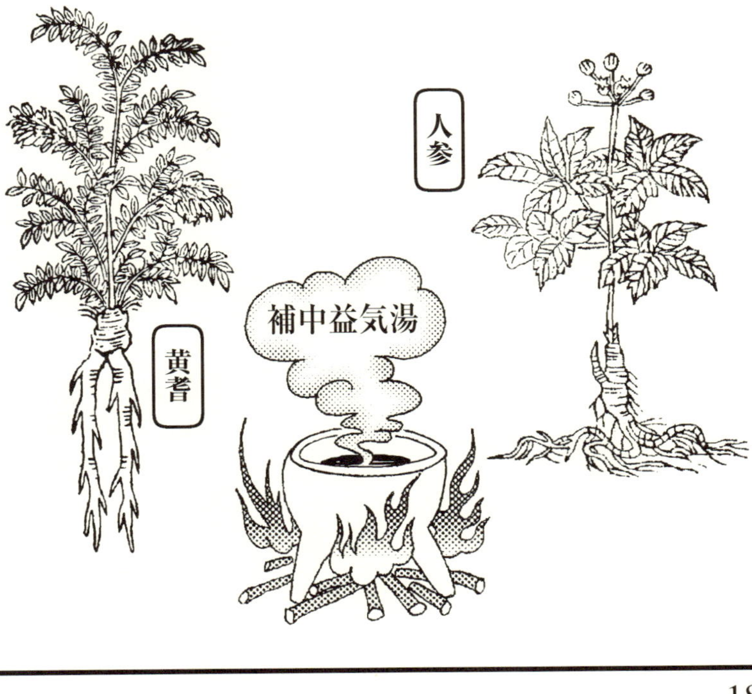

【訳注】
※1：生気を強めて気虚証を治療する。

補気薬の中の山薬、白朮、扁豆はどれも健脾胃作用があり、身体虚弱、食欲不振、あるいは慢性的な下痢などにも有効じゃ。

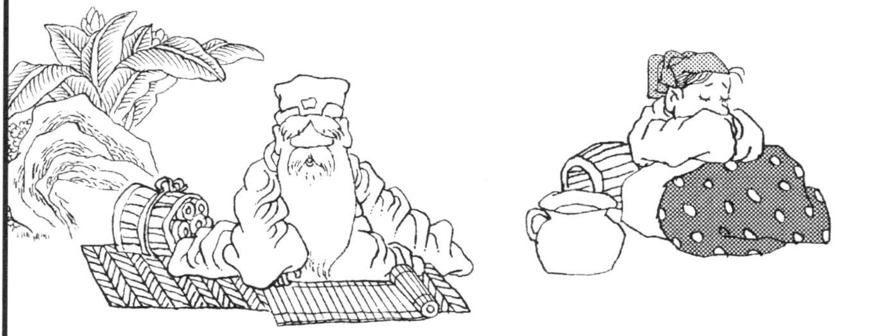

そのうち山薬は甘温で、糖尿病の治療にも用いられておる。

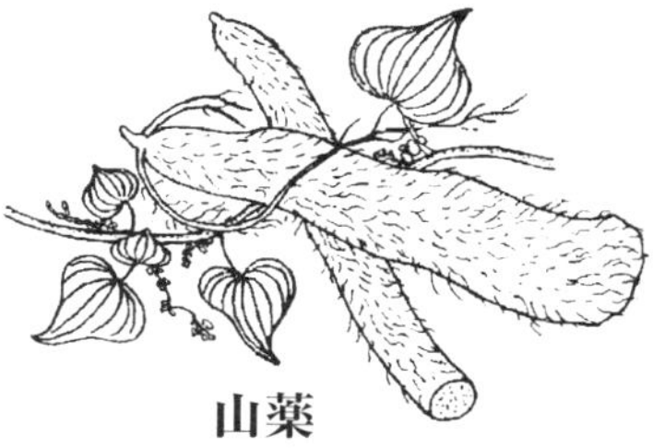
山薬

白朮は苦温。扁豆は甘温じゃ。両方とも健脾以外に、化湿の効能もある。特に白朮はよく効く。

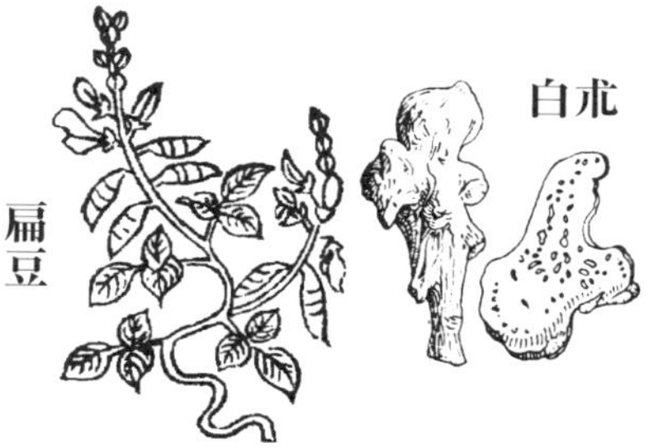
白朮
扁豆

甘草と大棗も補気薬として忘れてはならん薬物じゃ。ふつう甘草は生のまま使用し、解毒瀉下の効能があるが、水炙《すいしゃ》あるいは密炙《みっしゃ》して用いる場合もある。炙《しゃ》甘草《かんぞう》は元気を補益し、薬性の違う薬物を調和する目的で用いられるんじゃ。

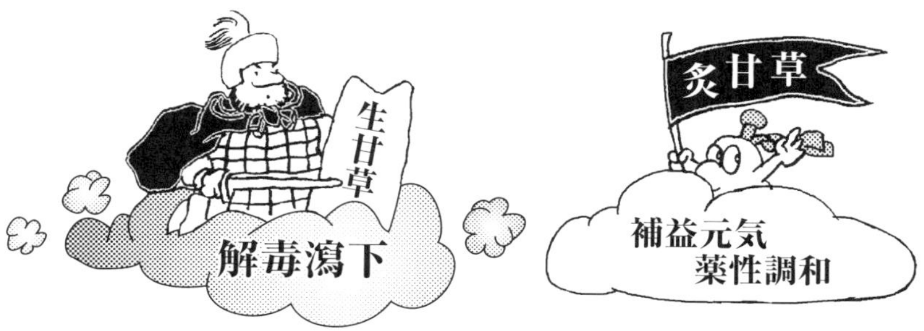
生甘草
解毒瀉下
炙甘草
補益元気
薬性調和

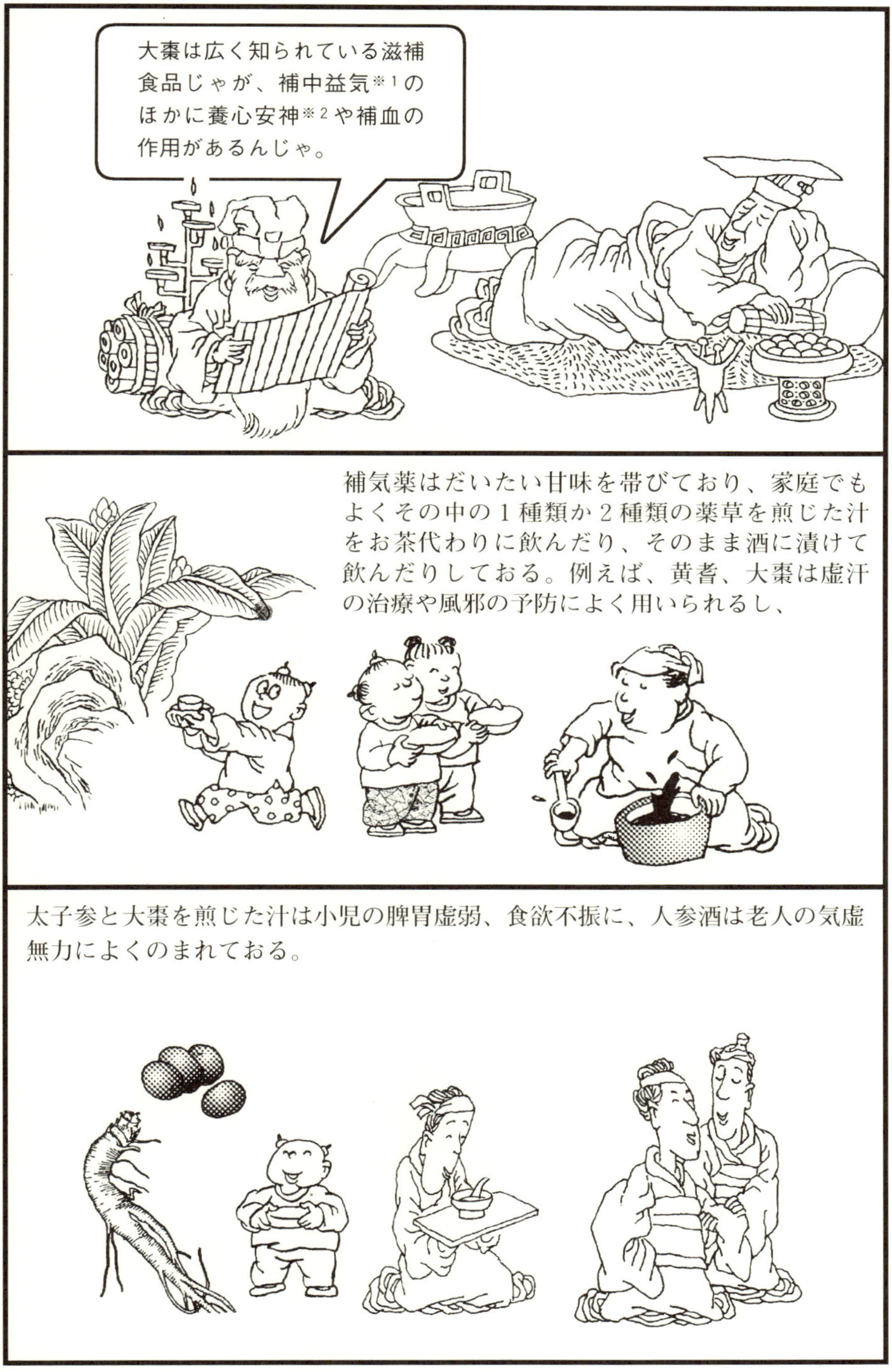
大棗は広く知られている滋補食品じゃが、補中益気※1のほかに養心安神※2や補血の作用があるんじゃ。
補気薬はだいたい甘味を帯びており、家庭でもよくその中の１種類か２種類の薬草を煎じた汁をお茶代わりに飲んだり、そのまま酒に漬けて飲んだりしておる。例えば、黄耆、大棗は虚汗の治療や風邪の予防によく用いられるし、
太子参と大棗を煎じた汁は小児の脾胃虚弱、食欲不振に、人参酒は老人の気虚無力によくのまれておる。

［訳注］
※1：健脾法で気虚を治す補気法の基本。
※2：陰虚状態での心身の不安を治す方法。

血虚の常用薬

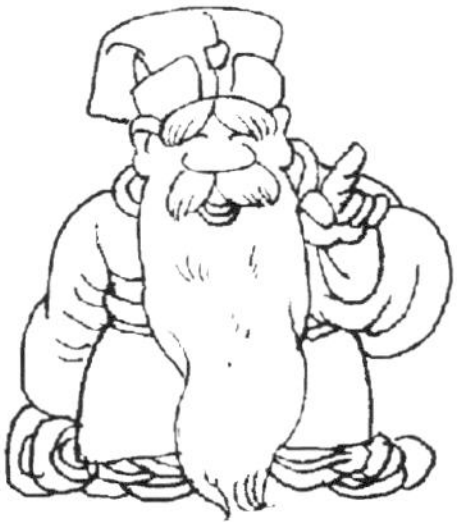

顔色が悪い、唇や爪が白い、めまい、眼がかすむ、動悸、不眠、元気がない、舌の色が淡い……。これらが血虚の症状じゃ。

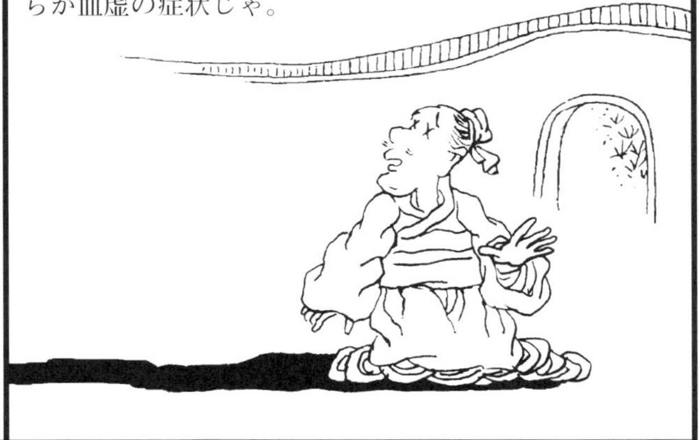

血虚によく用いられる補血薬には地黄、何首烏《かしゅう》、桑椹子《そうじんし》、阿膠《あきょう》、龍眼肉がある。

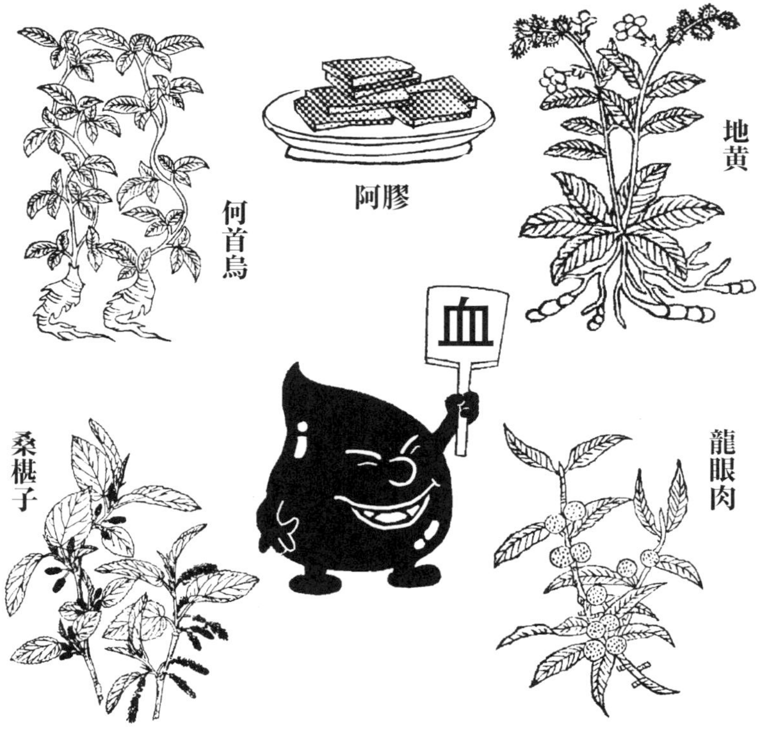

地黄は生地黄、熟地黄、鮮地黄に分けられる。生地黄は地黄を乾燥したもので、その性味は甘寒じゃ。主に滋陰養血※1作用があり、ふつうは、虚労貧血、陰虚内熱、咳血、吐血、鼻出血、月経過多などの症状に用いられる。

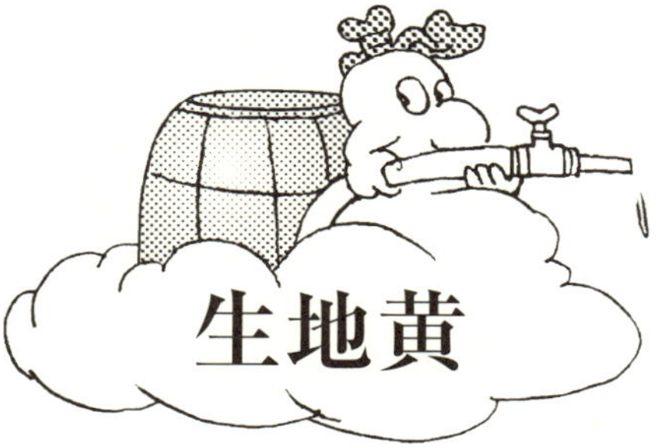

生地黄

それから、出血による心神不安定、いらいら、不眠にも効果があるのォー。

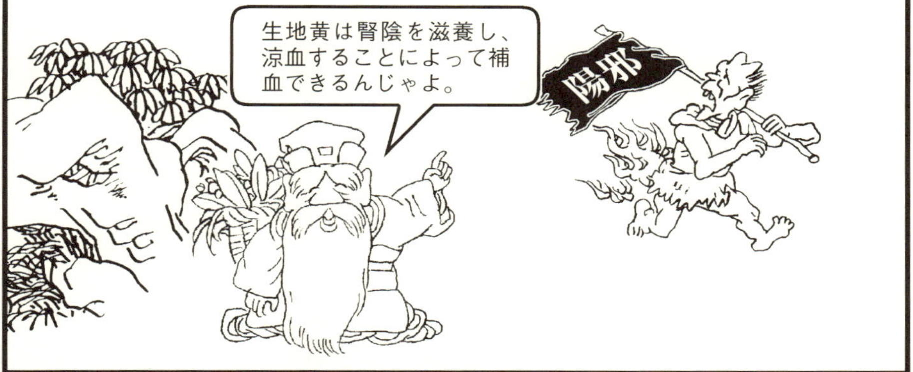

生地黄は腎陰を滋養し、涼血することによって補血できるんじゃよ。
陽邪

熟地黄は生地黄を酒で蒸して熟製したもので、その性は微温じゃ。

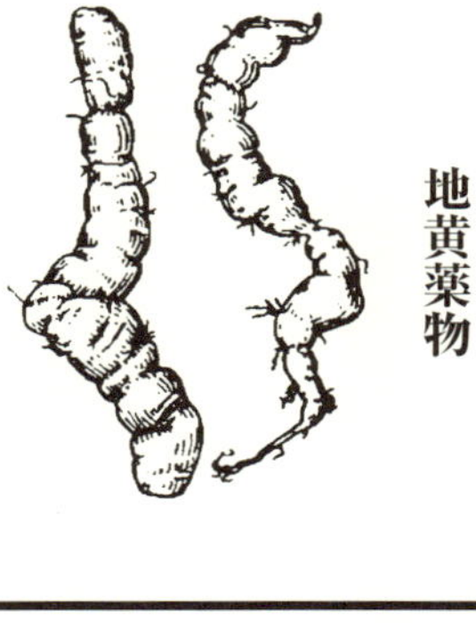

地黄薬物

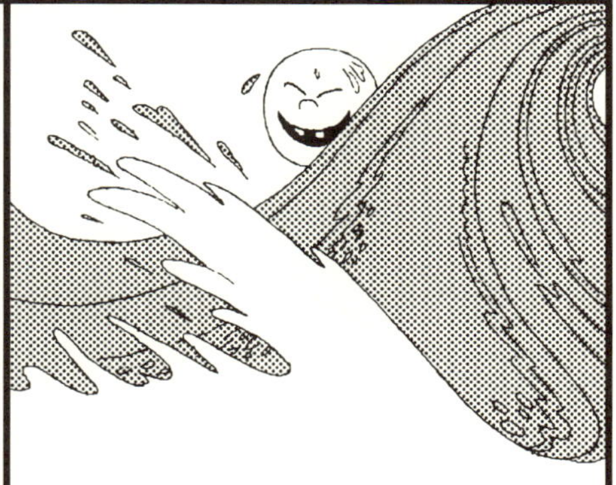

滋腎、益精、補養、陰血の作用があり、しかもそれは生地黄よりも優れておる。補血の良薬なんじゃ。

[訳注]
※1：血液を補いながら陰虚証を治療する。

鮮地黄は大寒で、主に清血熱、止血に使われる。油っこいので、服用するときは食欲をなくさぬように気をつけなきゃならん。

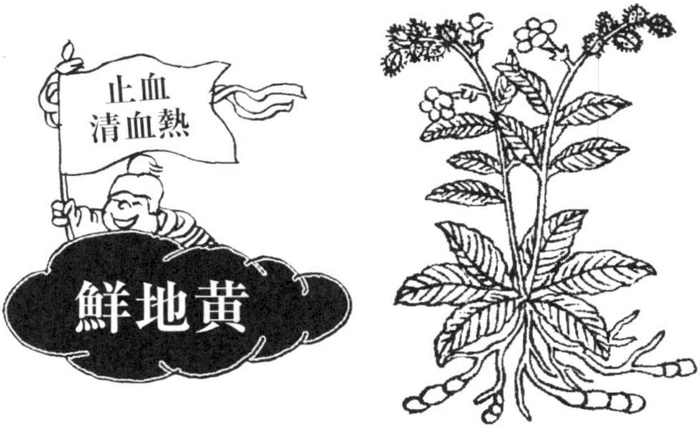
止血
清血熱
鮮地黄

何首烏は主に生首烏と製首烏に分けられる。生首烏は精血不足で腸燥したために起こる大便秘結に有効じゃ。

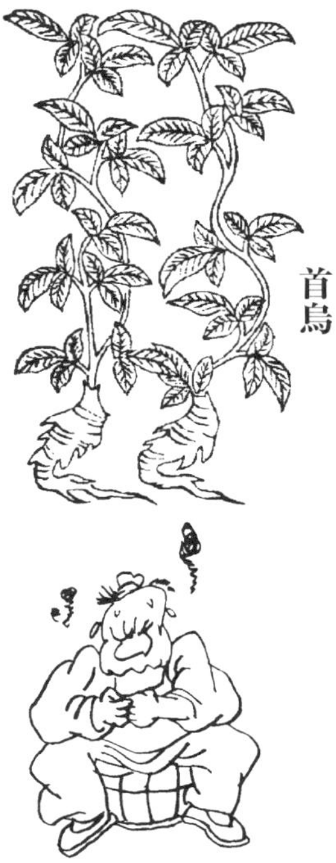
首烏

製首烏は補肝腎、益精血の効能がある。だから、肝腎精血不足によるめまい、腰痛、若白髪などに効くんじゃ。

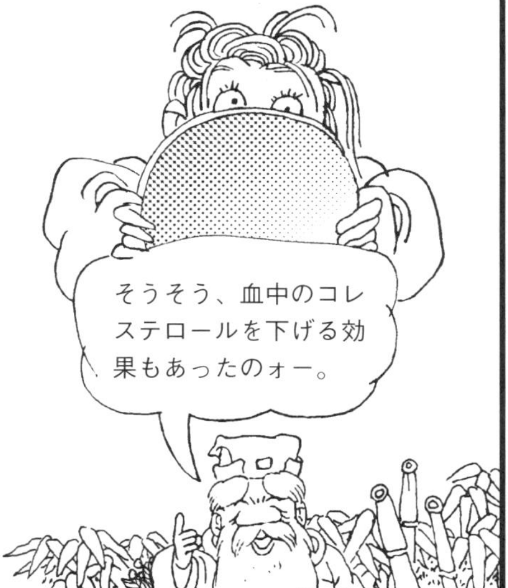
そうそう、血中のコレステロールを下げる効果もあったのォー。

明の時代の話だが、李時珍は首烏の薬効をとても高く評価しておった。「首烏の性質は不寒不燥で、養血益肝、固精益腎、健筋骨、烏鬚髪※1の効能がある。まさに滋補の良薬で、その効能は地黄や天門冬の上である」と述べておる。

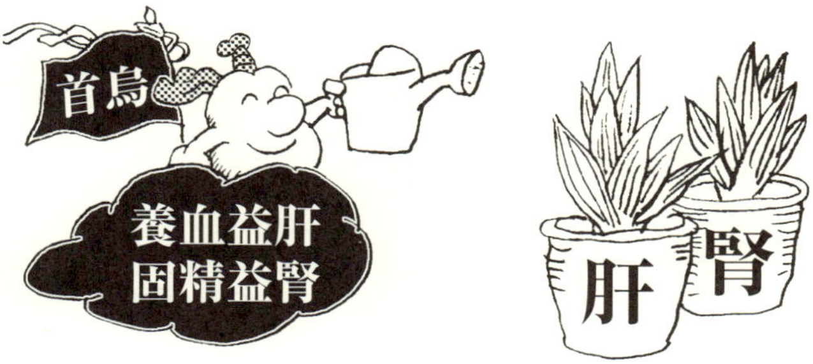

阿膠は薬としてすでに2千年の歴史がある。その性味は甘平で、補血、止血、滋陰潤肺※2の効能がある。

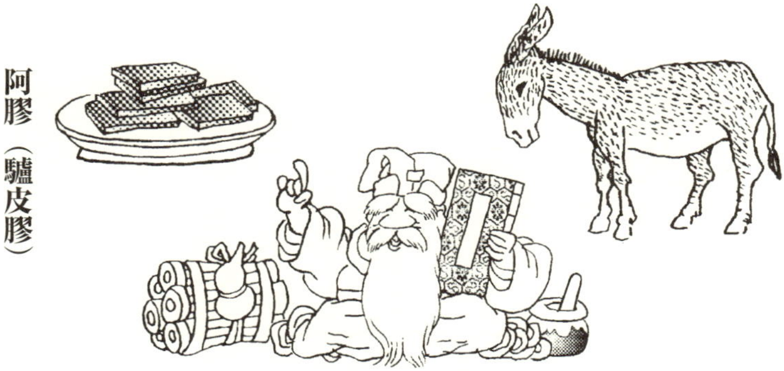

だから、月経過多や肺虚による喀血などの出血によく用いられるんじゃ。

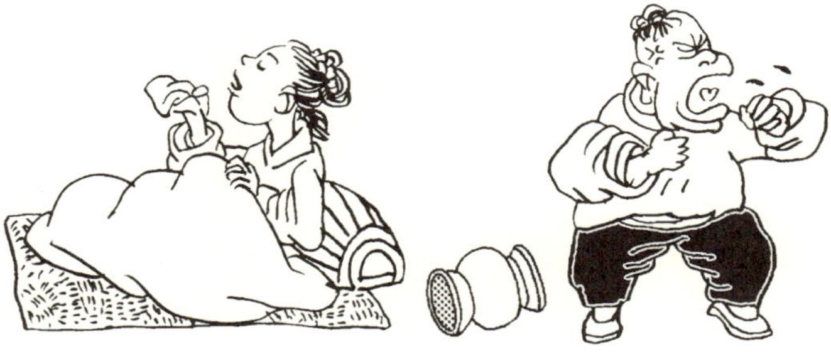

［訳注］
※1：毛髪が黒く染まる。
※2：肺を潤し陰虚証を治療する。

阿膠で補膏薬※1を作る伝統もある。

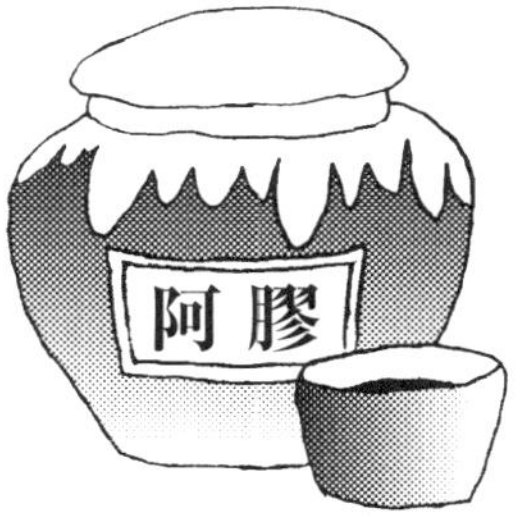

3年以上寝かせて、火熱を取り除いたものが養陰補血作用が優れているんじゃ。

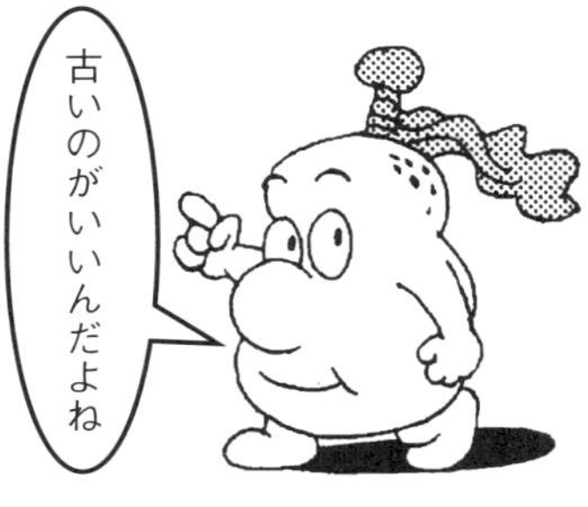

桑椹子は桑の果実じゃ。その性味は甘酸、微涼で、益肝腎、養陰血の効能がある。

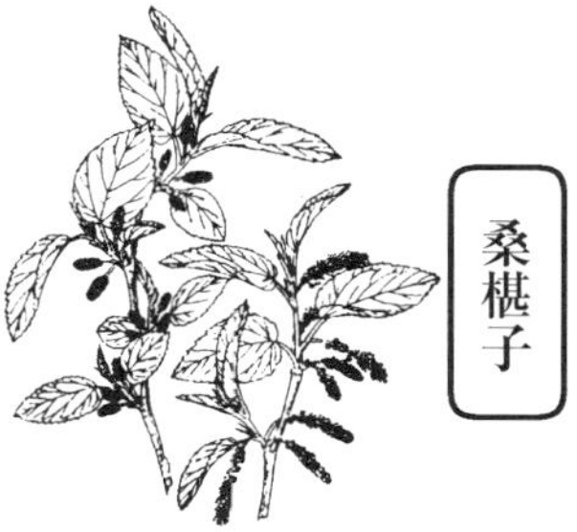

それから、養血祛風※2の作用もある。だから血虚や筋骨の病に効くんじゃ。

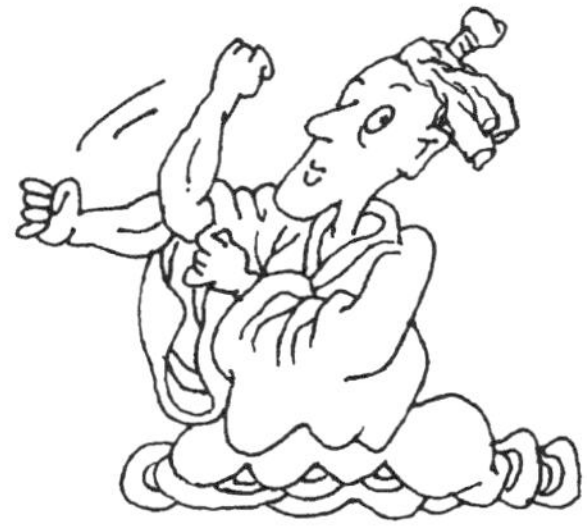

龍眼肉もよく使われる滋補の良薬じゃ。益脾養心※3、安神、補虚開智※4の効能がある。だから血虚による動悸、精神の疲れ、健忘などによく効くんじゃ。

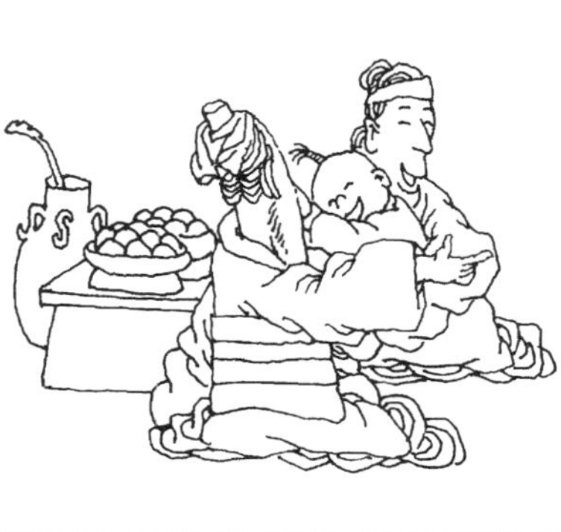

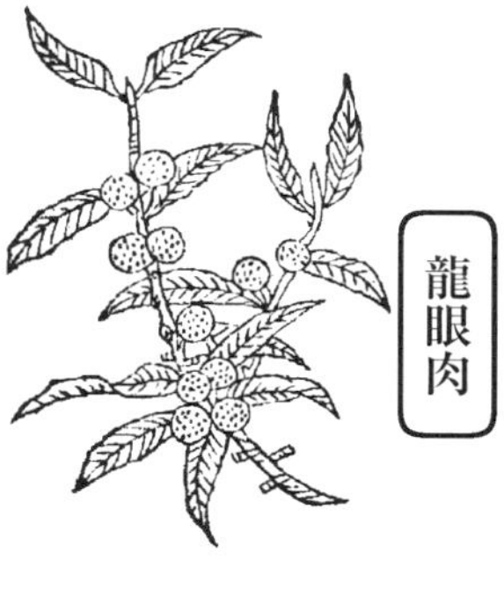

[訳注]
※1：練り状の補薬。
※2：血を補って病邪を駆除する。
※3：脾虚・心血虚を治す方法。
※4：血虚・気虚を治し、精神状態を改善する方法。

陰虚の常用薬

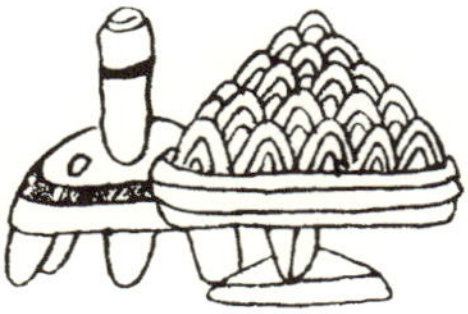

めまい、耳鳴り、口や咽が乾く、手足が熱っぽい、

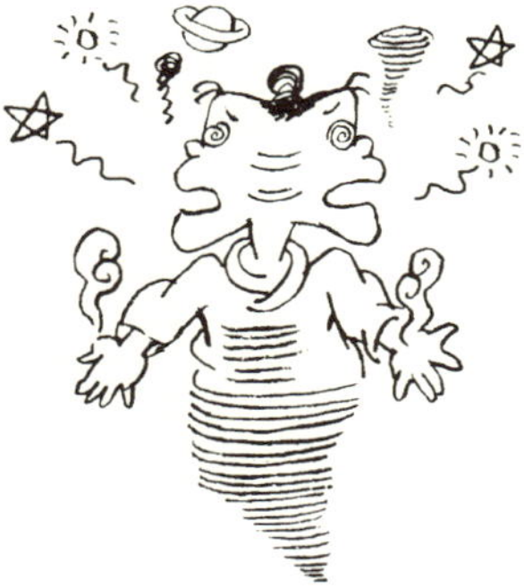

午後に発熱するいわゆる潮熱、寝汗、不眠多夢、腰痛、遺精、舌が赤い……これらが陰虚の症状じゃ。

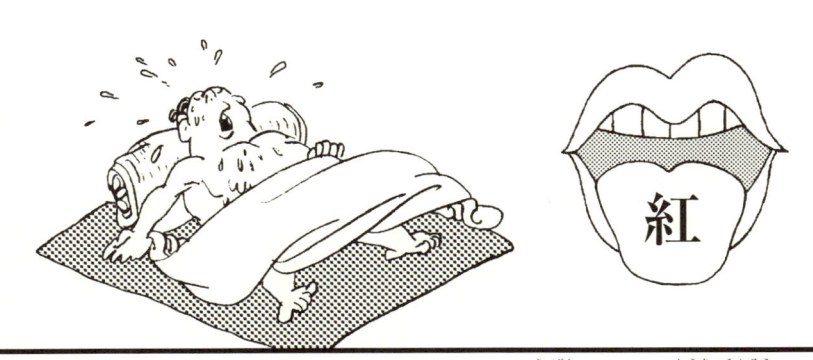

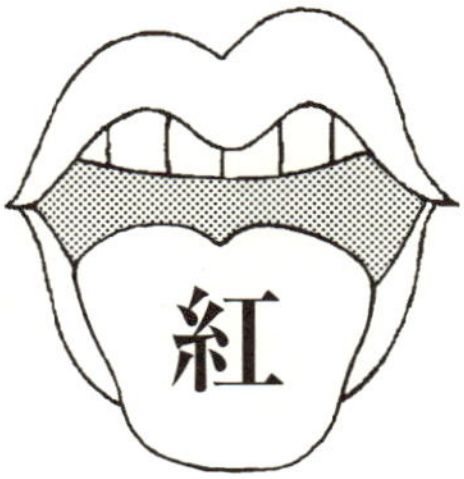

補陰薬はたくさんある。例えば、沙参、天冬、亀板《きばん》、鼈甲、冬虫夏草《とうちゅうかそう》、

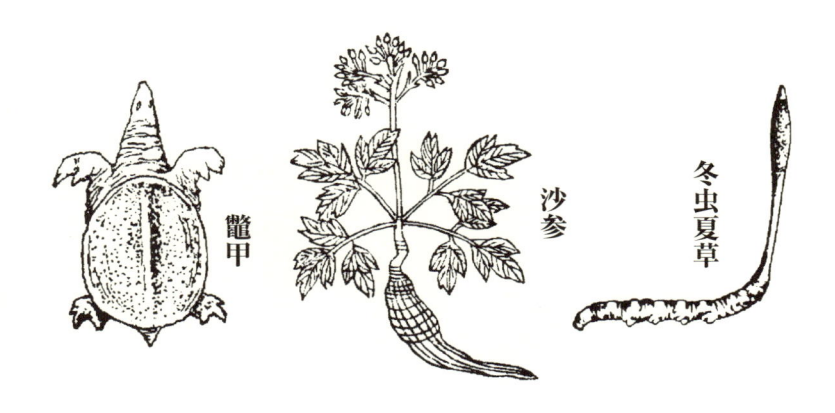

女貞子《じょていし》、玉竹《ぎょくちく》、黄精《おうせい》、西洋参、石斛などがそうじゃ。

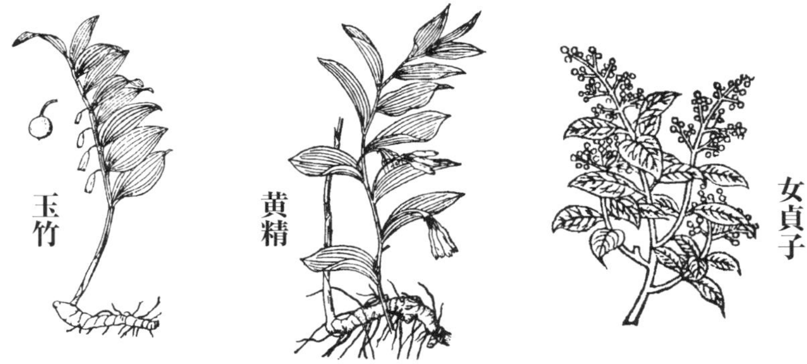
玉竹
黄精
女貞子

沙参には北沙参《ほくしゃじん》、南沙参《なんしゃじん》、それに鮮沙参があり、どれも清肺養陰※1、除熱止咳※2の作用をもっておる。

沙参
清肺養陰
除熱止咳

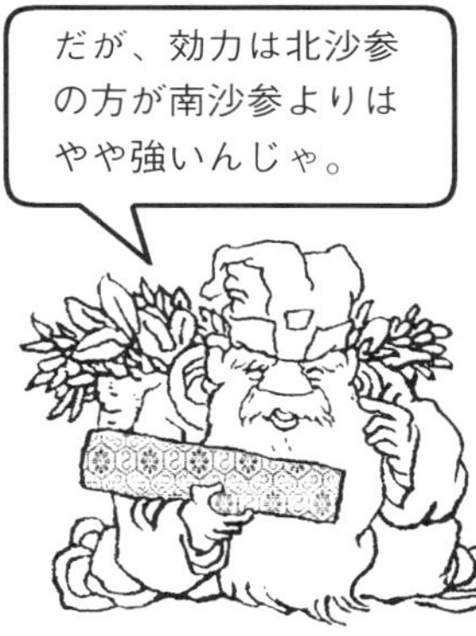
だが、効力は北沙参の方が南沙参よりはやや強いんじゃ。

鮮沙参は南沙参の新鮮なもので、滋陰清熱の良薬じゃ。常に鮮地黄、鮮石斛と配合して用いると発熱、口渇、咽喉の乾きなどの症状が出る。温病傷陰によく効く。

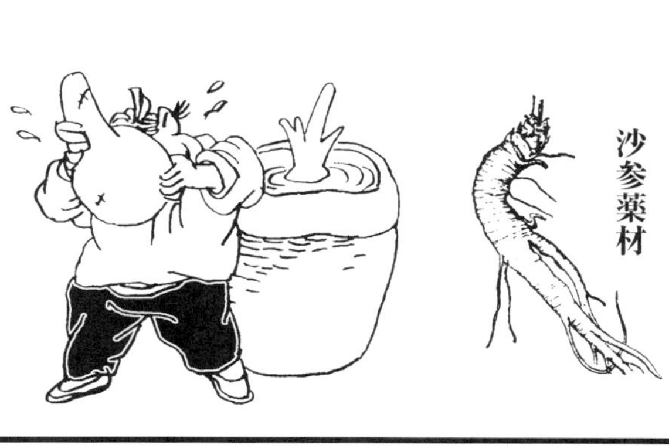
沙参薬材

[訳注]
※1：肺熱を除き清らかにして、肺陰を養う。
※2：熱を下げ、咳を止める。

天冬も麦冬も同じく養陰潤肺※1、清熱生津※2の薬じゃ。肺熱陰虚、虚労咳嗽などの症状に、この2つを配合して使うことがよくある。

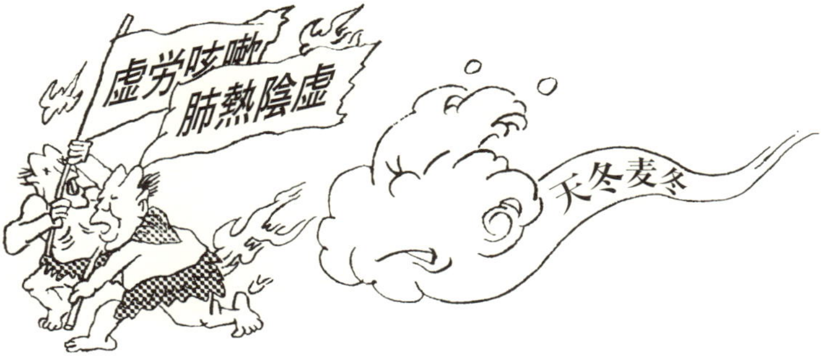

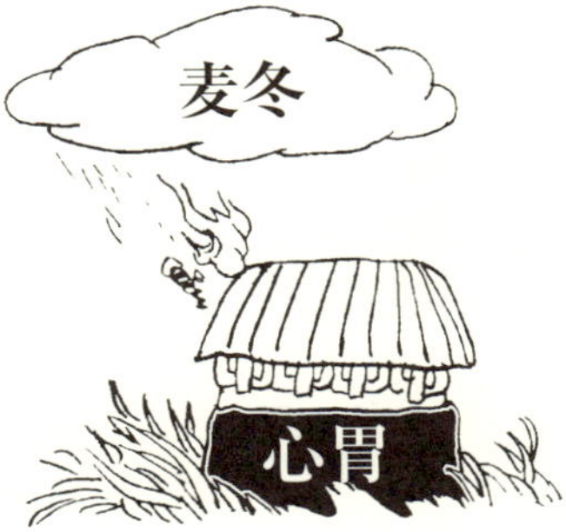

麦冬には心や胃の熱を下げる作用もあり、

天冬は腎陰を補す効能も優れておる。これらはそれぞれ独自の効能ももっておるんじゃ。

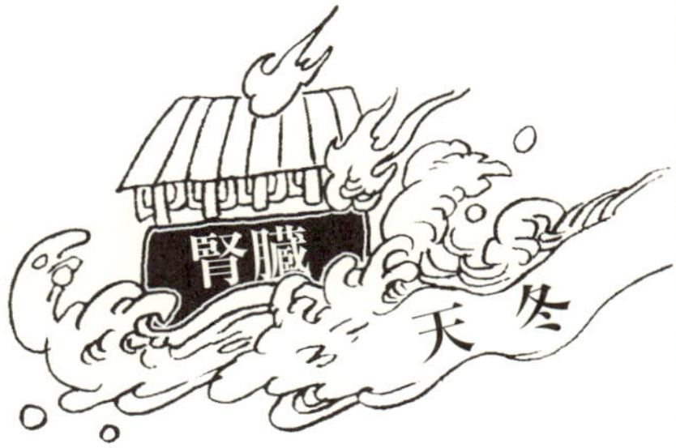

だが、感冒による咳嗽や、湿濁、軟便や下痢の症状があるときは両薬とも服用してはならん。

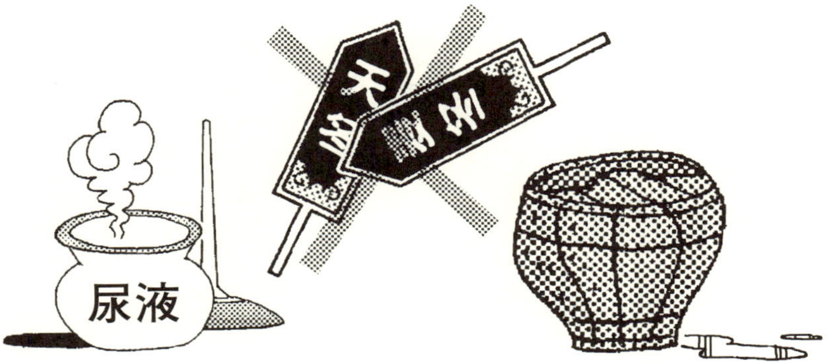

〔訳注〕
※1：陰を養い、肺を潤す。
※2：熱邪を下して、水分の生成を促す。

石斛は民間でよく使われている養陰生津※1の薬じゃ。主に津液不足による口や咽喉の渇き、舌の乾燥などの症状に用いられる。

石斛

例えば、熱病傷陰による口渇ならば、鮮石斛を使用するとよい。鮮地黄と鮮沙参を一緒に使ってもよいのォー。

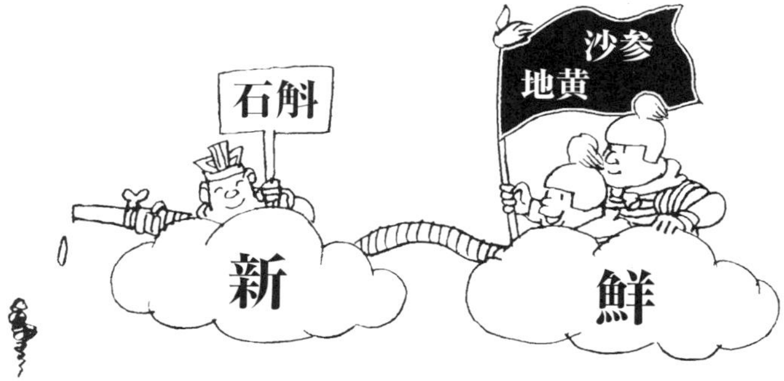
石斛
沙参
地黄
新
鮮

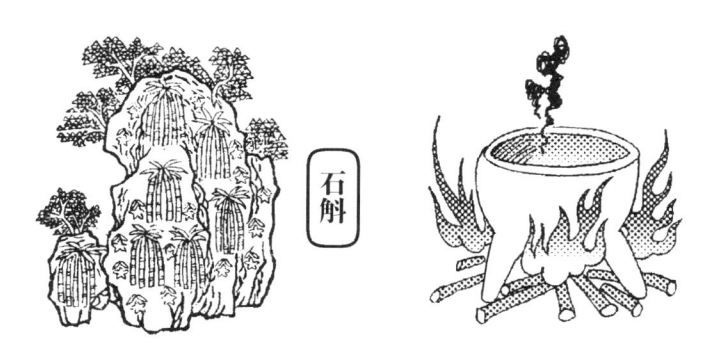

津液が不足し、寒がりの老人や虚弱体質の者ならば、深緑の皮をした寒性が弱めの霍山石斛を用いればよい。

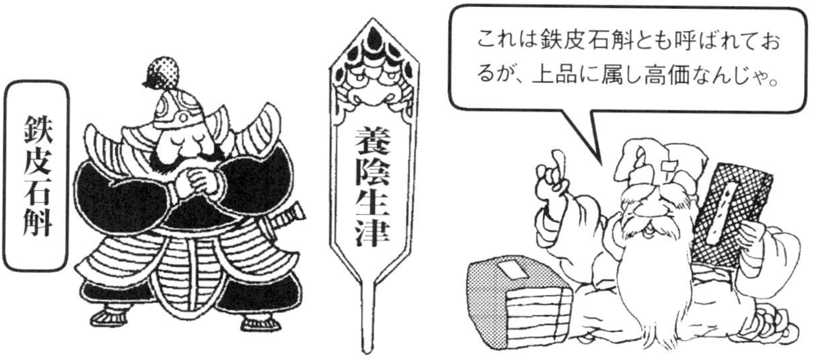
鉄皮石斛
養陰生津
これは鉄皮石斛とも呼ばれておるが、上品に属し高価なんじゃ。

[訳注]　※1：陰を滋養し、水分の生成を促す。

一般的によく用いられるのは皮が黄金色の金石斛じゃ。茎は大きなかんざしのようになっておる。炒ると養陰清熱の効果が激減するので気をつけなきゃならん。

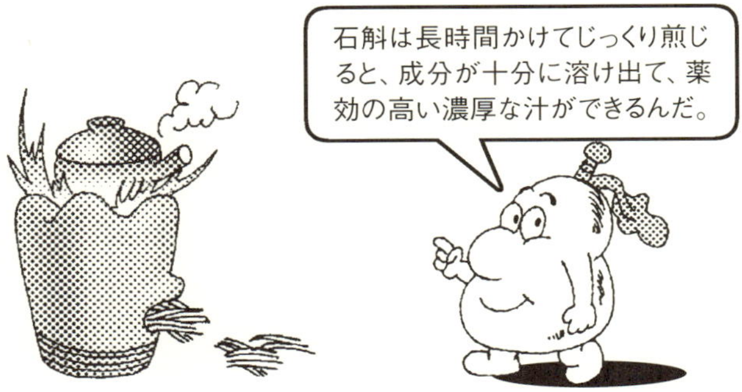
石斛は長時間かけてじっくり煎じると、成分が十分に溶け出て、薬効の高い濃厚な汁ができるんだ。

亀板も鼈甲も動物性の滋陰薬で、効力が強い薬じゃ。この2種類の薬は同時に使われることもあるが、それぞれ違う効能を持っておる。

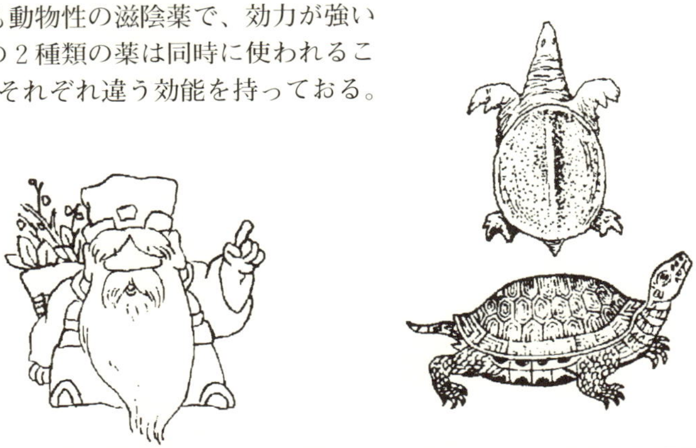

例えば、鼈甲は養陰以外に、清熱作用もある。

鼈甲
養陰清熱

瘰癧[※1]や肝脾腫大、破瘀散結にも効く。

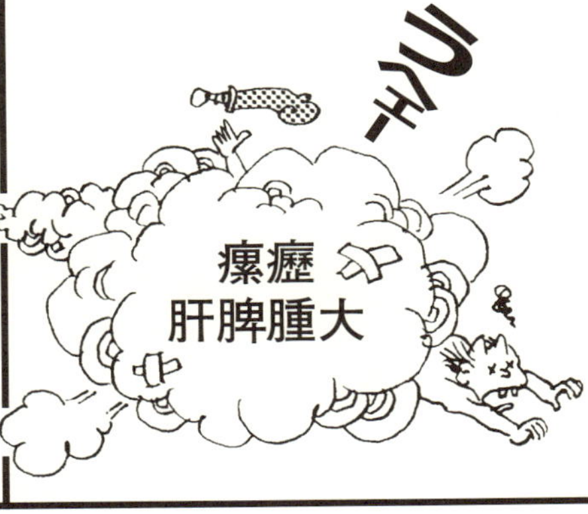
瘰癧
肝脾腫大

［訳注］ ※1：頚部リンパ節の結核。

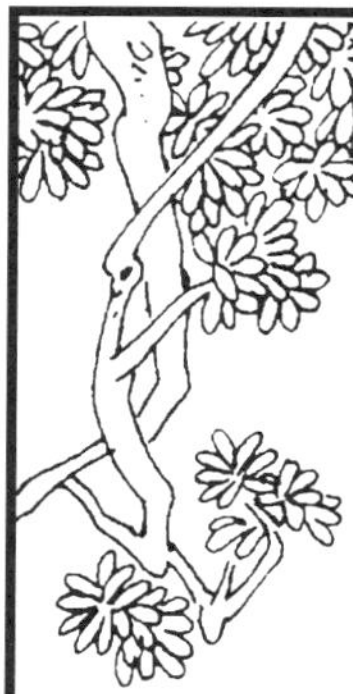

亀板は益陰作用が強く、月経過多や不正出血などの症状に用いられる。このように、亀板と鼈甲はお互い同じ効能もあれば、異なる効能もあるんじゃ。

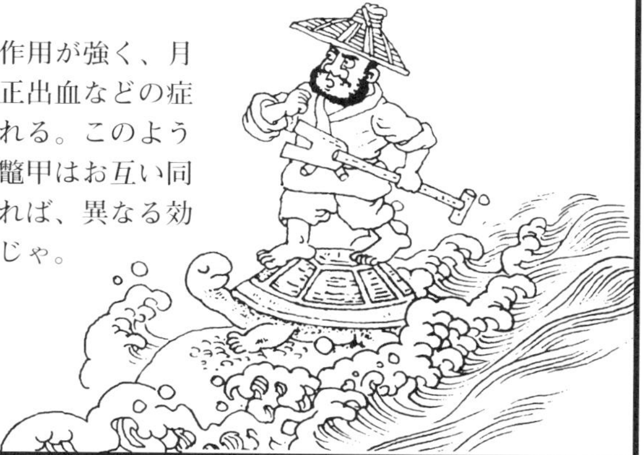

女貞、玉竹、黄精も養陰薬として親しまれている大衆薬じゃ。副作用が少なく、適応範囲が広い。

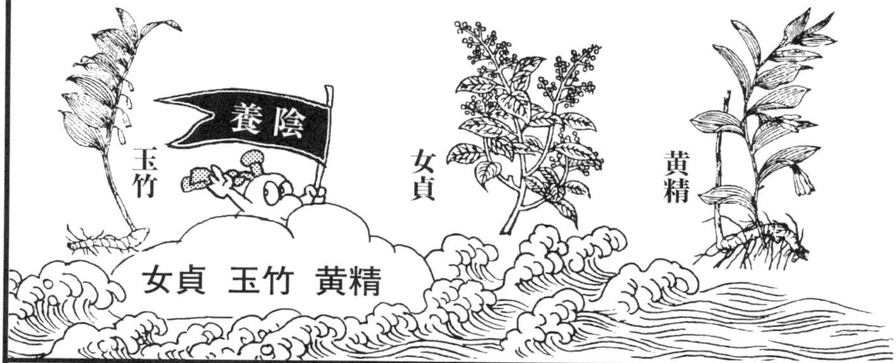

養陰薬の中でも特に優等生なのが西洋参と冬虫夏草じゃ。西洋参はカナダやアメリカなどが産地で、その性味は微甘・寒じゃ。滋陰潤肺、清火泄熱の作用があるので、陰虚津少や熱がある人にはもってこいの薬なんじゃ。

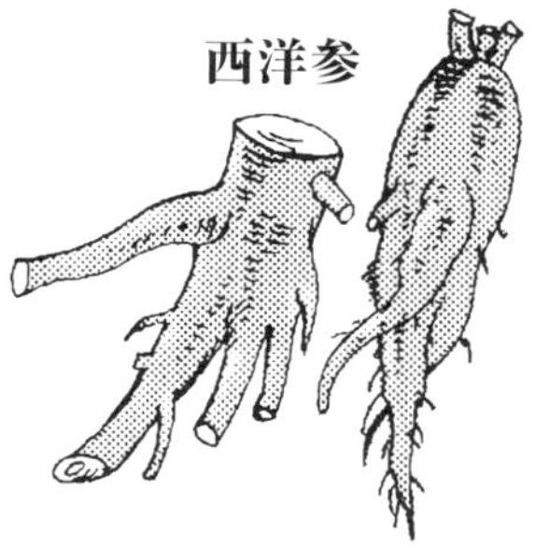

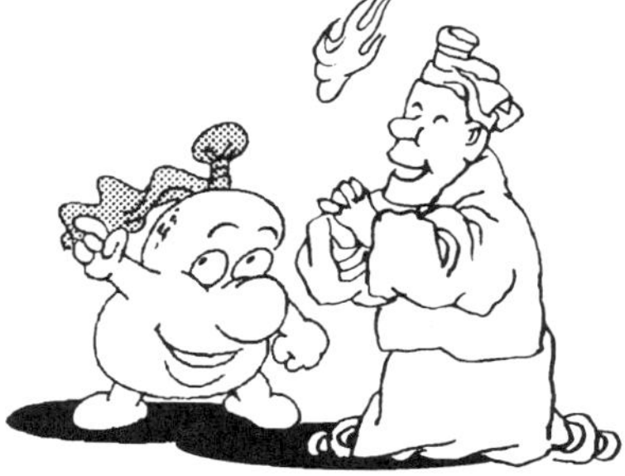

それから、上気不足によって、肩で息をしているような肺機能が衰えた者にも、独特の効果があるのォー。

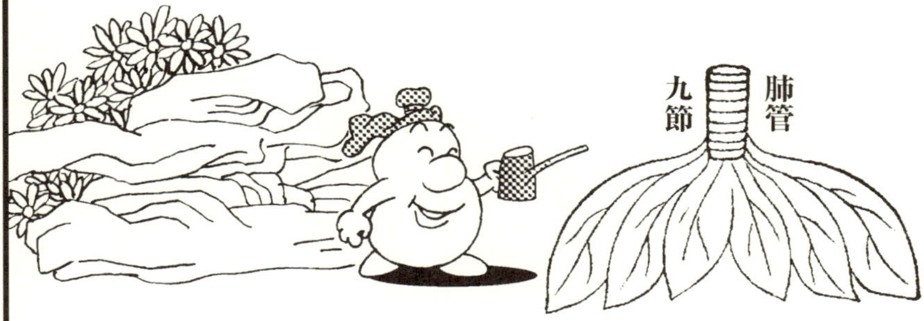

冬虫夏草は薬食両用の薬物で、鴨と煮る薬膳料理は有名じゃ。冬虫夏草の性味は甘・温で、補肺益腎※1の作用がある。だから、昔は虚労、咳血、陽萎遺精などに用いられておったが、

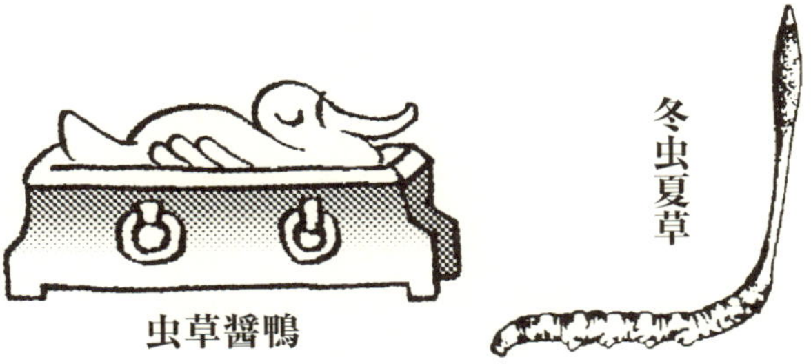

その後、治りにくい慢性病にも用いられるようになったんじゃ。例えば、慢性的な腎機能の衰弱や肝病など、それに、末期の癌腫瘍などじゃ。

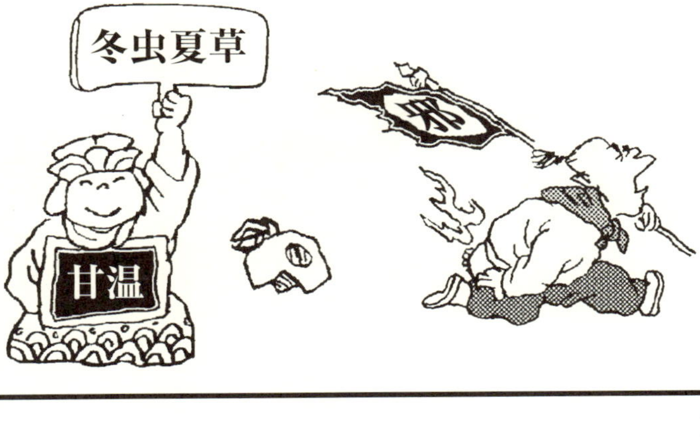

[訳注]
※1：肺を補し、腎を益する。

陽虚の薬食療法

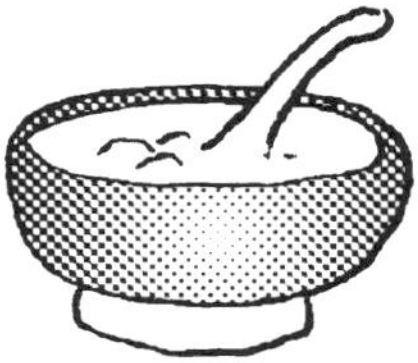

寒がる、手足が冷える、元気がない、便がゆるい、腰痛がする、脚がだるい、インポテンツ、早漏、夜尿過多、足のむくみなど——。そんな症状があれば陽虚じゃ。

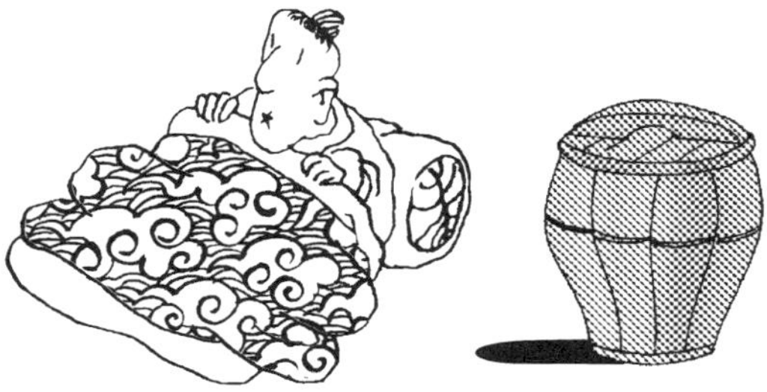

補陽薬は温陽薬とも呼ばれるが、その中でも肉蓯蓉、補骨脂《ほこつし》、菟絲子《としし》、鎖陽《さよう》、附子などがよく使われておる。

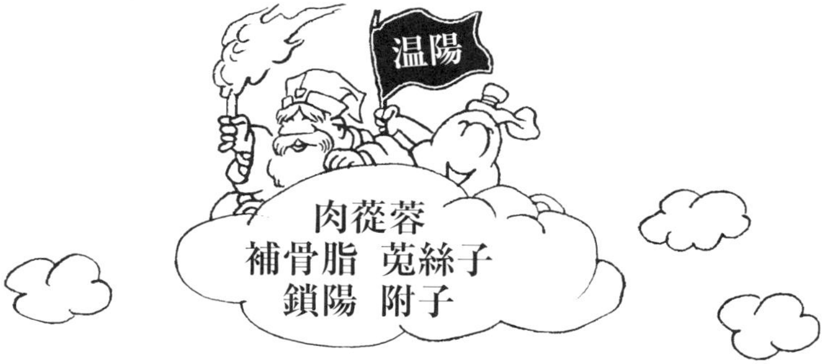
温陽
肉蓯蓉
補骨脂 菟絲子
鎖陽 附子

食物では、羊、犬、鹿、雀、鶏、うずらの肉や、鳩の卵、うなぎ、にらなどが補陽薬としてよく使われる。

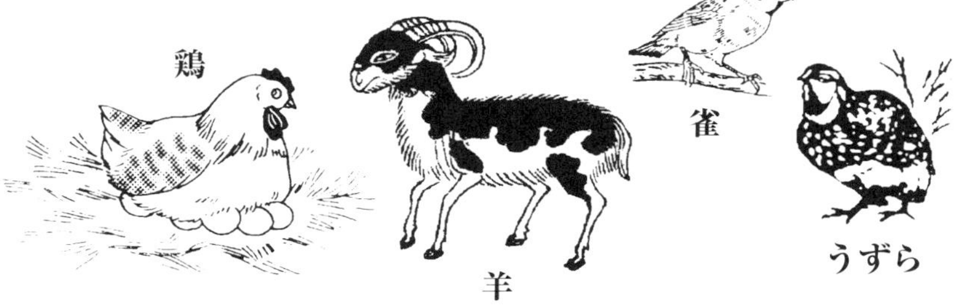
鶏
羊
雀
うずら

これらは温補腎陽の働きがあるので、腰痛、冷え性のほか、男の遺精、インポテンツ、早漏、女の不妊などに効くんじゃ。

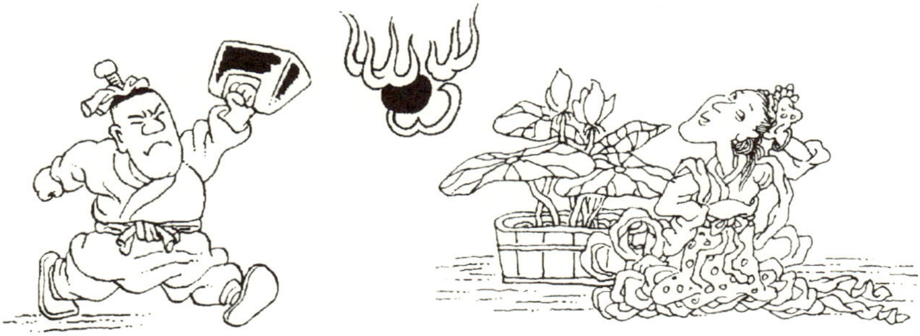

補陽薬のうち、肉蓯蓉は潤腸作用があるので、老人の陽虚による便秘にも効くし、

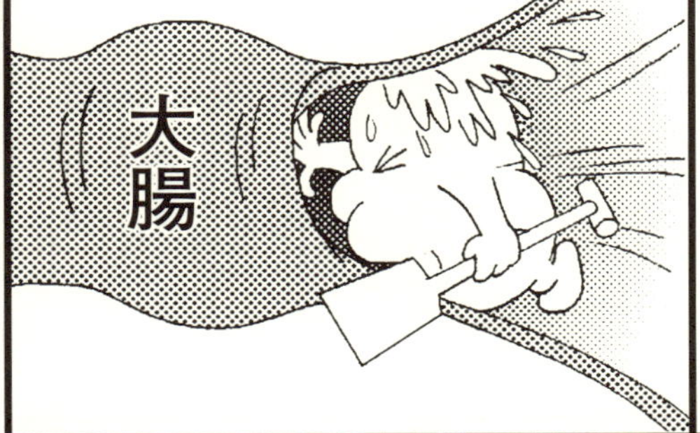
大腸

補骨脂は温脾腎の働きがあるので、脾腎陽虚による五更泄瀉※1に有効なんじゃ。

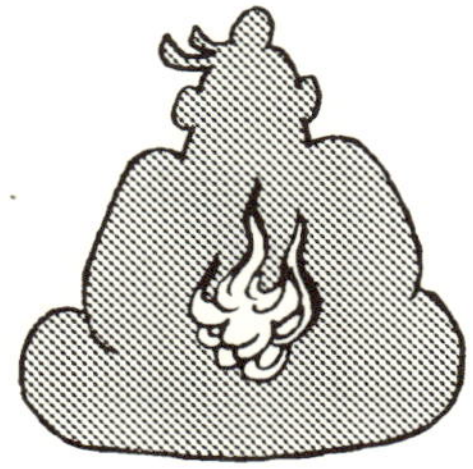

補陽薬のうち動物薬は、陽虚の者には特に優れた効力をもっておる。例えば、鹿茸は精血を補い、真陽※2を盛んにする働きがあるので、主に、真陽不足、精血虚損による重い症状に用いられる。

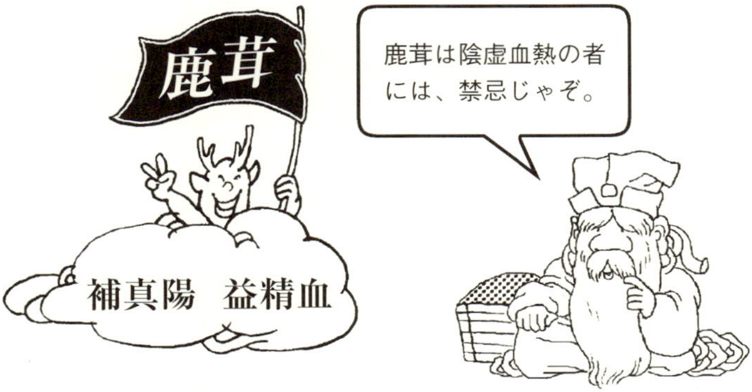
鹿茸は陰虚血熱の者には、禁忌じゃぞ。
鹿茸
補真陽　益精血

【訳注】
※1：夜明け前の下痢。
※2：腎陽の別名。

補陽薬はまだまだたくさんある。効果が比較的穏やかなものとしては続断《ぞくだん》、狗脊、杜仲、山茱萸肉《さんしゅゆにく》、五味子、沙苑子《しゅえんし》などじゃ。腰痛、膝のだるさ、めまい、脱力感などの症状があれば、これらの薬を使うとよい。

続断
沙苑子
五味子
杜仲
狗脊

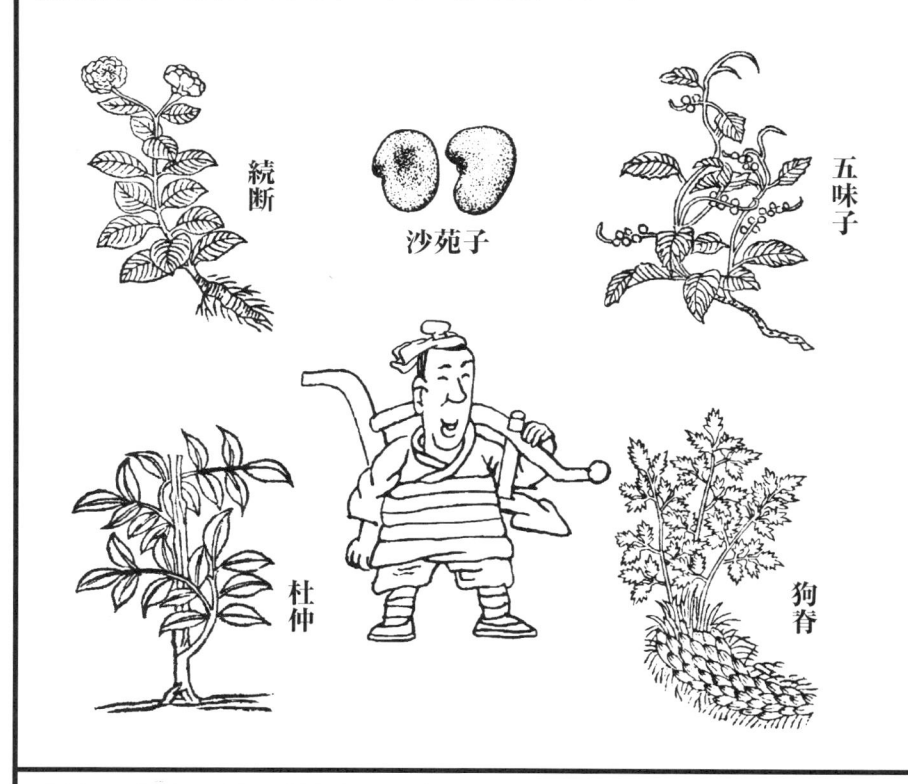

虚証は、単独に現れる場合もあれば、いくつかの症状が現れる場合もある。例えば、気血両虚であったり、気陰両虚であったり、陰血不足であったりする。ひどいものになれば陰陽気血がいずれも虚の状態であったりすることもあるんじゃ。

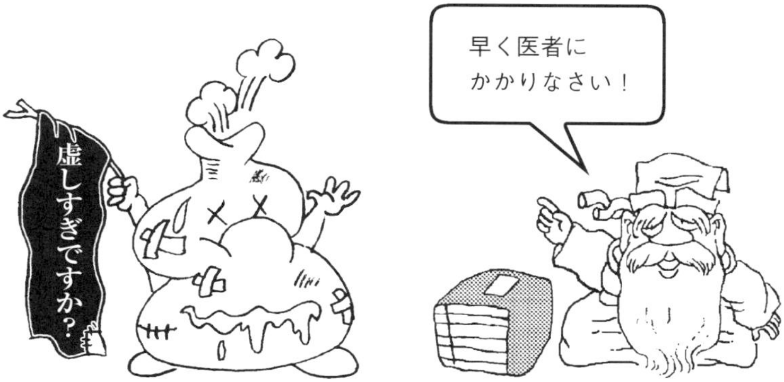
虚しすぎですか？
早く医者にかかりなさい！

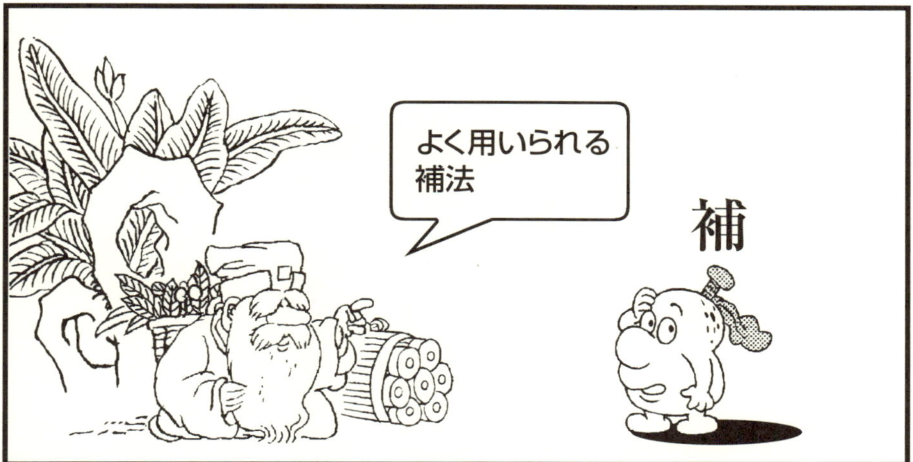
よく用いられる
補法
補

薬物には、寒、熱、温、涼、平の５種類の薬性があるが、寒と涼、熱と温は似ていて、その違いは程度の差による。つまり寒性が強いものが寒、弱いものが涼で、熱と温も同様じゃ。だから、寒と涼、温と熱は一緒に扱われることも多く、一般的に補法は３つに分けられておるんじゃ。

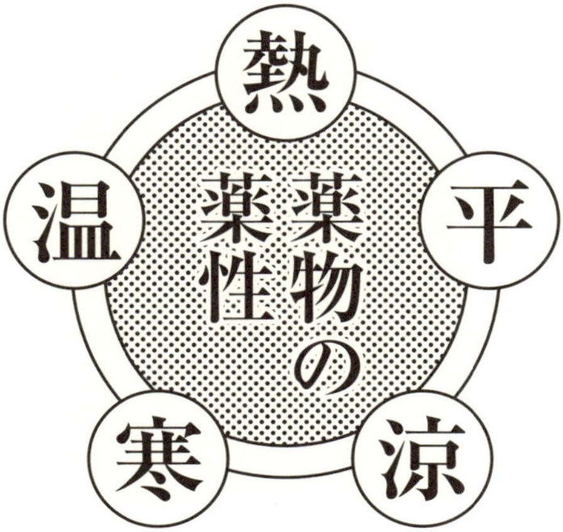
薬物の薬性
熱
平
涼
寒
温

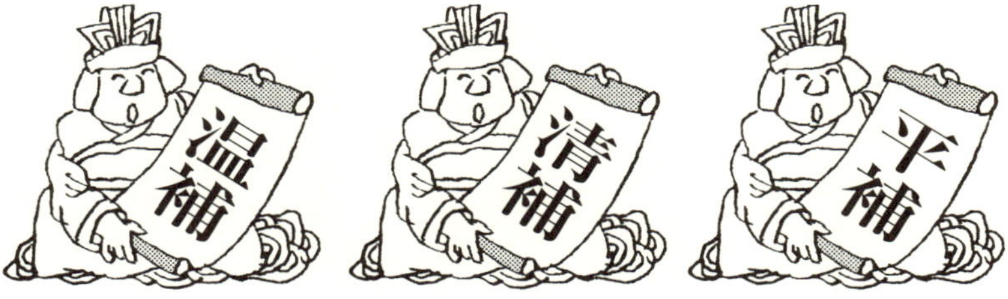
温補
清補
平補

温補法

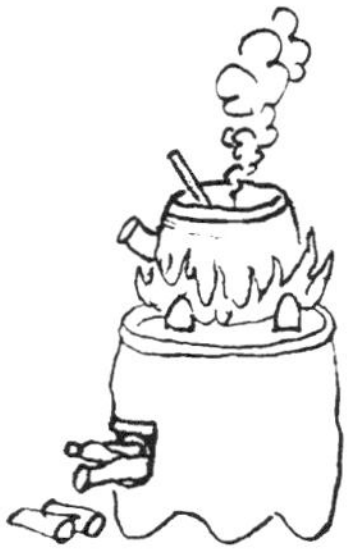

温補法とは、温性、熱性の補益薬を用いて、陽虚の者を治療する方法じゃ。

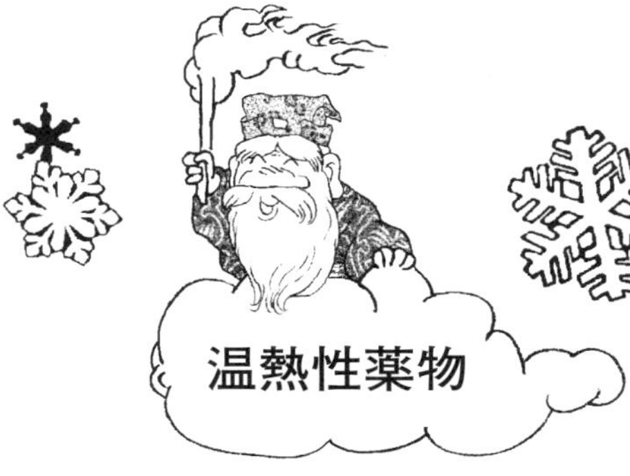

臓腑弁証では、陽虚にはそれぞれ違いがあって、心陽虚、脾陽虚、腎陽虚に分けられておる。

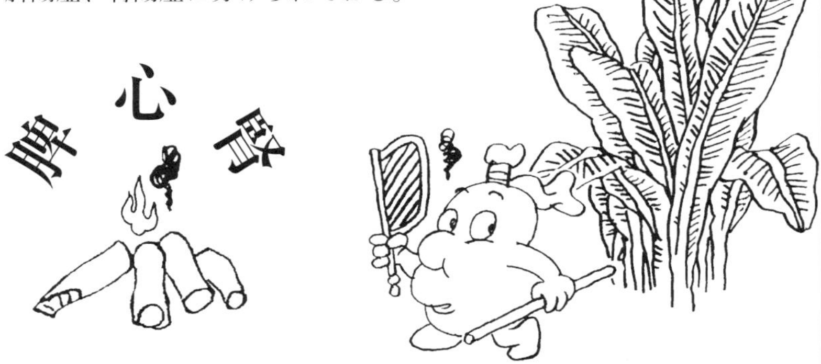

ただ、なかには心腎陽虚、脾腎陽虚という場合もある。

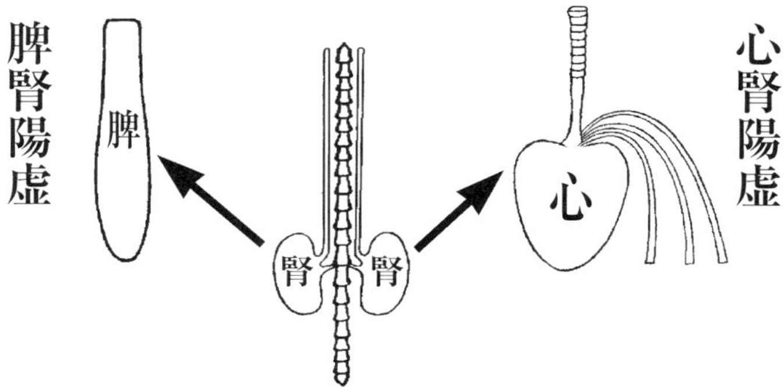

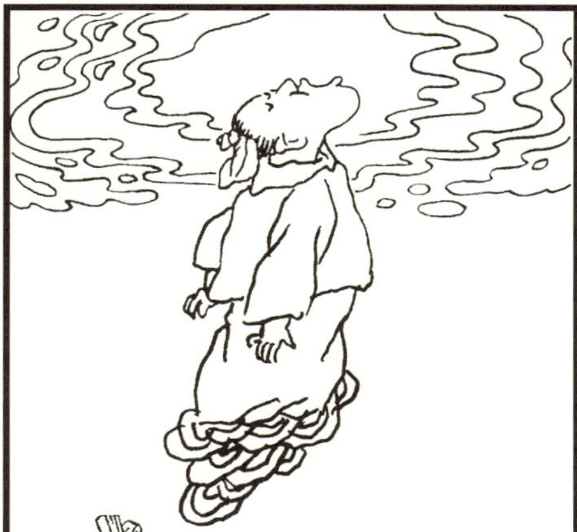

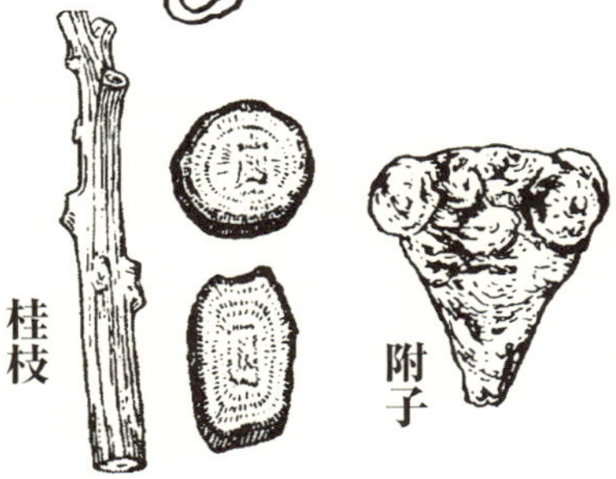

心陽虚は動悸、めまい、息苦しい、手足の冷えなどの症状が特徴じゃ。だから、こんな人には附子、桂枝、肉桂などを用いるとよい。

脾陽虚の場合は、便がゆるい、食後に腹が張る、腹部の冷え痛み、手足の冷えなどの症状が現れる。

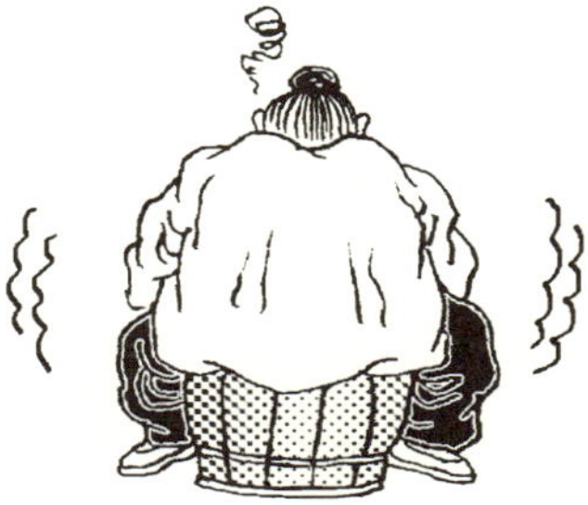

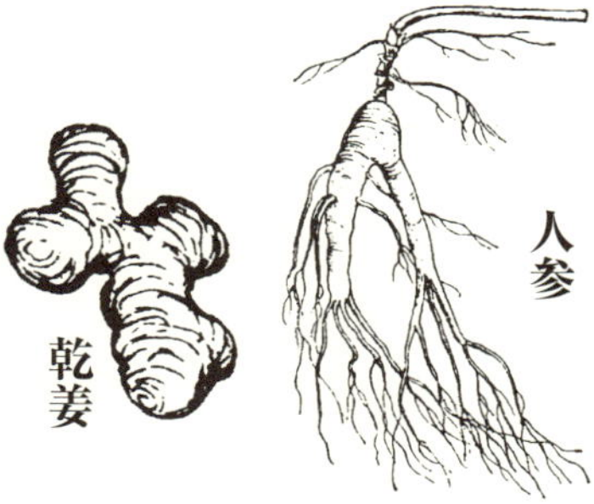

乾姜
人参

だから脾陽虚の者には人参、白朮、乾姜がもってこいじゃ。

腎陽虚は、腰痛、足がだるい、遺精、インポテンツ、不妊、手足の冷えなどがその特徴じゃ。

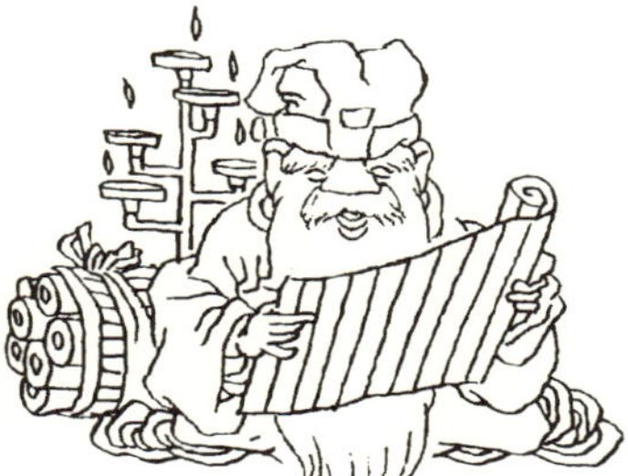

こんな人は、葫芦巴《ころは》、巴戟肉《はげきにく》、肉蓯蓉、仙霊脾《せんれいひ》などを用いて治療する。

鹿角胶
鹿茸
巴戟肉
葫芦巴　肉蓯蓉
仙霊脾

清補法

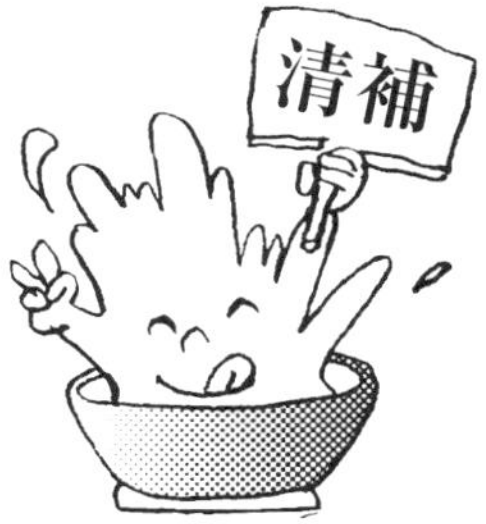

清補法とは、寒性、涼性の補益薬を用いて、陰虚の者を治療する方法で、清熱生津の効果を期待するときに用いるのじゃ。

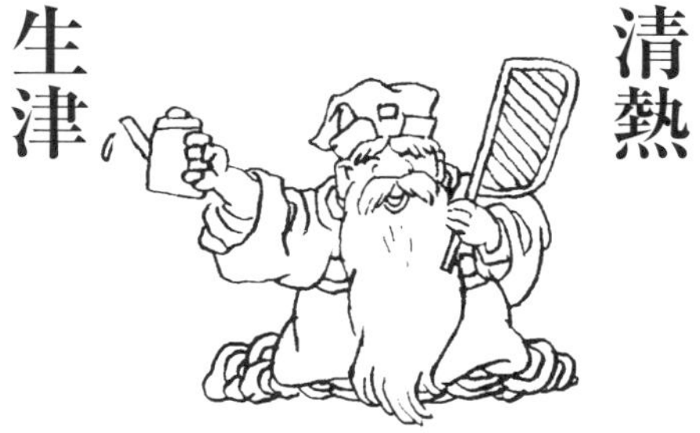

臓腑弁証では、陰虚は、心陰虚、胃陰虚、肺陰虚、肝陰虚、腎陰虚に分けられておる。

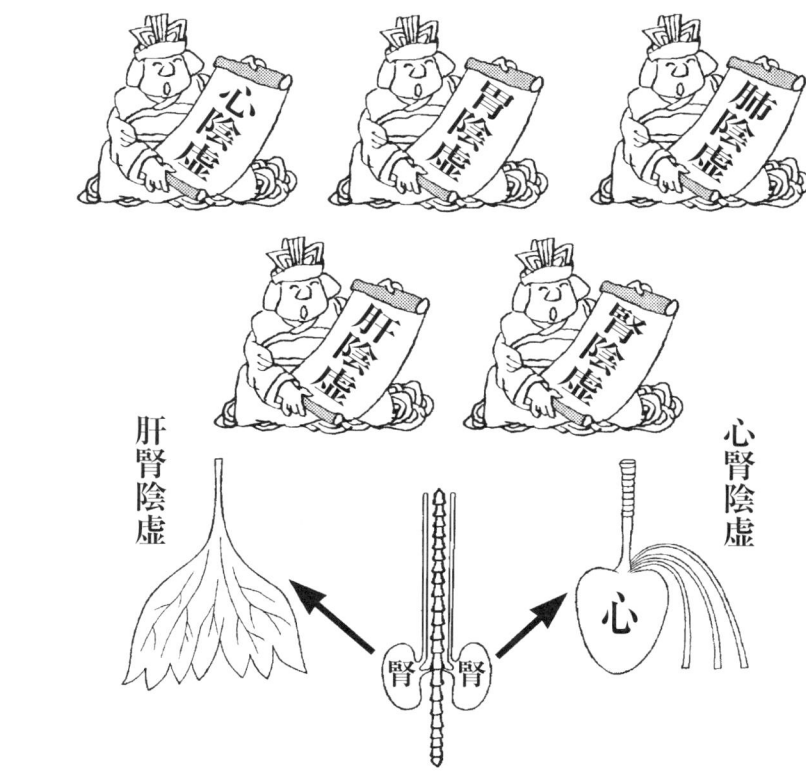

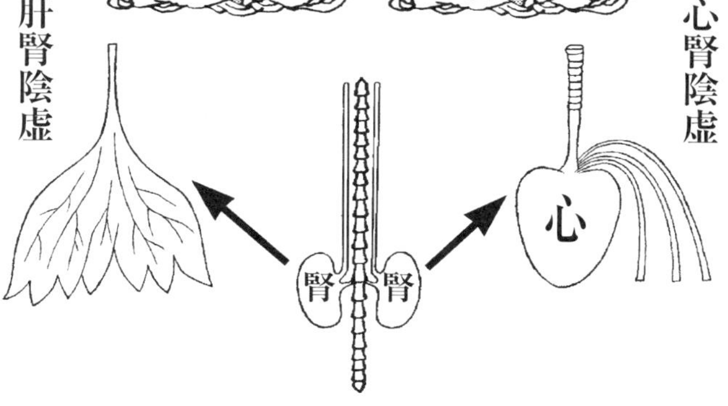

ただ心腎陰虚、肝腎陰虚という場合もある。

心陰虚はいらいら、不眠、舌紅などの症状が特徴じゃ。

五味子
澧州黄連

こんな人には生地黄、白芍《びゃくしゃく》、五味子、炙甘草、淮小麦に、清心火の作用のある黄連、蓮子心《れんししん》などを配合した薬を用いるとよい。

胃陰虚の特徴は、食欲不振、便秘、口渇、舌の乾きなどじゃ。

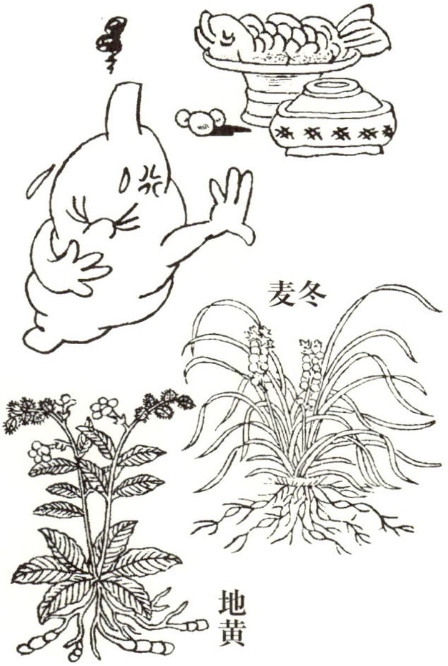
麦冬
地黄

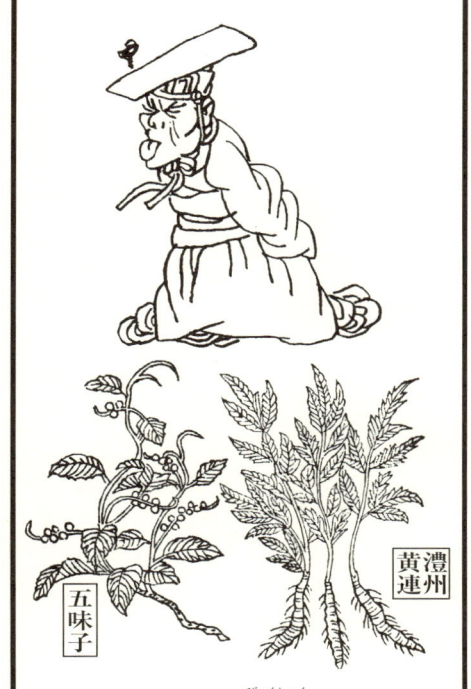

こんな人には生地黄、麦冬、北沙参、石斛などがもってこいじゃ。

肺陰虚の場合は、乾咳、痰に血が混じる、口渇、鼻が乾く、舌紅……。

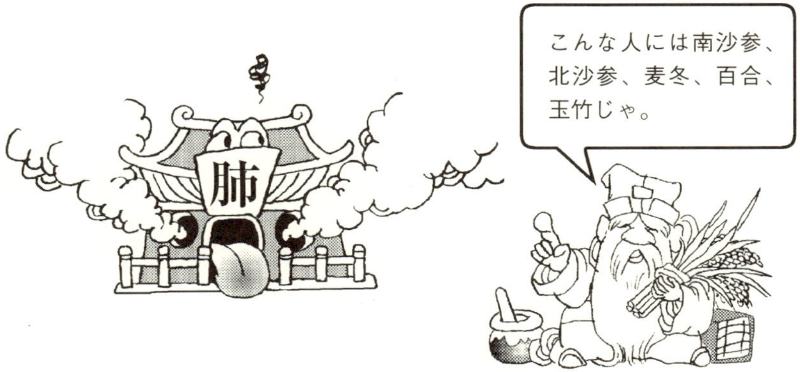
こんな人には南沙参、北沙参、麦冬、百合、玉竹じゃ。
肺

肝陰虚はめまい、頭痛、肢体のしびれ、舌紅……。

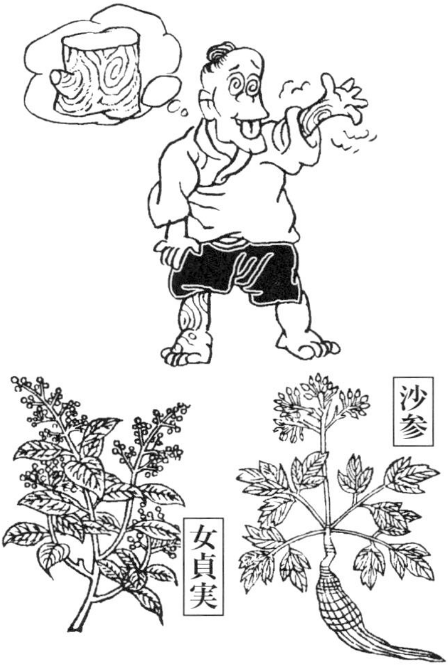

こんな人には枸杞、生地黄、白芍、沙参などがよい。

腎陰虚は、腰痛、足がだるい、めまい、耳鳴り、遺精、口渇、舌紅……。

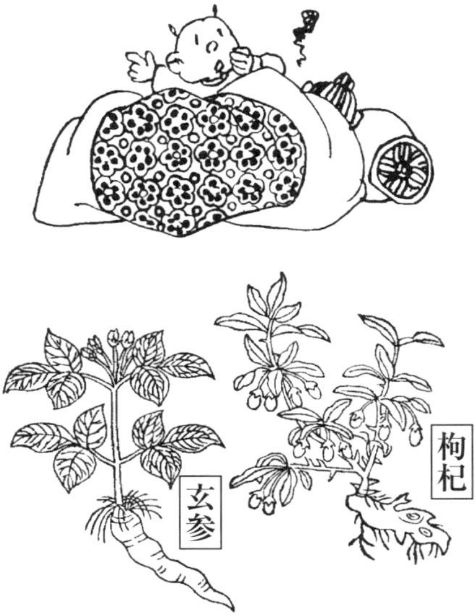

こんな人には熟地黄、玄参、枸杞、墨旱蓮、女貞子を用いるんじゃ。

平補法

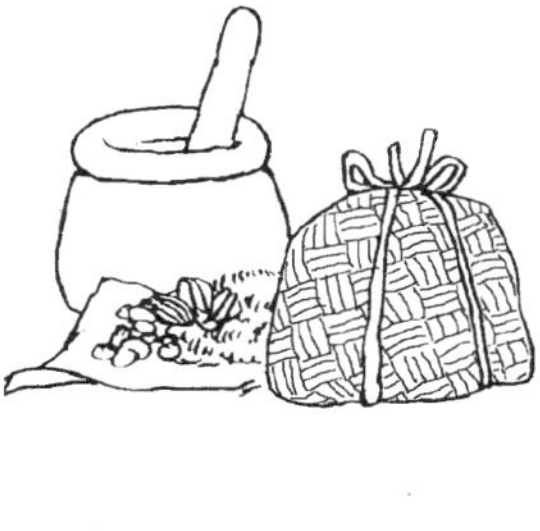

平補法とは、薬性が穏やかな補益薬を用いて、虚証の者を治療する方法じゃ。多くは、補気・補血のため、虚弱体質や、老人によく見られる気血不足に用いる。薬効が穏やかで、副作用もほとんどない。

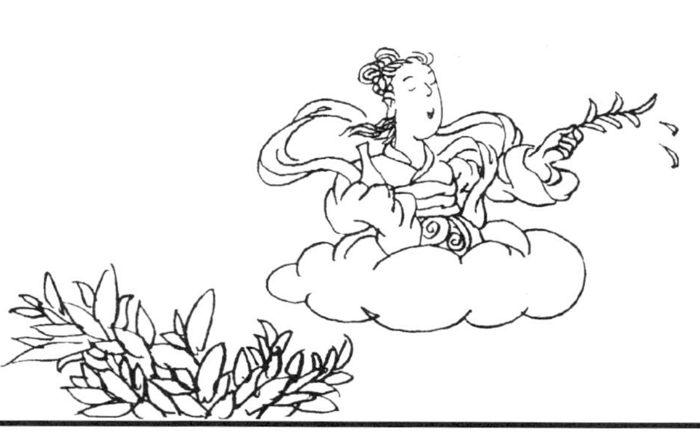

補法は、薬性によって分類される以外に、薬の量や治療期間の長さで区分されることもある。すなわち峻補《しゅんほ》と緩補じゃ。

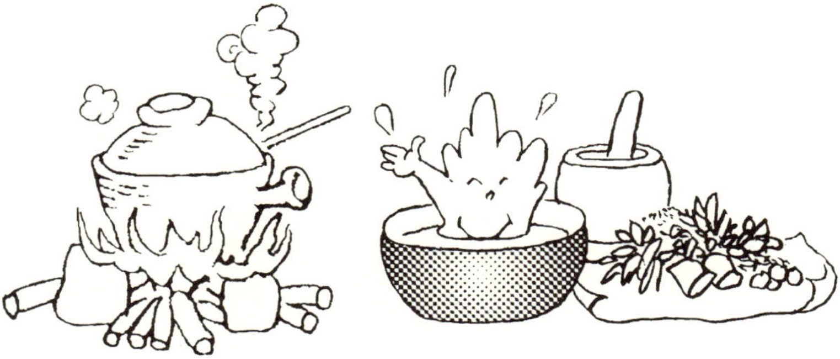

峻補は、亡陰や亡陽の症候に対し、危急な状態を救うため、激烈な薬性の薬物を大量に用いたり、虚損の著しい者に対し、気味が濃厚な補益薬を大量に使って治療を行う方法じゃ。

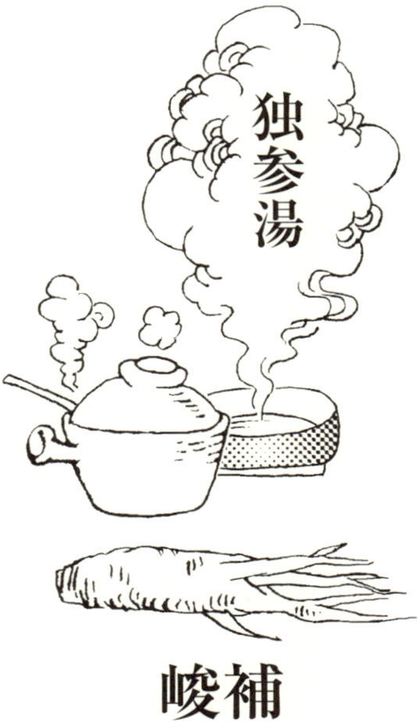
独参湯
峻補

この方法はあくまで応急処置として用いられるのであって、決して長期にわたって服用してはならん。脾胃を傷つけやすく、消化器に障害を起こす恐れがあるからじゃ。

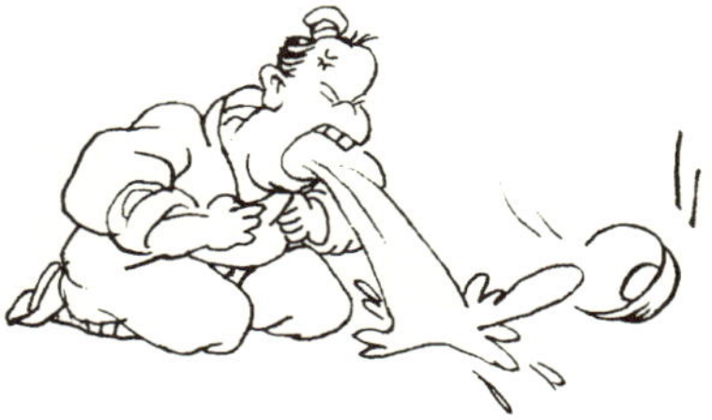

場合によっては逆効果で、かえって治療が長期化してしまう。

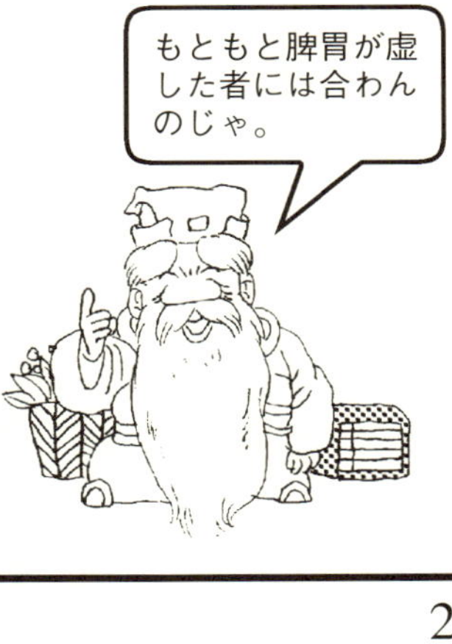
もともと脾胃が虚した者には合わんのじゃ。

だから、多くの場合は、緩補を用いるんじゃ。剤量を少なくし、長期にわたって、薬効が徐々に効くようにする。

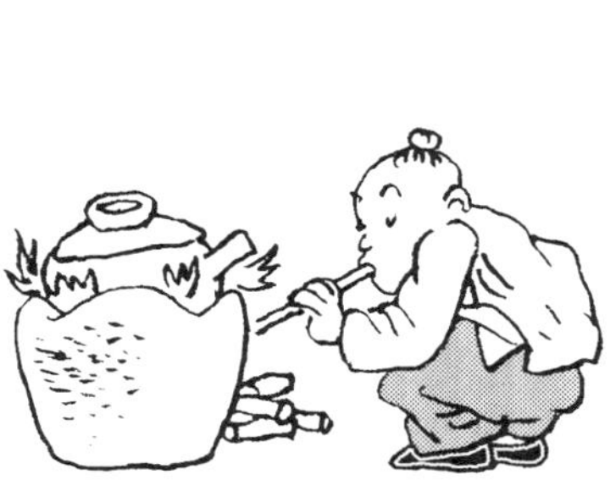

これだと、脾胃が虚弱な者でも治療するのに問題ないし、滋養強壮の効果もあるんじゃ。

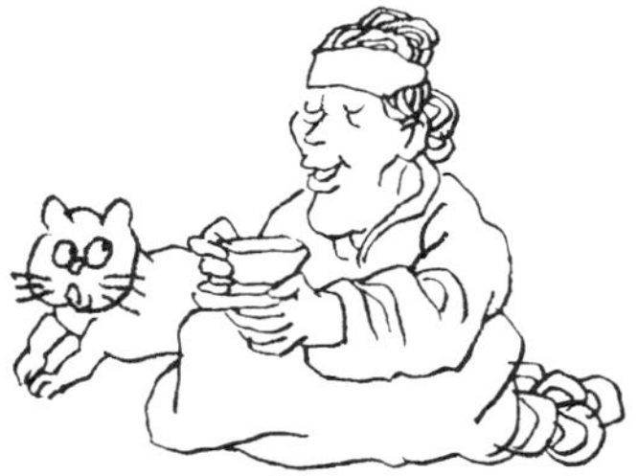

補益の心得

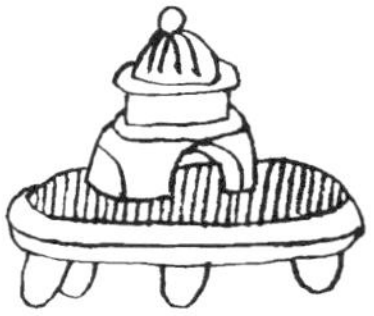

①虚実の真偽を弁別する。補益とはその不足部分すなわち虚を補うのであって、虚の徴候がなければ、補益してはならん。

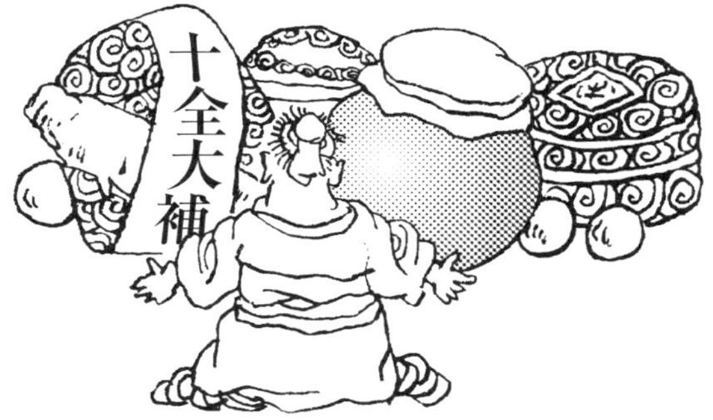
十全大補

ただ、外見上はどう見ても実なのに、本当は虚であったり、あるいは虚にみえても本当は実であったりすることがある。だから、必ず適切な処方をしなきゃならん。

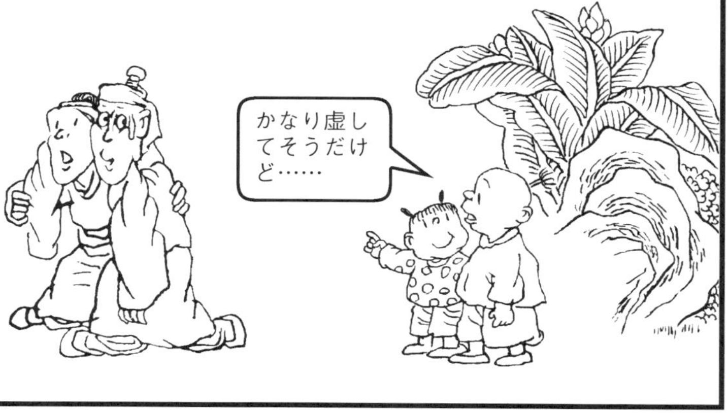
かなり虚してそうだけど……

例えば、頭痛、体がだるい、元気がない、息苦しい、食欲がない、便秘、尿量が少なく色が赤い、舌に膩苔《じたい》ができるなどの自覚症状があった場合、「これは虚証だ」と思い込んで十全大補膏《じゅうぜんたいほこう》や双竜膏などで補益したらどうなる？

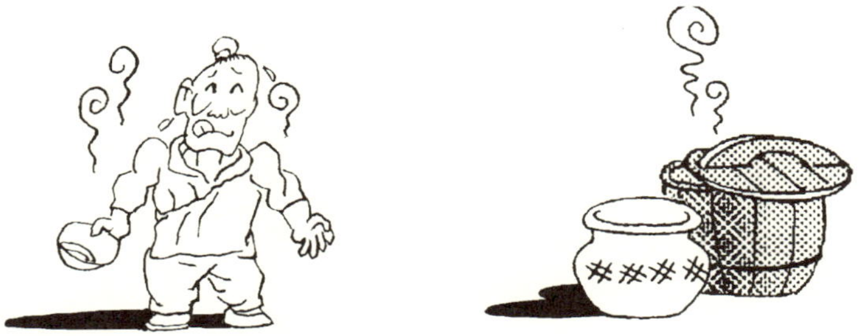

結果は、補益すればするほど病状が悪くなる一方で、最後には重病にかかって寝たきりになってしまう。

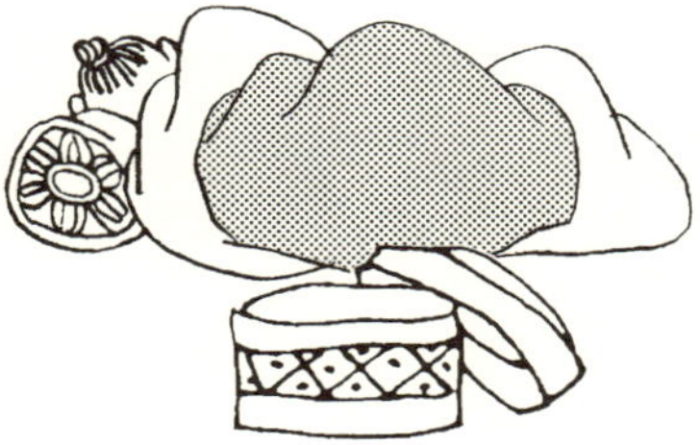

実は、これは湿濁の邪が脾胃を塞いでしまうからじゃ。食欲がない、元気がないなどの症状は偽りの虚の現象に過ぎず、本当は実なんじゃ。

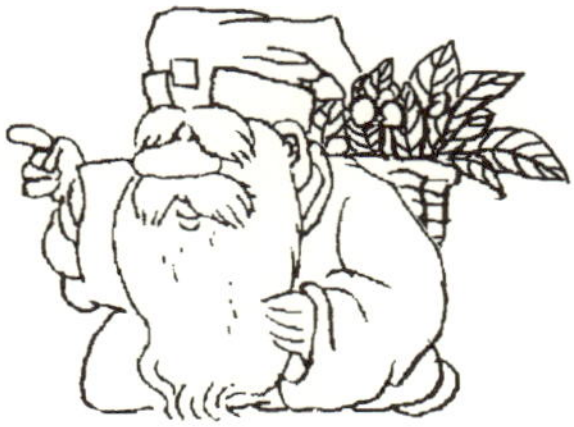

だから、こういう状態のときに自己診断して補益薬を服用すると、火に油を注ぐようなもので、まさに邪気を助け、正気を傷つけることになってしまう。正しくは、化湿健脾※1の薬を服用しなきゃならんのじゃ。

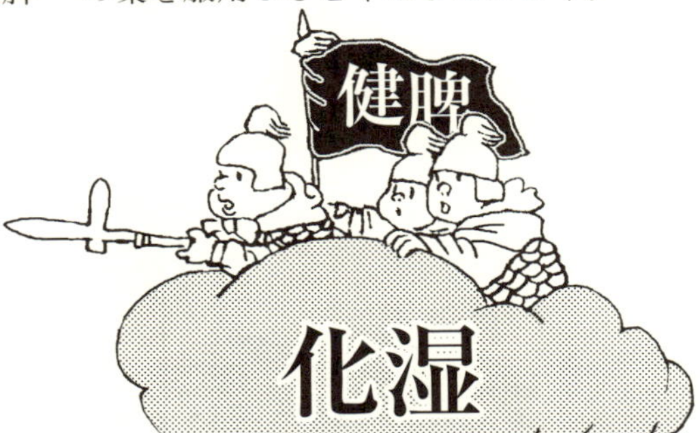

【訳注】
※1：湿邪を除去し、脾虚の状態の運化機能を回復させる祛湿法のひとつ。

また、顔も目も赤い、のぼせ、発汗、いらいら、怒りっぽい、めまい、耳鳴り、腰痛、足がだるい、踵の痛み、口渇、舌紅などの症状があったとしよう。

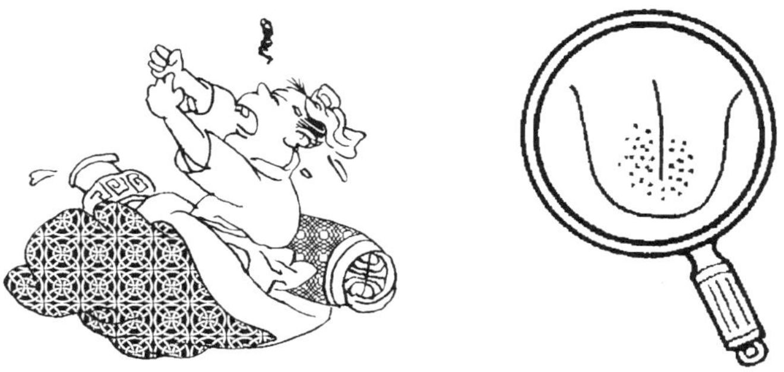

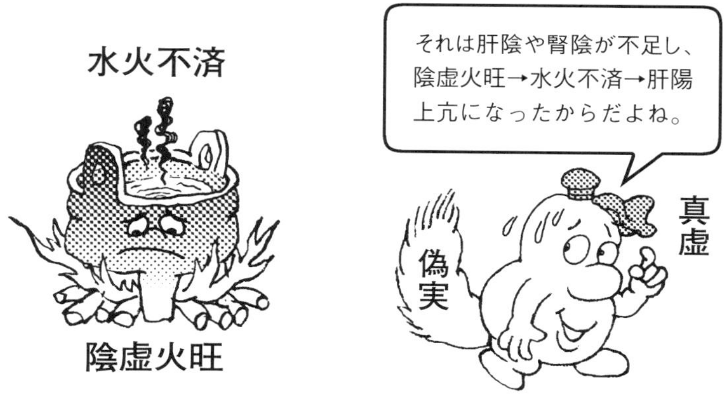
水火不済
陰虚火旺
それは肝陰や腎陰が不足し、陰虚火旺→水火不済→肝陽上亢になったからだよね。
真虚
偽実

そうじゃ。だから、こんな症状のときは六味地黄丸《ろくみじおうがん》を服用するとよい。補益しなきゃならんときに攻撃的な処方をしたら、どんどん虚が進み、病に病を重ねることになってしまう。

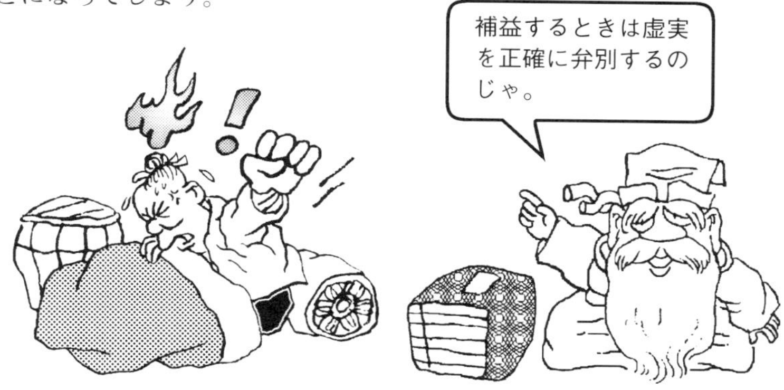
補益するときは虚実を正確に弁別するのじゃ。

②胃の気にも注意を払う。食物は口に入ると、脾胃で消化吸収され、体に必要な栄養物質に変えられる。

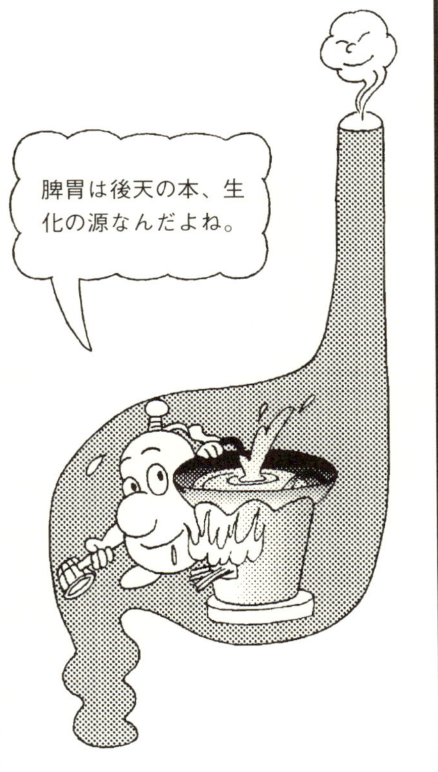
脾胃は後天の本、生化の源なんだよね。

これは薬物も同じじゃ。脾胃の運化作用があってこそ、全身に行き渡り、効能を発揮する。

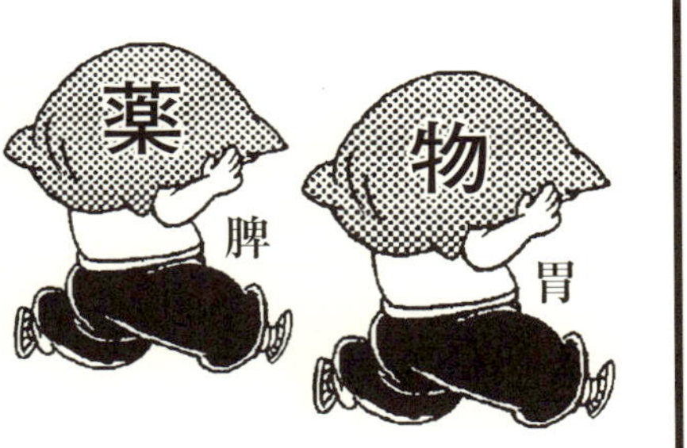
薬
脾
物
胃

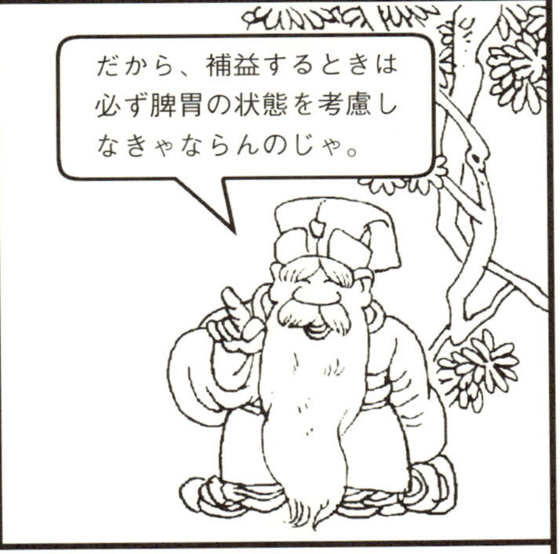
だから、補益するときは必ず脾胃の状態を考慮しなきゃならんのじゃ。

補気薬を処方するときは、気滞を防ぐために、陳皮、木香など行気の薬物も一緒に配合するとよい。気が滞ってしまえば胸腹張満になり、脾胃の運化に悪影響を及ぼすからじゃ。

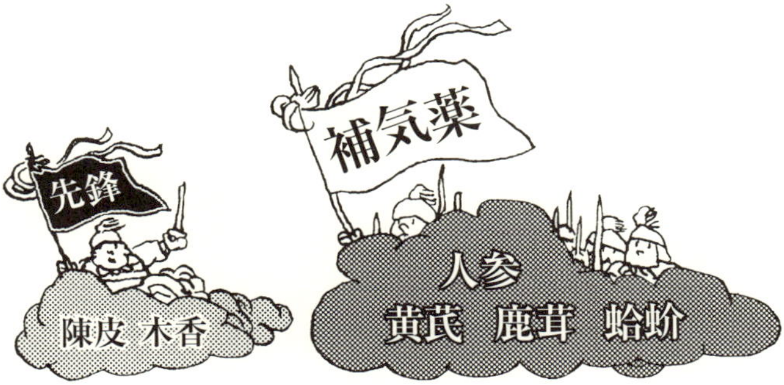
補気薬
先鋒
陳皮 木香
人参
黄耆 鹿茸 蛤蚧

補血薬を処方するときは、滋膩性《じじせい》※1のものを一緒に配合しないように気をつけねばならん。例えば熟地黄、阿膠などの養血薬はいずれも気味が濃厚な粘膩性の薬じゃ。だから、芳香で、醒胃作用のある砂仁、蔻仁などと配合し、胃の負担を軽くする必要があるんじゃ。

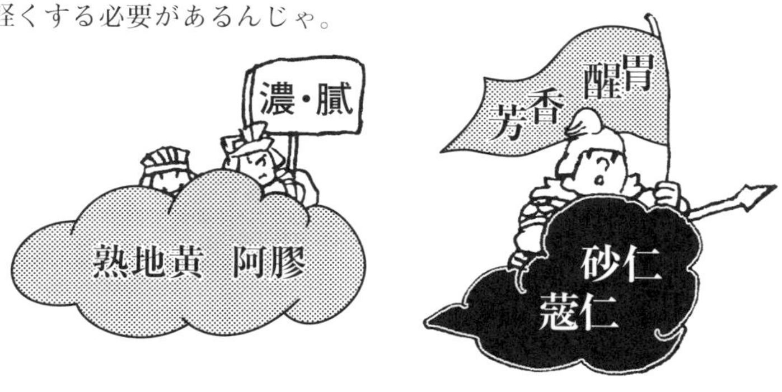

滋陰薬を処方するときは、黄連、黄柏などの苦寒性の薬を一緒に配合してはならん。苦寒性の薬も胃に負担をかけるし、脾胃の運化を邪魔してしまうからじゃ。

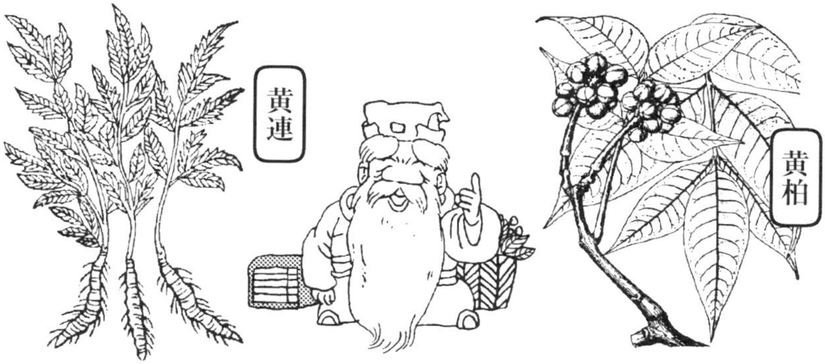

③薬の量を守る。胃袋の大きさは人それぞれじゃ。その働きも人によって優劣がある。だから、服薬のときは人や症状によってその量を変えなきゃならん。

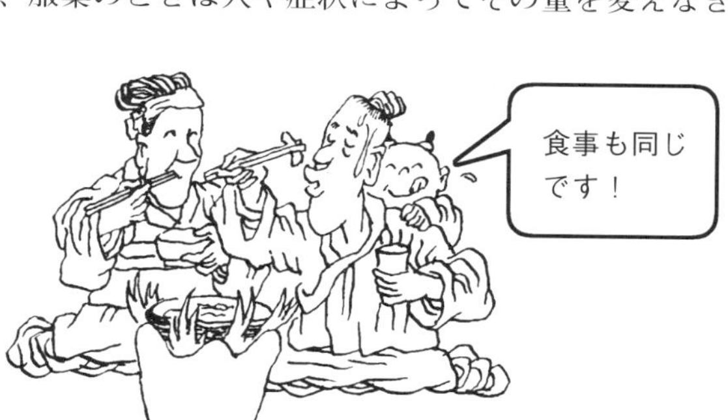

[訳注]　※1：油っこいこと。

大手術や大出血の後なら、血気がとても損傷しておる。正気がなくなりそうな場合には効力の高い峻劑が必要じゃ。例えば、独参湯を用いるなら、人参30グラムを濃く煎じ、その汁を１日１～２回服用するとよい。

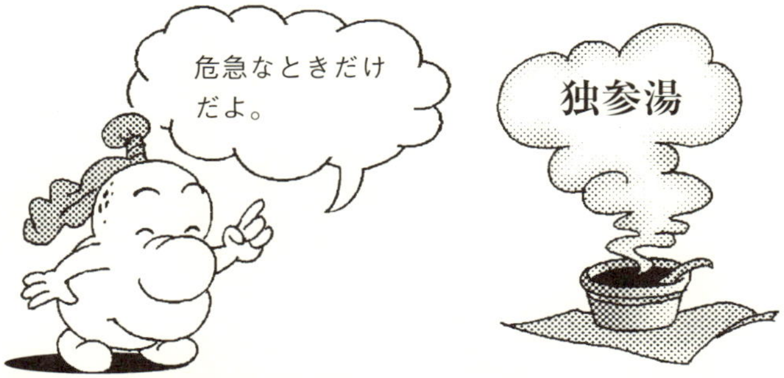
危急なときだけだよ。
独参湯

慢性病、あるいは急性病の緩解期なら、薬効が強い薬は禁物じゃ。平補を用いて、薬効が徐々に体に働くようにする。例えば、人参３～５グラムを濃く煎じ、少量ずつ数回に分けて毎日飲むといった具合じゃ。

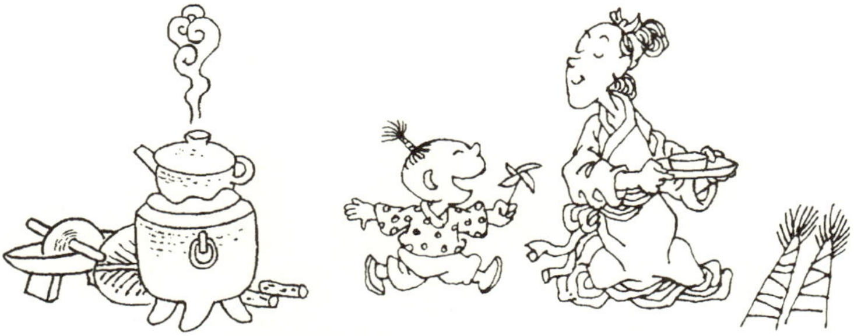

滋補膏を服用するときには、たいだい毎日朝晩大さじ１、２杯の量を飲めばよい。滋養薬は量が多けりゃよいというわけではない。根気強く持続することが大切じゃ。時期がくると必ず効果が現れてくるので、決して焦ってはならん。

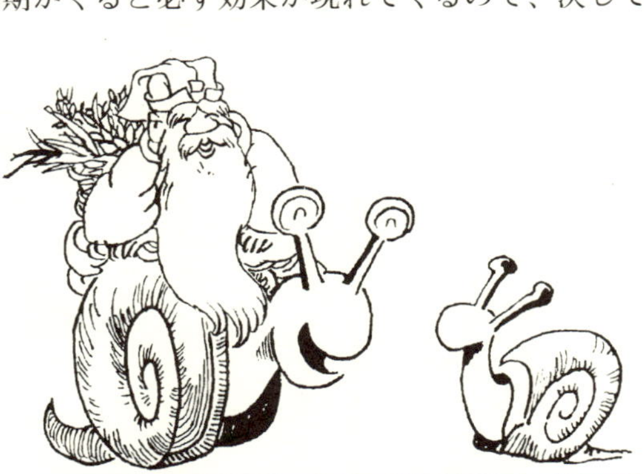

④補益する時期を考える。ふつうは、慢性病あるいは急性病の緩解期に補益薬を服用する。だから必ずその病が発病するときの特徴を把握し、それによって適切な治療の季節や時期を決めるのじゃ。

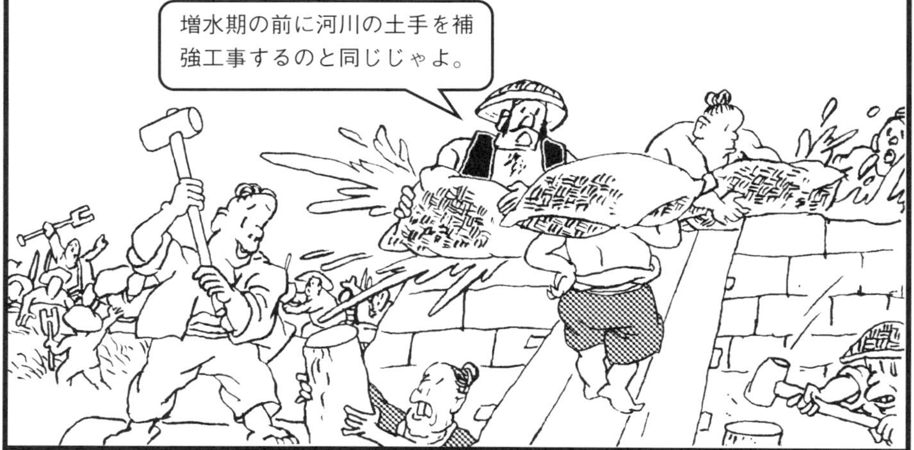
増水期の前に河川の土手を補強工事するのと同じじゃよ。

例えば、慢性気管支炎、喘息、関節炎などは、ふつう冬に症状が重くなるが、夏になると緩解する。

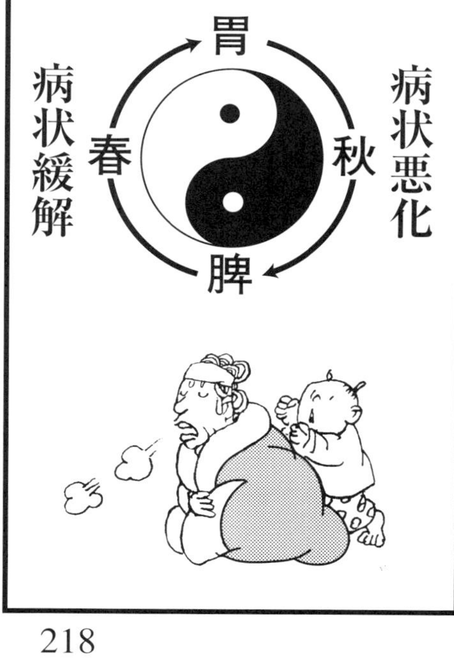
胃
病状緩解
春
秋
病状悪化
脾

これらの病は「冬病夏治」が原則じゃ。だから、夏季の緩解期に扶正祛邪のために補益薬をのむとよい。

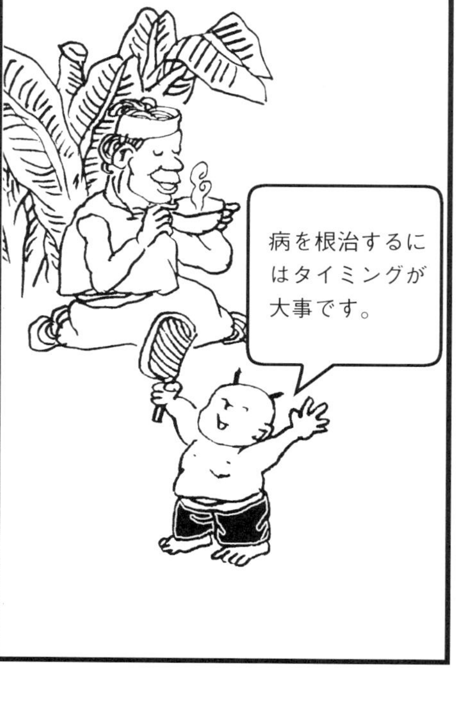
病を根治するにはタイミングが大事です。

補益薬は、市販されているものも含め、絶対に濫用してはならん。さまざまな成分が配合され、それぞれ性味、効用、適応症があり、また副作用もあるからじゃ。

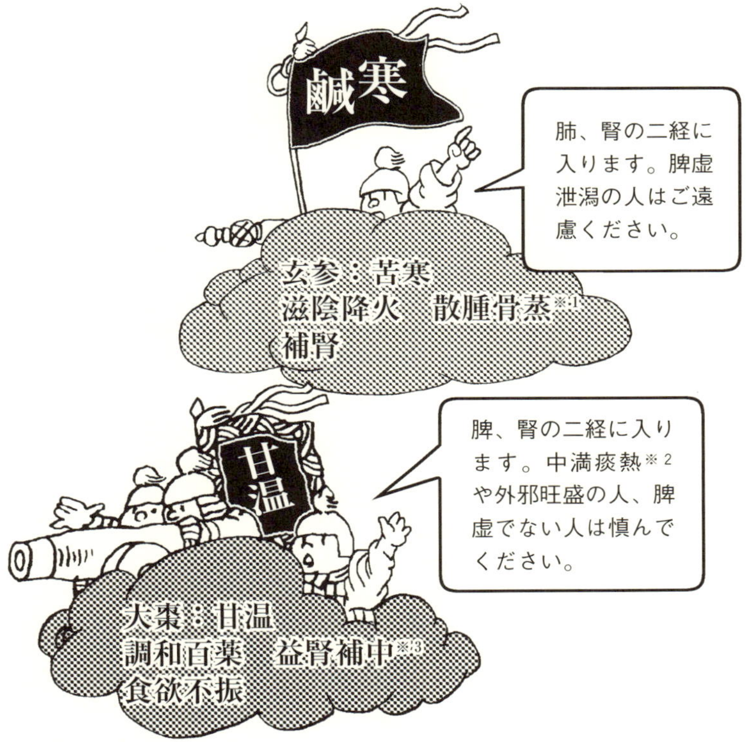
鹹寒
肺、腎の二経に入ります。脾虚泄瀉の人はご遠慮ください。
玄参：苦寒
滋陰降火　散腫骨蒸※1
補腎
甘温
脾、腎の二経に入ります。中満痰熱※2や外邪旺盛の人、脾虚でない人は慎んでください。
大棗：甘温
調和百薬　益腎補中※3
食欲不振

薬は正しく用いてこそ病を治し、滋養強壮の効果がある。

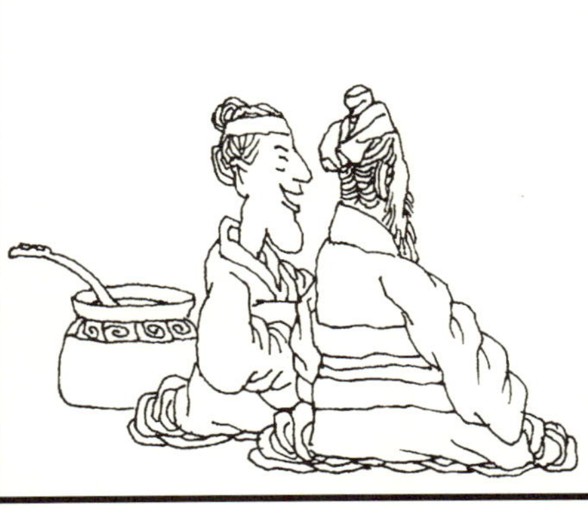

体が元気で、臓腑機能も正常、気血陰陽もバランスのよい者が、不適切に補益薬を服用するとかえって、体のバランスを崩し、悪い影響を及ぼすのじゃ。

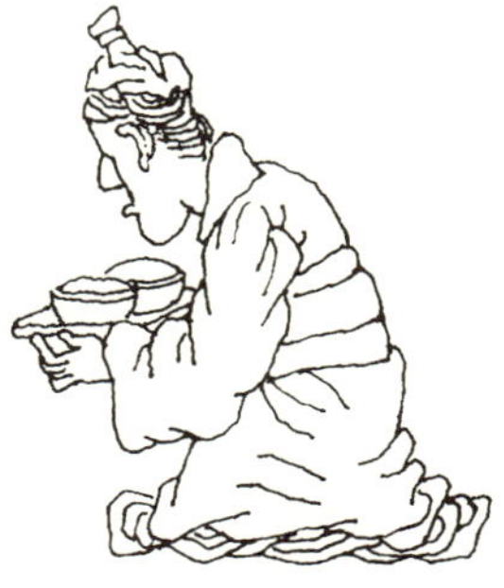

[訳注]
※1：発疹、腫れや結核性の熱を取り除く。
※2：腹部膨満し痰と熱が合併した状態。
※3：脾胃を補益することで胃の働きを助ける方法。

補益は冬が一番!?

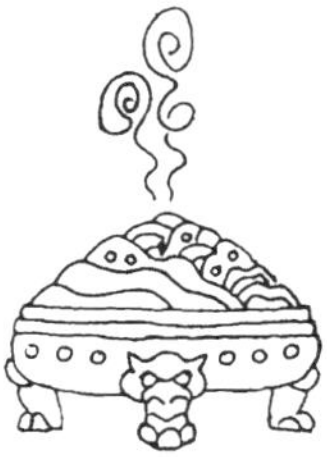

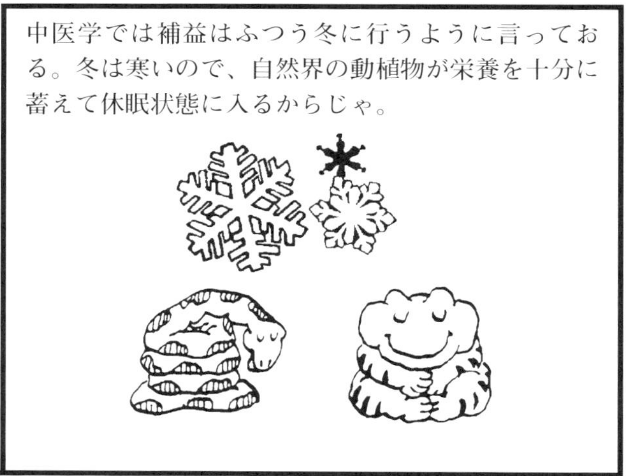
中医学では補益はふつう冬に行うように言っておる。冬は寒いので、自然界の動植物が栄養を十分に蓄えて休眠状態に入るからじゃ。

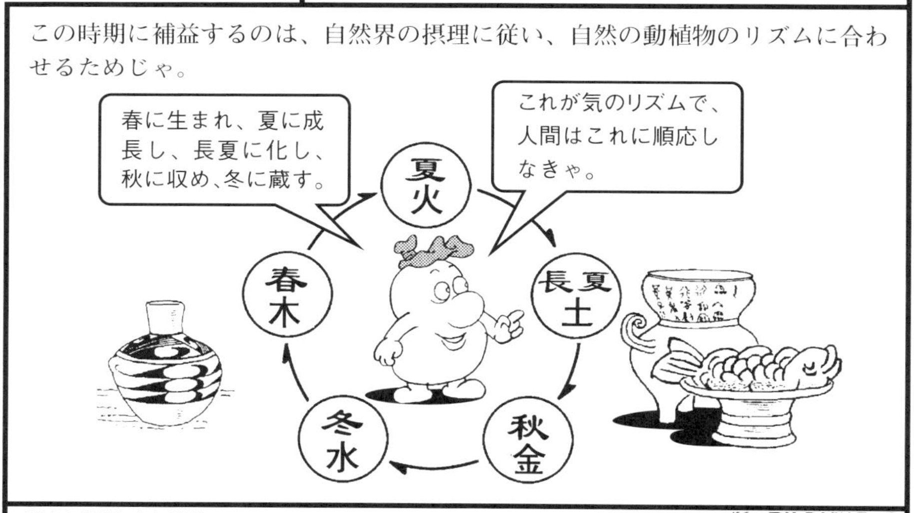
この時期に補益するのは、自然界の摂理に従い、自然の動植物のリズムに合わせるためじゃ。
春に生まれ、夏に成長し、長夏に化し、秋に収め、冬に蔵す。
これが気のリズムで、人間はこれに順応しなきゃ。
夏火
長夏土
秋金
冬水
春木

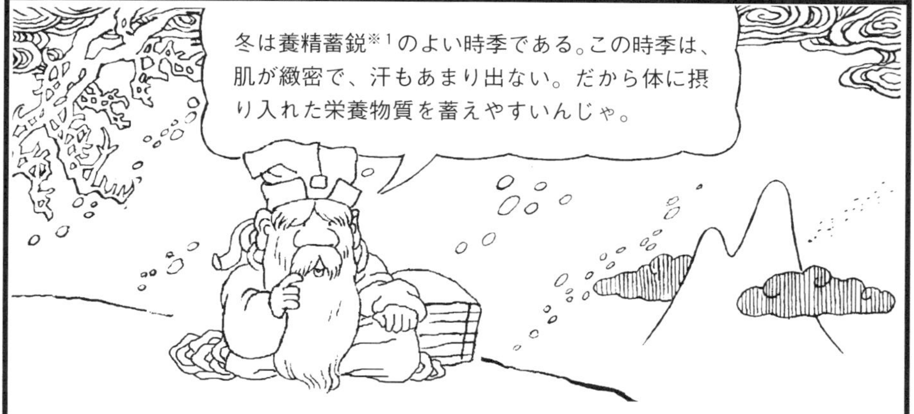
冬は養精蓄鋭※1のよい時季である。この時季は、肌が緻密で、汗もあまり出ない。だから体に摂り入れた栄養物質を蓄えやすいんじゃ。

[訳注] ※1：精気を養い力強さを蓄える。

それに、冬は食欲も旺盛になるので、補益にはいい季節になる。特に、冬至を過ぎたらもってこいじゃ。

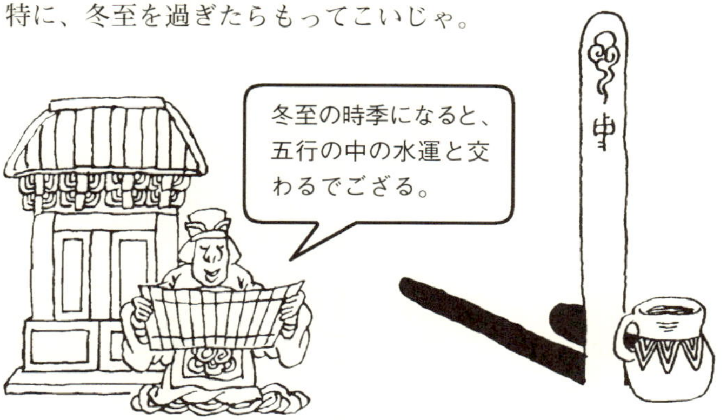
冬至の時季になると、五行の中の水運と交わるでござる。

「補」は「虚」に対して言うものだが、老人は腎虚の症状が多い。だから、腎を補益することが最も重要じゃ。

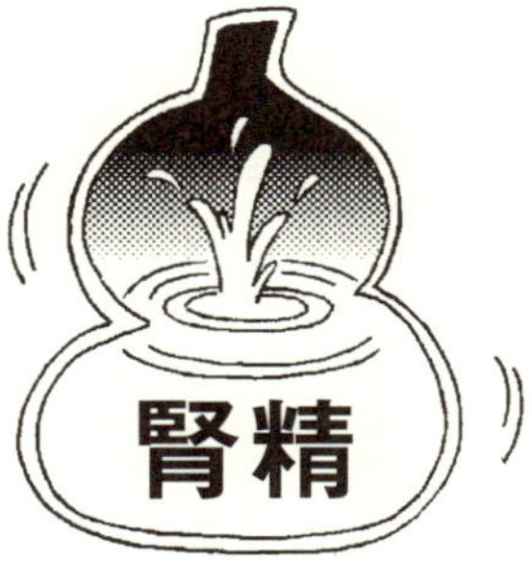
腎精

冬の補益は「予防」の意味もある。補益することで、病を予防し、体を強壮するのじゃ。

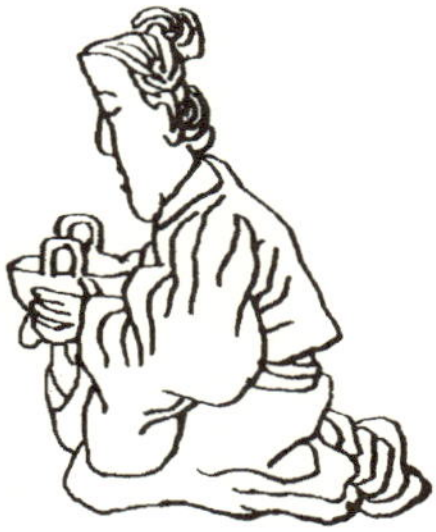

『黄帝内経』には「精を蓄えている者は春に温病にかからず」とある。これは、冬に補益すると「精気」を体内に蓄積させることができ、春になっても、温病にかかりにくいことを言っておる。

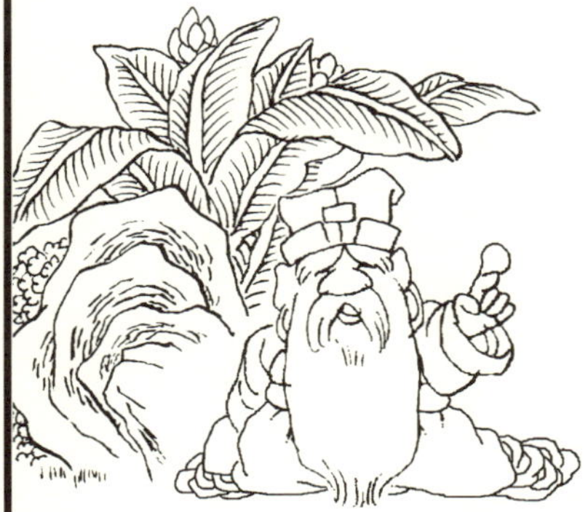

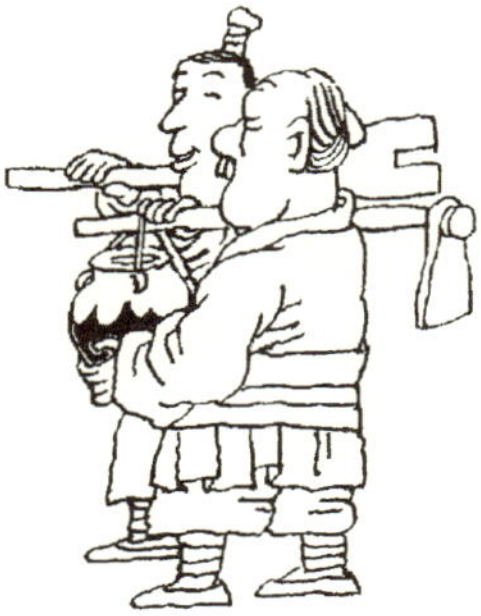

逆に、「冬に精を蓄えなければ、春に必ず温病にかかる」という結果になる。冬に補益することは中医学でいう「治末病」の思想を体現することなんじゃ。

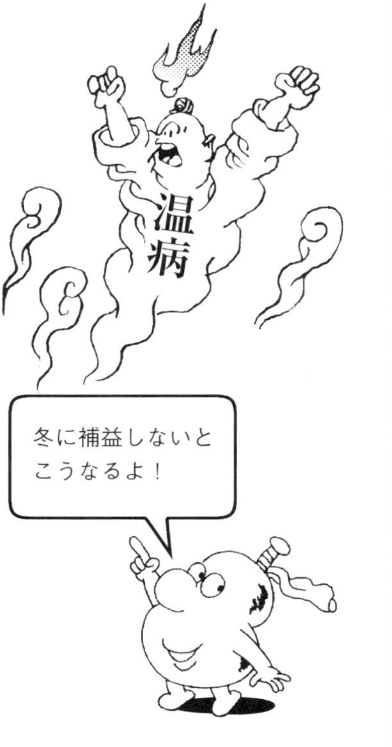
温病
冬に補益しないとこうなるよ！

冬の補益は膏滋※1を用いるのが習慣になっておる。膏滋は薬液を高度に濃縮させてつくったものじゃ。

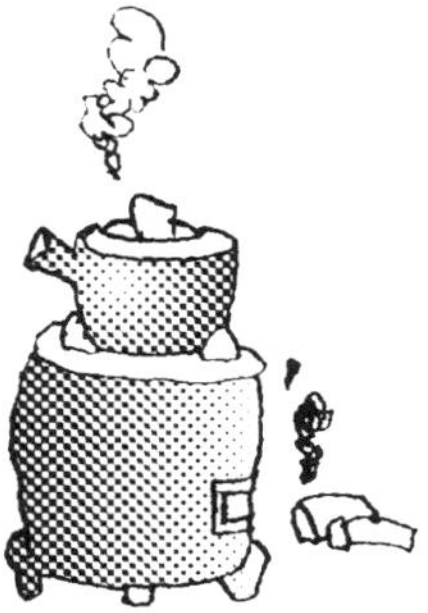

容量が少なくてすむため、服用が簡単だし、また長期服用にも便利なんじゃ。

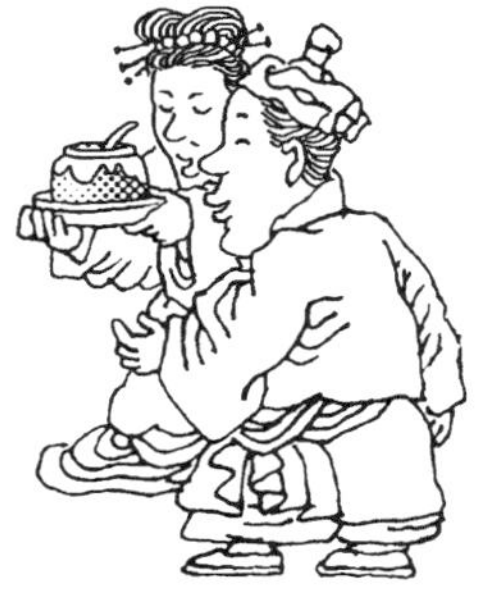

また、膏滋薬の多くは補益薬からつくられているため、暑いと傷みやすいが、冬は薬の保存に適しておる。だからこれも冬に補益する利点の１つなんじゃ。

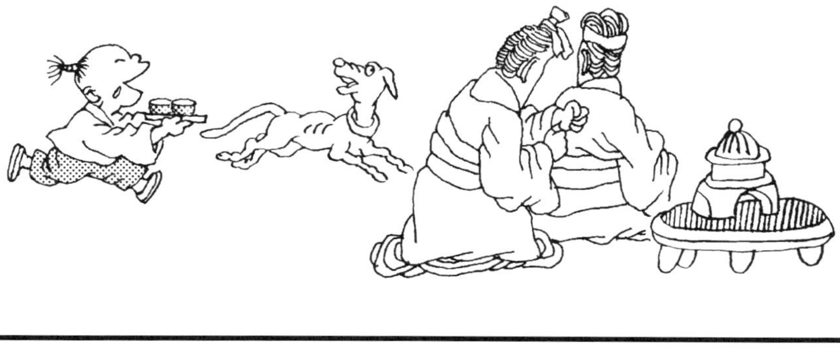

［訳注］※１：内服用の膏剤。

冬病夏治って何？

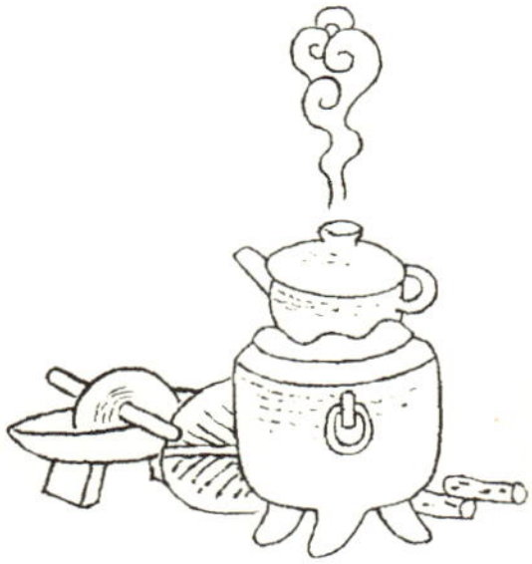

補益は冬季が一番だが、それは他の季節に補益するな、ということじゃない。夏だってもちろん行う。冬病夏治という言葉があるくらいで、これはまさしく夏に補益することを言っておる。

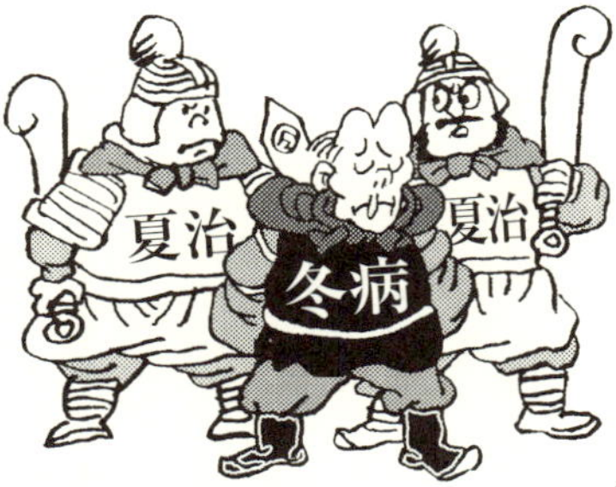

夏は暑くて薬が傷みやすいので、膏滋は適さない。だから、病状によって、丸剤、散剤、湯剤を使い分けるんじゃ。

金匱腎気丸

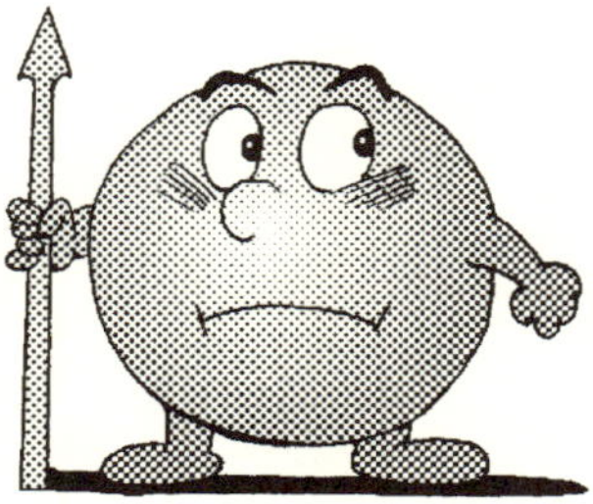

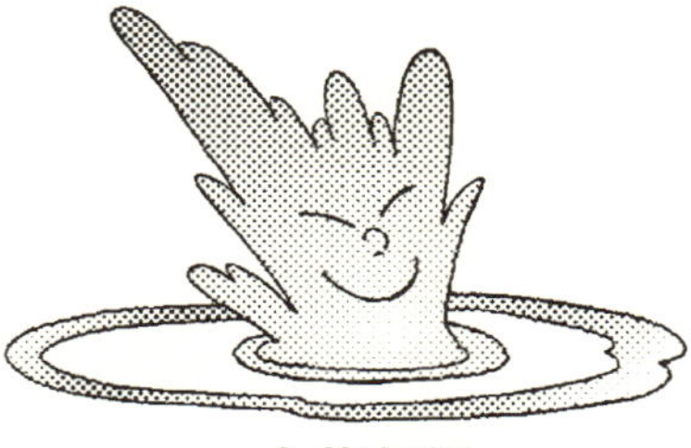

小柴胡湯

冬病夏治の冬病とは慢性疾患の治療のことを指しておる。例えば、慢性気管支炎、気管支喘息などじゃ。これらは、冬になると発病するだけじゃなく、感染もする。冬中悩まされる病じゃ。

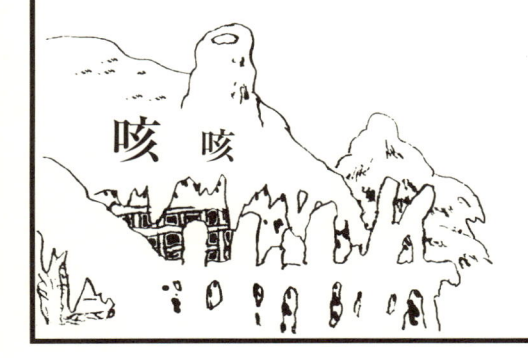

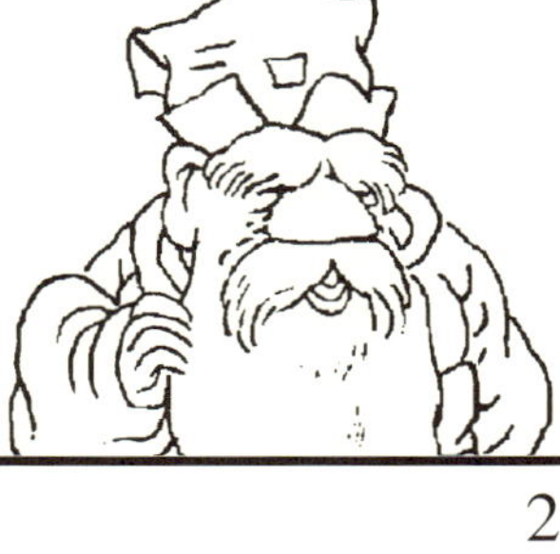

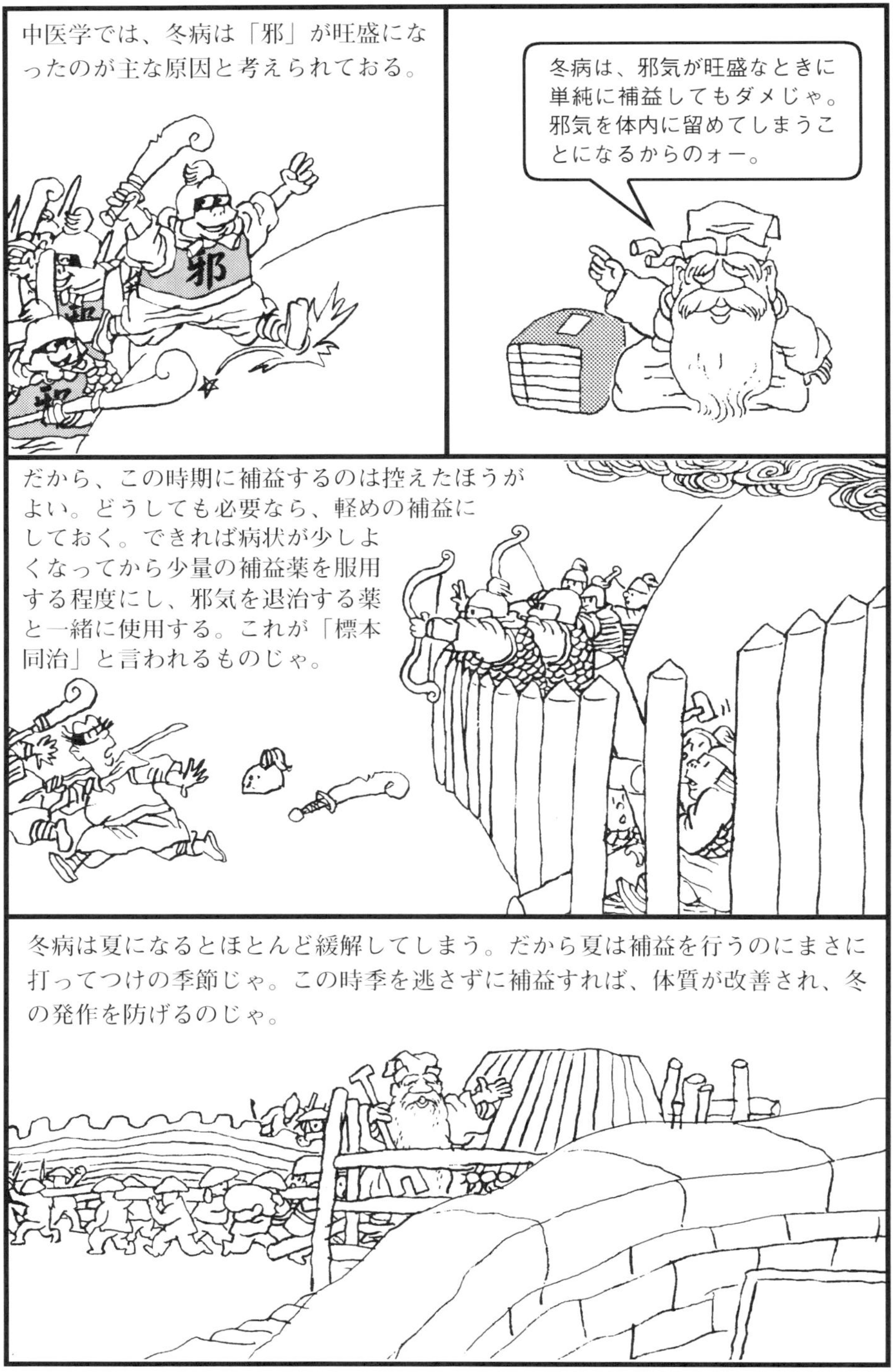
中医学では、冬病は「邪」が旺盛になったのが主な原因と考えられておる。
邪
冬病は、邪気が旺盛なときに単純に補益してもダメじゃ。邪気を体内に留めてしまうことになるからのォー。
だから、この時期に補益するのは控えたほうがよい。どうしても必要なら、軽めの補益にしておく。できれば病状が少しよくなってから少量の補益薬を服用する程度にし、邪気を退治する薬と一緒に使用する。これが「標本同治」と言われるものじゃ。
冬病は夏になるとほとんど緩解してしまう。だから夏は補益を行うのにまさに打ってつけの季節じゃ。この時季を逃さずに補益すれば、体質が改善され、冬の発作を防げるのじゃ。

ここで、補益と時間の関係に触れておこう。中医学ではこの関係がとても深いんじゃ。たとえば、薬を服用するとき「盈虚《えいきょ》消息」「子午昇降」の原則を利用すれば、その薬効は倍増する。一昼夜の間であれば子時から午時まで、1年であれば冬至から春分までが陰消陽長の時期で、この間に益気温陽の薬を飲めば、同じ薬でも薬効は倍増するんじゃ。

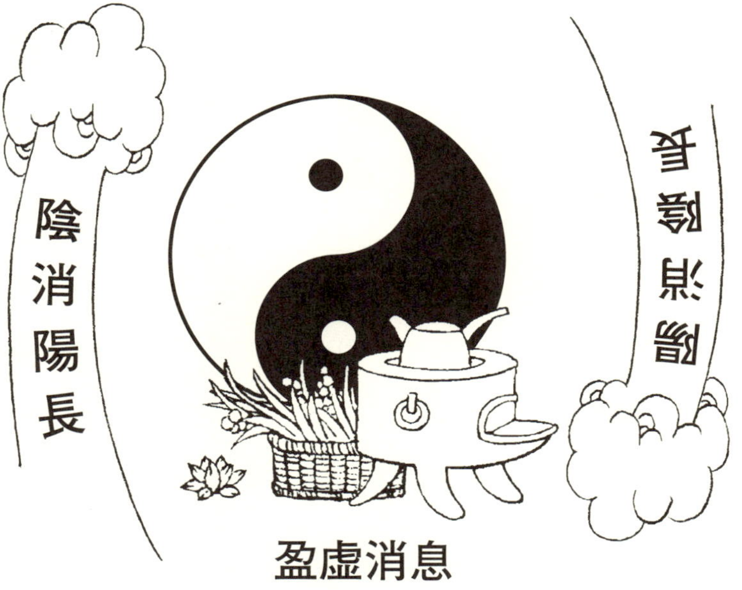
陰消陽長
陽消陰長
盈虚消息

また、午時※1から酉時※2まで、仲夏から秋分までが陽消陰長の時期で、この間に養陰の薬を服用すればその効果は抜群じゃ。

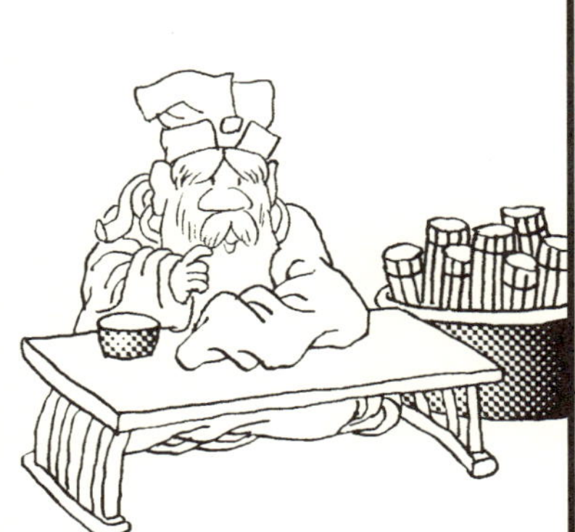

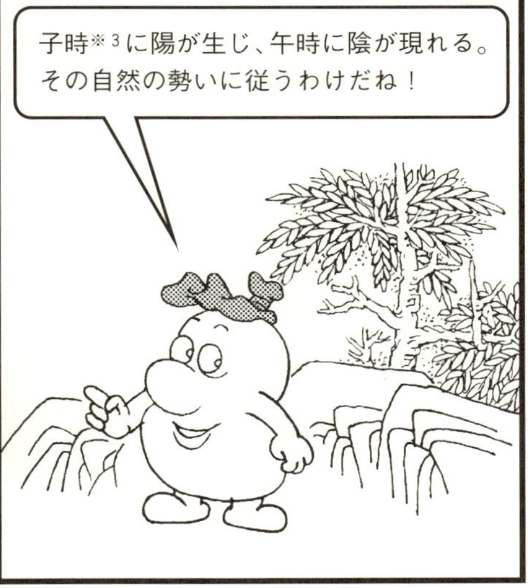
子時※3に陽が生じ、午時に陰が現れる。その自然の勢いに従うわけだね！

[訳注]
※1：12時から14時までのこと。 ※2：18時から20時までのこと。
※3：23時から1時までのこと。

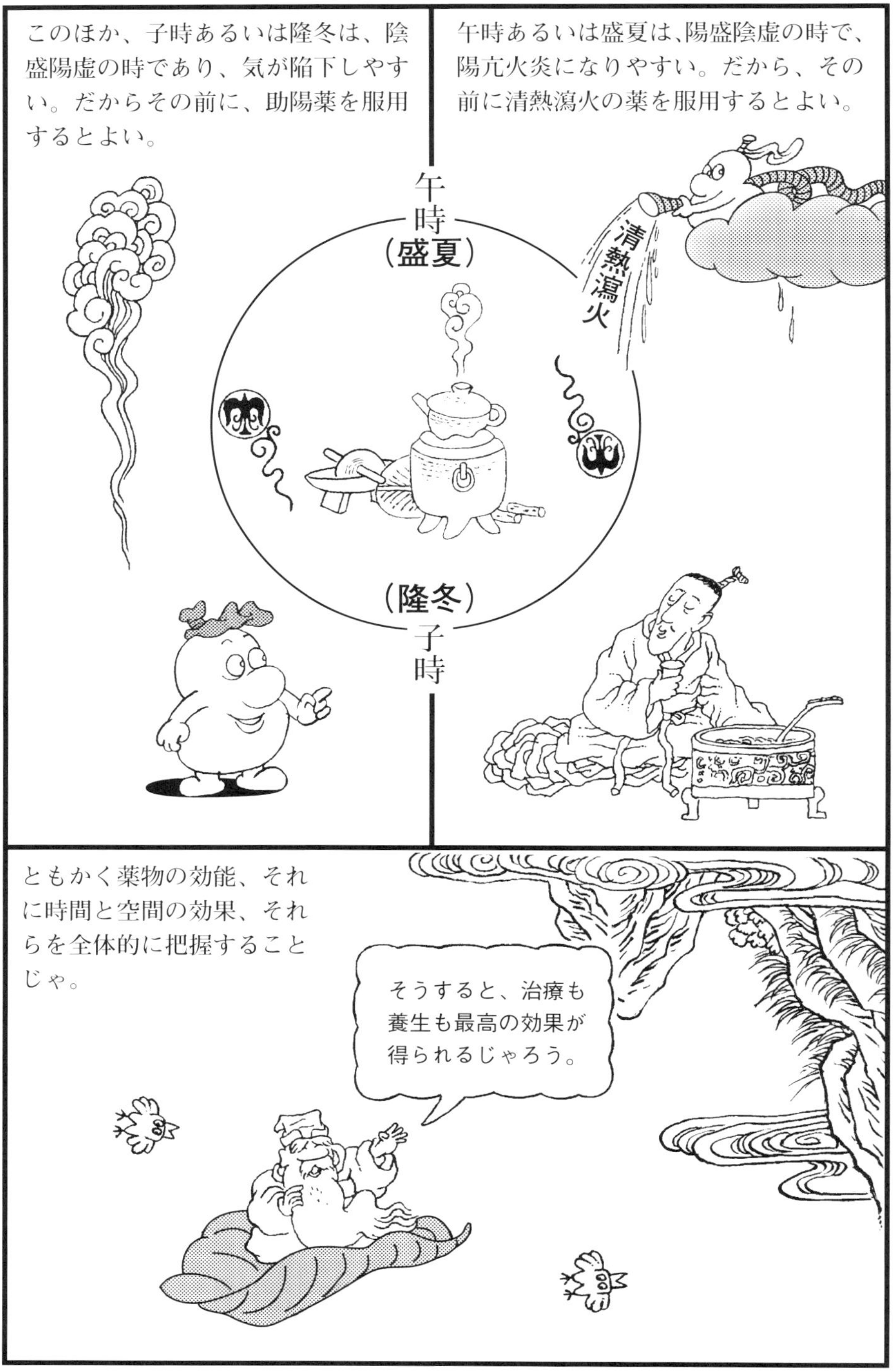
午時あるいは盛夏は、陽盛陰虚の時で、陽亢火炎になりやすい。だから、その前に清熱瀉火の薬を服用するとよい。
清熱瀉火
午時
（盛夏）
（隆冬）
子時
このほか、子時あるいは隆冬は、陰盛陽虚の時であり、気が陥下しやすい。だからその前に、助陽薬を服用するとよい。
ともかく薬物の効能、それに時間と空間の効果、それらを全体的に把握することじゃ。
そうすると、治療も養生も最高の効果が得られるじゃろう。

七の巻　季節の病と食養生

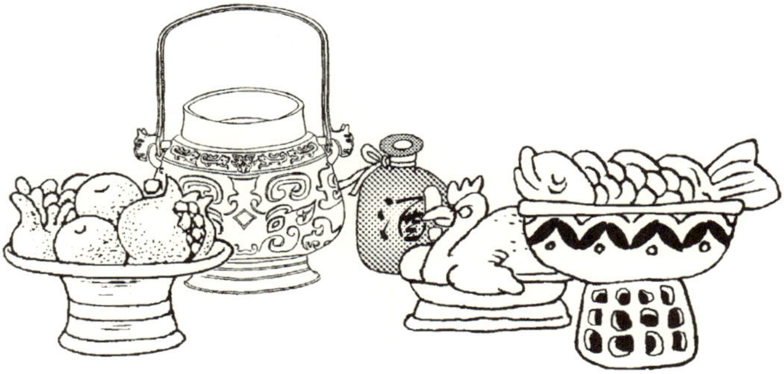

ここでは、季節の病にかかったときの食養生について説明しよう。

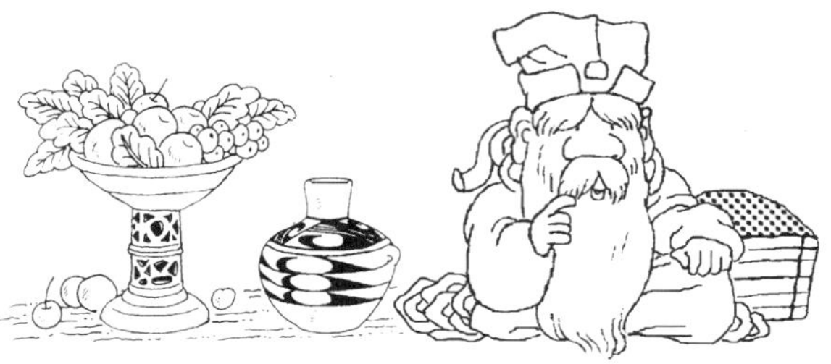

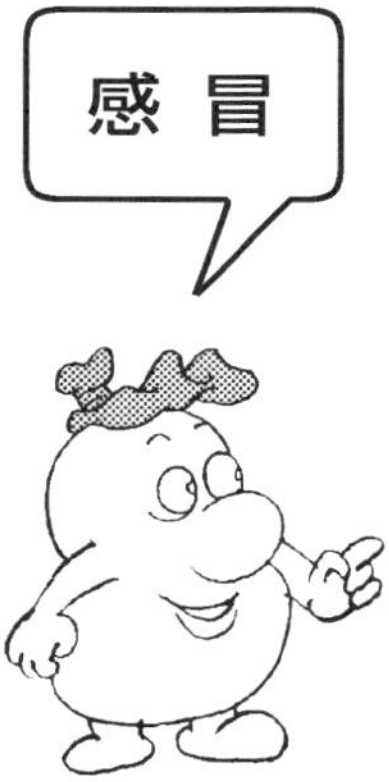

感冒は風邪《ふうじゃ》によって引き起こされる外感性の病で、鼻水、鼻詰まり、くしゃみ、咳、頭痛、悪寒、発熱、全身のだるさなどが特徴じゃ。

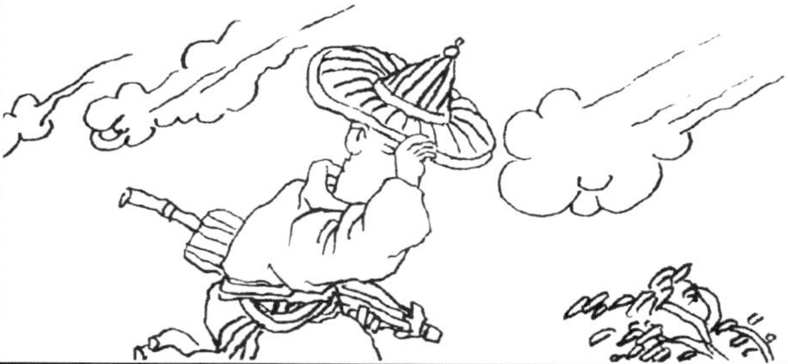

感冒は1年中発病する病じゃが、特に冬と春に多くみられる。

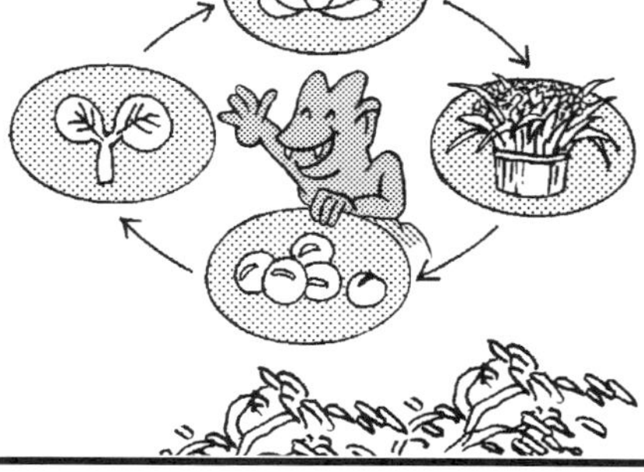

症状には軽重がある。軽い場合はその時季の邪気が侵入していることが多く、傷風、冒風、冒寒などと呼ばれておる。

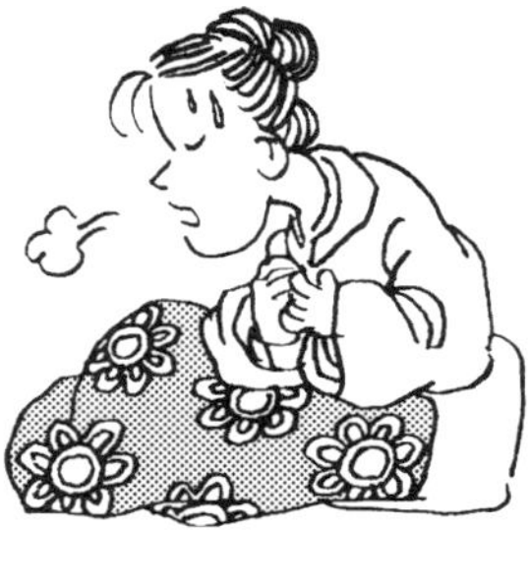

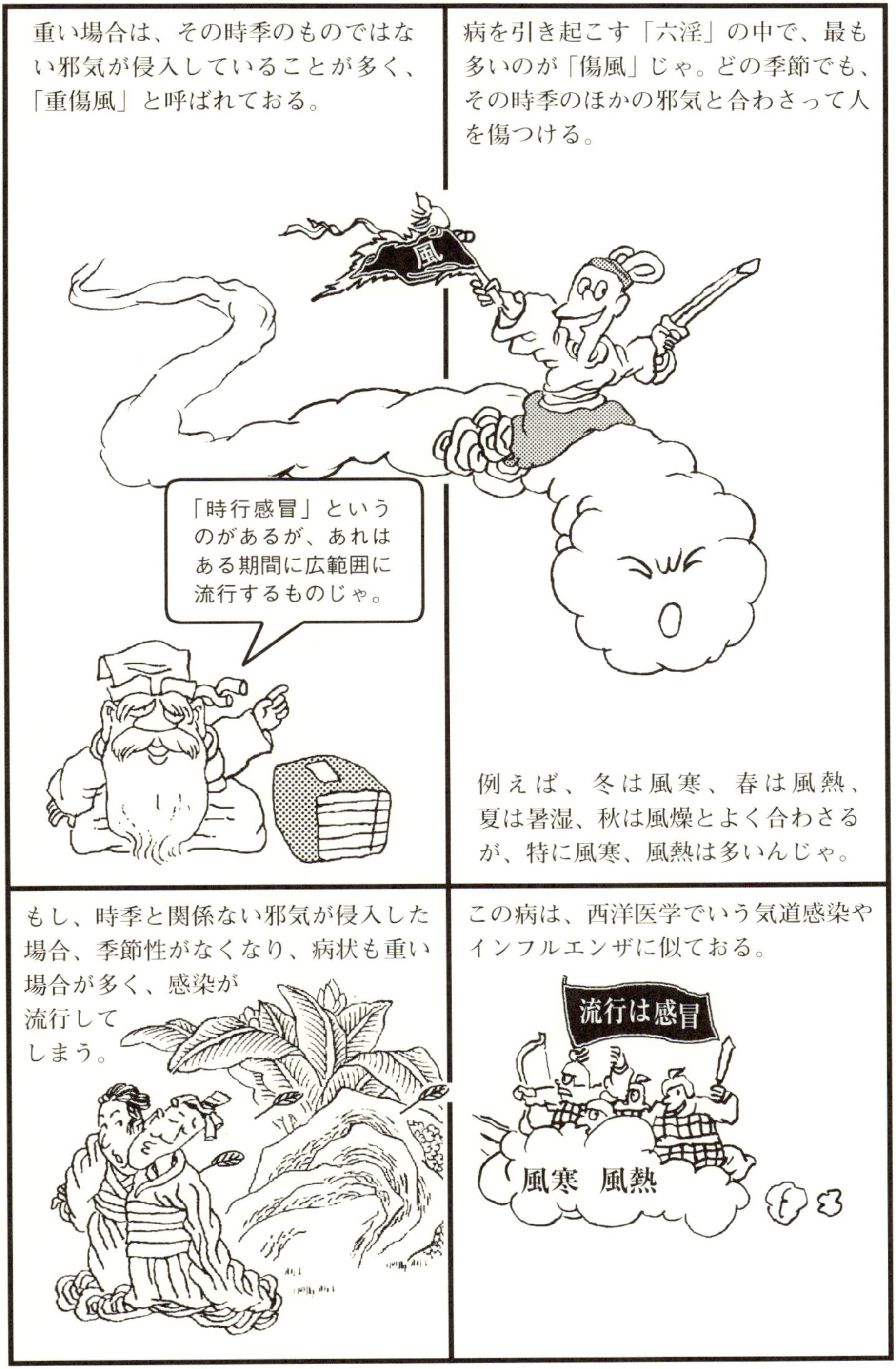
病を引き起こす「六淫」の中で、最も多いのが「傷風」じゃ。どの季節でも、その時季のほかの邪気と合わさって人を傷つける。
風
例えば、冬は風寒、春は風熱、夏は暑湿、秋は風燥とよく合わさるが、特に風寒、風熱は多いんじゃ。
重い場合は、その時季のものではない邪気が侵入していることが多く、「重傷風」と呼ばれておる。
「時行感冒」というのがあるが、あれはある期間に広範囲に流行するものじゃ。
この病は、西洋医学でいう気道感染やインフルエンザに似ておる。
流行は感冒
風寒 風熱
もし、時季と関係ない邪気が侵入した場合、季節性がなくなり、病状も重い場合が多く、感染が流行してしまう。

感冒の食養生

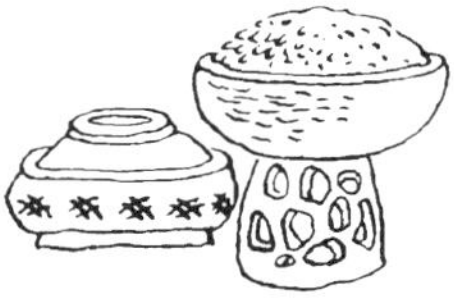

感冒のときの食事は、淡白で柔らかいものが原則じゃ。白米粥、トウモロコシ粥、おもゆ、柔らかく茹でた麺類……など。それに、新鮮な野菜や果物をとるとよい。

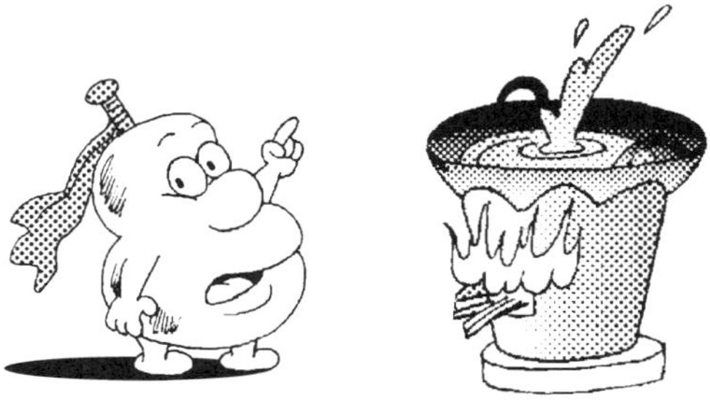

感冒にかかったのが冬なら、黒砂糖湯などを飲み、少し汗を出させたり、

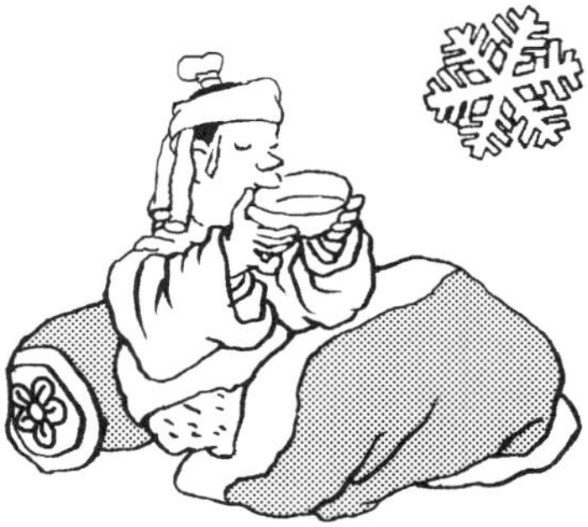

ナツメ湯や生姜湯を飲んで体の抵抗力をつける。

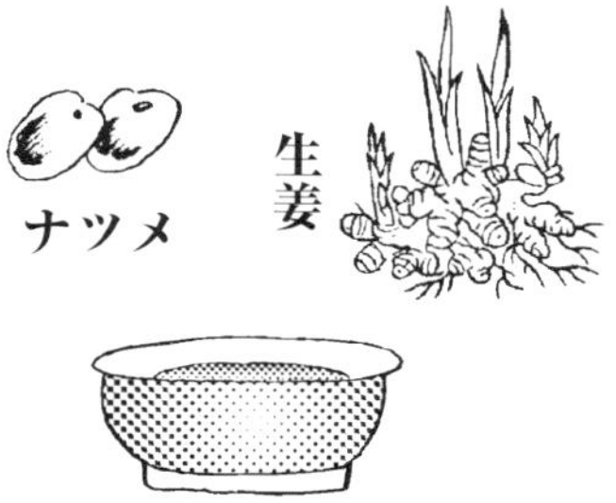

夏なら緑豆湯《りょくずとう》※1、金銀花露、菊花茶、芦根花《ろこんか》などを飲んで、熱を下げ、暑気を払うのじゃ。

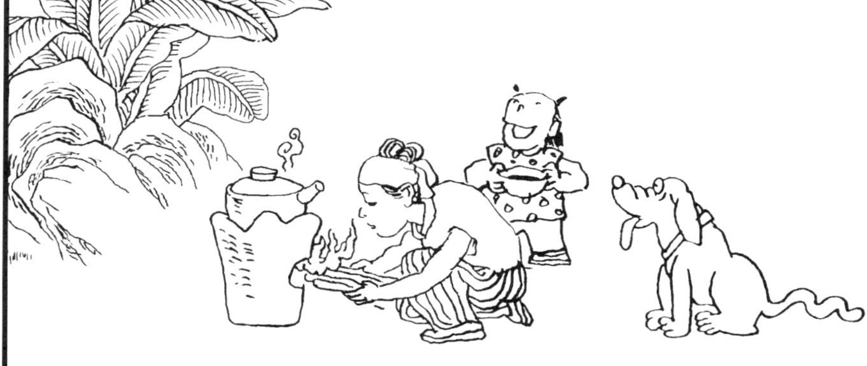

[訳注] ※1：緑豆のしるこ。

なお、油っこいもの、ねばねばしたもの、酸っぱいもの、生臭いもの、辛いもの、甘いものは禁物じゃ。例えば、もち米、揚げたもの、刺身などはもってのほかじゃ。

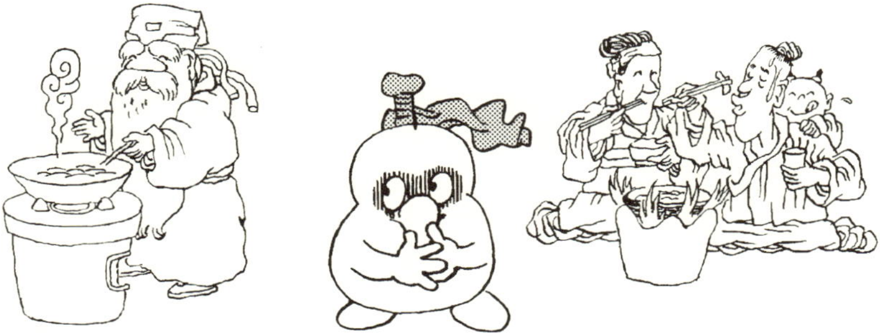

補益薬も控えた方がいい。熱があるときに、人参、冬虫夏草、紫河車《しかしゃ》、鹿茸《ろくじょう》などの温性の補益薬は必要ない。羊肉や狗肉なども食べぬことじゃ。

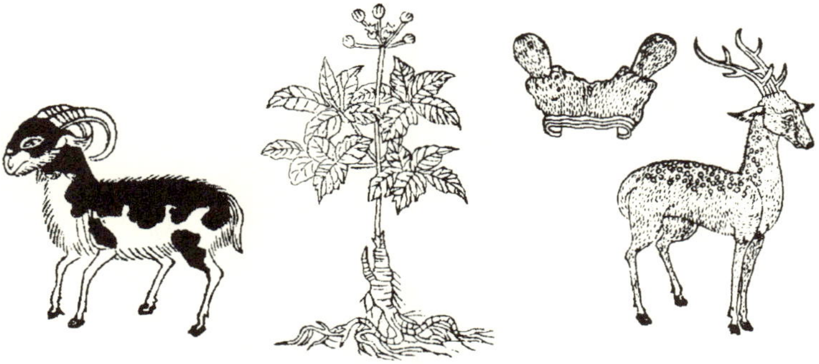

冬と春に多発する風温

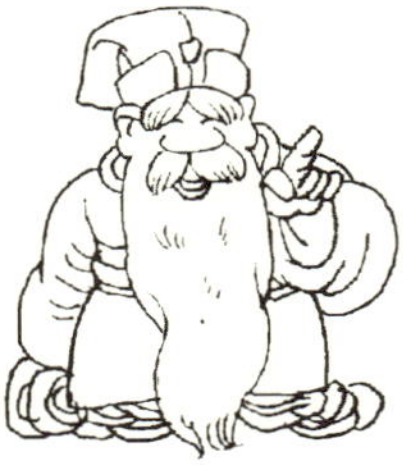

風温は主に冬から春に発生する。初期症状は発熱、咳嗽、口渇などで、これは春と冬両方の風熱病邪が侵入したのが原因なんじゃ。

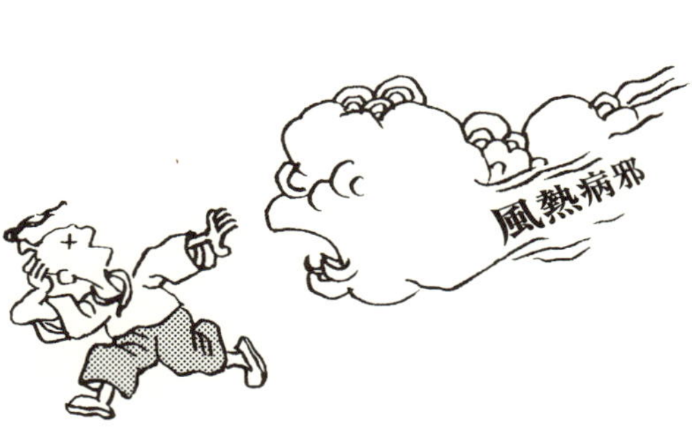

例えば、春は風邪が盛んな時季じゃ。陽気が上昇し、気候も温暖で風もよく吹く。だからちょっと油断すると、風熱に侵されて、病にかかってしまう。これが「風温」と呼ばれるものじゃ。

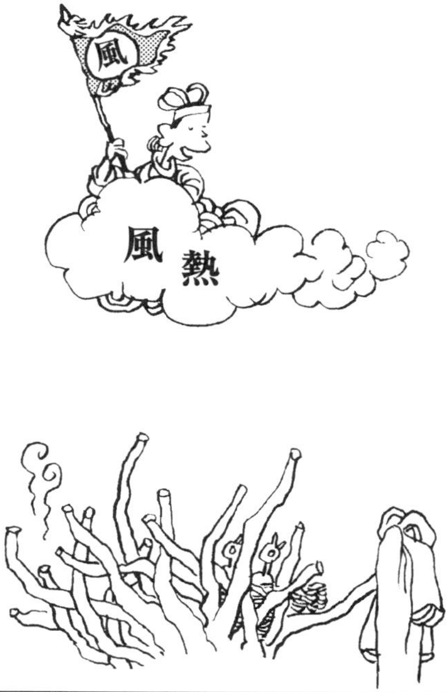
風
風熱

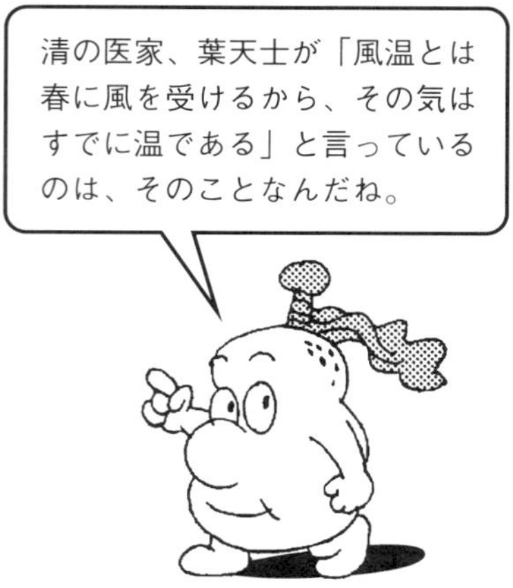
清の医家、葉天士が「風温とは春に風を受けるから、その気はすでに温である」と言っているのは、そのことなんだね。

そうじゃ。冬も、異常気象で暖かいときや、人間が正気不足のときに風熱病邪を受けやすい。これが「冬温」と言われるものじゃ。

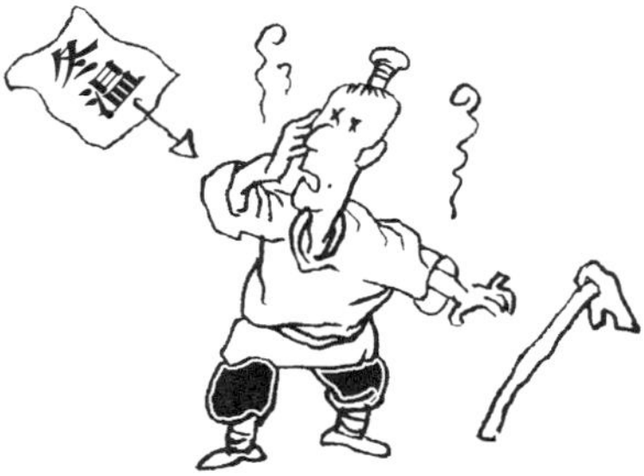
冬温

また清の医家、呉坤安は、「晴れて暖かかったり、温風が暖か過ぎたりすると、その気を受けた人は風温の邪にかかる」「温風が暖かすぎる場合にかかった病は本病である」とも言っておる。

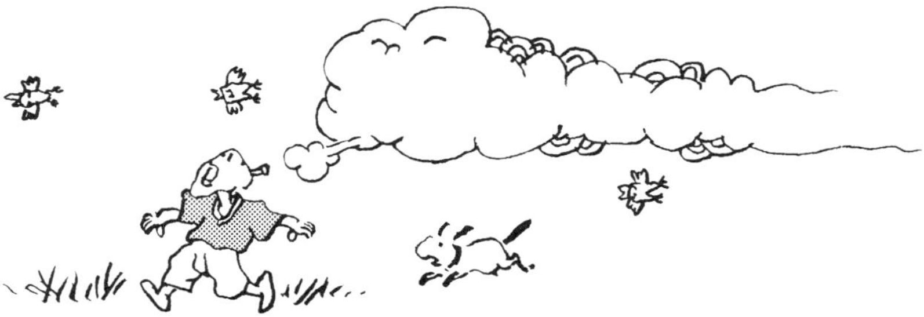

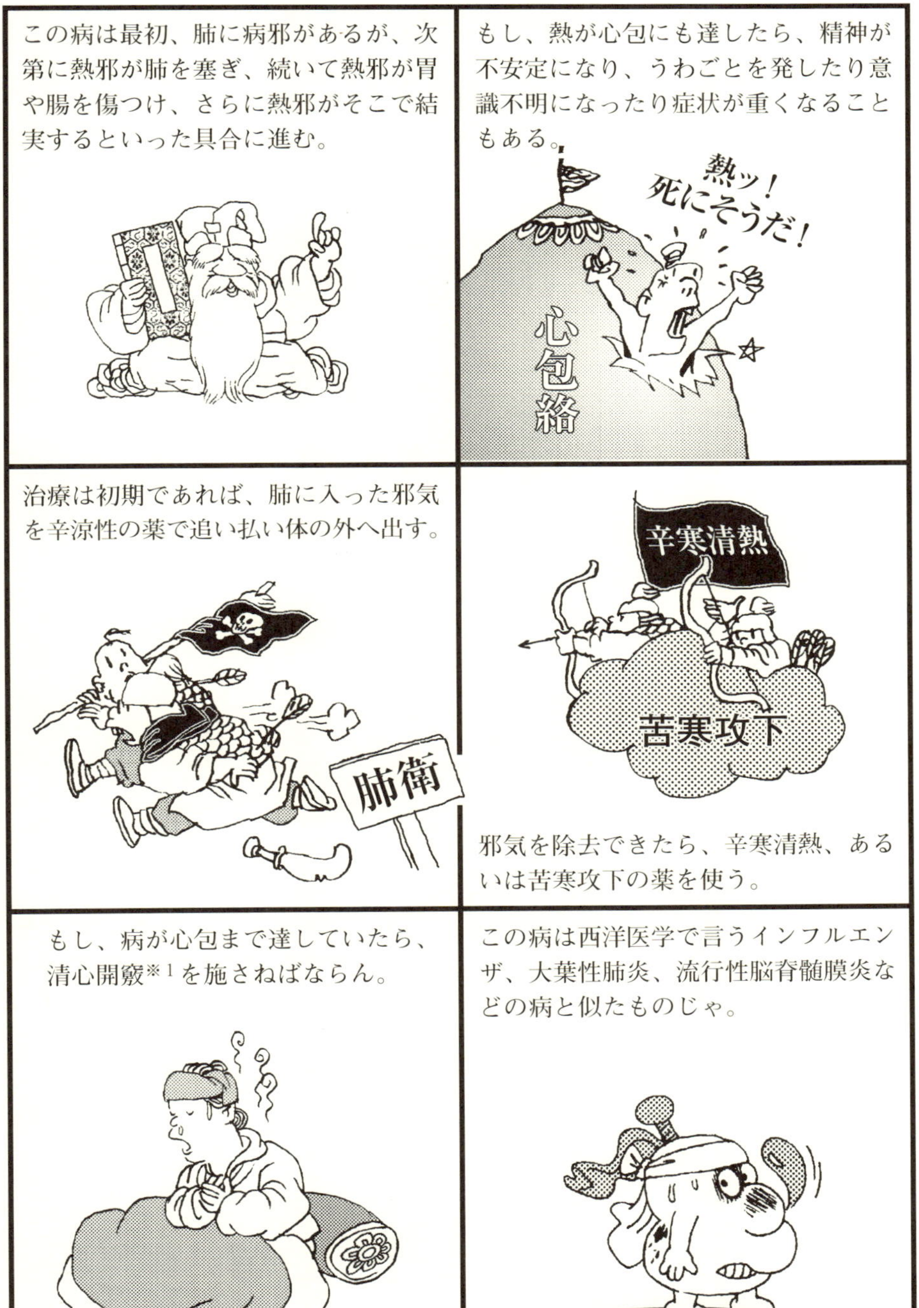
この病は最初、肺に病邪があるが、次第に熱邪が肺を塞ぎ、続いて熱邪が胃や腸を傷つけ、さらに熱邪がそこで結実するといった具合に進む。
もし、熱が心包にも達したら、精神が不安定になり、うわごとを発したり意識不明になったり症状が重くなることもある。
熱ッ！死にそうだ！
心包絡
治療は初期であれば、肺に入った邪気を辛涼性の薬で追い払い体の外へ出す。
肺衛
辛寒清熱
苦寒攻下
邪気を除去できたら、辛寒清熱、あるいは苦寒攻下の薬を使う。
もし、病が心包まで達していたら、清心開竅※1を施さねばならん。
この病は西洋医学で言うインフルエンザ、大葉性肺炎、流行性脳脊髄膜炎などの病と似たものじゃ。

［訳注］※1：温熱病で意識不明になったときの治療法。

風温の食養生

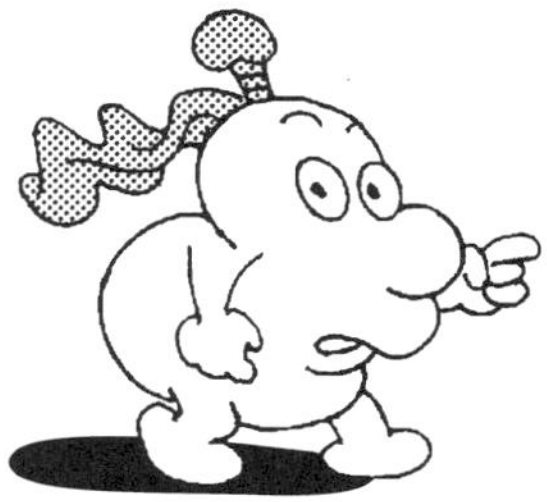

風温になり、高熱が出たら、淡白であっさりした流動食や水分が多くて消化しやすいものを食べさせる。例えば、緑豆湯、お粥、果汁、サトウキビの絞り汁などを冷ましてから与えるとよい。

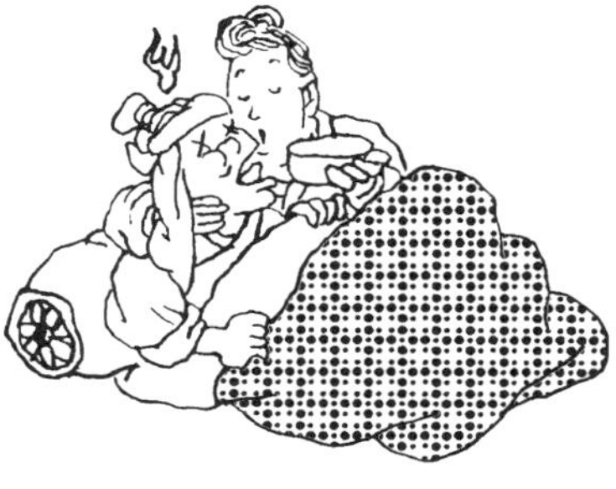

熱が下がり始めて嘔吐も下痢の症状もなくなったら、肉の入った流動食を少し与える。例えば腰子湯※1、猪肝湯※2、猪肺湯※3、痩肉湯※4などじゃ。

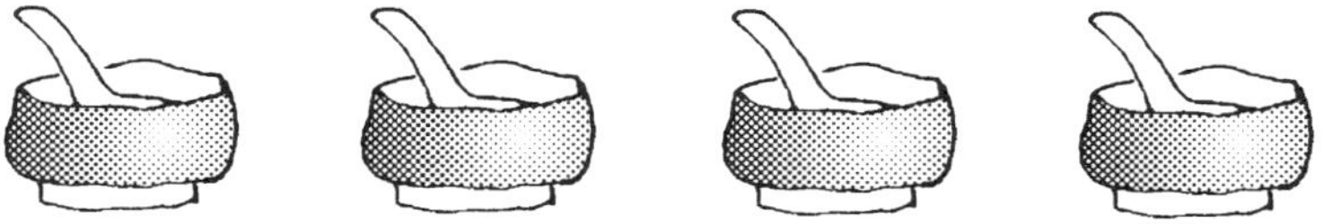
腰子湯
猪肝湯
猪肺湯
痩肉湯

熱が下がったら食欲が出てくる。そのときは野菜入りの麺類、ワンタンの皮、春雨、豆腐など半流動食を与える。

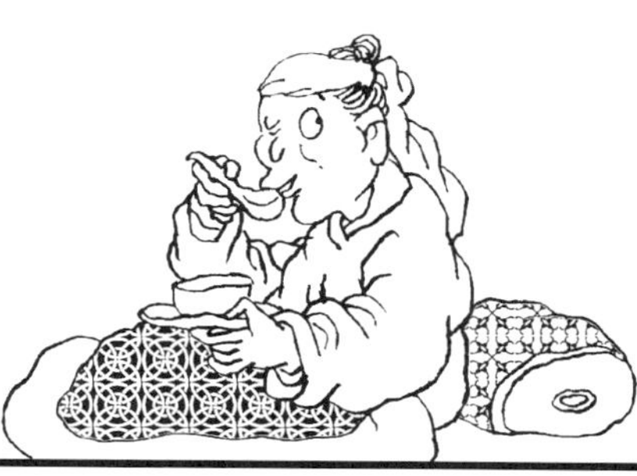

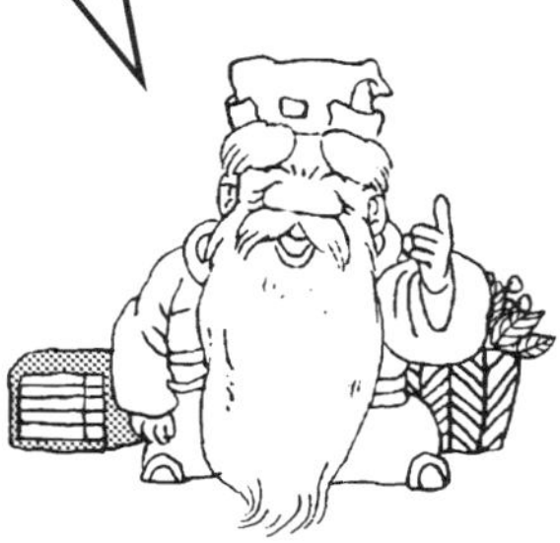
熱が下がって、3、4日経ってたら徐々に柔らかいご飯から普通食に変えるといいじゃろう。

[訳注] ※1：腎臓スープ。　※2：豚レバースープ。
※3：豚肺スープ。　※4：赤肉のスープ。

熱があるときもそうじゃが、下がって間もないときは、葱、にら、にんにく、辛いもの、油もの、生物、冷たいもの、硬いものなどは禁物じゃ。

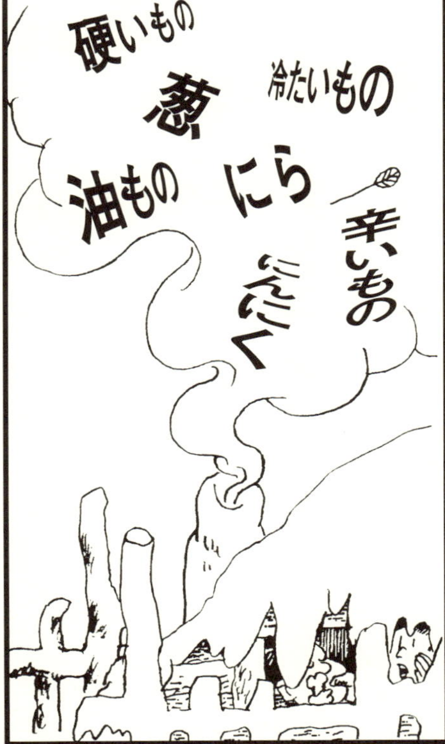

もし、胃の気がまだ回復していない、食欲も進まない状態で、油ものやこってりしたものを食べると、往々にして、病状を重くしてしまったり、全治しても再発する恐れがあるからのォー。

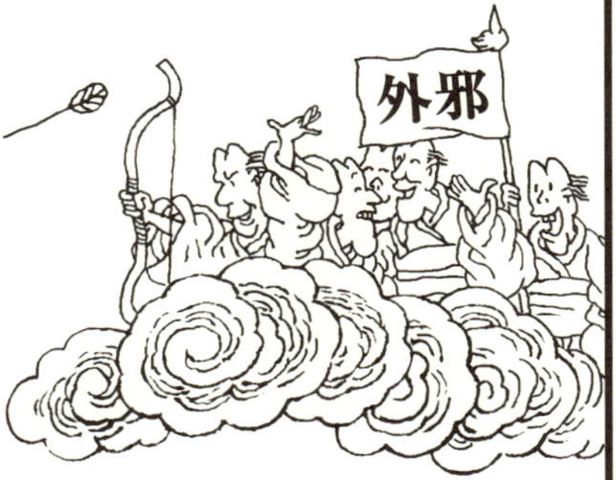

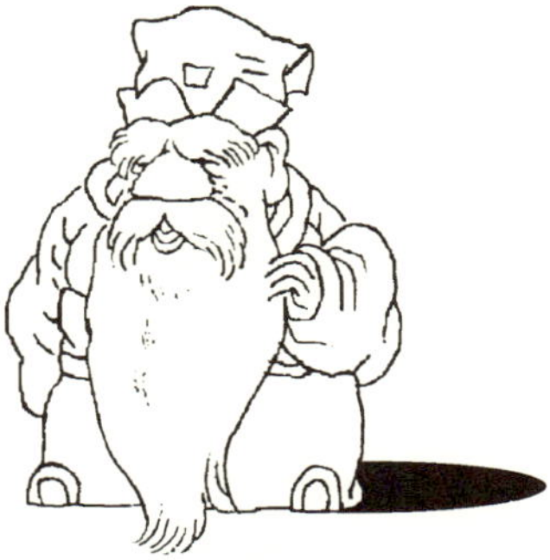

春温

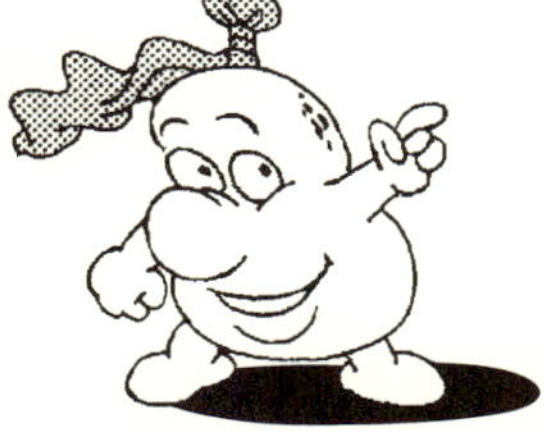

春温は温熱の病毒を受け、春に発生する急性の熱病で、急激に発病し、病状が重く、病変しやすく、病が長期間に及ぶといった特徴がある。

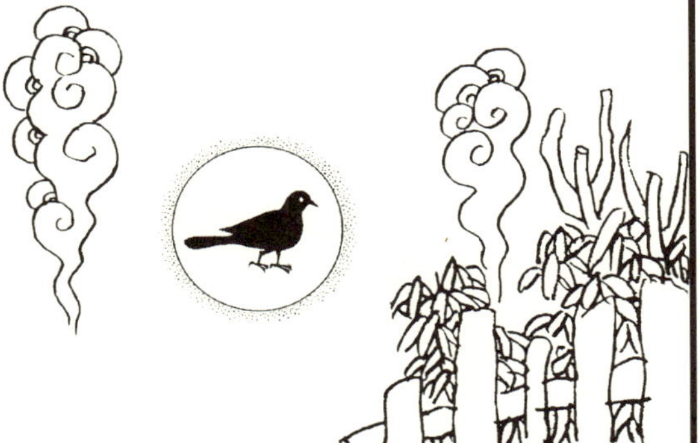

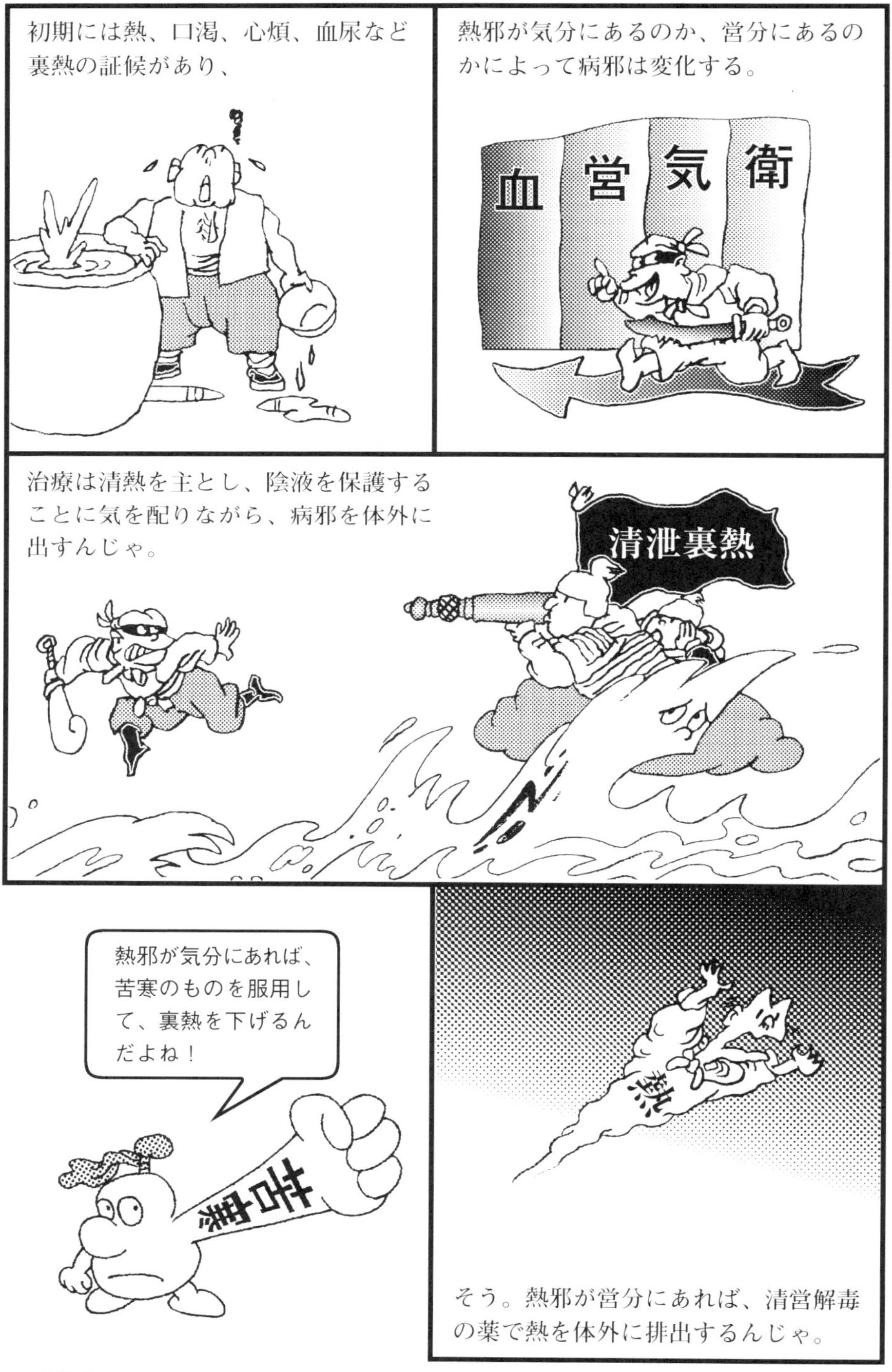
初期には熱、口渇、心煩、血尿など裏熱の証候があり、
熱邪が気分にあるのか、営分にあるのかによって病邪は変化する。
血 営 気 衛
治療は清熱を主とし、陰液を保護することに気を配りながら、病邪を体外に出すんじゃ。
清泄裏熱
熱邪が気分にあれば、苦寒のものを服用して、裏熱を下げるんだよね！
苦寒
熱
そう。熱邪が営分にあれば、清営解毒の薬で熱を体外に排出するんじゃ。

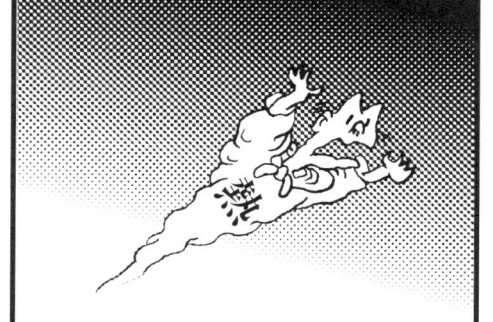

もし、表証もあれば、病状の緩急によっては解表を先に行ってから清裏を行うか、あるいは解表と清裏を同時に行う。それから、春温の食養生は風温のときと同じと思ってよいじゃろう。

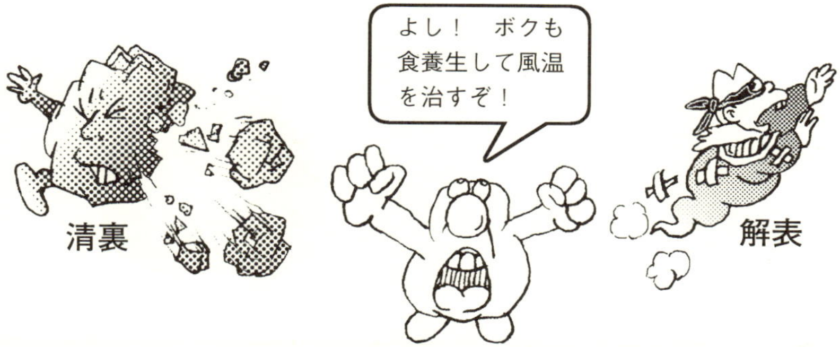
よし！　ボクも
食養生して風温
を治すぞ！
清裏
解表

暑　温

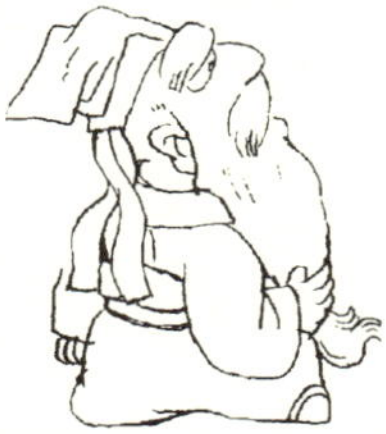

暑温は、夏に暑熱の邪を感受して起こる外感性の熱病じゃ。高熱、心煩、口渇、多汗などがその特徴で、

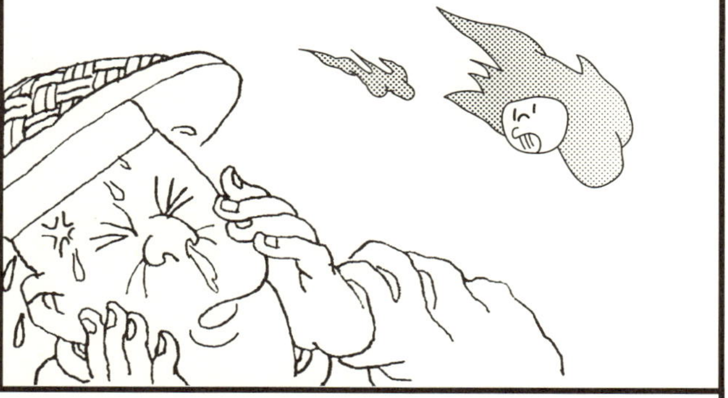

場合によっては意識不明、うわごと、ひきつけ、痙攣などの症状がみられ、温病の中でも重症の病なんじゃ。

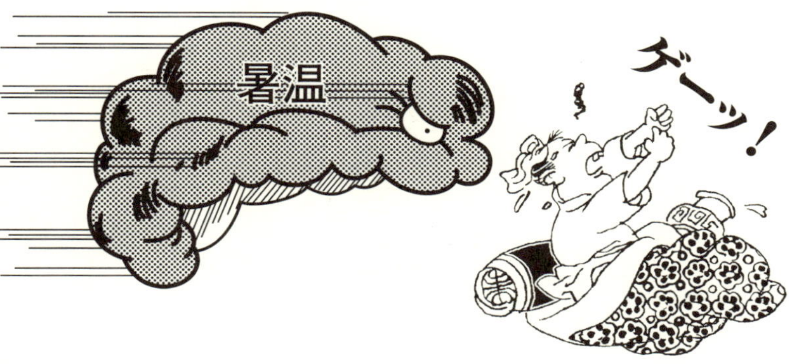
暑温
ゲーッ！

暑温の食養生

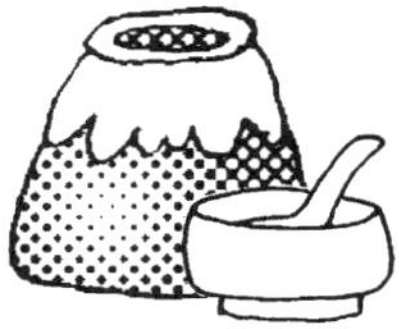

暑温のときは水や清涼飲料水、それに新鮮な果汁をたっぷりとる。例えば、銀花露※1、スイカの絞り汁、みかんジュースなどじゃ。

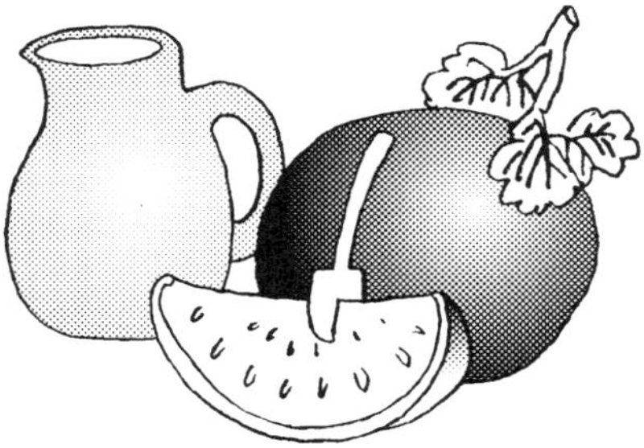

高熱で、大汗をかくときには氷水が一番だが、汗の量を見計らって、適宜に塩分を補給しなきゃならん。

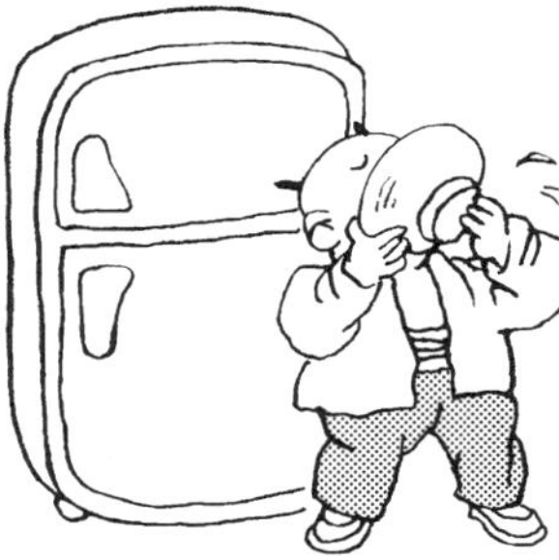

辛いもの、温熱性のもの、それに肉や油物は禁物じゃ。例えば、生姜、山椒、にんにく、桂皮などはもってのほかじゃ。

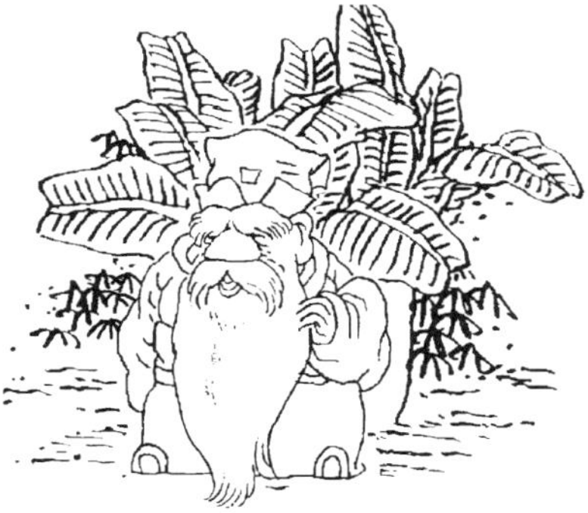

傷　暑

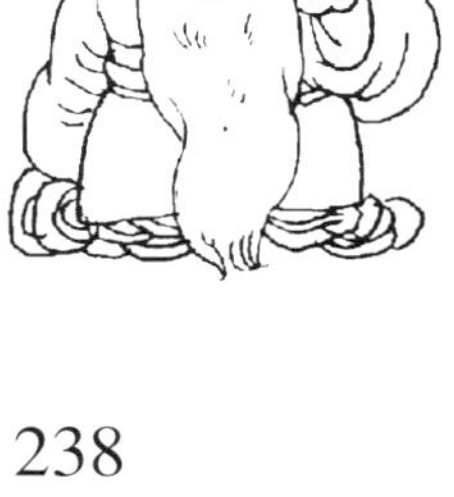

傷暑も夏に暑熱の邪を感受して起こる病で、口渇、めまい、耳鳴り、胸悶、心悸、四肢無力、困倦※2、小便短赤などの症状が現れる。

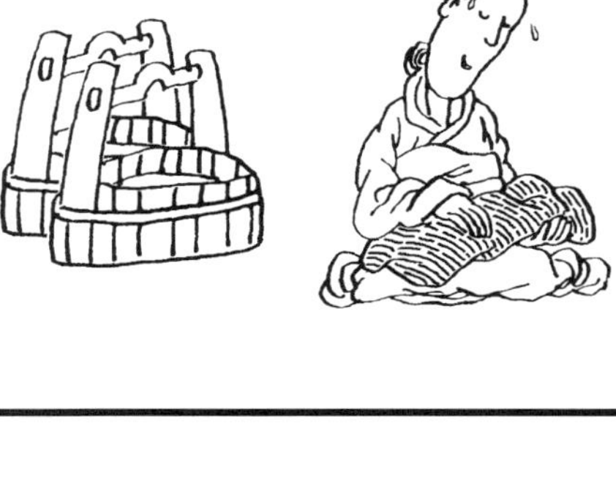

[訳注]
※1：新鮮な銀花に水を加えて蒸留したもの。
※2：くたびれ。

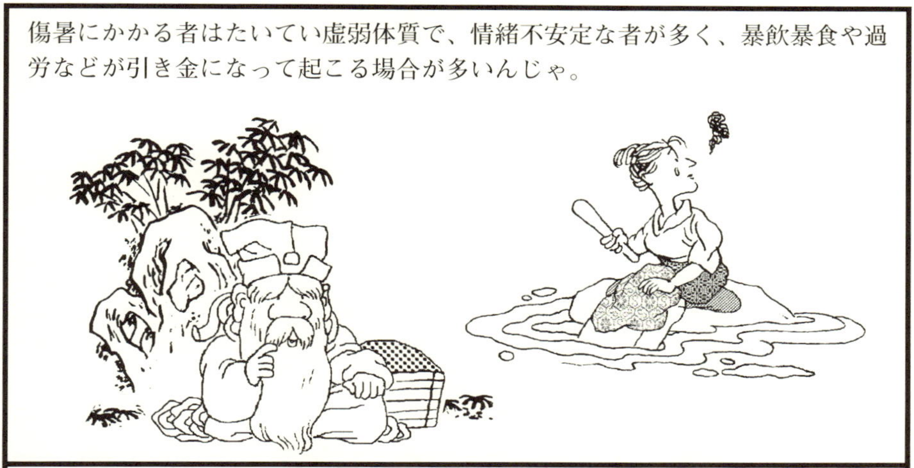
傷暑にかかる者はたいてい虚弱体質で、情緒不安定な者が多く、暴飲暴食や過労などが引き金になって起こる場合が多いんじゃ。

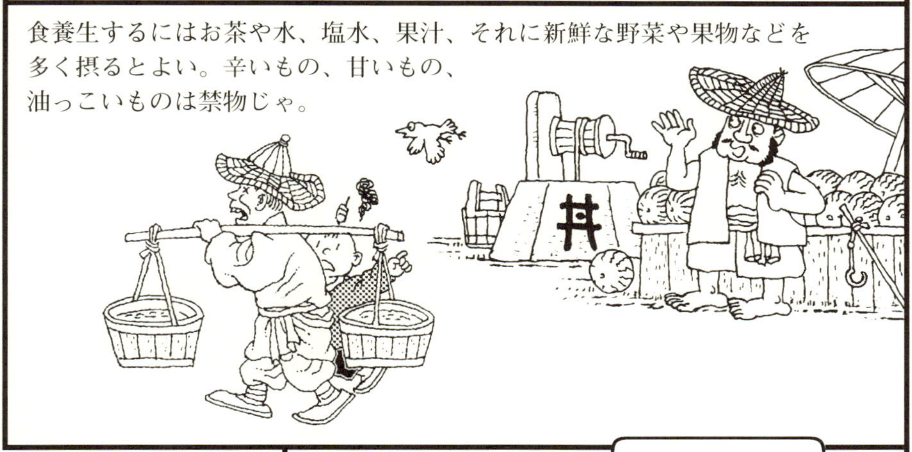
食養生するにはお茶や水、塩水、果汁、それに新鮮な野菜や果物などを多く摂るとよい。辛いもの、甘いもの、油っこいものは禁物じゃ。
井

傷暑の食養生

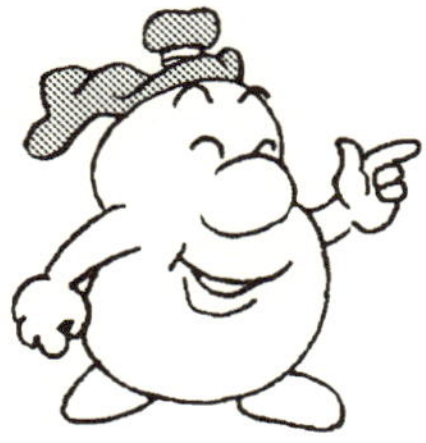

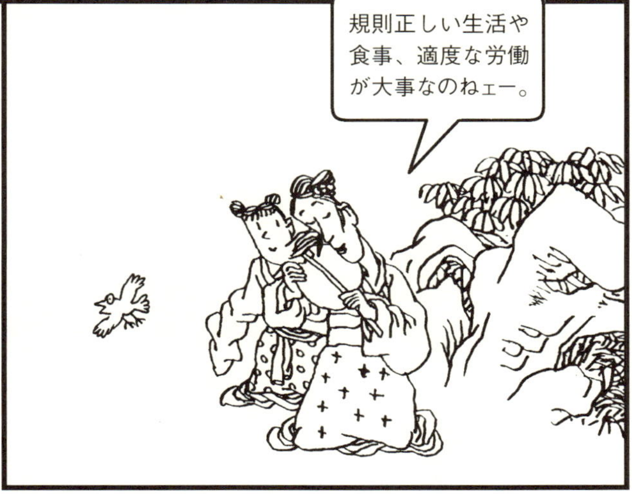
規則正しい生活や食事、適度な労働が大事なのねェー。

湿温

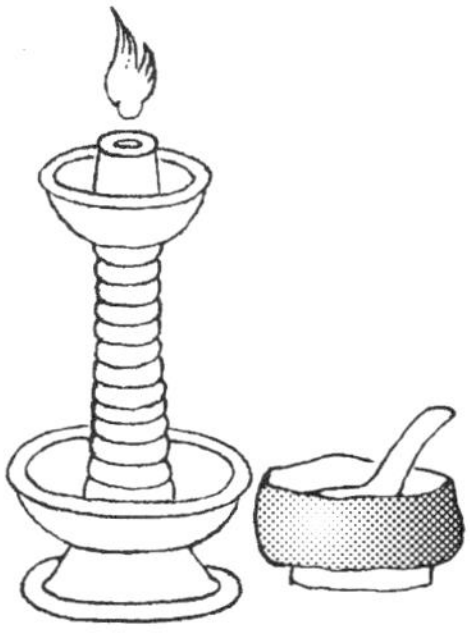

湿温は雨が多く、湿度が高い時季に発生する湿熱病の一種じゃ。初期は発熱、頭痛、悪寒、体が重だるくて痛い、胸部痞悶、舌苔がねばねばする、といった症状が特徴で、脈は濡緩じゃ。

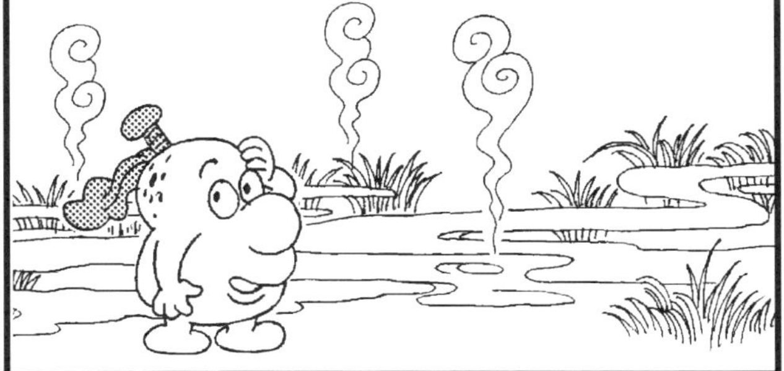

発病が緩慢で病勢もしつこい。白いぶつぶつができやすく、病の期間も比較的長いんじゃ。

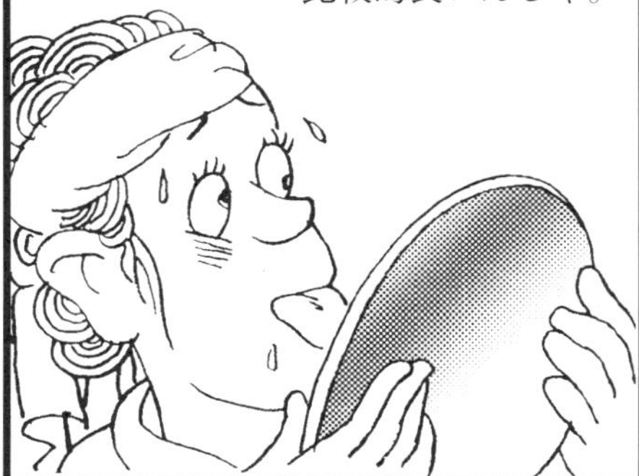

病因は、湿熱の邪を感受したからだが、普段から脾湿の者が外邪に侵されたときにもかかる。

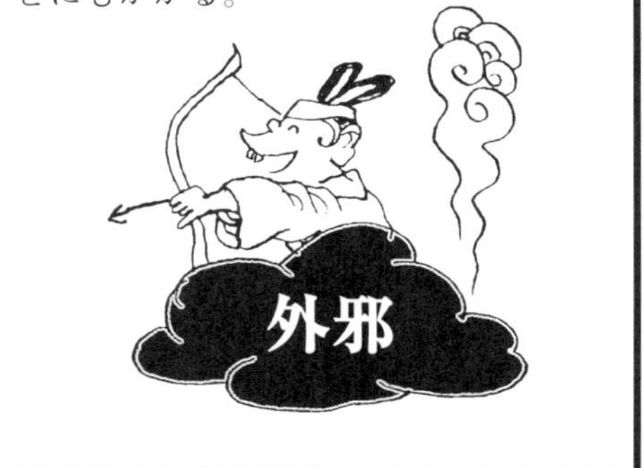

清の章虚谷は、「湿土気は同類を寄せ合う性質をもっているため、たとえ外部からの湿熱であっても、結局は脾胃に帰する」と言っておる。つまり、湿温は脾胃の病変を主とする病なのじゃ。

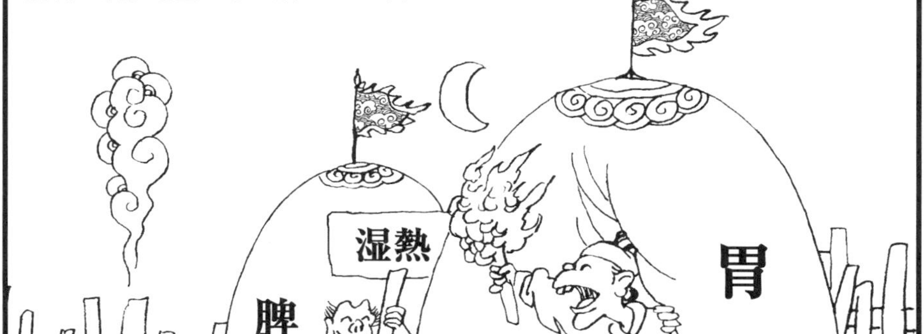

中医学の臓腑学説では、胃は陽で燥を主り、脾は陰土で湿を主る。だから、湿熱の邪が中焦（脾胃）に侵入すると、中気※1が強いか弱いかによって証候が変わる。

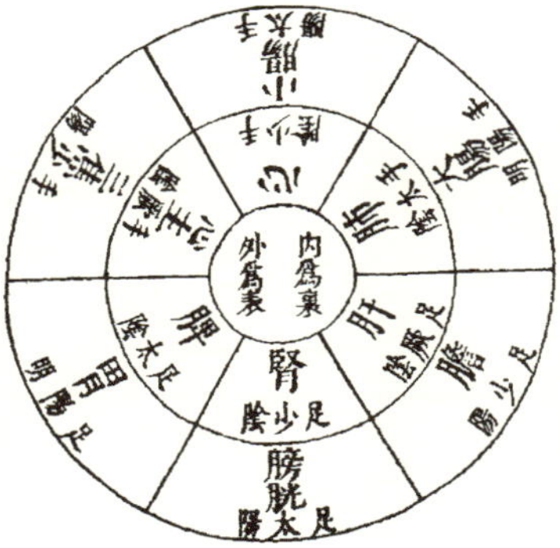

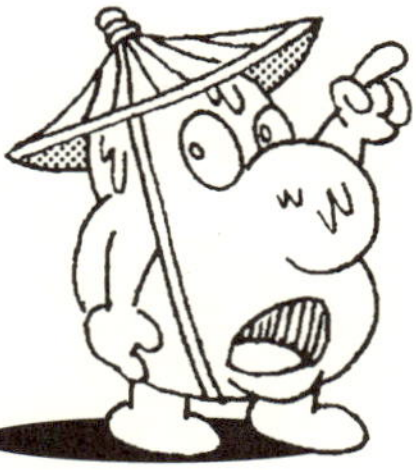

例えば中気が実した者は、たいてい胃に病邪が入って、湿邪よりも熱邪が重くなり、

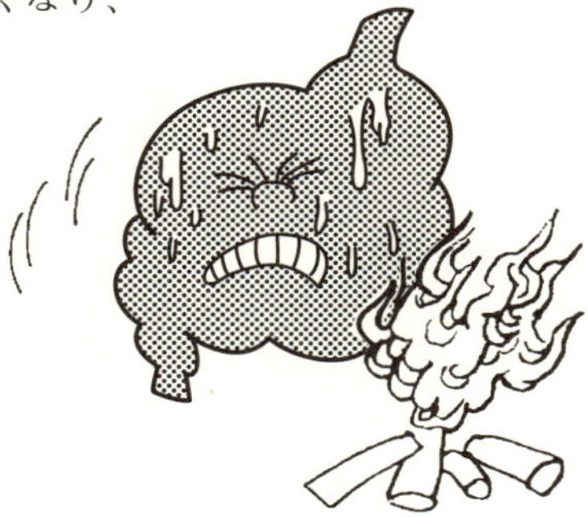

中気が虚した者は、たいてい脾に病邪が入って、熱邪よりも湿邪が重くなるんじゃ。

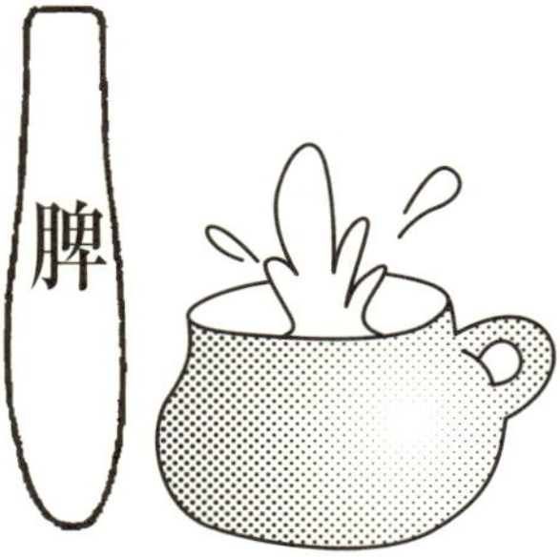

ところが、実はその湿熱が重かろうが軽かろうが長年蓄積すれば同じ。化熱化燥が起こり、熱が盛んになって、津液が損傷し、結局燥結することになるんじゃ。

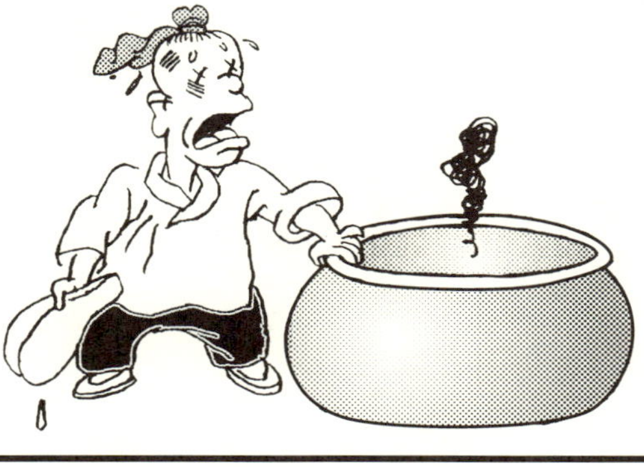

［訳注］※1：中焦の気。

もし、営分から血分に至ったなら、その症状や治療法は風温、春温とだいたい似通ったものになる。

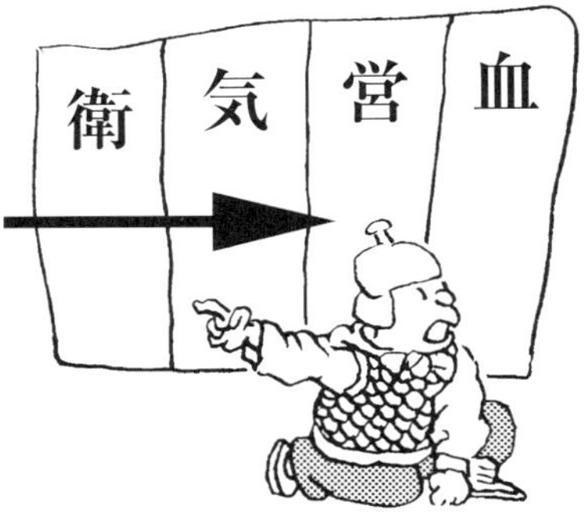

ただ、湿邪は陰邪なので、長く留まっていれば、陽気を傷つけることになる。これはほかの温病と異なる点じゃ。

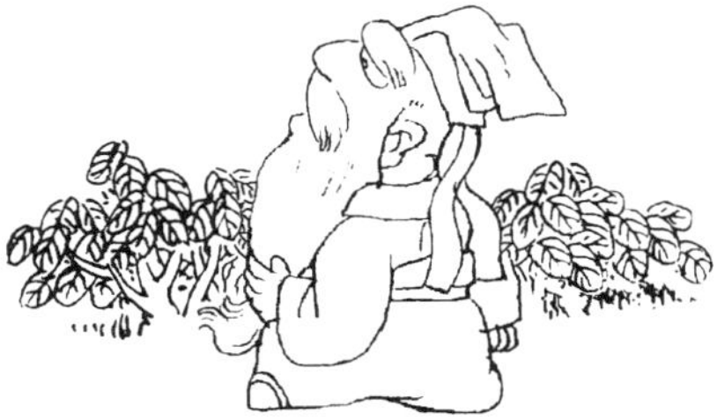

この病を治療するには、初期に湿邪が熱邪より重ければ、化湿[※1]を用いる。そうすると、湿邪を除去し、邪熱を孤立させられる。化湿の方法は芳香化湿や苦温燥湿、淡滲利湿などいろいろある。

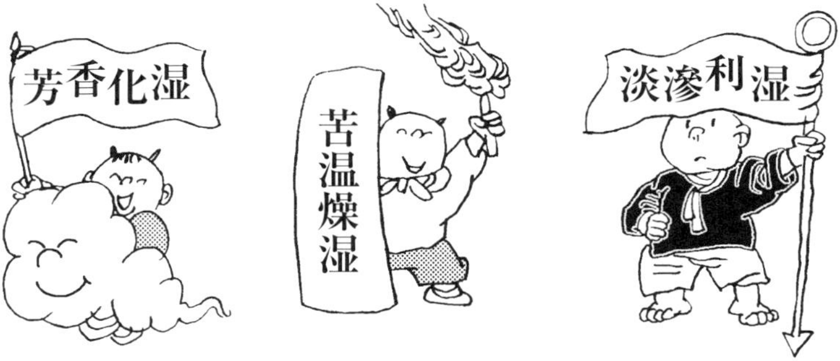

ふつうは、湿邪が上焦にあれば芳香化湿、中焦に滞っていれば苦温燥湿、下焦に充満していれば、淡滲利湿を行う。

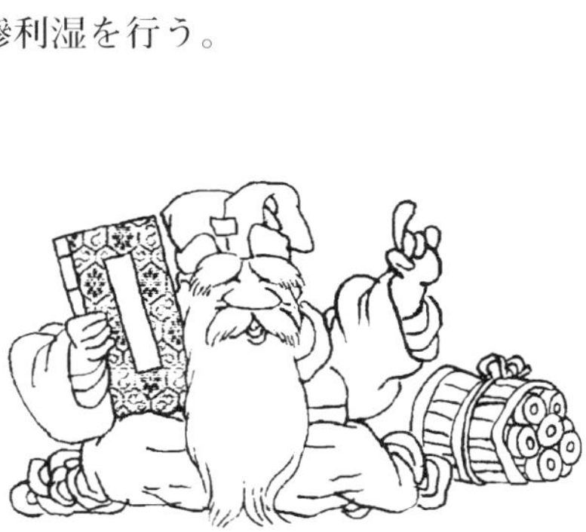

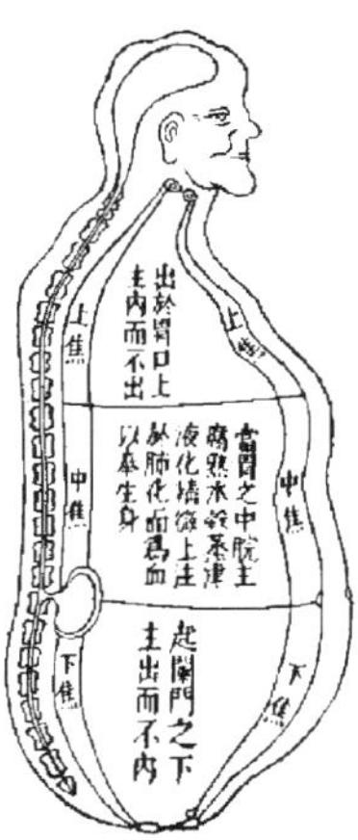

[訳注] ※1：祛湿法の1つで、上焦、中焦、下焦の湿邪を取り除く方法。

もし、湿邪が化熱し、湿邪より熱邪が重くなれば、治療は苦寒清熱を主とし、化湿も併用するとよい。

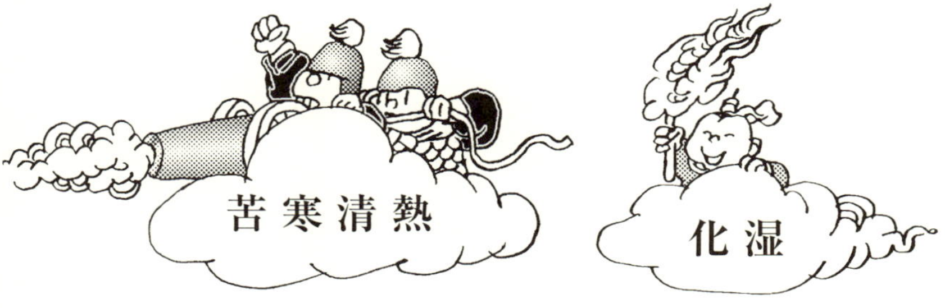

発汗、攻下、滋陰などの法は初期には決して行ってはならん。

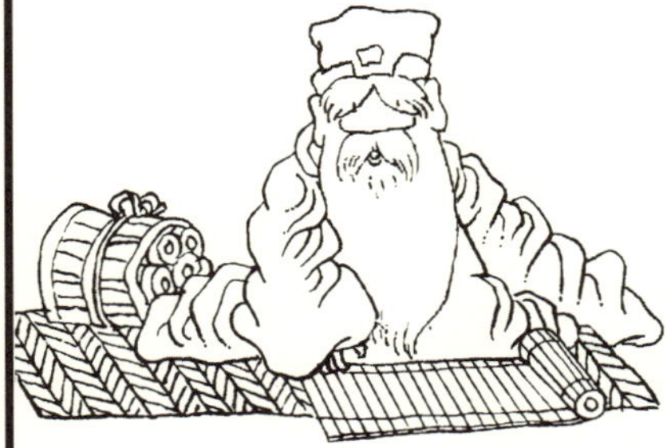

もし、誤って辛温を与え、発汗を行えば、湿熱が上行し清竅《せいきょう》※1まで侵され、

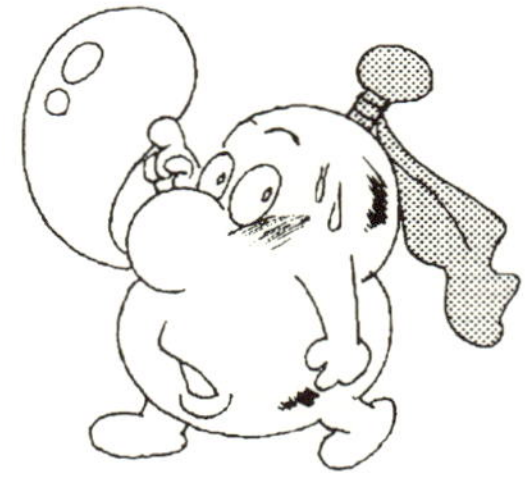

攻下を施せば、脾胃の陽気を損傷し、

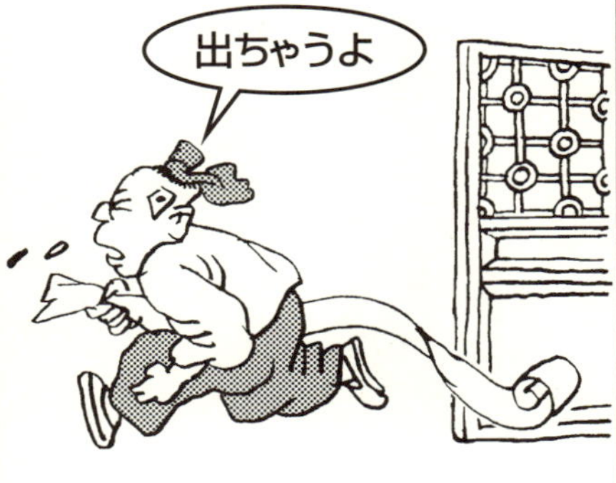

滋膩陰柔を誤用すれば、湿邪が凝り固まって、発散しなくなるのじゃ。

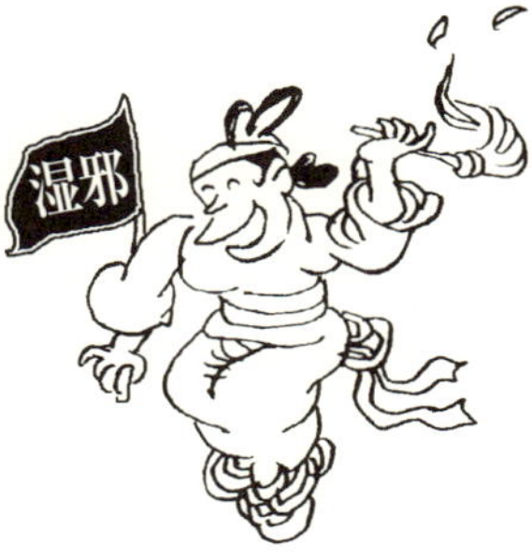

［訳注］※1：目、耳、鼻、口のこと。

清の呉鞠通は、「発汗させれば、神昏、耳聾《じろう》になる。甚だしい場合は目瞑になり、喋れなくなる。下せば、洞泄する。潤えば、病が深く、治らなくなる」と言っておる。これはまさに初期の湿温治療の三大禁忌に言及しておるくだりじゃ。

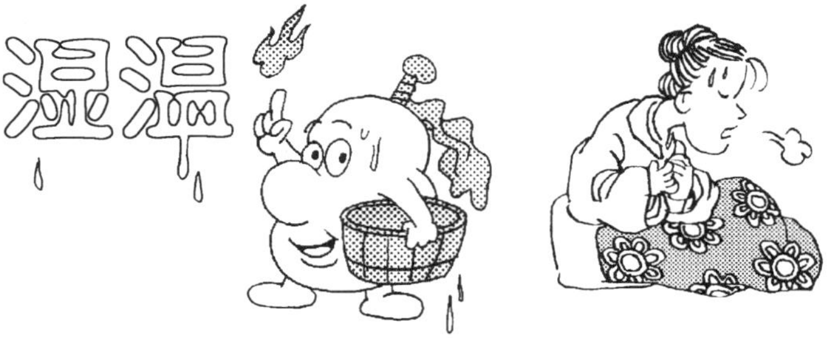

湿温の食養生

湿温のときは、消化吸収しやすい、柔らかい食品や半流動食を摂り、少し汗をかくぐらいに温かい白湯を適宜飲むとよいじゃろう。

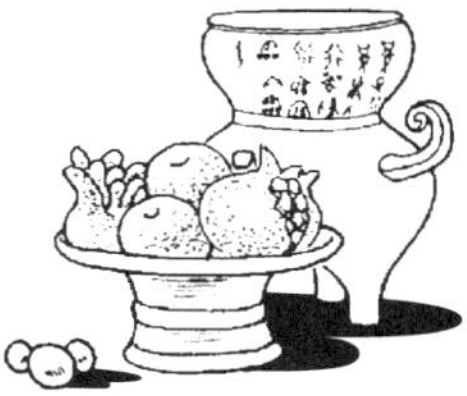

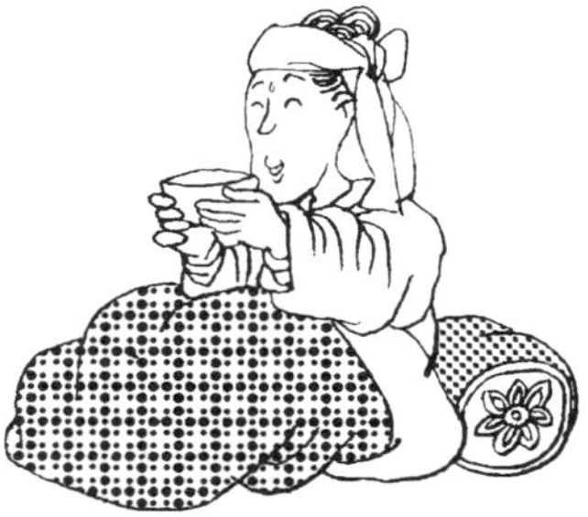

淡白な飲みもの、例えば芦根茶※1、竹葉茶などを飲むのもよい。助熱動血にならないためにも、生もの、冷たいもの、辛いものは絶対禁物じゃ。

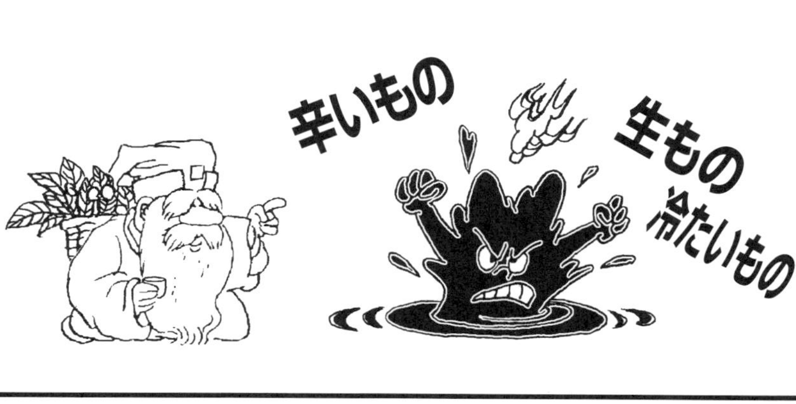

[訳注] ※1：アシの根茎茶。

伏暑

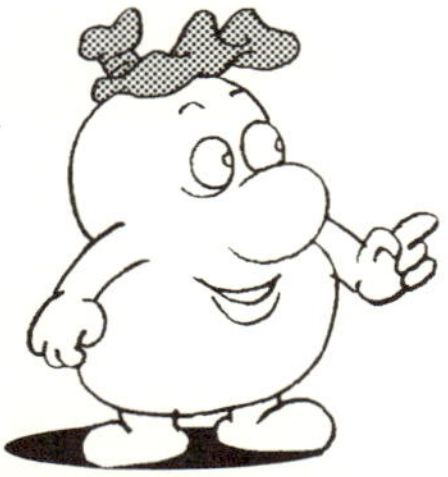

伏暑は秋から冬に発病する急性熱病の一種じゃ。症状は感冒に似ておるが、暑湿が同時に見られ、徐々にマラリアのようになる。

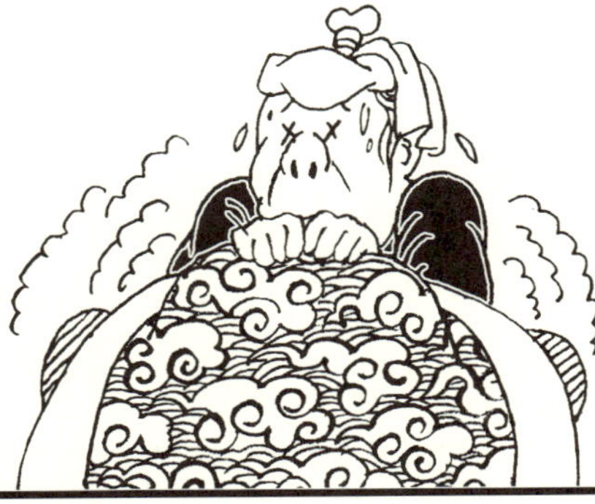

その上、寒熱が不規則になり、徐々に寒がなくなって熱だけになる。特に夜になるとひどいんじゃ。

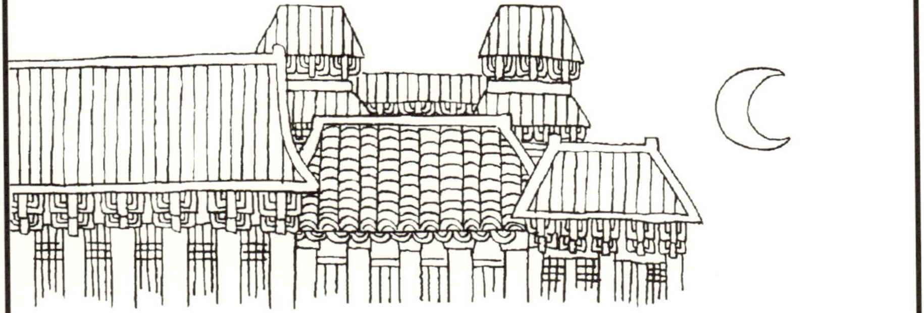

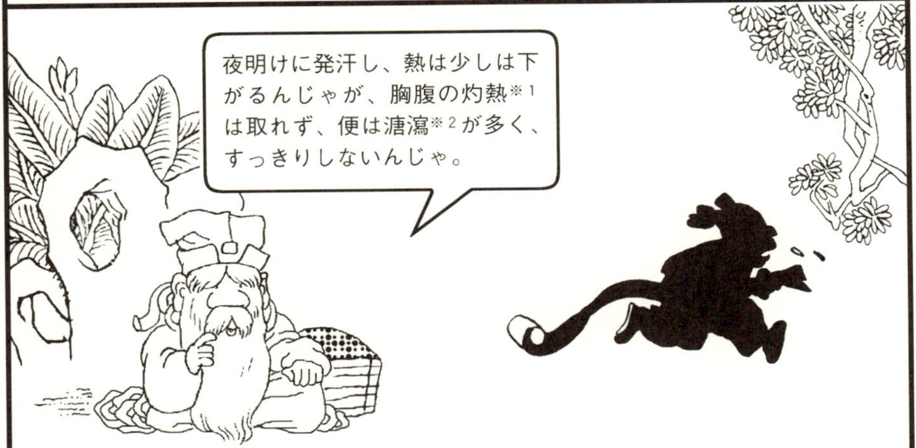
夜明けに発汗し、熱は少しは下がるんじゃが、胸腹の灼熱※1は取れず、便は溏瀉※2が多く、すっきりしないんじゃ。

〔訳注〕
※1：あてた手がやけるほど皮膚が熱いこと。
※2：大便頻発、裏急後重し陰茎までも痛む。後世では痢疾をいうようになる。大瘕泄ともいう。

病勢は重くて、しつこい。また発病は秋から冬に多く見られるため、「晩発」とも呼ばれておる。

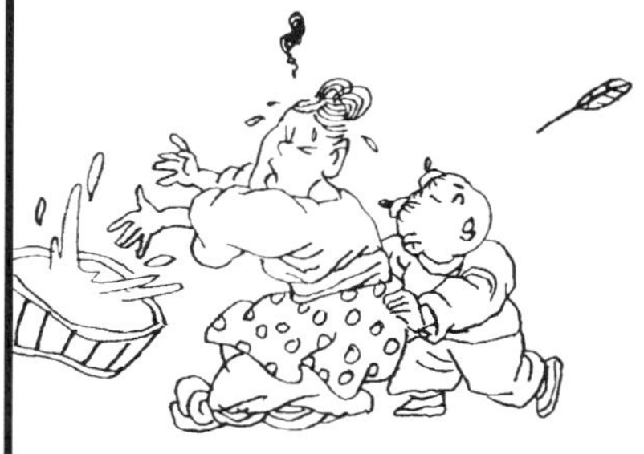

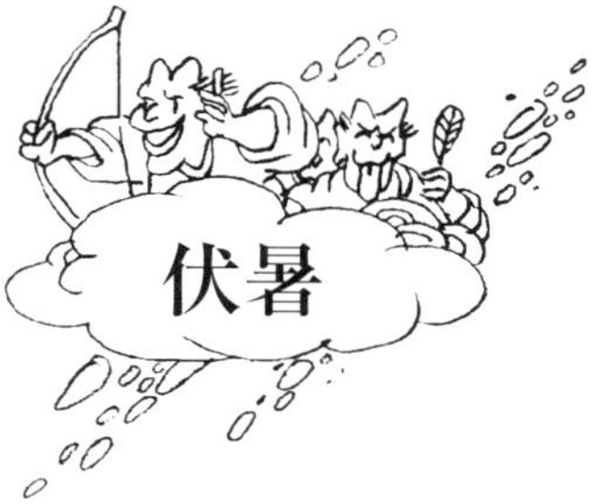

病因は、先に感受していた暑湿が秋冬の邪に誘発されるからじゃ。

臨床では表裏同病、衛気同病の証として現れる。だから邪は気分にも、少陽にも、営血にもあるんじゃ。

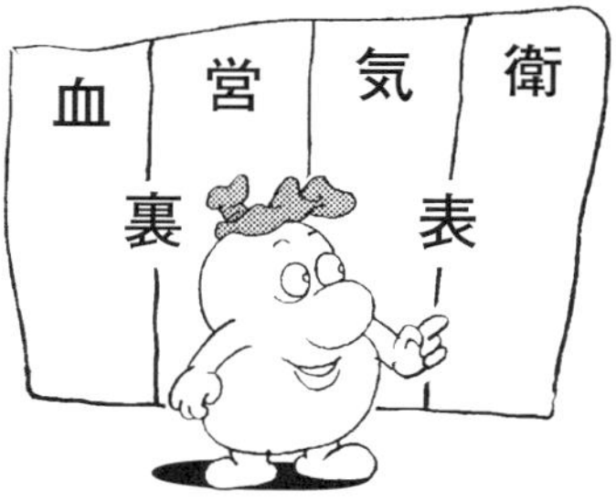

伏暑の食養生については暑温や湿温と同じと考えてよいじゃろう。

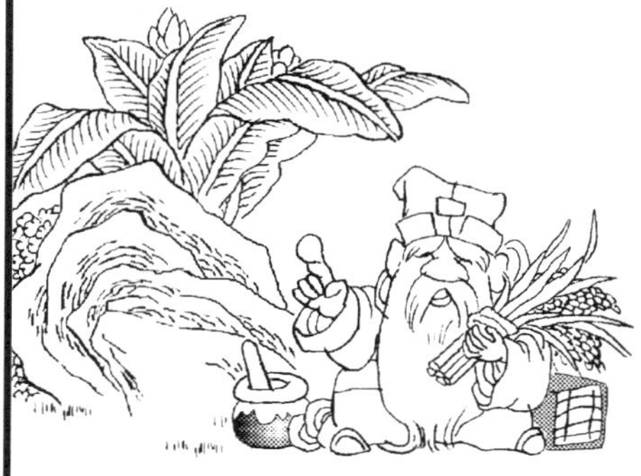

秋燥

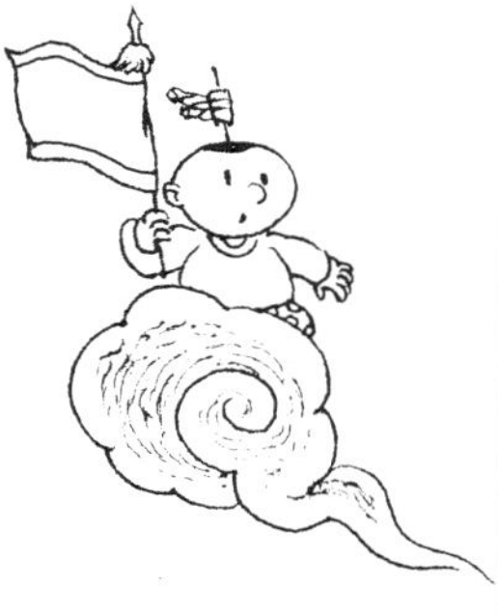

秋燥は秋に発病する外感性の熱病で、初期に邪が肺衛に入り、津気が乾燥するのが特徴じゃ。

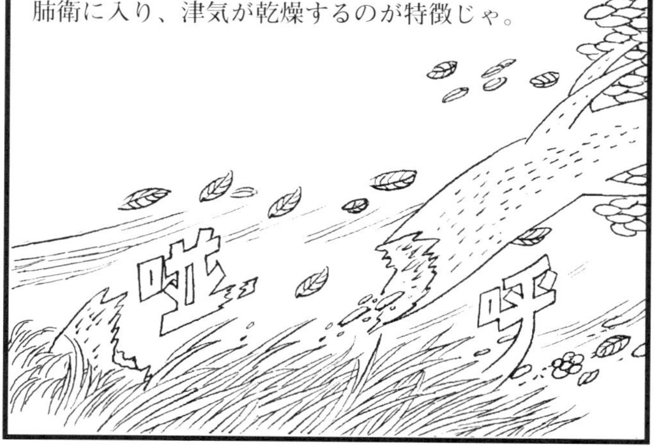

だから、例えば咽喉の乾き、鼻の乾燥、咳嗽、少痰、皮膚乾燥などの症状が現れる。ふつうは病勢は軽く、病変も少なく、しかも治りやすいんじゃ。

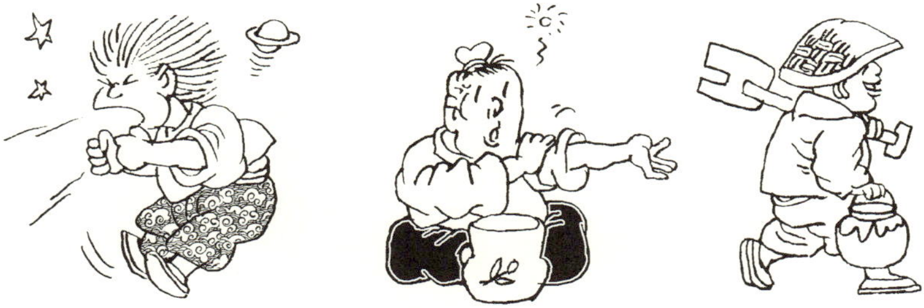

燥気は温燥と涼燥に分けられる。清の兪根初は「秋の初涼の頃、西風が激しく吹き、これを感受すると風燥を病む。これは涼燥に属し、風寒よりも軽い。

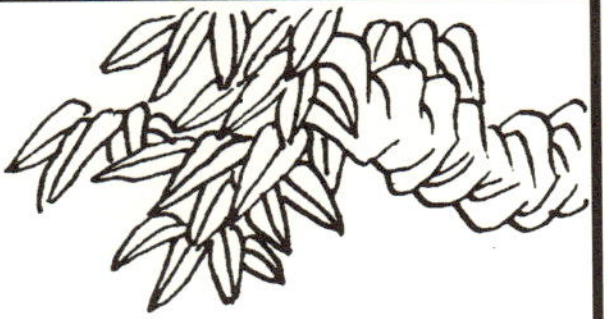

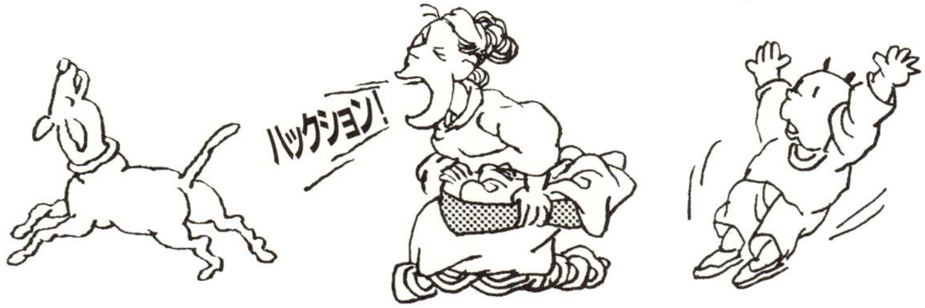

もし、長い間晴れて雨が降らなければ、秋の日差しにさらされ、これを感受すると温燥を病む。これは燥熱に属し、晩春の風温よりも重い。

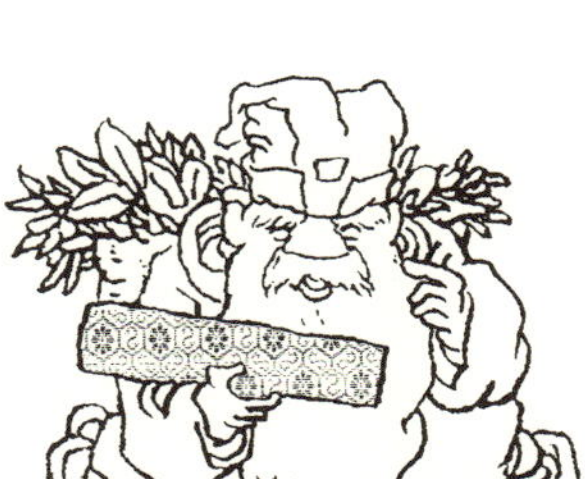

燥邪が裏に入れば、その病理、病変は他の温病と同様である」と言っておる。

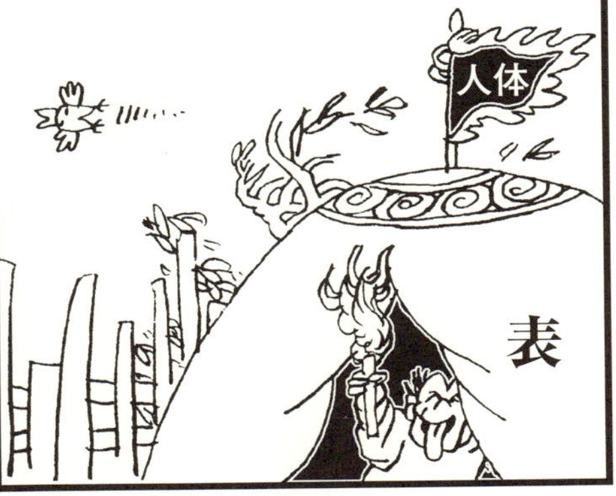

ところが、秋燥の証は津気を乾燥させるため、肺に燥熱が起こり、結局肺燥になり、肺陰が傷つけられるのじゃ。

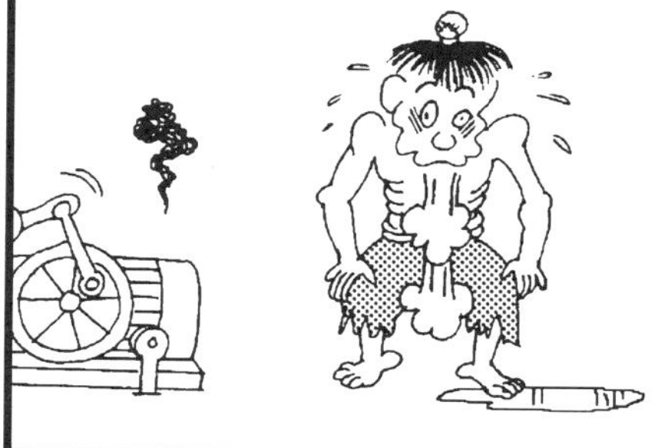

胃腸に入ると、腸燥便秘や陰虚腑実になることが多い。

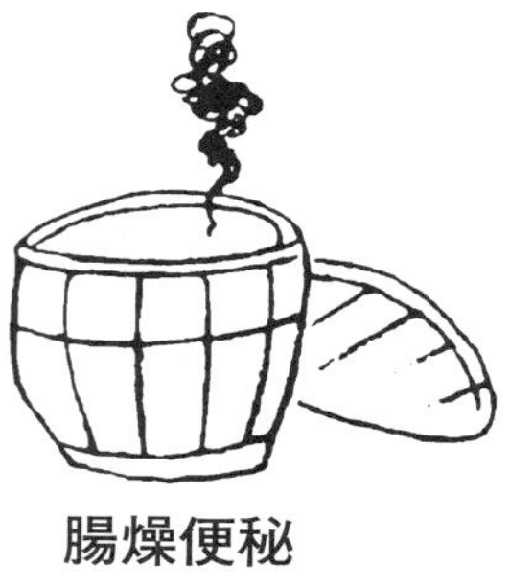
腸燥便秘

下焦に入れば、肝腎の陰を傷つけることが多く、水不涵木※1、虚風内動※2になる。乾燥する秋は、最も津気が傷つきやすいのじゃ。

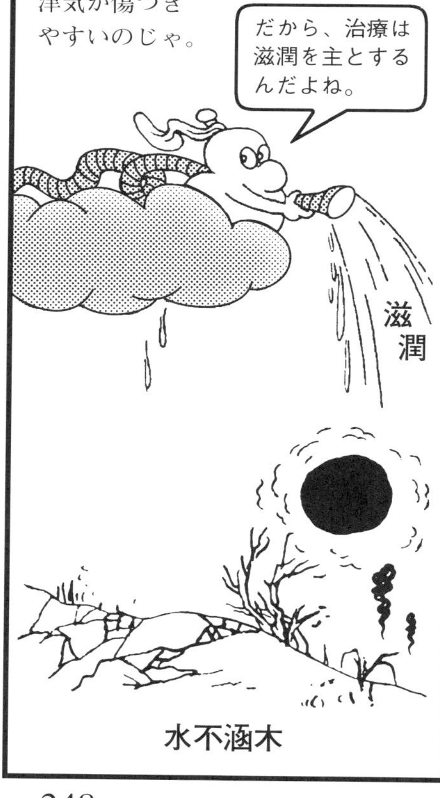
だから、治療は滋潤を主とするんだよね。
滋潤
水不涵木

「方書」には、「上燥は気を治し、中燥は津液を増し、下燥は血を治す」と記されておる。これは初期、中期、末期の三期の秋燥を治療するときの原則なんじゃ。

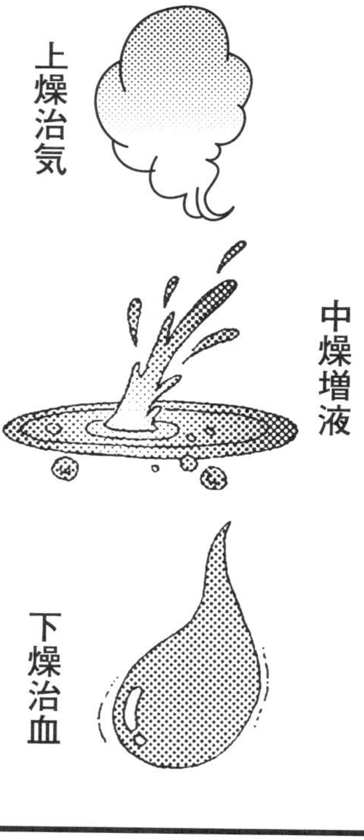
上燥治気
中燥増液
下燥治血

[訳注]
※1：水（腎）が木（肝）を養わなくなること。
※2：陰虚、血虚によって風証を起こすこと。

同時に、治療の際には透邪を用いて解表することも考慮しなきゃならん。具体的には、涼燥の初期には辛温甘潤、温燥の初期には辛涼甘潤の薬を用いるのじゃ。

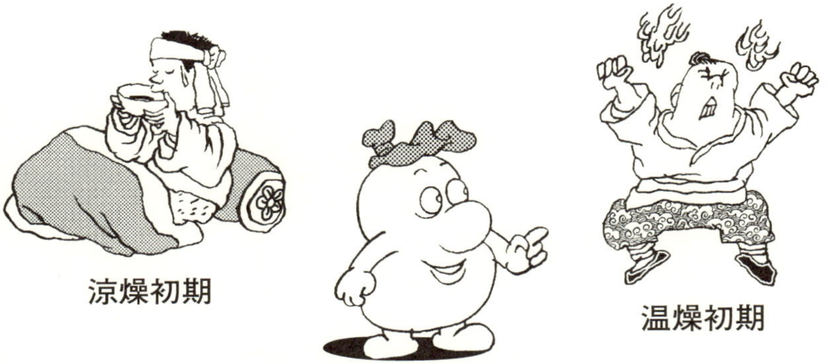
涼燥初期
温燥初期

ふつうの温病は化熱した後、苦寒清熱の薬を用いるが、燥証には柔潤が最も効果的で、苦寒はもってのほかじゃ。

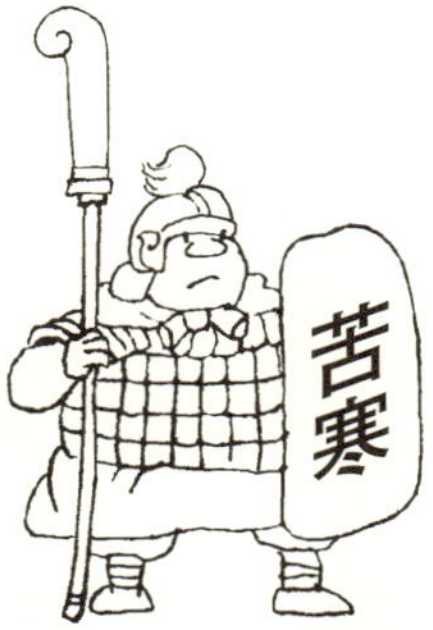
苦寒

先人も、「火を治すには苦寒を用い、燥を治すには甘寒を用いるべし」と言っておる。

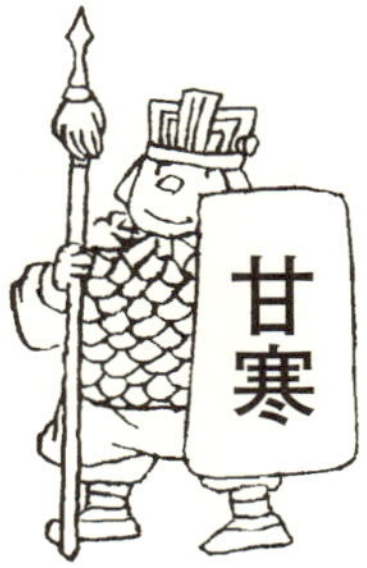
甘寒

火がこもれば、発散させればよい。燥が盛んであれば、潤わせる。火は直接出せるが、燥は濡養が必要じゃ。

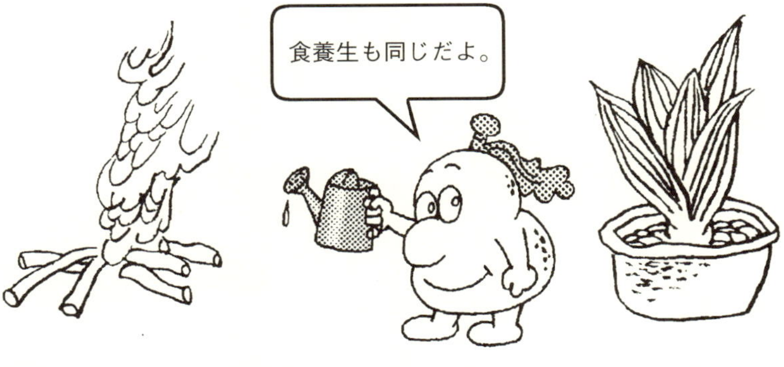
食養生も同じだよ。

秋燥の食養生

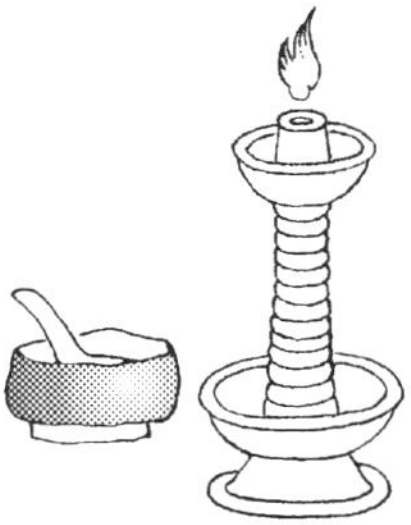

秋燥のときは「燥すれば、これを潤う」の原則から牛乳、梨の絞り汁、レンコン汁、サトウキビの絞り汁、芦根汁などを飲むとよい。水気の多い新鮮な野菜や果物を食べるのもよいじゃろう。

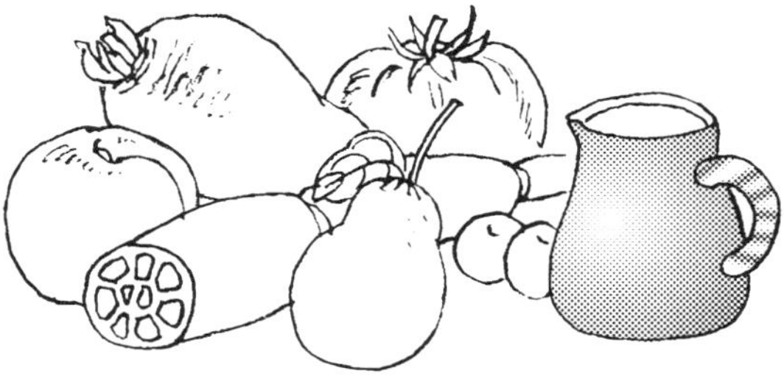

腸燥便秘のときには、質潤多脂の食物を摂る。例えば、ごまや蜂蜜などじゃ。

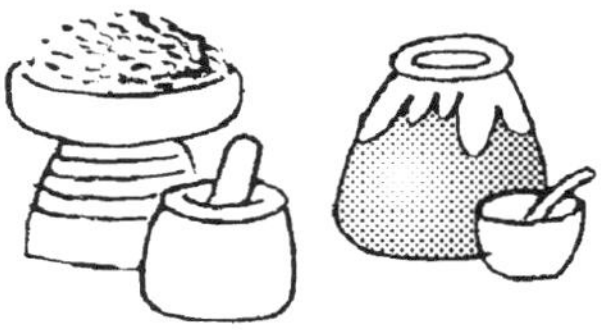

タバコと酒は禁物じゃ。葱や生姜、にんにく、辛いものなども避けた方がよいのォー。

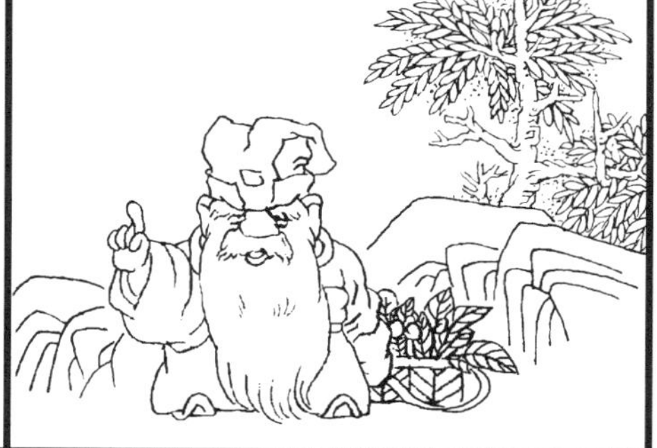

疰《しゅ》夏《か》 (注夏)

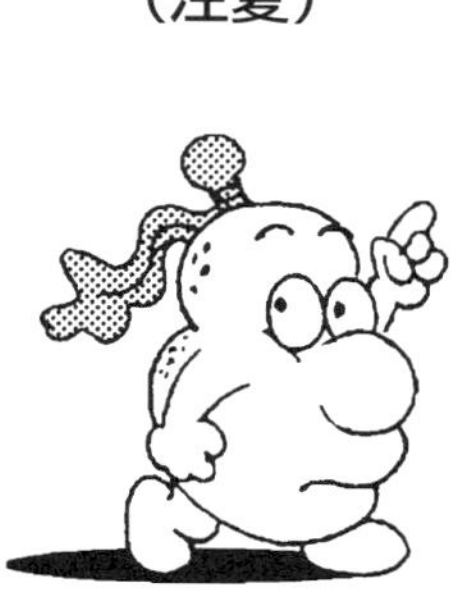

疰夏は、夏に起こる病で、食欲がなくなる、眠れなくなる、全身がだるい、熱感が出る、といった症状が現れ、日増しに痩せていく。場合によっては心煩、口渇、一晩中頭がくらくらするなどの症状が出ることもあるんじゃ。

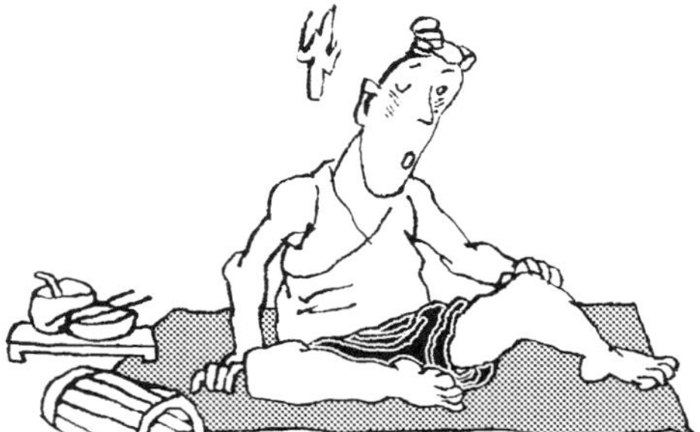

症夏が起こるのは夏の暑熱や暑湿に体が適応できなくなるからだが、

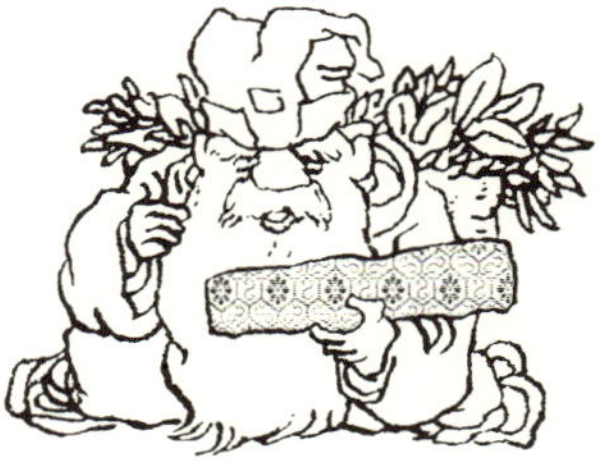

これは傷暑や暑冒、軽度の中暑に似ておる。

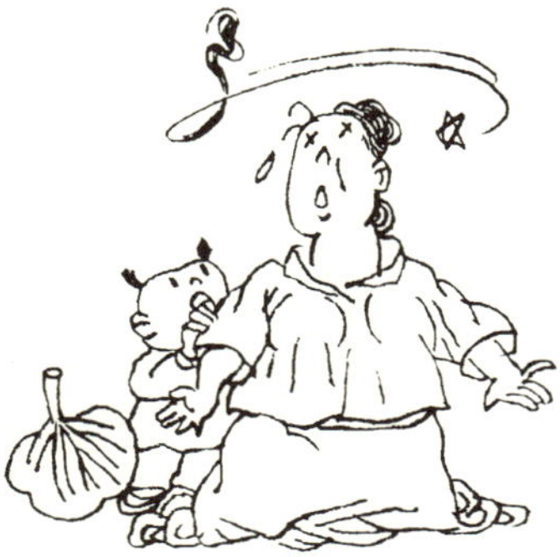

症夏の食養生

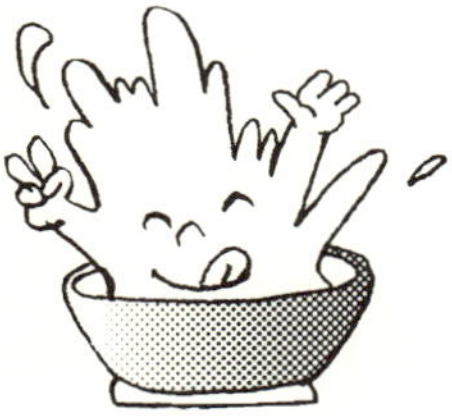

症夏のときの食事は淡白でさっぱりしたものを主とし、水分をたっぷり摂る。新鮮な果物や野菜、麺類などを多く食べるとよいじゃろう。

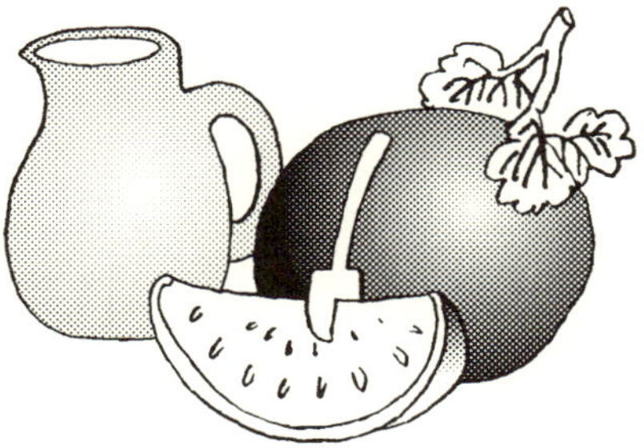

辛いもの、温かいもの、乾燥物はよくない。油で焼いたり、火であぶったり、燻製したものも控えた方がよいのォー。

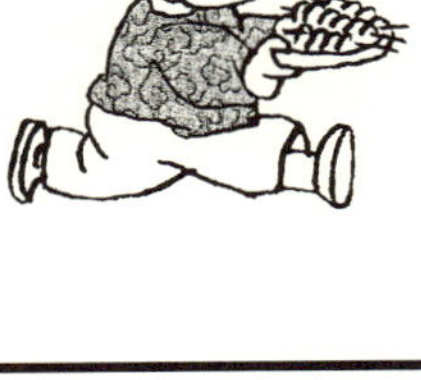

タバコや酒はもってのほかじゃ。お茶なら多く飲んでもよいじゃろう。

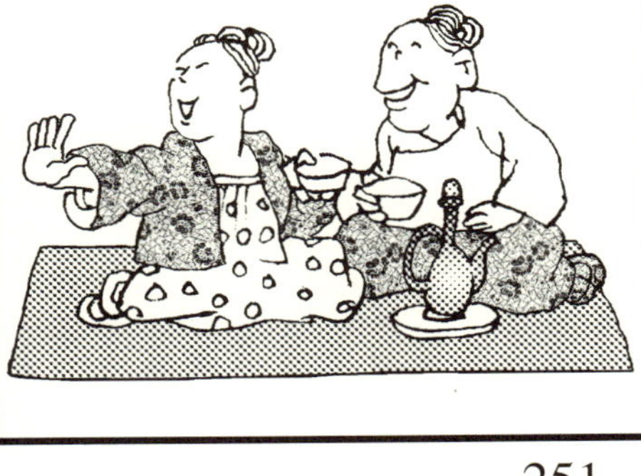

暑湿

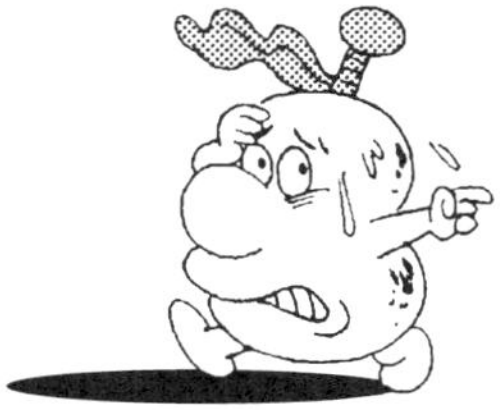

暑湿は、夏と秋の変わり目に発生する典型的な病で、これを患うと頭重やめまいなどを訴え､寒熱が併発し、心胸煩悶になり、

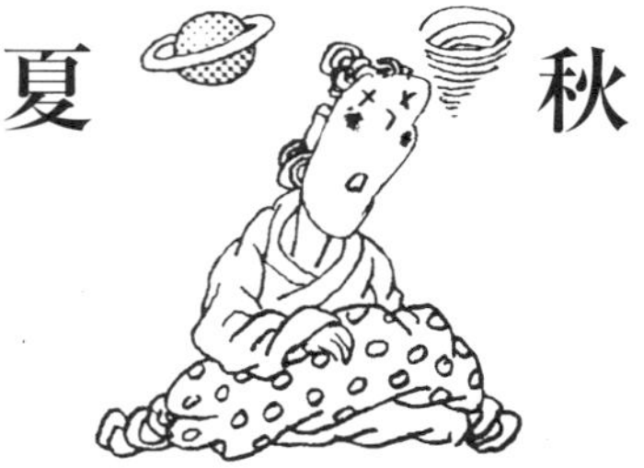
夏
秋

小食、倦怠、腸鳴、泄瀉、舌苔が厚膩で白か黄色で帯びる、といった症状が現れる。

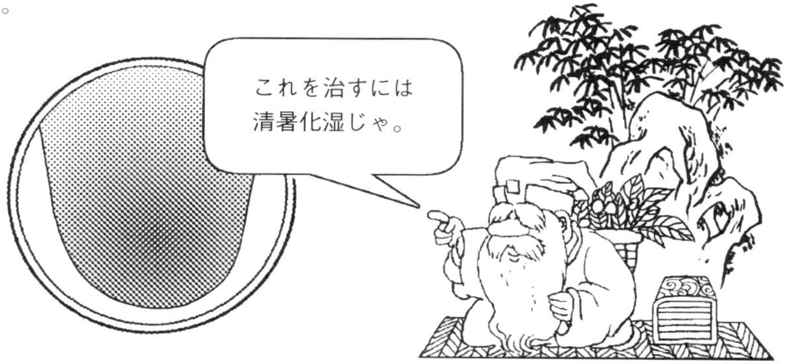
これを治すには
清暑化湿じゃ。

もし、暑湿が中焦を阻害したら、壮熱煩渇、多汗、尿少、脘痞《かんひ》※1、身重、脈洪大、

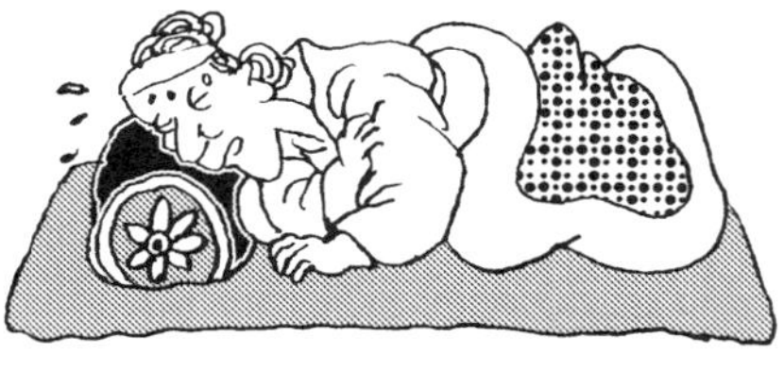

三焦に充満すれば、身熱面赤、耳聾、胸脘痞悶、大便《だいべん》稀臭《きしゅう》※2、小便短赤、

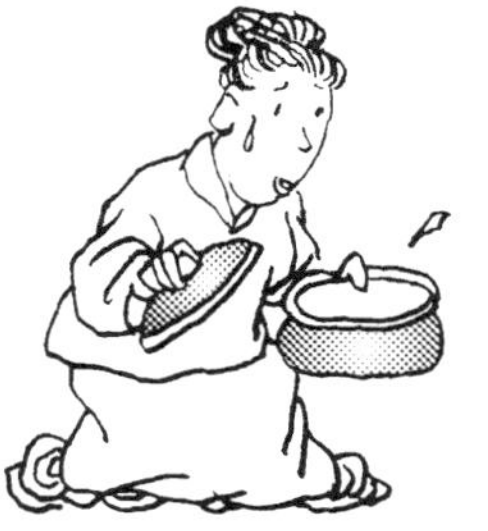

[訳注]
※1：胃のつかえ。
※2：大便の臭いがないこと。

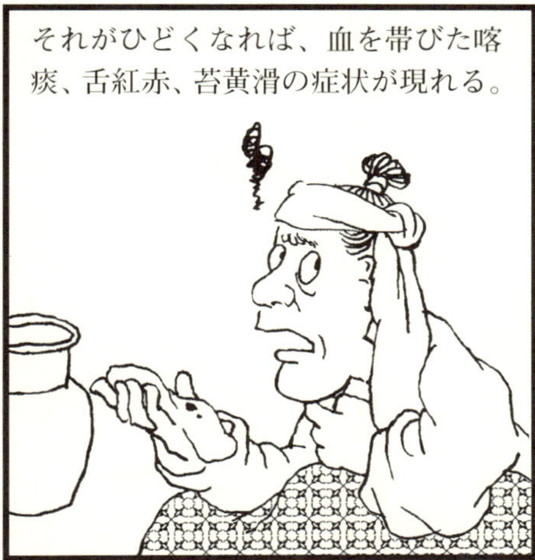
それがひどくなれば、血を帯びた喀痰、舌紅赤、苔黄滑の症状が現れる。

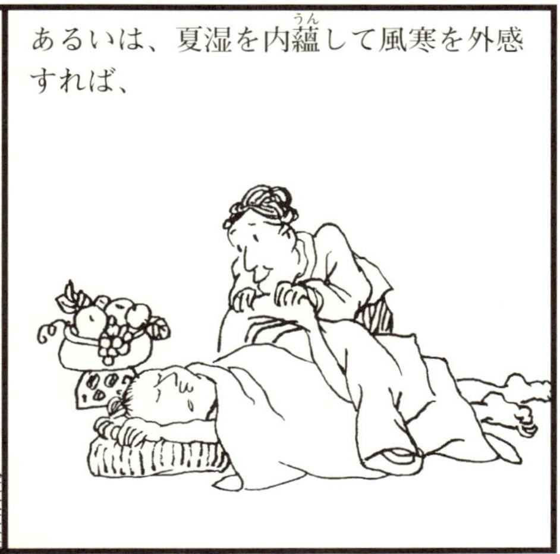
あるいは、夏湿を内蘊《うん》して風寒を外感すれば、

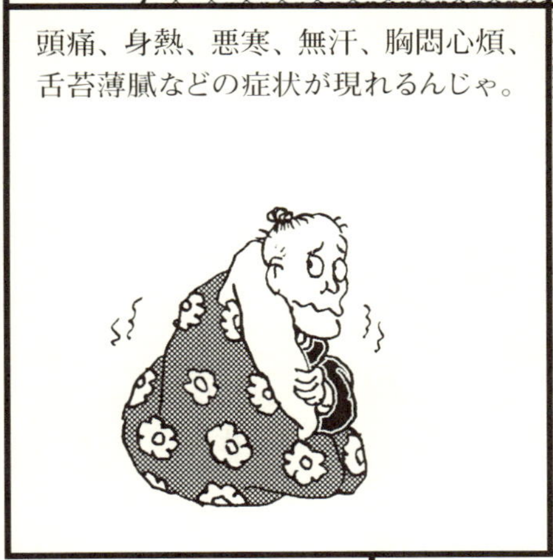
頭痛、身熱、悪寒、無汗、胸悶心煩、舌苔薄膩などの症状が現れるんじゃ。

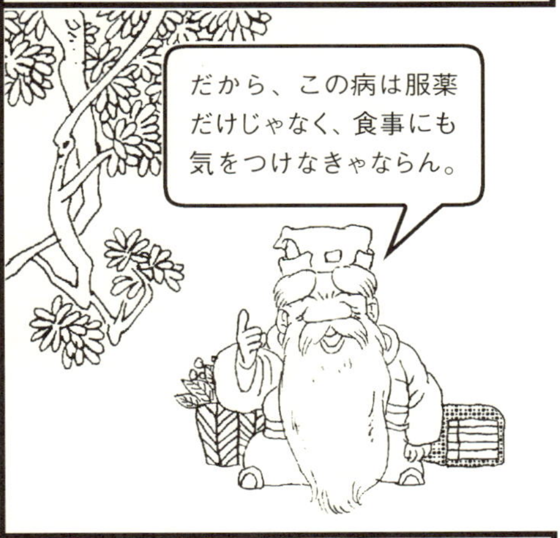
だから、この病は服薬だけじゃなく、食事にも気をつけなきゃならん。

暑湿の食養生

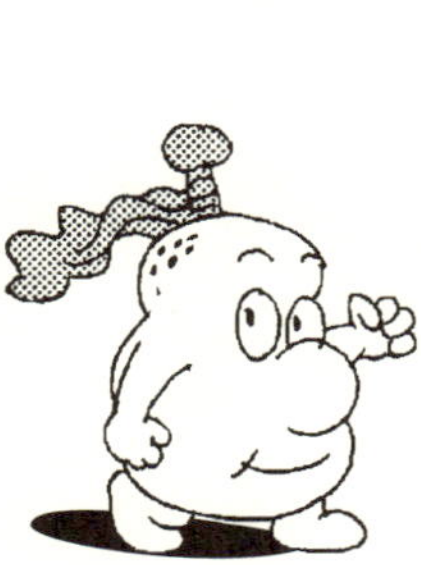

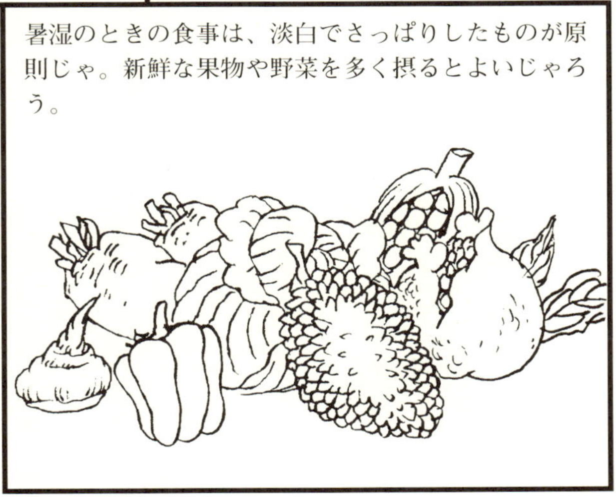
暑湿のときの食事は、淡白でさっぱりしたものが原則じゃ。新鮮な果物や野菜を多く摂るとよいじゃろう。

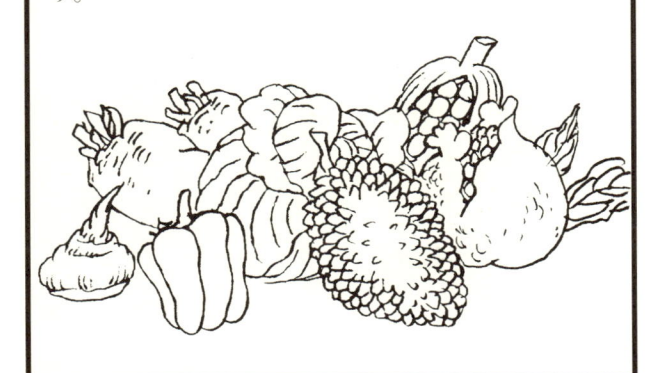

同時に、健脾化湿作用のある食品を一緒に食べるともっとよい。例えば、白扁豆、赤小豆、緑豆、山薬、荷葉茶、青蒿茶などじゃ。

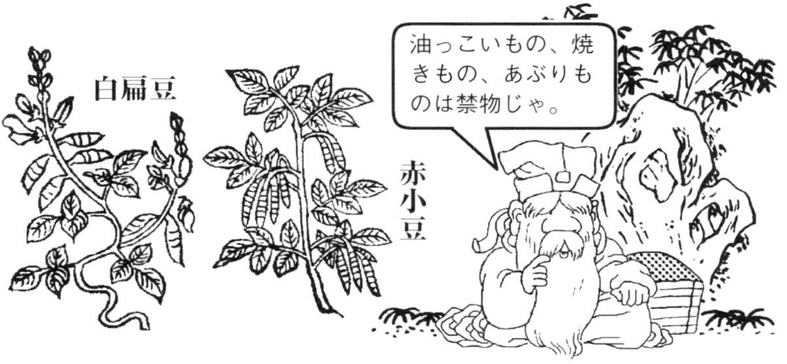

白扁豆
赤小豆
油っこいもの、焼きもの、あぶりものは禁物じゃ。

冒　暑

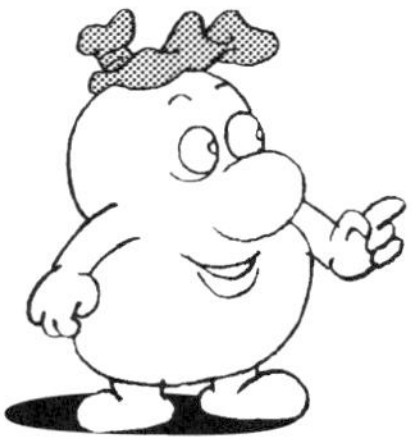

冒暑は夏に暑湿の邪を受け、病変の中心が手太陰肺経にあるもののことで、夏季感冒とも呼ばれておる。

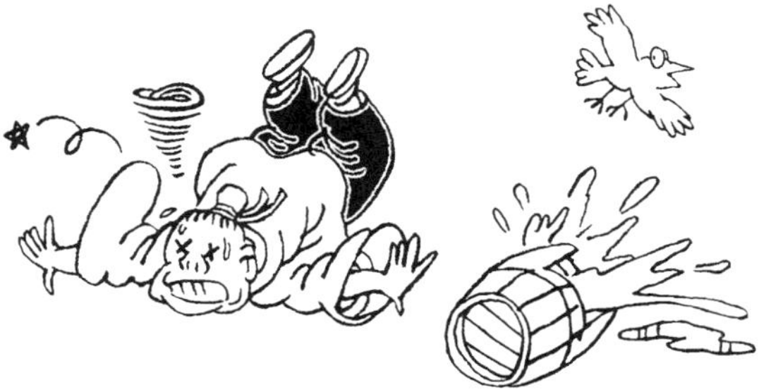

発熱や身熱、悪寒、咳嗽、頭重眩暈、嘔吐、泄瀉などの症状が特徴じゃ。

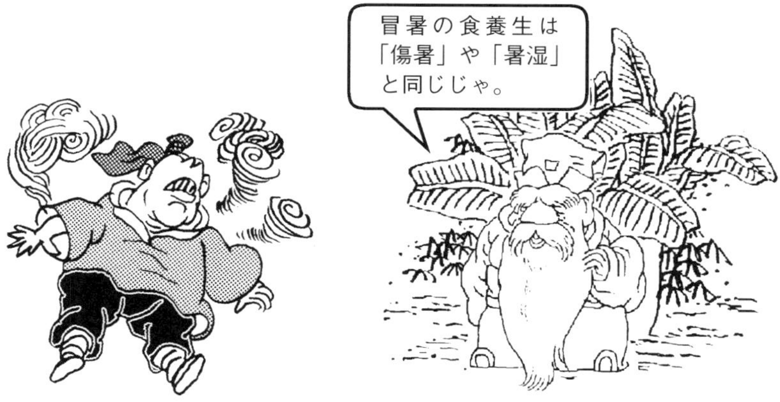

冒暑の食養生は「傷暑」や「暑湿」と同じじゃ。

暑《しょ》瘵《さい》

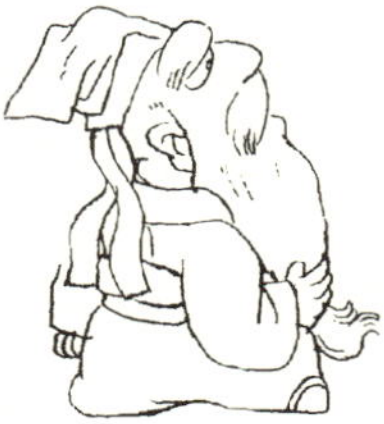

暑瘵は暑熱の邪を外感し、上焦に気が滞って、火が盛んとなり、肺絡を損傷する病じゃ。

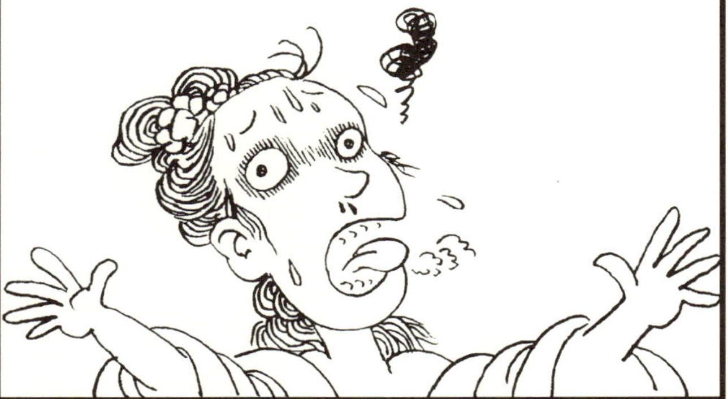

身熱、咳嗽、血痰、頭目がすっきりしない、といった症状が特徴で、ひどくなると、咳嗽胸悶、心悸、心煩、口や鼻の出血、面色晦暗などの症状が現れるんじゃ。

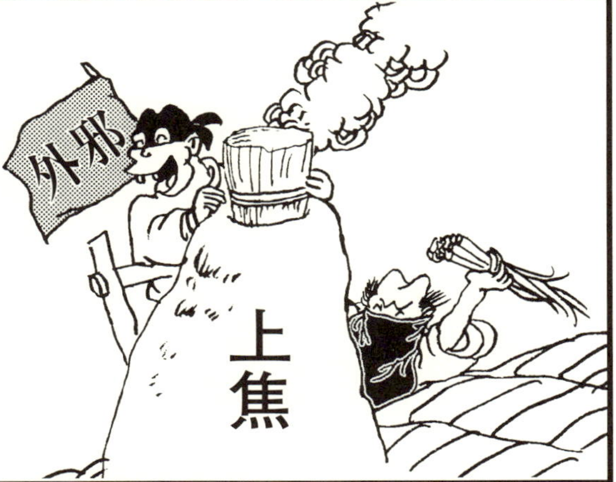

これを治すには清肺熱によって肺を助け、清絡熱※1によって、止血しなきゃならん。よく用いられる薬は、鮮地黄、苦芩、鮮石斛、鮮《せん》藕《ぐ》節《せつ》、杏仁、苡仁などじゃ。

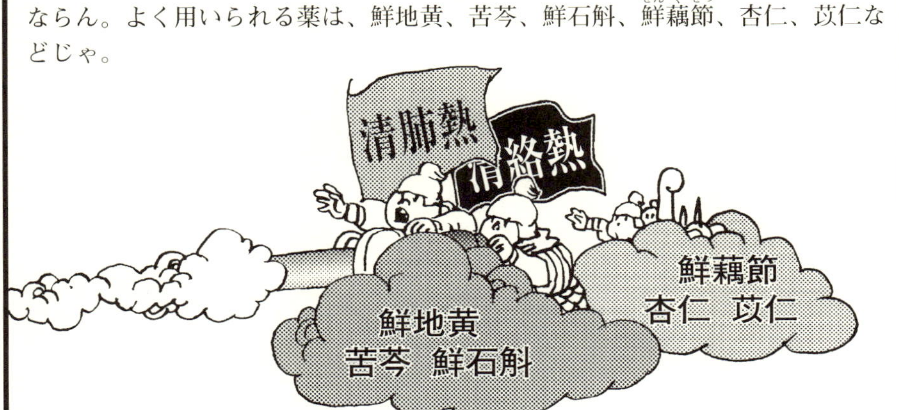

【訳注】※1：肺の絡熱を下げる方法。

暑瘵の食養生

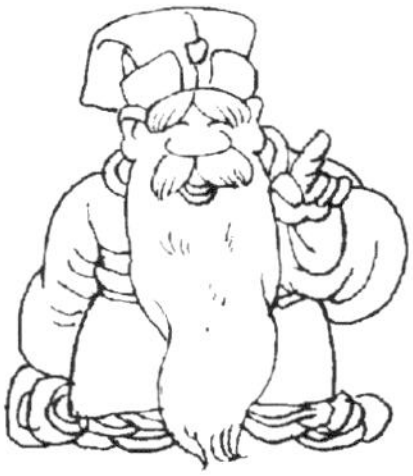

暑瘵のときの食事は野菜、豆類など、淡白な食品を食べるとよい。例えば、ナズナ、もやし、胡瓜、糸瓜、豆腐、豆乳、トマト、緑豆、赤小豆などじゃ。

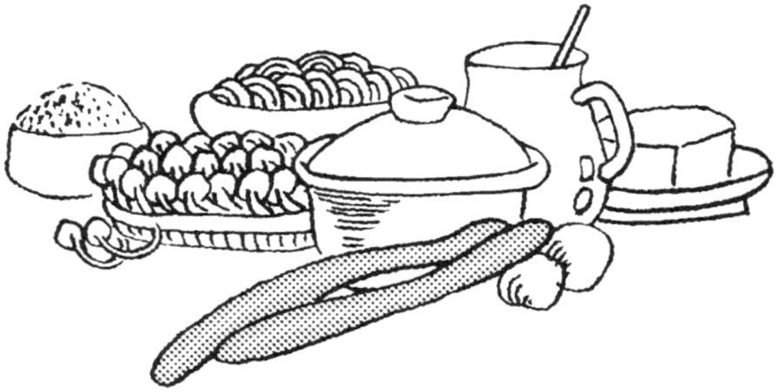

清熱滋陰、生津止渇の作用のある食品、例えば梨、枇杷、蓮の根、みかん、鮮蓮子、蓮の実なんかもいいのォー。

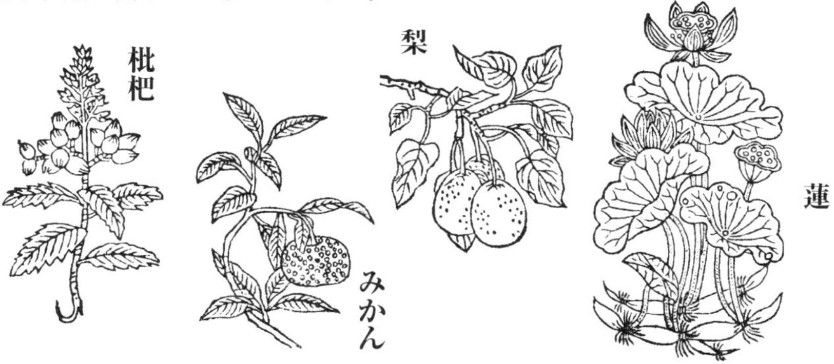
枇杷
みかん
梨
蓮

それから清肺止血作用のある食品。大根汁や柿の絞り汁、豚肺のスープ、百合…。暑瘵のときにはぜひ摂りたいもんじゃ。

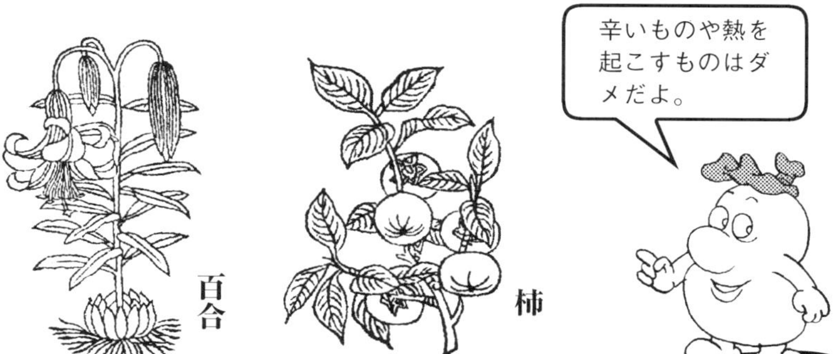
百合
柿
辛いものや熱を起こすものはダメだよ。

八の巻　弁証に基づく食養生

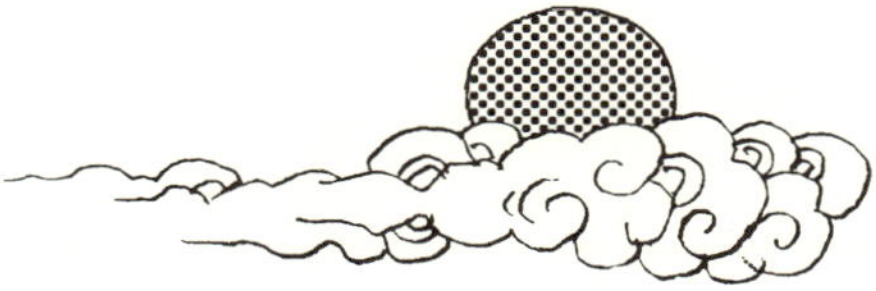

弁証	適切な食物		禁忌の食物	
寒証	温性、熱性食物		寒涼、生冷食物	
熱証	寒涼平性食物		温燥傷陰食物	
虚証	淡白で栄養豊富な食物	陽虚：温補	風味豊かな物、油物、固い物	陽虚：冷性、寒涼性
		陰虚：滋補清淡		陰虚：辛い刺激性食物
実証	弁証標本に基づき、急性であれば標を治し、慢性であれば、本を治す。ポイントをつかみ、薬物治療とともに適切な措置もとる。例：浮腫は塩を忌み、渇きは砂糖を忌む			

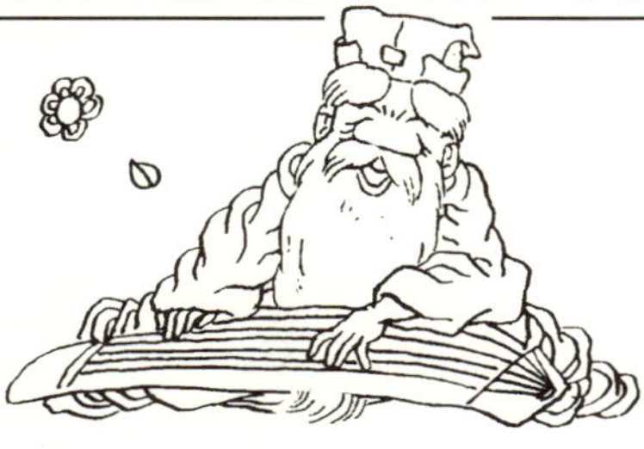

食養生を行えば、臓腑機能の回復や調整ができ、陰と陽のアンバランスを調えることができる。これは、食物の性味と効能が発揮されるからじゃ。だから、よく食べる食物は特に、その性味や効能に気を配っておかねばならん。これから、代表的な食物をいくつか解説するから、よく聞くんじゃぞ。

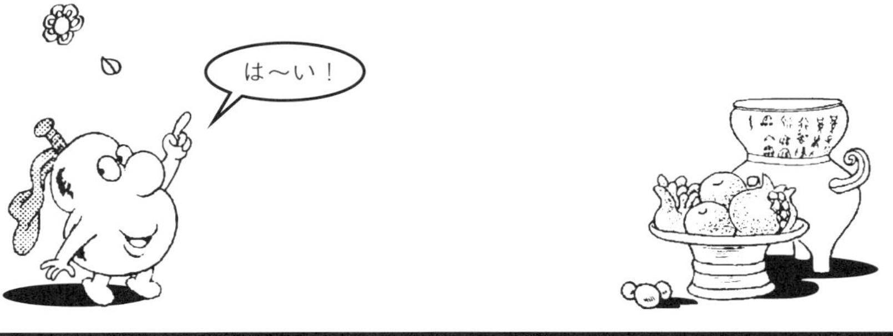

トウモロコシ

トウモロコシの性味は甘平で、大腸経、胃経に入る。調中開胃※1、降濁利尿※2の効果があるんじゃ。

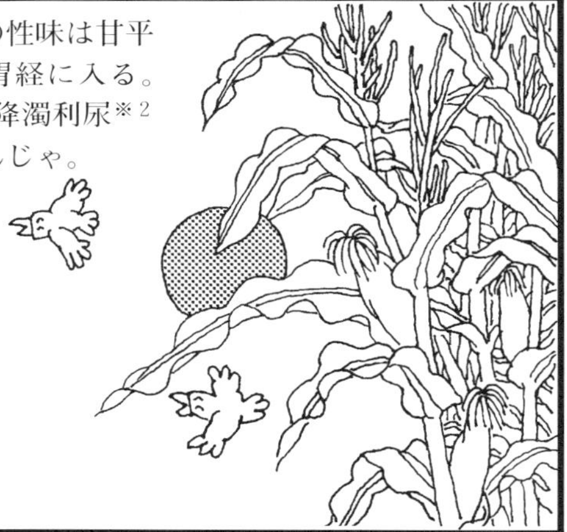

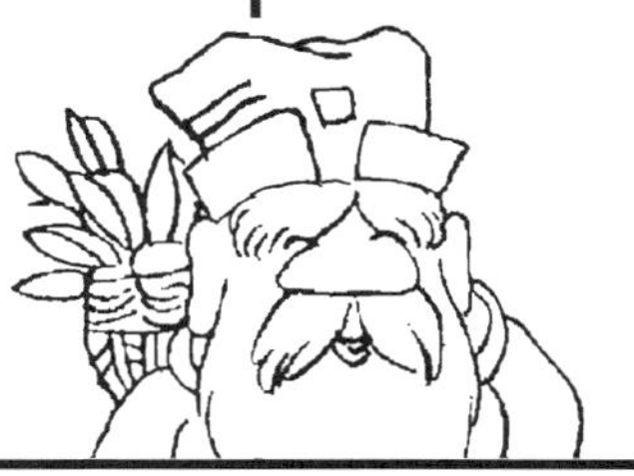

新鮮なトウモロコシを茹でて食べると、積※3をきれいに取り除けて消化不良が治る。便秘気味の人や年寄りにはもってこいじゃ。

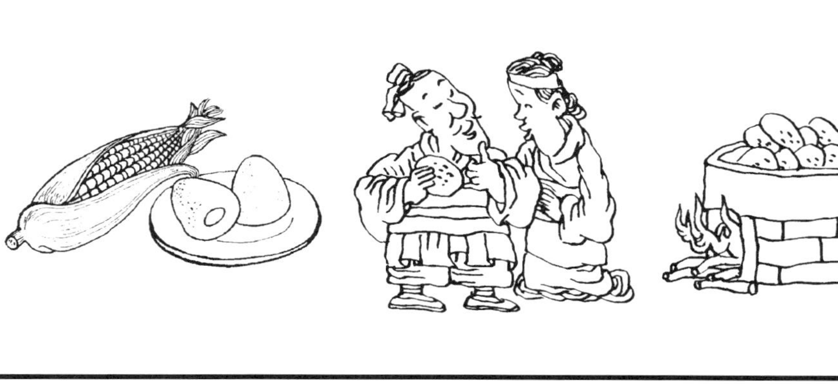

[訳注]
※1：胃の調子を整え食欲を増進させること。
※2：体内の滞りを減らし小水を出す。
※3：腹部に痛みを伴う結塊ができること。

トウモロコシ１対水３の割合で煎じた汁をお茶代わりに飲むと、慢性腎炎や水腫※1などに効くし、

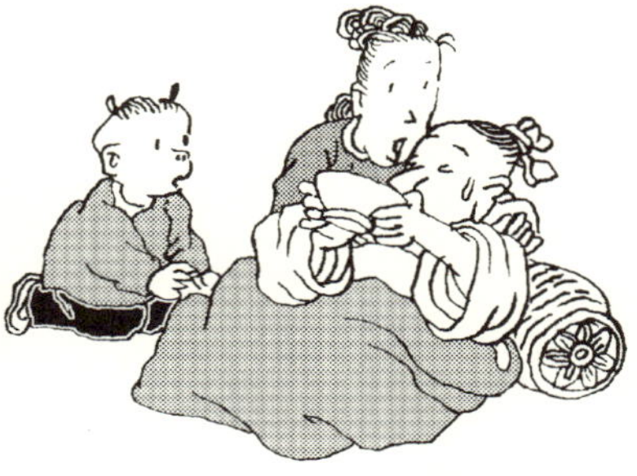

野菜をコーン油で炒めたものやコーンスープも高コレステロールに有効じゃ。

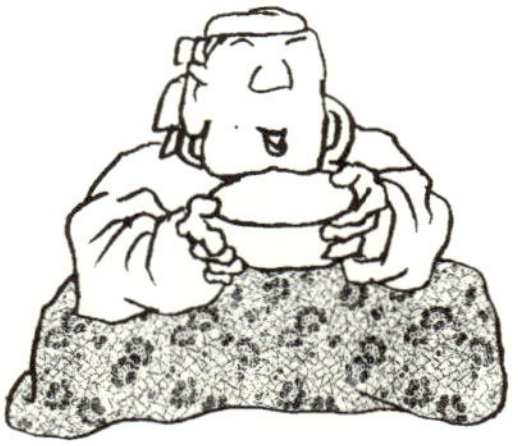

小　麦

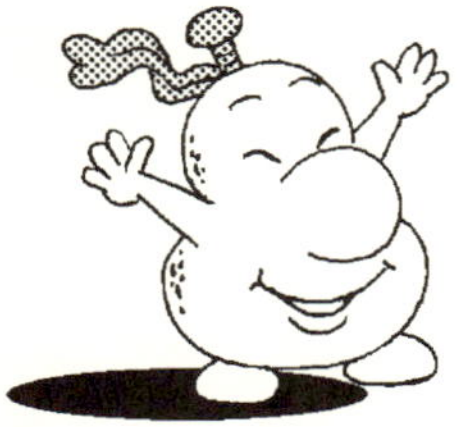

小麦の性味は甘涼で（黄帝内経では苦と記されている）、心経、脾経、腎経に入る。養心益腎、健脾厚腸、除熱止渇の効能があるんじゃ。

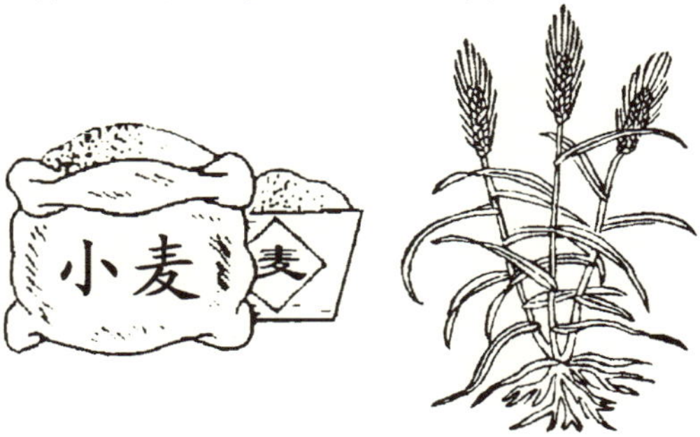

小麦
麦

脾虚による泄瀉や老人の淋瀝《りんれき》※2、臓燥、心煩口渇などのときに食べるとよい。

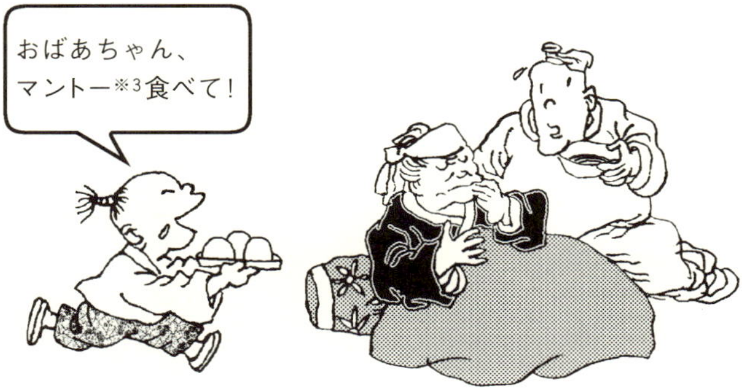

おばあちゃん、
マントー※3食べて！

［訳注］
※1：体表に余分な水分が溜まっている状態。むくみ。
※2：小便がこらえられなくなったり、頻度が増えたりすること。
※3：小麦粉で作った味のついてない饅頭（あんは入っていない）。

『飲食会要』には、「狐色に炒めた小麦粉を温かい白湯でといたもの大さじ１杯を１日２回服用すると、胃腸虚弱による慢性泄瀉を治療できる」と書かれておるし、

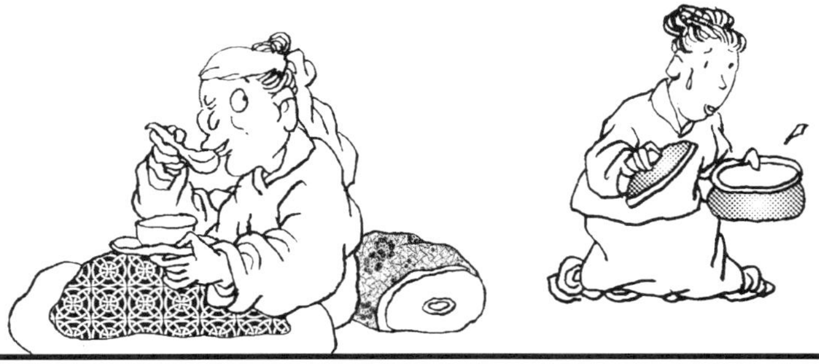

『金匱要略』の「甘麦大棗湯」には「小麦１升、甘草３両、大棗10個を煎じて飲むと、女性に多い臓躁（癔痛）※1が治療できる」とある。

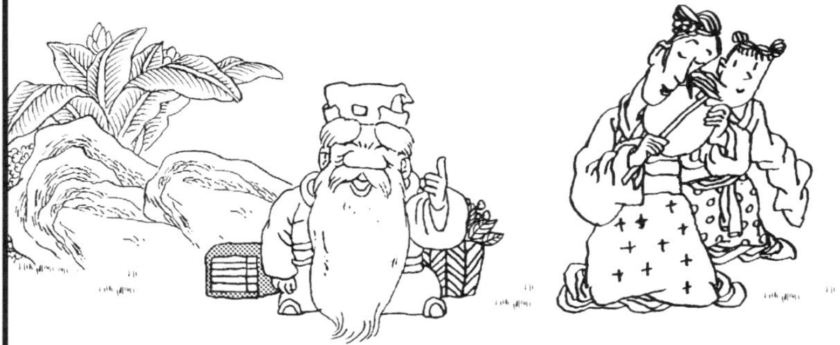

それから、中薬では、まだ成熟していない小麦を「浮小麦」と呼んでおる。これは小麦を研ぐときに「浮小麦」は水面に浮くことに由来しているが、

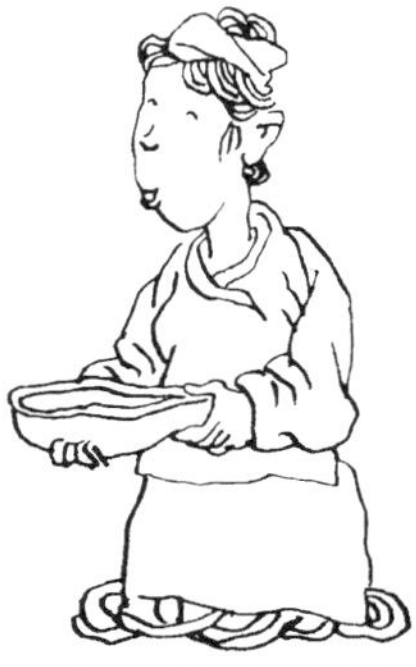

体が虚して自汗になった者はこの浮小麦と、大棗か麻黄根を煎じて服用すると、とてもよく効くんじゃ。

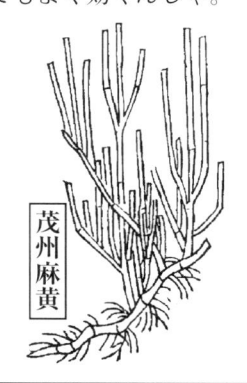

【訳注】※１：精神発作の一種。

粳《うるち》 米《まい》

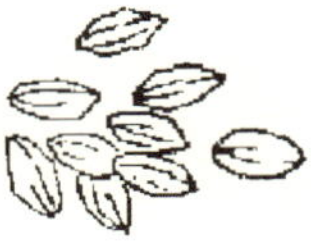

粳米の性味は甘平で、脾経、胃経に入る。五臓を補益し、気力を増し、筋肉を強める効能があるんじゃ。

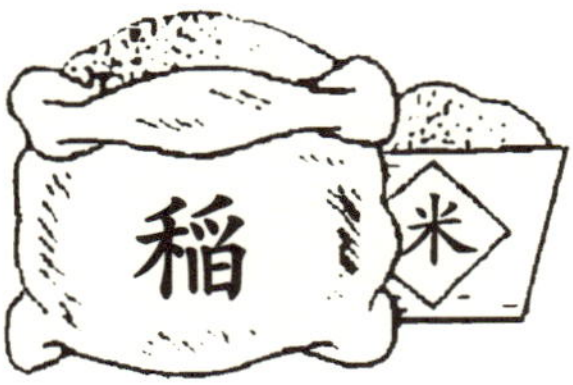

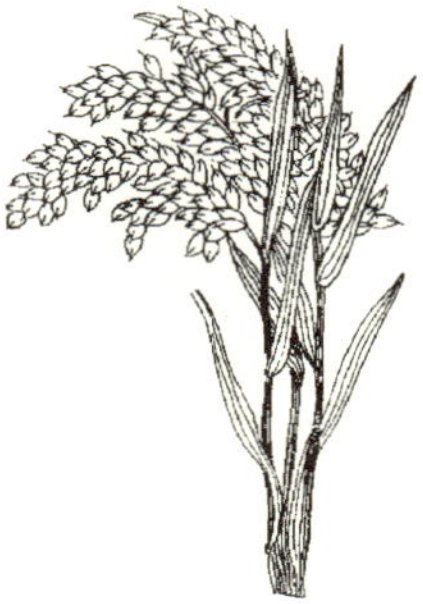

粳米のお粥は多くの地域で人々の主食として、体のエネルギー源になっておるが、民間では、そのお粥に薬物を入れたのが病の治療にも用いられておるんじゃ。

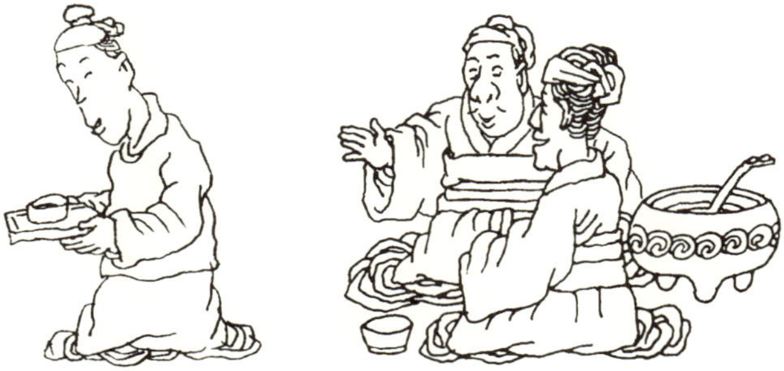

『薬性裁成』には、そのことが記されておる。例えば荷葉※1入りのお粥は寛中、

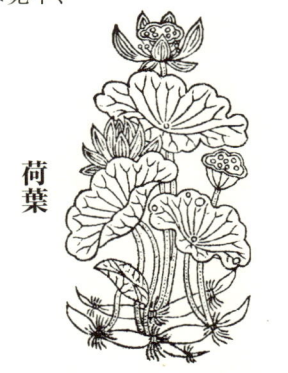

荷葉

芥菜葉※2入りのお粥は豁痰《かったん》※3、

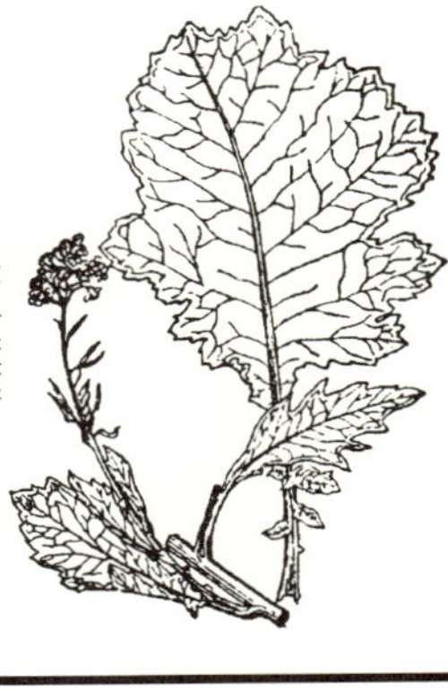

芥菜葉

訳注

※1：蓮の葉。 ※2：からし菜の葉。
※3：痰を通す。

紫蘇葉※1入りのお粥は行気解肌、

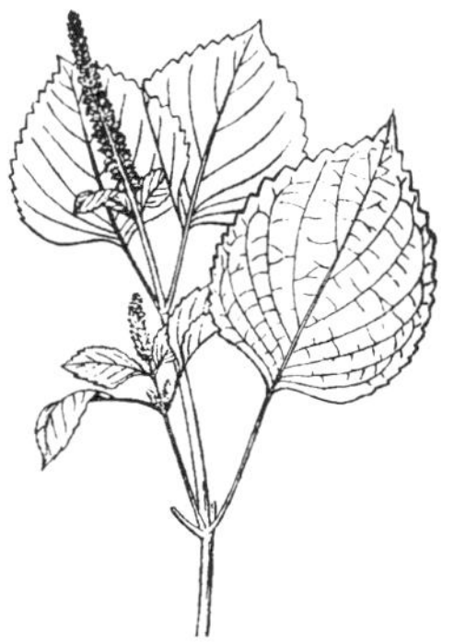

薄荷葉入りのお粥は清熱、

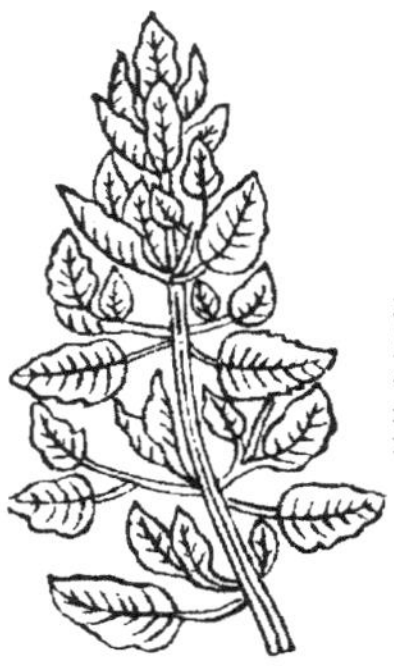

淡竹葉※2入りのお粥は避暑、

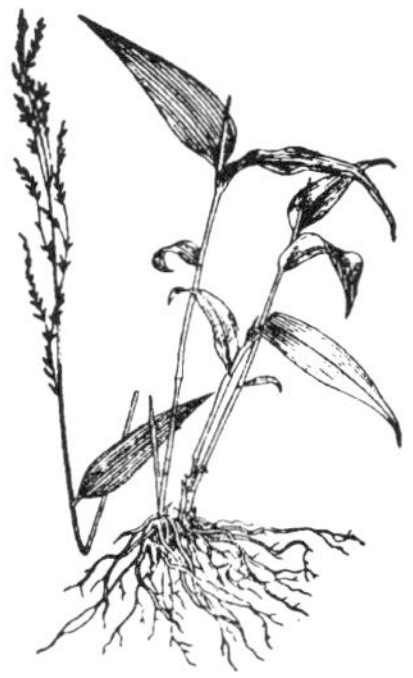

それから、茯苓酪入りのお粥は清上実下※3、

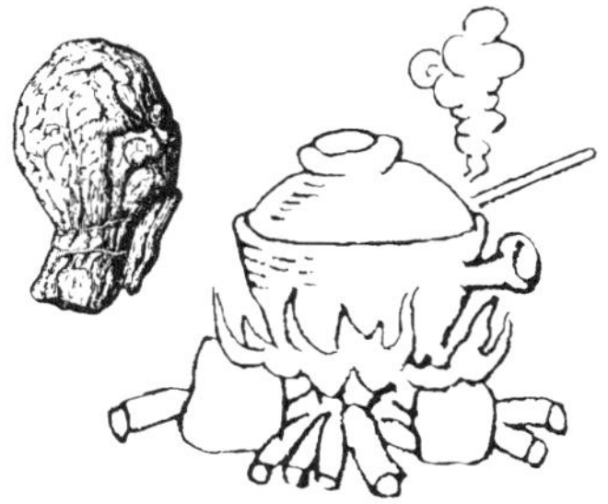

薯蕷入りのお粥は理胃、

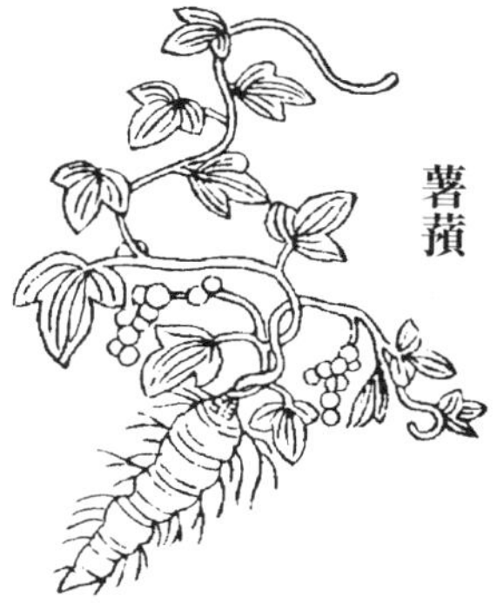

花椒《かしょう》※4入りのお粥は避瘴、

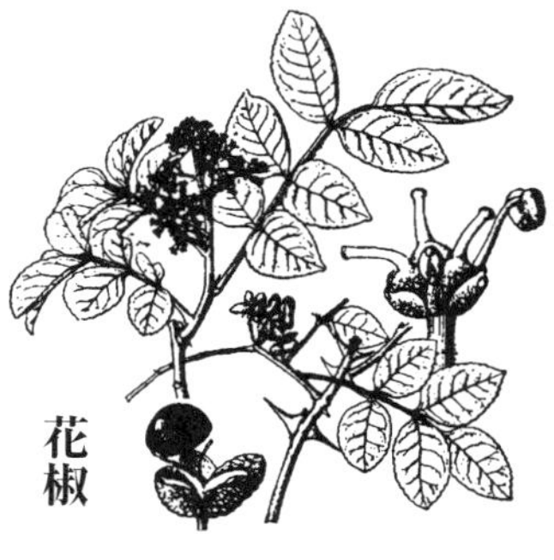

[訳注]
※1：しその葉。
※2：ササクサの葉。
※3：実証、熱証を治す。高熱、口渇、もだえ、頭痛などに作用する。
※4：山椒の一種。

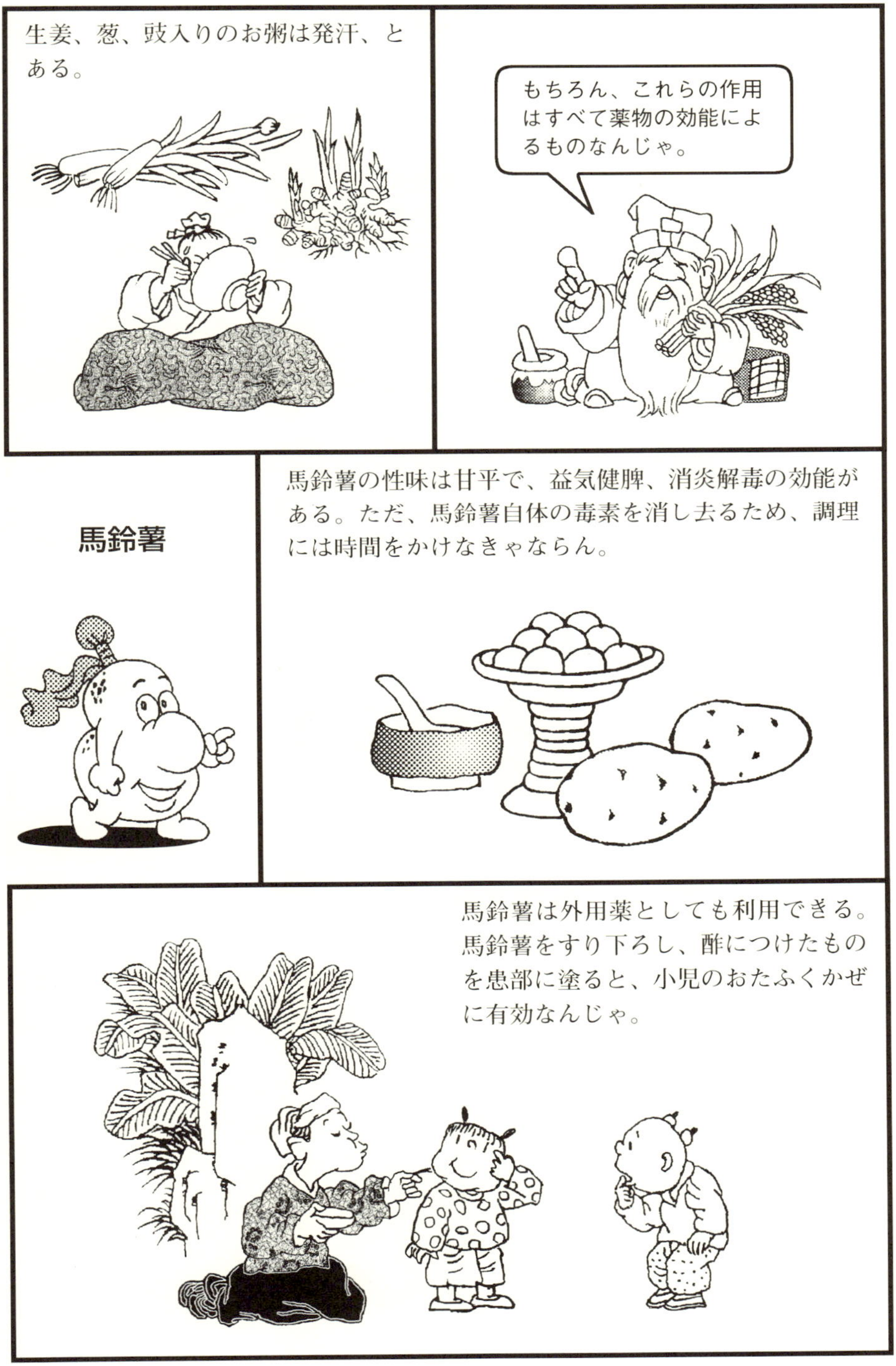

生姜、葱、豉入りのお粥は発汗、とある。
もちろん、これらの作用はすべて薬物の効能によるものなんじゃ。
馬鈴薯
馬鈴薯の性味は甘平で、益気健脾、消炎解毒の効能がある。ただ、馬鈴薯自体の毒素を消し去るため、調理には時間をかけなきゃならん。
馬鈴薯は外用薬としても利用できる。馬鈴薯をすり下ろし、酢につけたものを患部に塗ると、小児のおたふくかぜに有効なんじゃ。

赤小豆

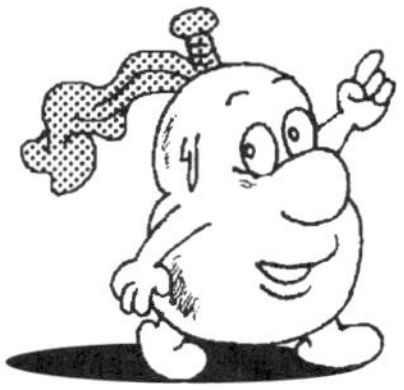

赤小豆の性味は甘酸で、心経、小腸経に入る。利尿消腫、健脾滲湿、解毒排膿の効能があるんじゃ。

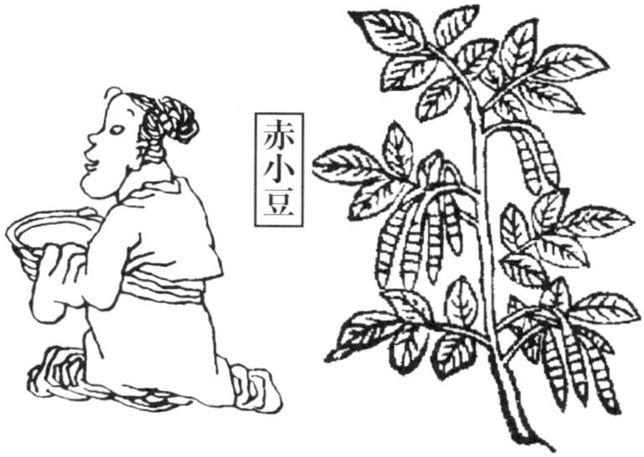

『本草綱目』には、「湿疫を避け、難産を治し、胞衣を下し、乳汁を通らせる。鯉、鮒、黄雌鶏と一緒に煮て食べると、利水消腫の効果がある」と記され、

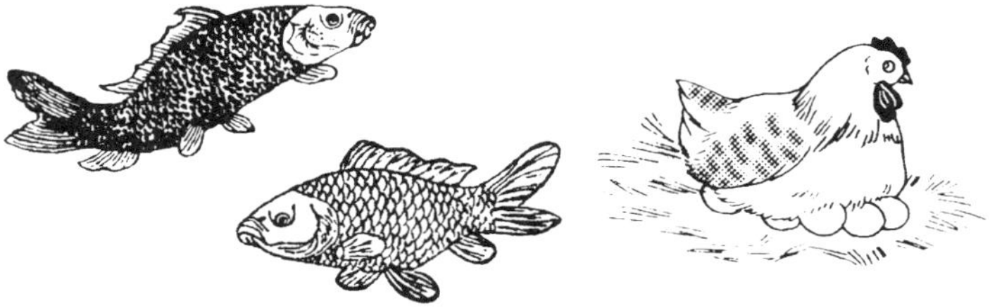

「瘡疥《そうかい》や赤腫※1を治す。水に混ぜて飲むと必ず治る」とも書かれておる。

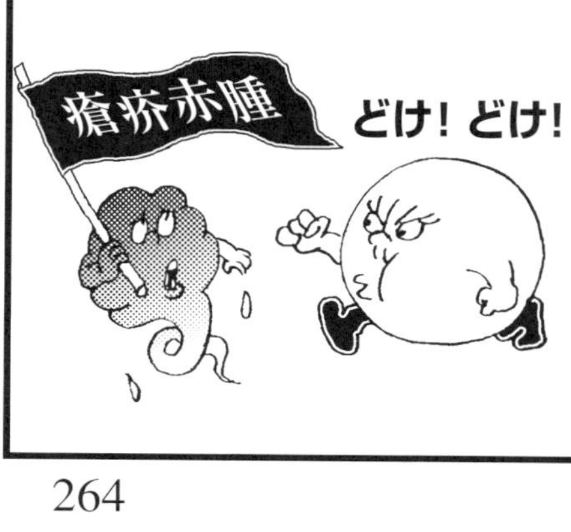

『食療本草』にも赤小豆が出ており「長期間食べ続けると痩せる」とある。これは赤小豆が体内の余分な水分を排除してくれるからじゃ。

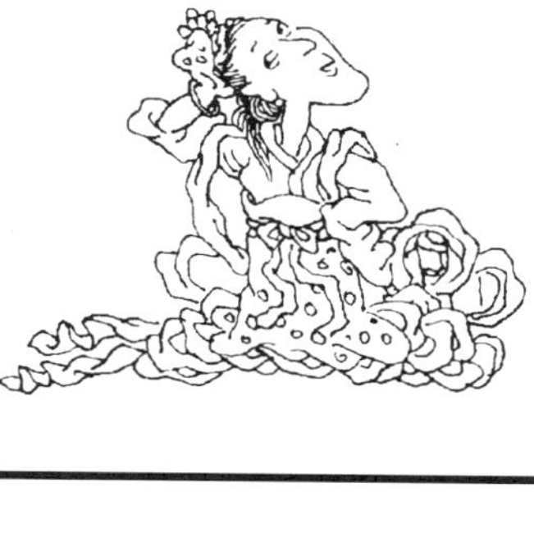

［訳注］※1：皮膚の発赤、腫脹。

緑　豆

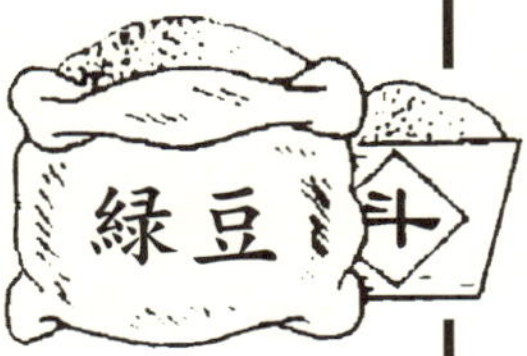

緑豆の性味は甘平で、清熱解毒、清暑利水の効能があるんじゃ。

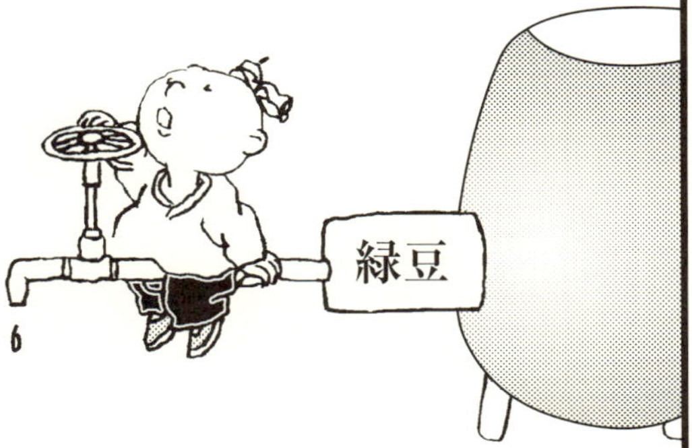

『飲食辨』には緑豆について、「性は涼で、胃を傷つけず、諸熱を下げ、百毒を解く。およそ熱腫、熱痢、熱渇、癰疽、斑疹……」とあり、

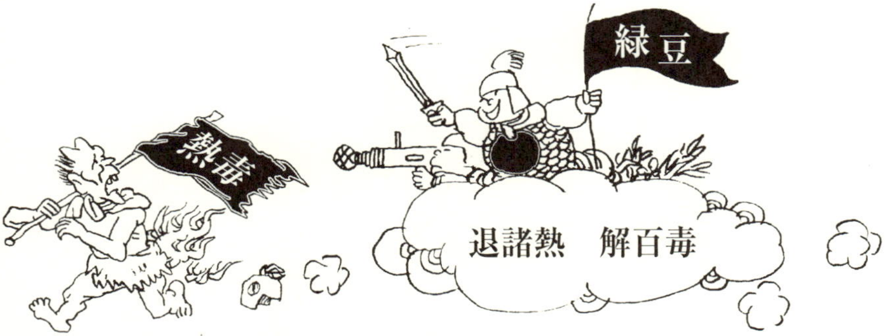

「毒物や熱性薬の誤飲、草木、菌類、死んだ禽獣の毒などにも対応できる」とも書かれておる。

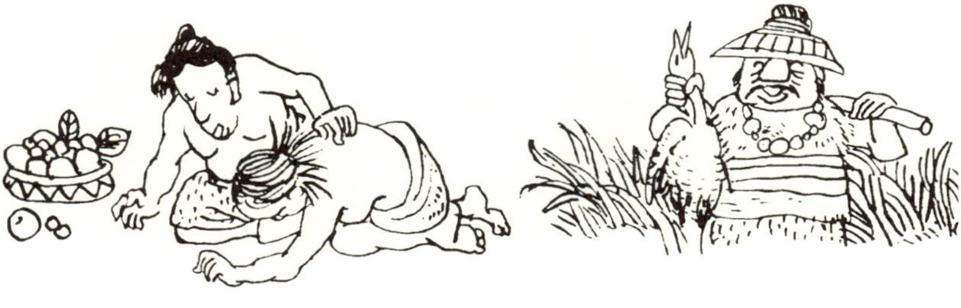

解熱と解毒には緑豆の煎じ汁を飲むとよいが、大毒の場合は生のまま粉にして氷水で服用するんじゃ。

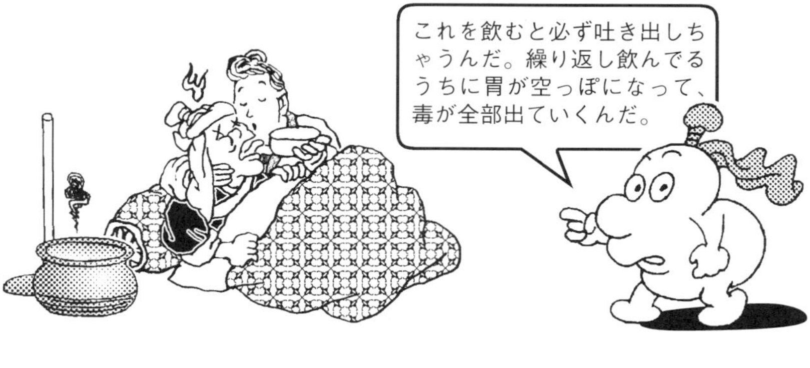

これを飲むと必ず吐き出しちゃうんだ。繰り返し飲んでるうちに胃が空っぽになって、毒が全部出ていくんだ。

扁　豆

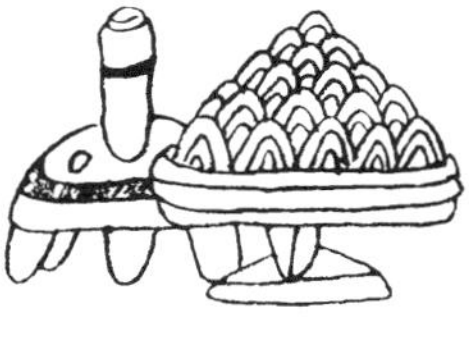

扁豆の性味は甘、微温で、脾経、胃経に入る。健脾化湿の効能があるんじゃ。

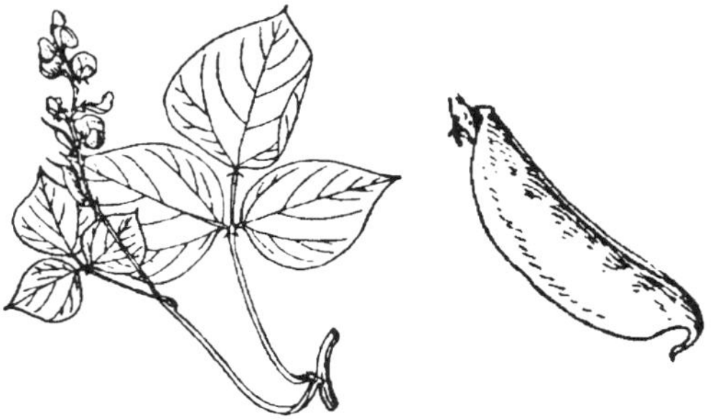

『本草求真』には、「そもそも脾は甘を好む。扁豆の味は甘であるゆえ、脾には有益である。

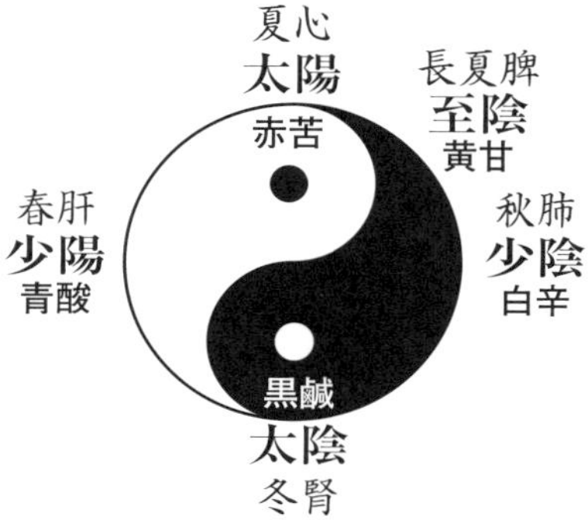

夏心
太陽
赤苦
長夏脾
至陰
黄甘
春肝
少陽
青酸
秋肺
少陰
白辛
黒鹹
太陰
冬腎

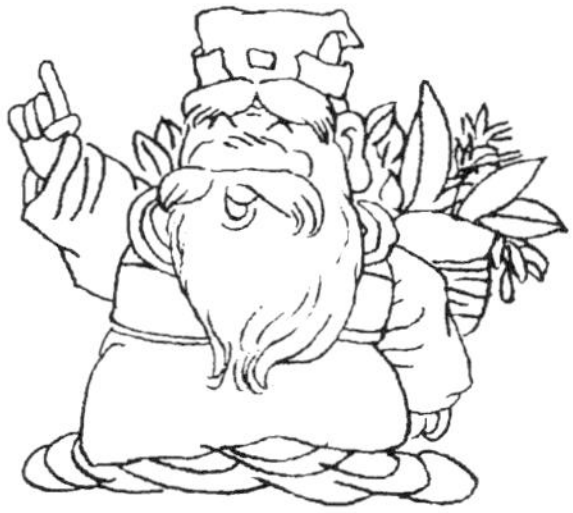

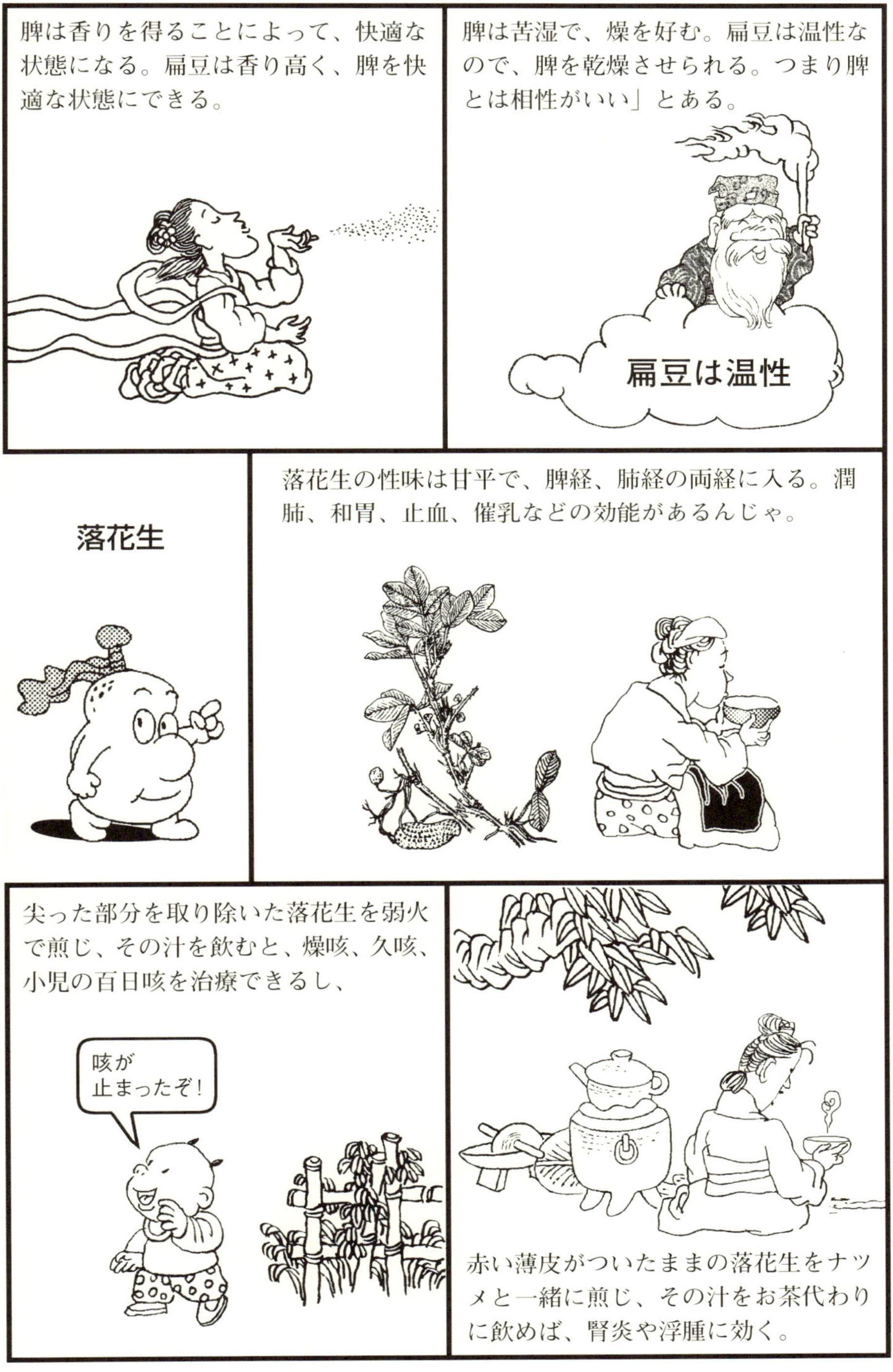
脾は香りを得ることによって、快適な状態になる。扁豆は香り高く、脾を快適な状態にできる。
脾は苦湿で、燥を好む。扁豆は温性なので、脾を乾燥させられる。つまり脾とは相性がいい」とある。
扁豆は温性
落花生
落花生の性味は甘平で、脾経、肺経の両経に入る。潤肺、和胃、止血、催乳などの効能があるんじゃ。
尖った部分を取り除いた落花生を弱火で煎じ、その汁を飲むと、燥咳、久咳、小児の百日咳を治療できるし、
咳が止まったぞ!
赤い薄皮がついたままの落花生をナツメと一緒に煎じ、その汁をお茶代わりに飲めば、腎炎や浮腫に効く。

落花生を７日間酢漬して、毎日朝晩10粒ずつ食べれば、高血圧が治る。

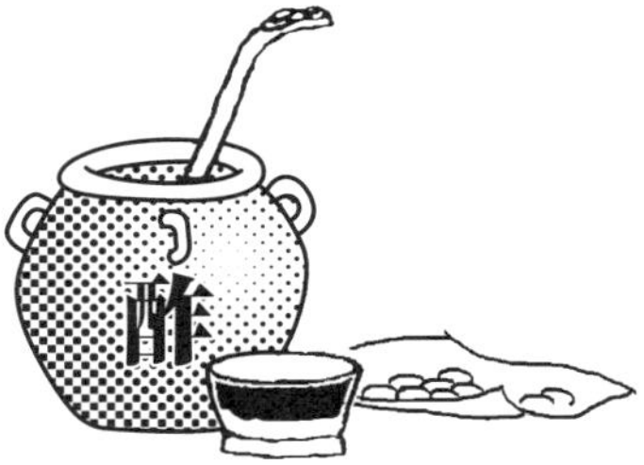

生落花生90グラムと豚の蹄（前足）１本を弱火で長時間煮込んで食べると、母乳の出がよくなり、量も増えるんじゃ。

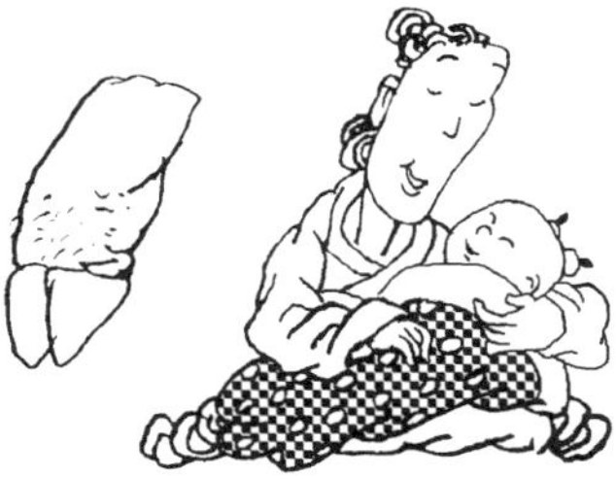

大　豆

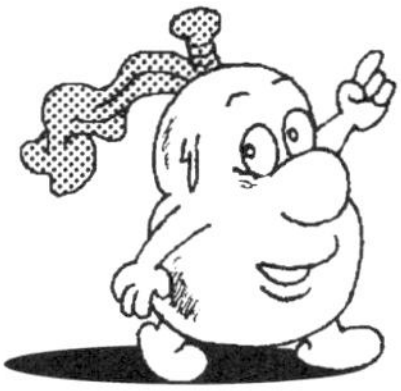

大豆の性味は甘平で、脾経、大腸経に入る。「植物の肉」とも言われており、健脾寛中、潤燥利水、祛風熱、活血解毒の効能があるんじゃ。

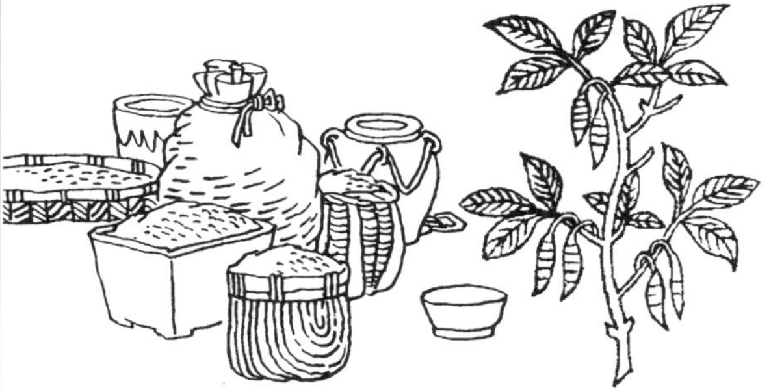

明代の李時珍は、「大豆を食べると、皮膚が急性化し、骨髄がつくられ、力が湧いてきて、虚が補われ、食欲も出てくる」。

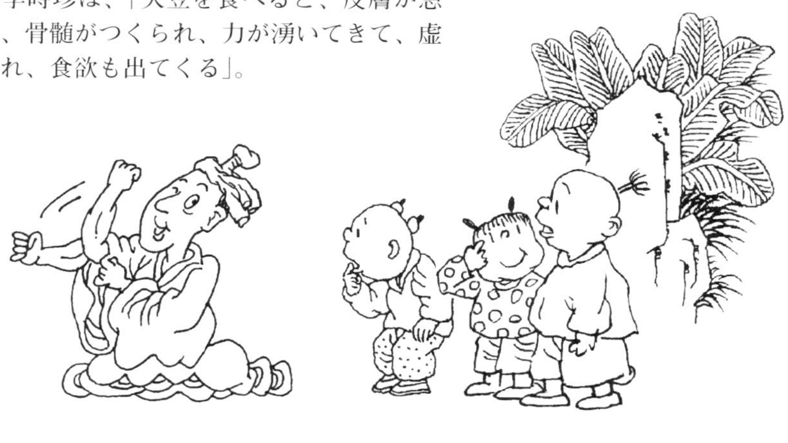

さらに、「腎の病を治し、利水下気し、諸風熱を治し、活血し諸毒を解ける」と言っておる。

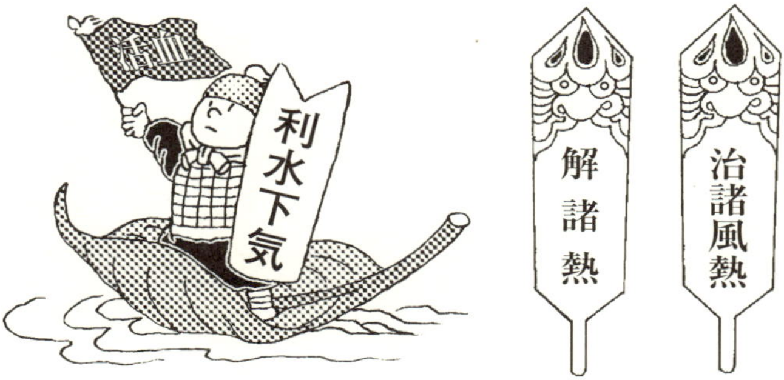

鉄欠乏性貧血を治療するには、まず大豆、豚レバー各100グラムを用意する。先に大豆を煎じ、八割方火が通ったら、レバーを加えて火が通るまで煮る。それを毎日３回に分けて食べ、これを３週間続けるんじゃ。

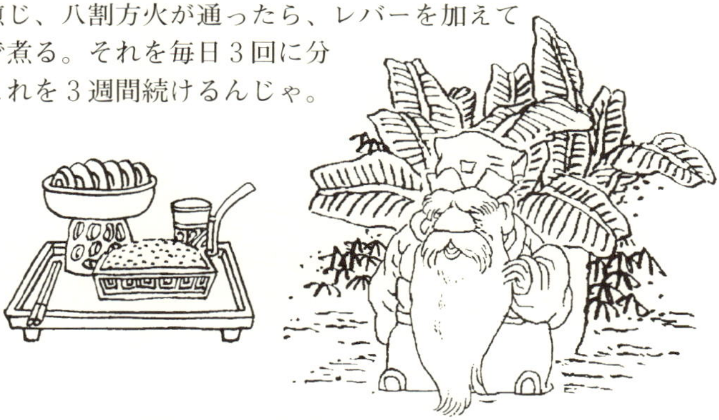

水疱瘡後の傷痕には大豆を黒くなるまで煮て粉末にし、ごま油をかけて食べるとよい。

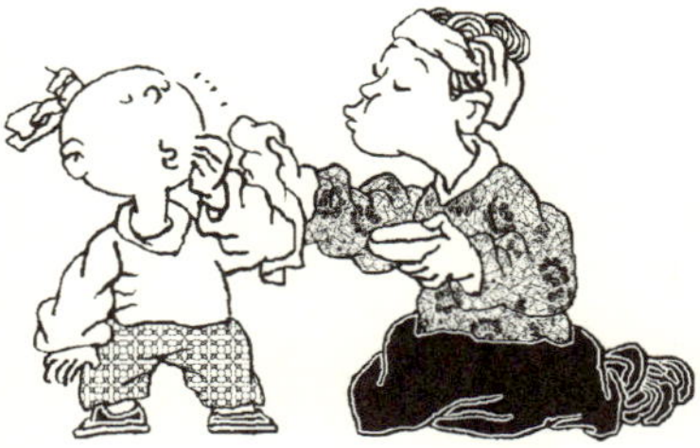

水疱瘡の後に大豆を毎日食べるようにすると、傷痕や色素沈着を減らし、皮膚がつるつるになるんじゃ。

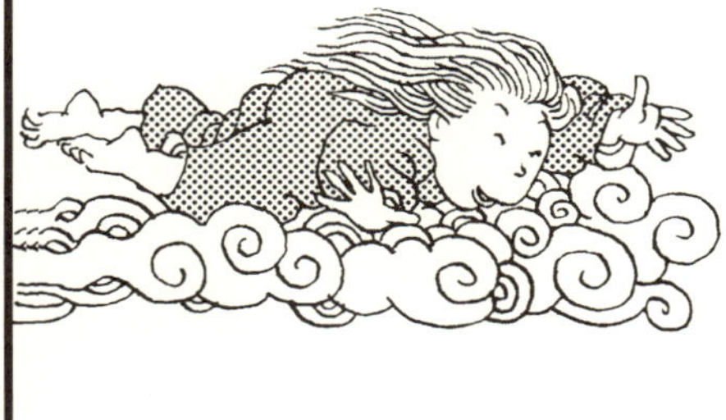

山　薬

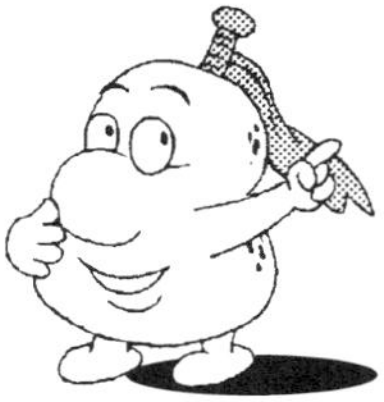

山薬の性味は甘平で、肺経、脾経、腎経に入る。健脾、補脾、固腎、益精の効能があるんじゃ。

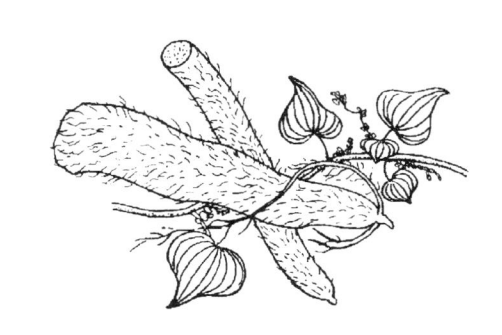

山薬は煮たり、ご飯に入れて山薬飯にしたり、あるいはお菓子を作ったりできて、どれもおいしい。色、香、味の３拍子そろった補益品じゃ。

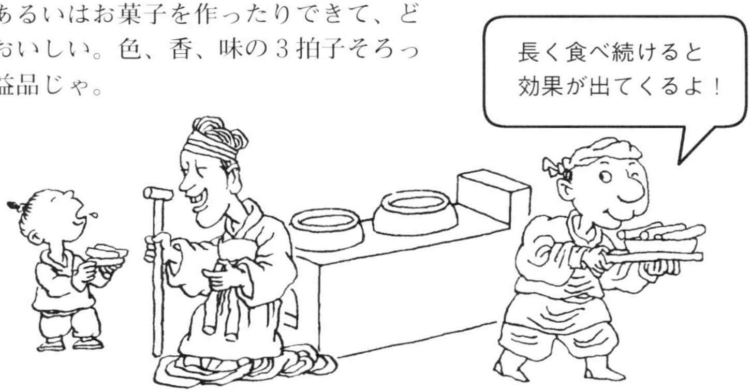

甘　藷

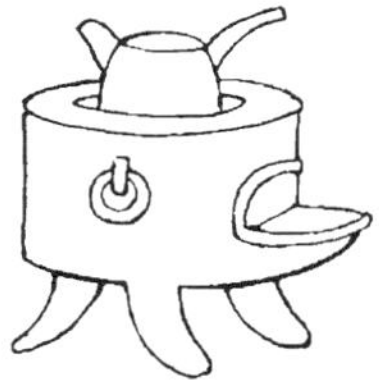

甘藷の性味は甘平で、補虚労、益気力、健脾胃、滋肺腎の効能がある。山薬と同じく、長く服用すると体にいい長寿食品になるんじゃ。

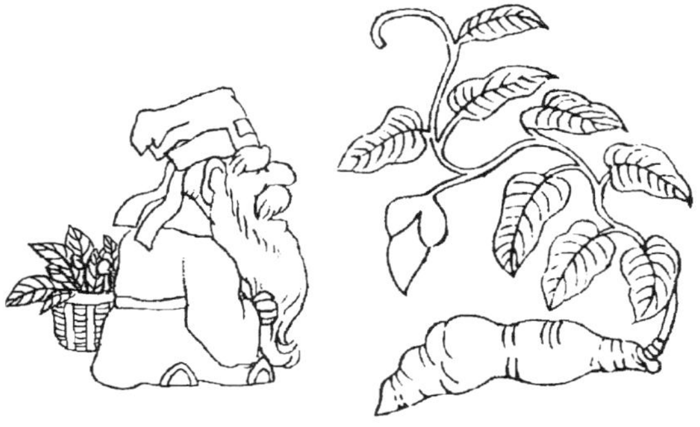

磨茹《きのこ》

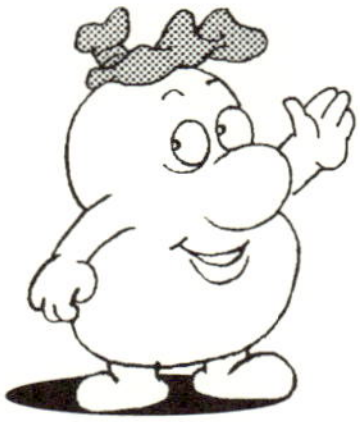

原茸の性味は甘平で、腸、肺、胃の各経に入る。滋養強壮、食欲増進、下痢止め、嘔吐止めなどの効能があるんじゃ。

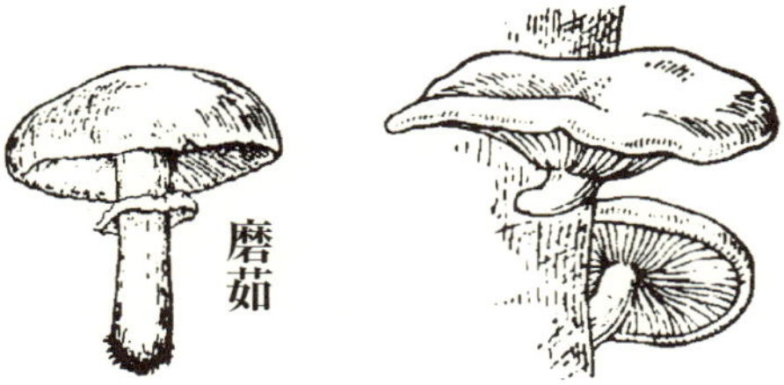
磨茹
香蕈《しいたけ》

『本草求真』には、「磨茹と香蕈は同じキノコ類であるが、香蕈は色が白く、平性であるのに対し、磨茹は色が白で、寒性である。香蕈は胃の気を補益し失禁を治療できる。磨茹は理気化痰のほか、腸や胃にも効能がある」と書かれておる。

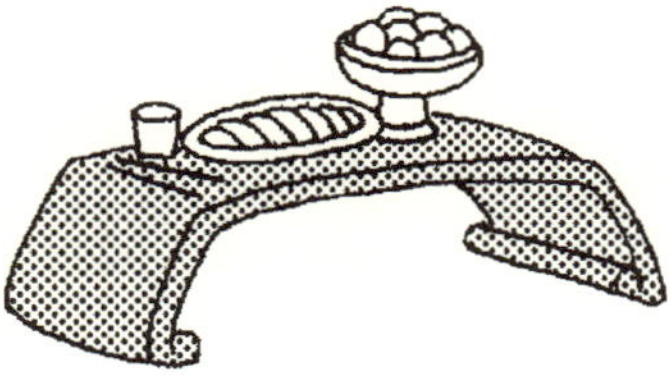

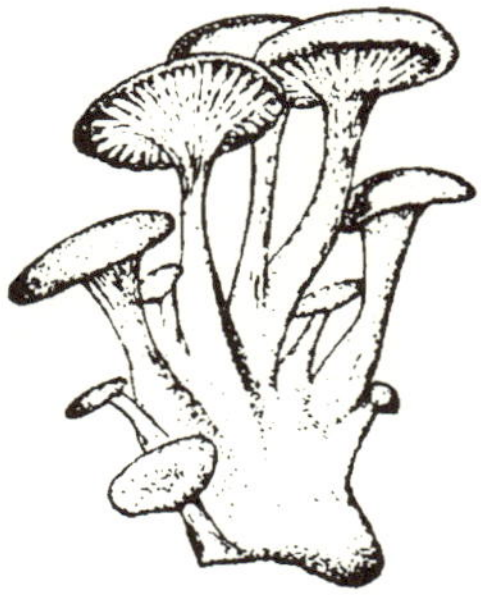

だが、磨茹は湿潤で、滞る性質があるので、食べ過ぎると気の通りが悪くなることがある。

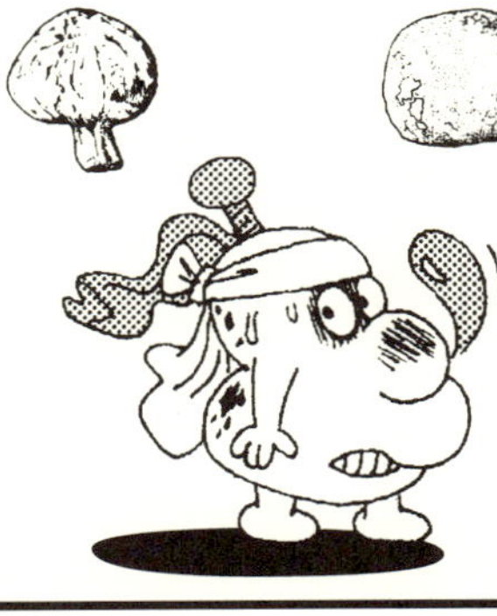

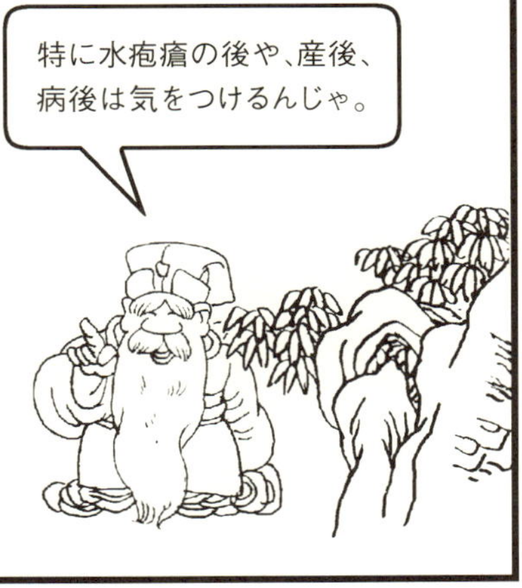
特に水疱瘡の後や、産後、病後は気をつけるんじゃ。

豚 肉

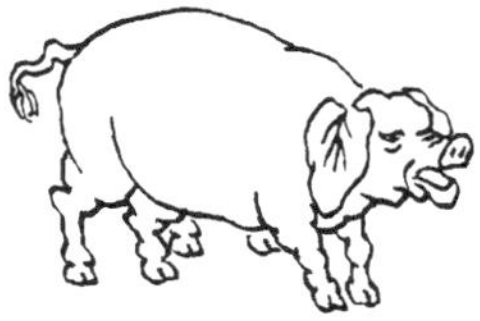

豚肉の性味は甘鹹・平で、脾、胃、腎経に入る。滋陰潤燥の効能があるんじゃ。

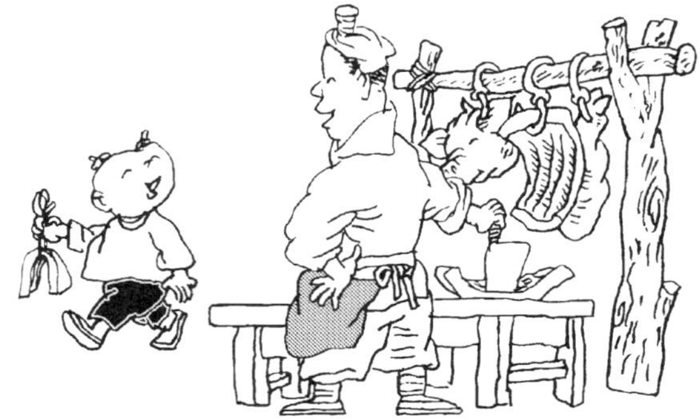

中医学では、豚肉は「腎液を補い、胃液を満たし、肝陰を滋養し、皮膚を潤し、大小便の出をよくし、咳を止める」といった効果があるとされておるが、

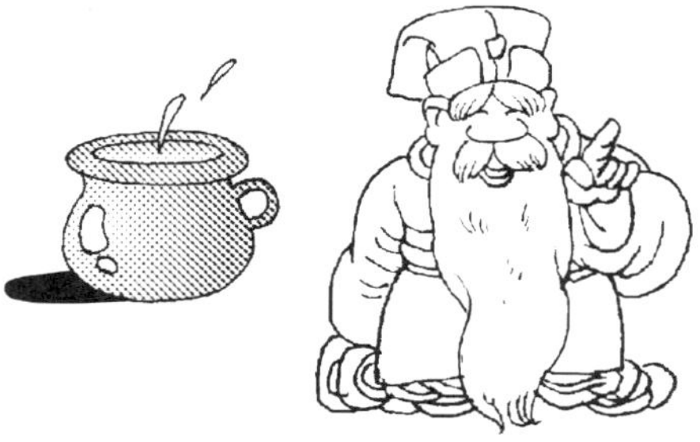

同時に「食べすぎると、熱を助け、痰を生じ、風を動かし、湿を生む」という戒めもあるんじゃ。

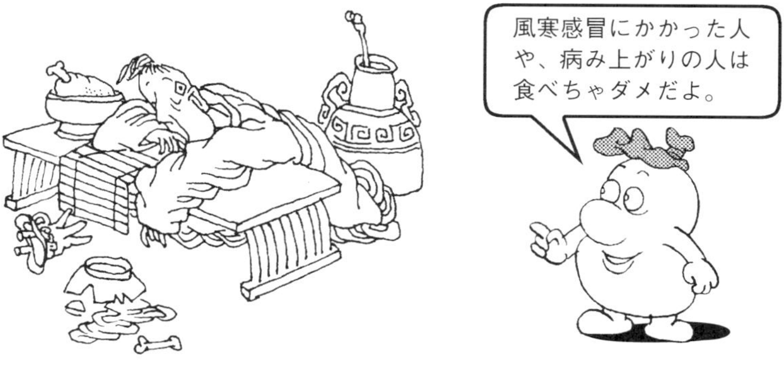
風寒感冒にかかった人や、病み上がりの人は食べちゃダメだよ。

牛 肉

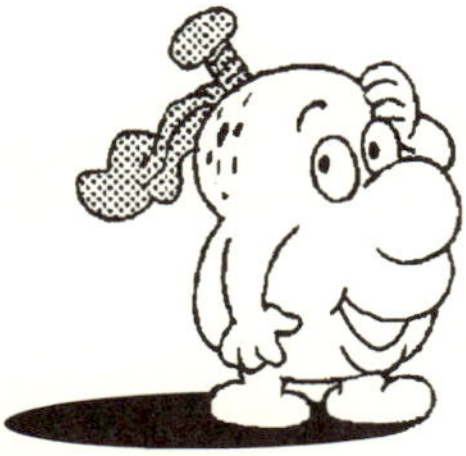

黄牛の肉の性味は甘平だが少し温性もある。水牛の肉は甘平じゃ。脾経、胃経に入り、いずれも補脾胃、益気血、強筋骨の効能があるんじゃ。

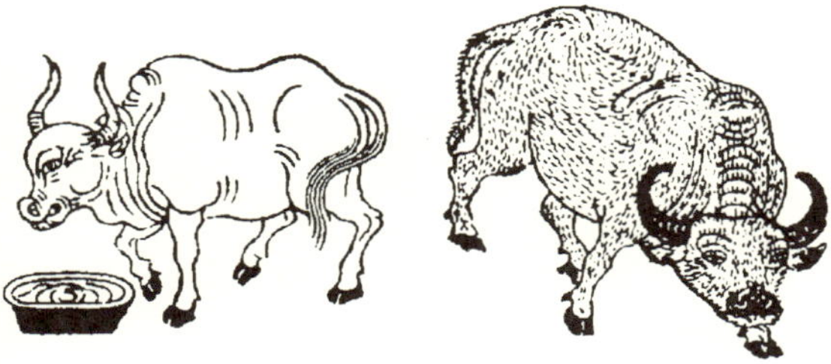

中医学では、「牛肉の味は甘で、特に脾土を補益する。脾胃は後天の本なので、脾胃を補益すれば、他もすべて補益したことになる」と考えられておる。

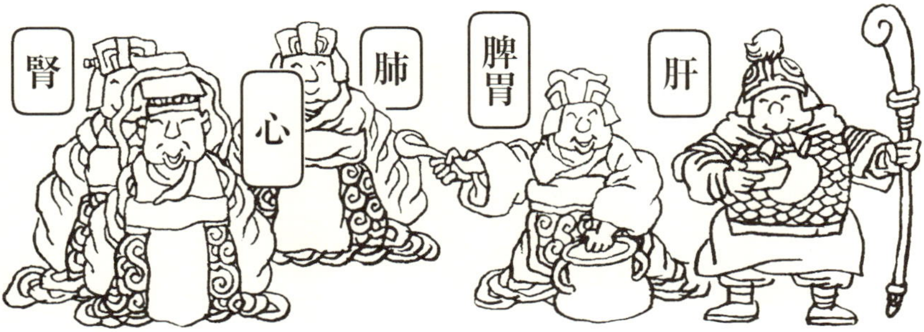
腎
心
肺
脾胃
肝

だから、久病体虚、中気下陥、気短、面色萎黄の者は牛肉の煮込み汁で補益するとよい。

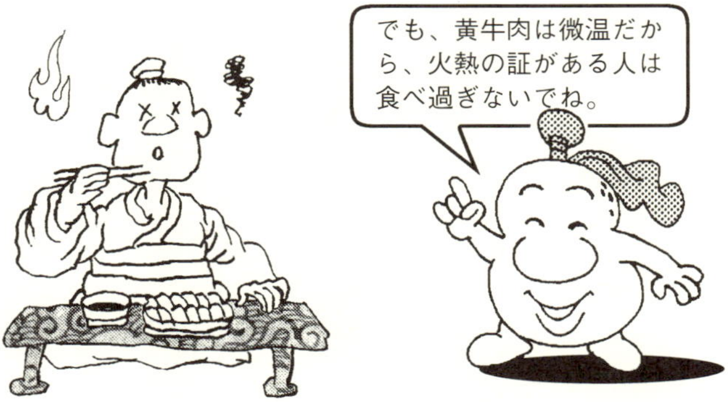
でも、黄牛肉は微温だから、火熱の証がある人は食べ過ぎないでね。

羊　肉

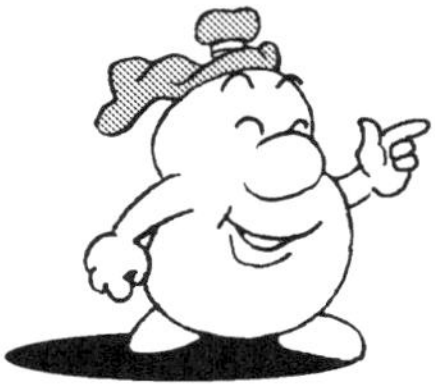

羊肉の性味は甘温で、脾経、腎経に入る。益気補虚、温中暖下の効能があるんじゃ。

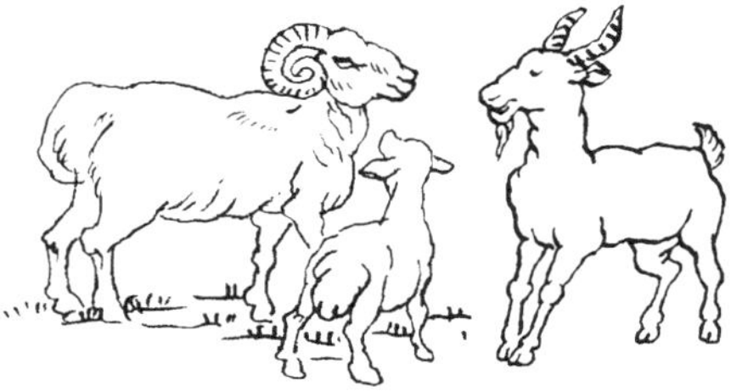

虚労で羸弱《るいじゃく》、腰膝酸軟、産後虚冷、寒疝などの症状のときに食べるとよい。筋骨や胃腸を強くできるんじゃ。

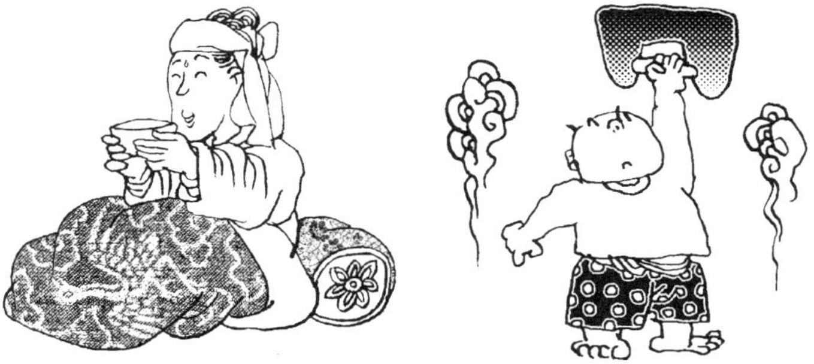

だが、季節の邪気を外感したり、あるいは熱がある者は食べない方がよい。

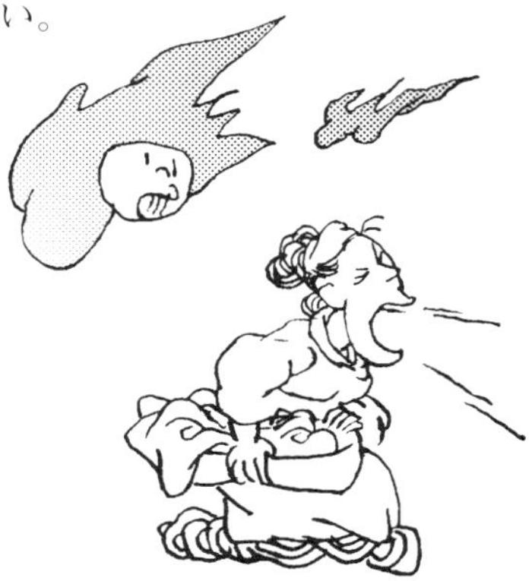

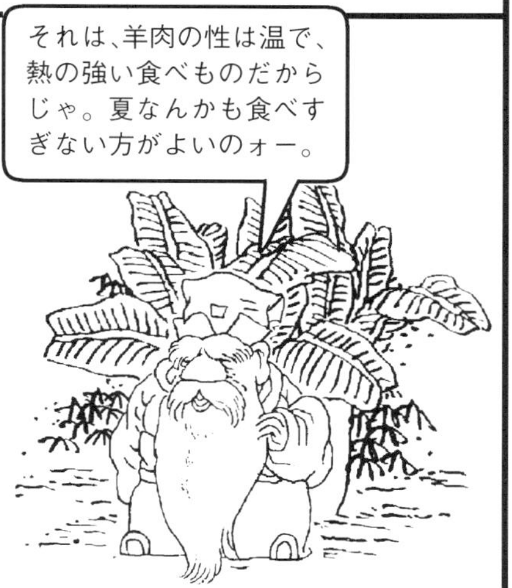
それは、羊肉の性は温で、熱の強い食べものだからじゃ。夏なんかも食べすぎない方がよいのォー。

鶏　肉

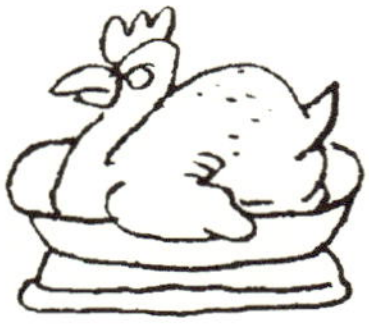

鶏肉の性味は甘温で、脾経、胃経に入る。補中益気、補精填髄※1の効能があるんじゃ。

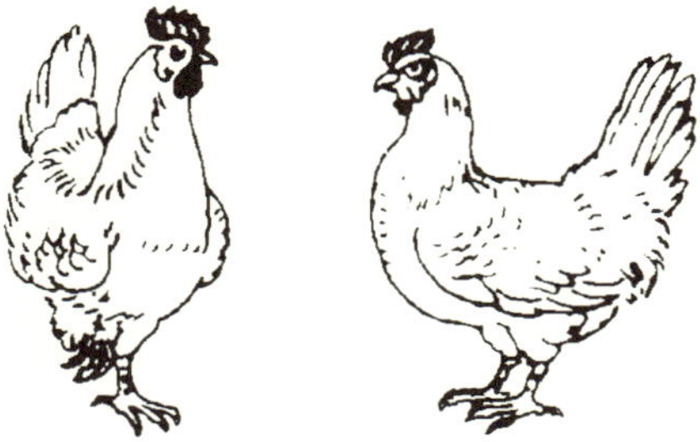

だから、中虚による食欲不振、泄瀉、下痢、消渇、水腫、産後乳少、病後虚弱のときに食べるとよい。

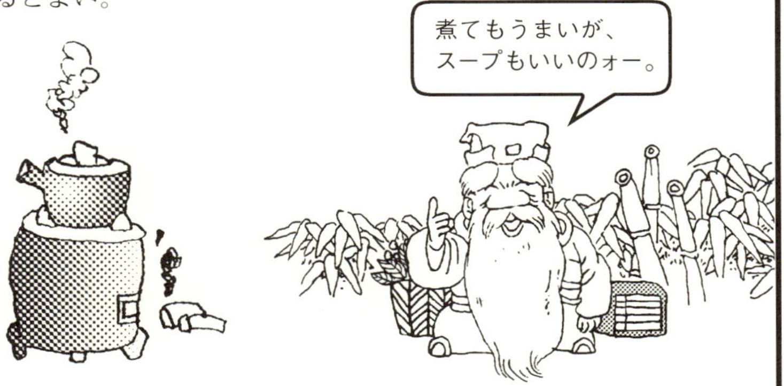
煮てもうまいが、
スープもいいのォー。

ただ、食べすぎると生熱動風になりやすいので、実証の者や邪毒がある者は食べない方がよい。

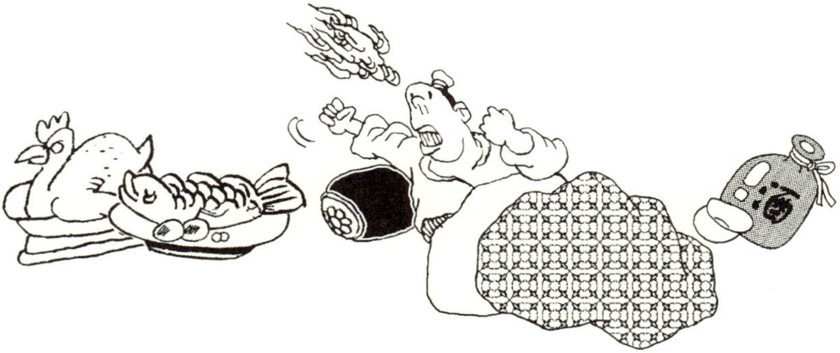

［訳注］
※1：腎精、髄液を充填する働きのある薬物。

鴨 肉

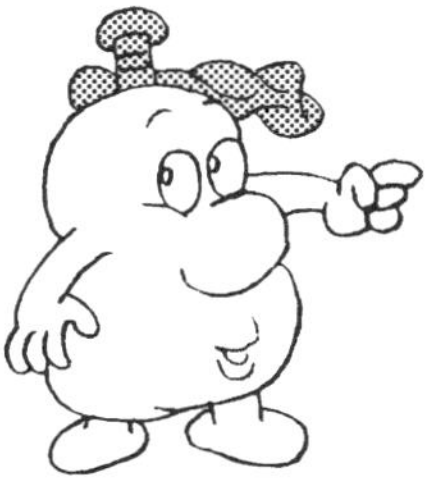

鴨肉の性味は甘、微寒で、滋陰養胃、利水消腫などの効能があるんじゃ。

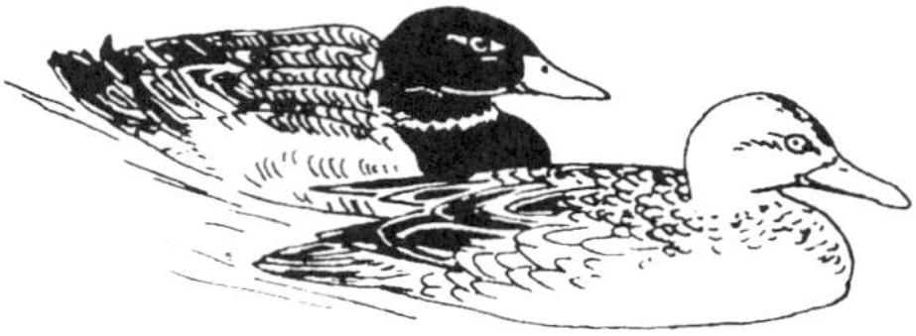

鴨は雄の方がよい。特に歳をとった雄は最高じゃ。禽類の場合、ふつうは雌や子供が重宝されるが、鴨は逆じゃ。雄や年寄りが重宝がられる。

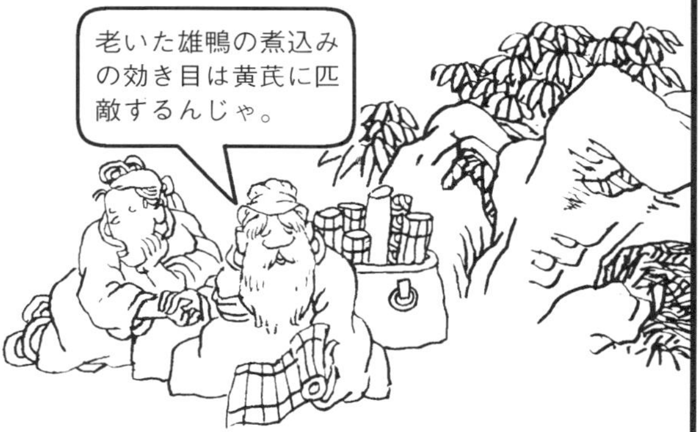
老いた雄鴨の煮込みの効き目は黄芪に匹敵するんじゃ。

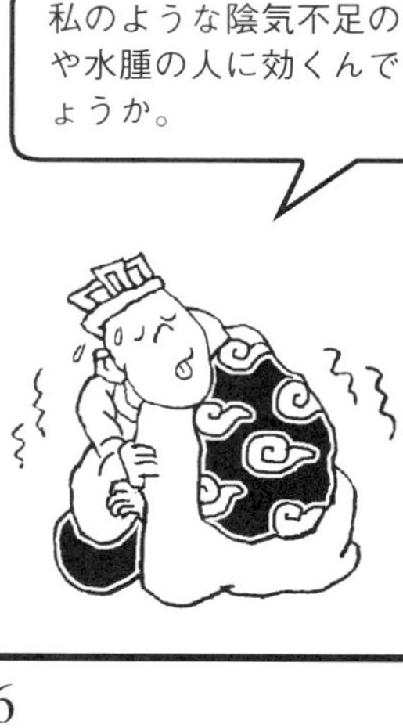
私のような陰気不足の男や水腫の人に効くんでしょうか。

もちろんじゃ。ただ食べ過ぎると滞気、滑陽の弊害が出るから陽虚脾弱、外感、便泄、痞張、脚気の者は食べてはならん。

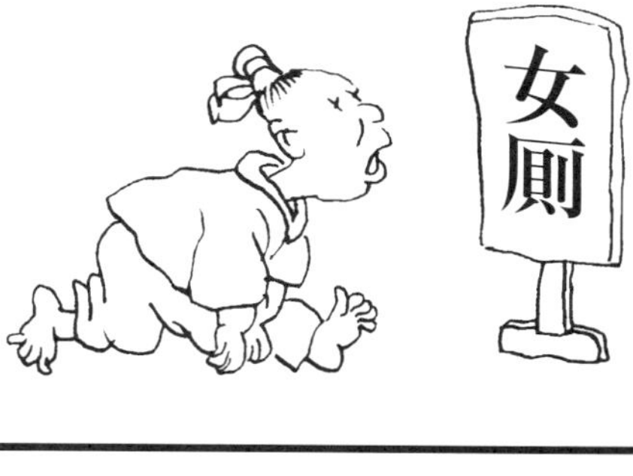
女
厠

兎 肉

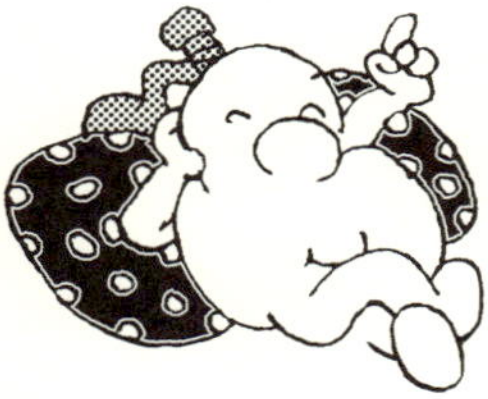

兎肉の性味は甘涼で、肝経、大腸経に入る。補益中気、止渇健脾、涼血解毒の効能があるんじゃ。

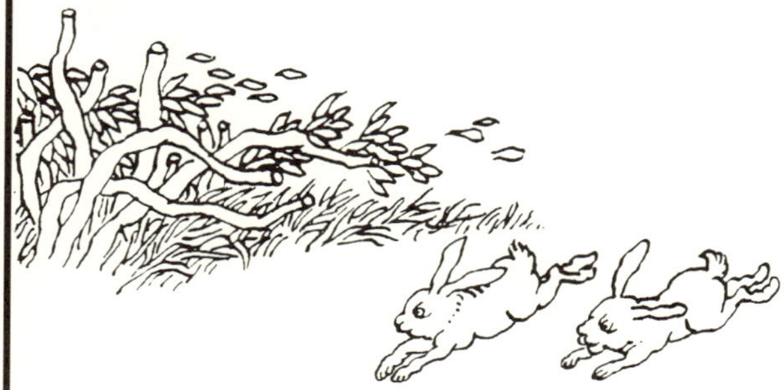

兎肉は繊維が細かく、柔らかいので、食後2時間で吸収される。子供や老人にはもってこいの食肉じゃ。

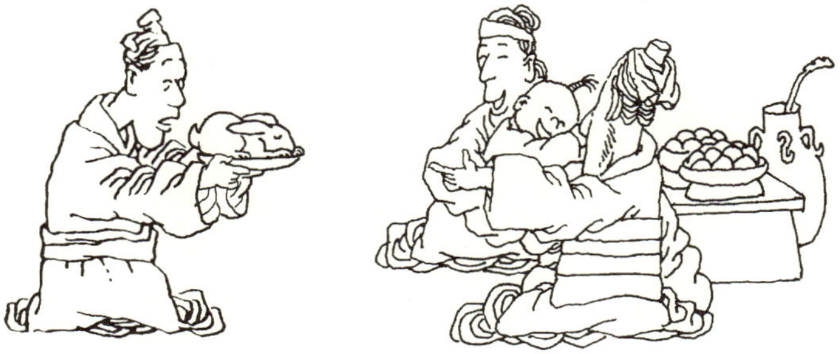

兎肉をよく食べると、たくましく健康になり、スタイルもよくなって、皮膚のきめも細かくなる。兎肉が「美容肉」と言われるゆえんじゃ。

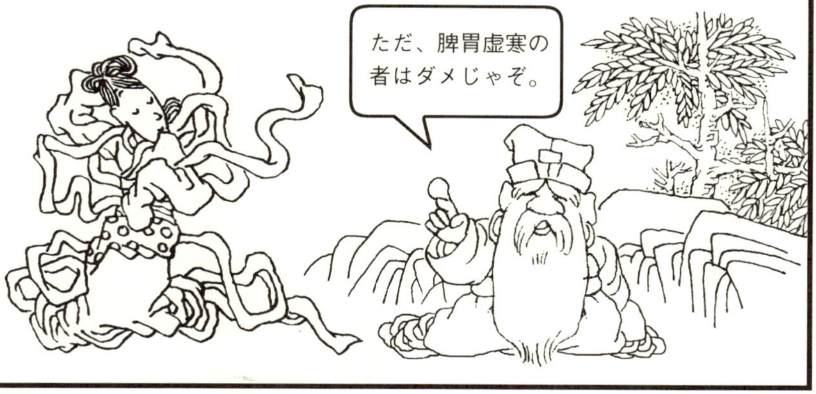
ただ、脾胃虚寒の者はダメじゃぞ。

鼈《すっぽん》

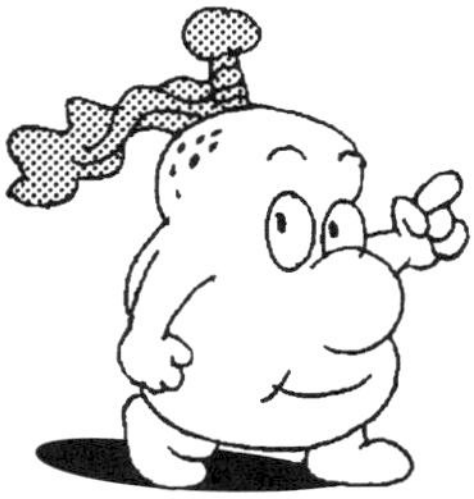

鼈の性味は甘平で、肝経に入る。滋陰涼血の効能があるんじゃ。

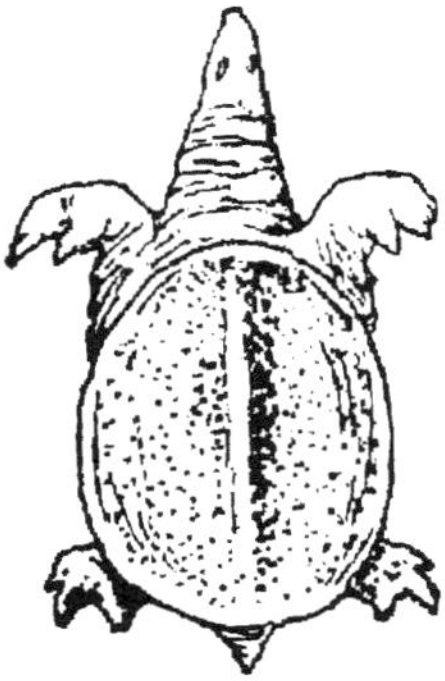

鼈甲の性味は鹹平で、滋陰潜陽、散結消痞、

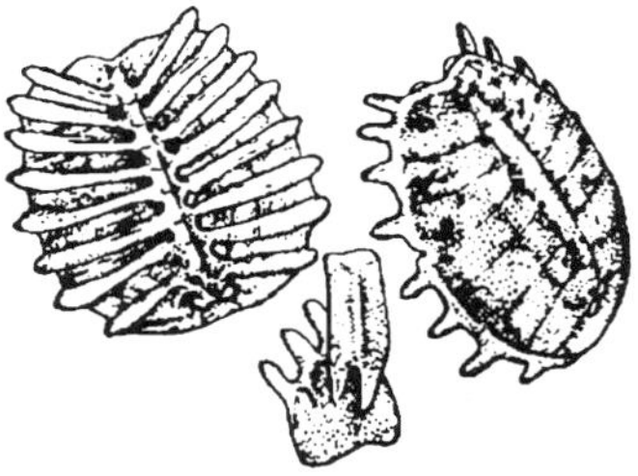

鼈卵は鹹寒で、滋陰補虚、鼈血は鹹平で、活血愈風の効能がそれぞれある。

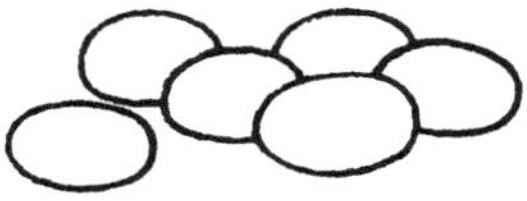

鼈も亀も有名だが、亀は主に滋陰補血、止血、健骨、鼈は清虚熱、散瘀血の効能が優れておる。

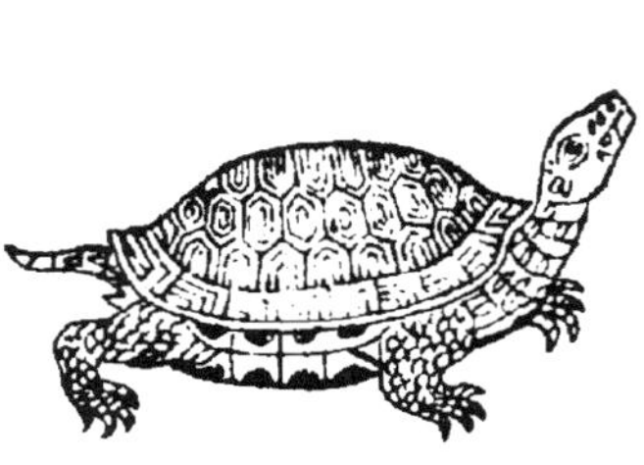

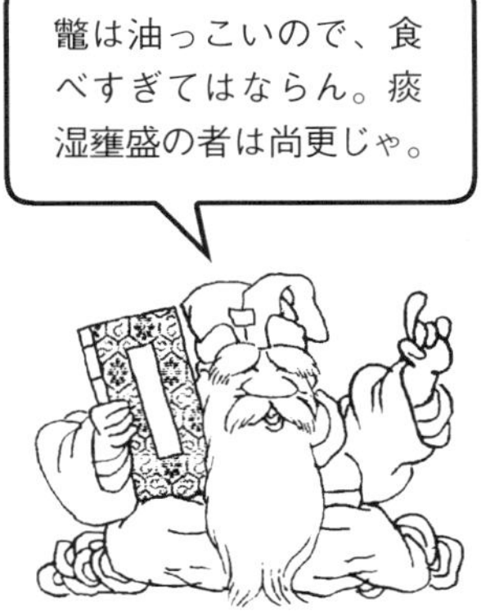
鼈は油っこいので、食べすぎてはならん。痰湿壅盛の者は尚更じゃ。

鯉

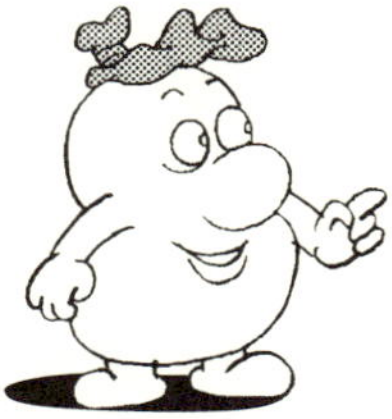

鯉の性味は甘平で、脾経、腎経、肺経に入る。利尿効果に優れ、腫張、黄疸、脚気、喘息、喘咳、湿熱などにも効果があるんじゃ。

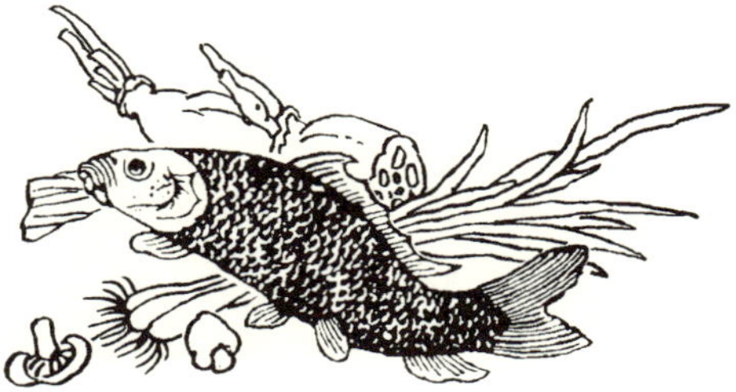

『本草綱目』には、鯉について「なますにすれば、温性になるので、痃結冷気※1の病を治療でき、

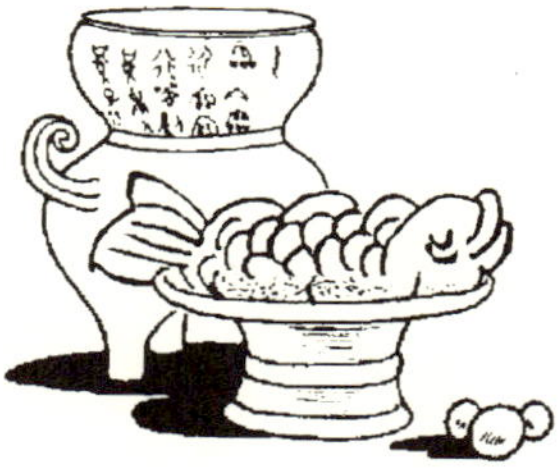

焼くと火性になり、発散風寒、平肺通乳のほか、胃腸や腫毒※2の邪が解ける」とある。

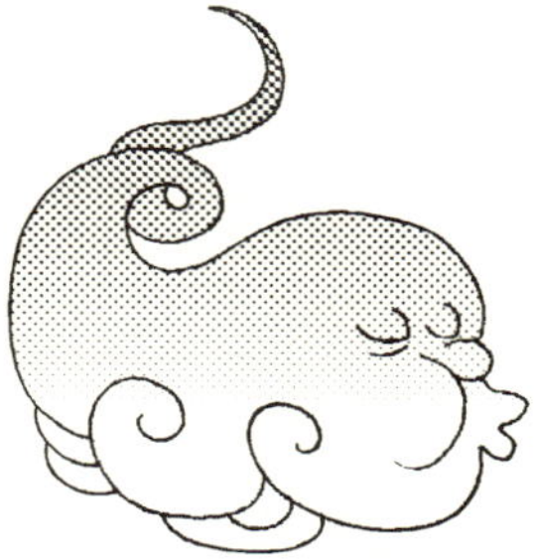

だから、老人や、貧血、腎炎水腫、栄養不良などの者にいいんじゃ。ただ、鯉は攻発の性質があるので、肝陽、肝風※3、疔瘡、潰瘍を患っておる者は食べてはならん。

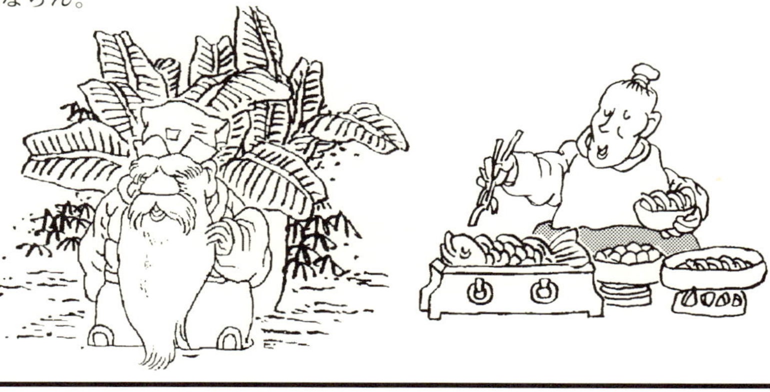

［訳注］
※1：冷気によりリンパ線が炎症を起こしてできる腫れ物。
※2：おでき、腫れ物。
※3：肝邪の上昇による眩暈、ふらつき、耳鳴りなどの症状。

鮒《ふな》

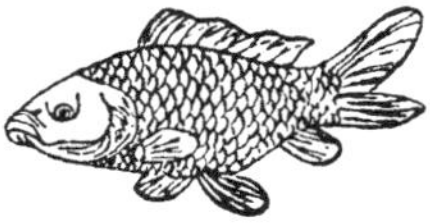

鮒の性味は甘平で、脾経、胃経、大腸経に入る。健脾利湿の効能があるんじゃ。

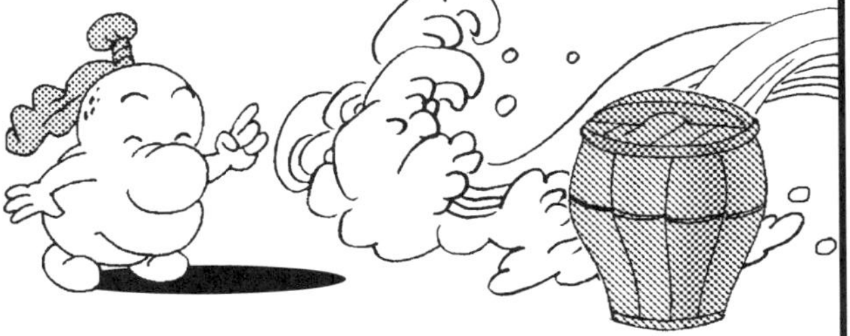

産後、乳の出が悪ければ、鮒１尾と王不留行《おうふるぎょう》15グラムを一緒に煮込み、王不留行を取り出してから食べるとよい。

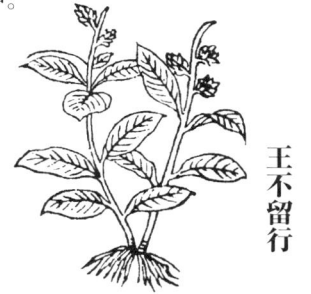

脾、胃が虚弱で、味覚障害の者ならば、葱と鮒の醤油煮を食べると効果的じゃ。

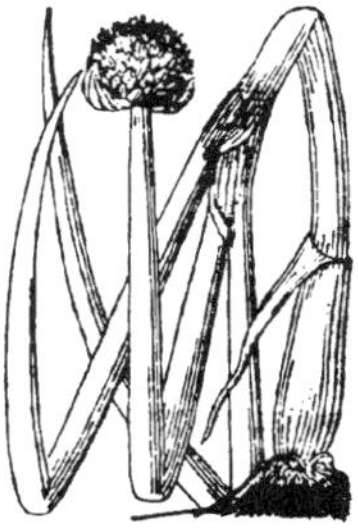

ほかにも、鮒の頭を弱火でじっくり煮込んだ汁を飲むと子宮下垂や脱肛に効くし、鮒の卵は目がよくなる効能があるんじゃ。

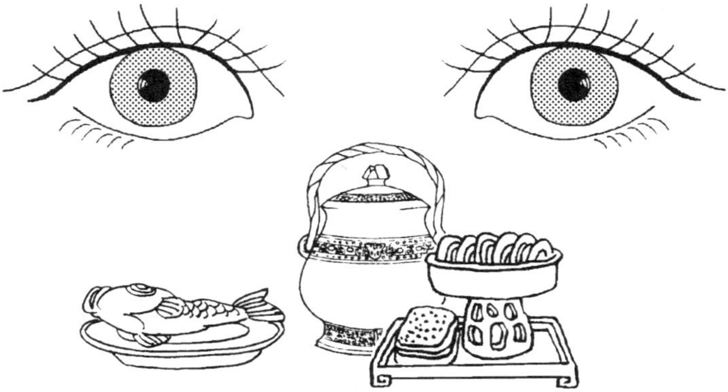

九の巻　飲食の適応と禁忌

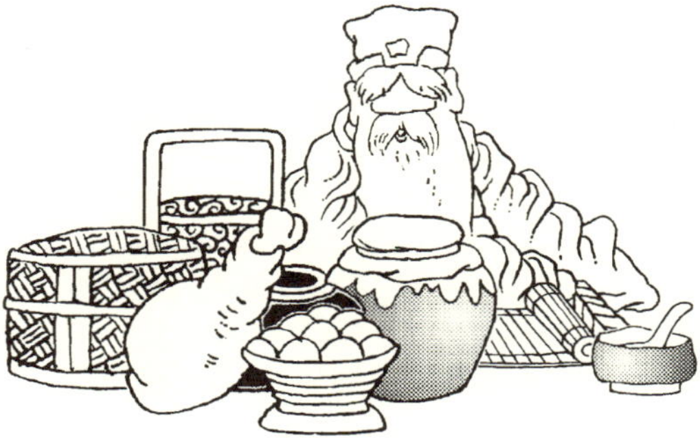

飲食の適応と禁忌

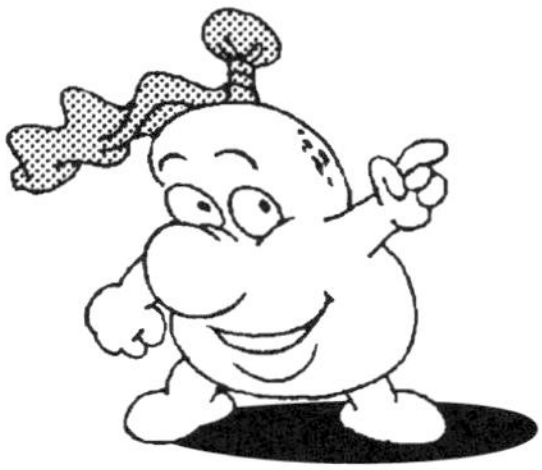

飲食の適応と禁忌は、中医学の治療では大切じゃ。きちんと理解していれば、中薬治療の不足を補い、体の回復を促進させられるんじゃ。

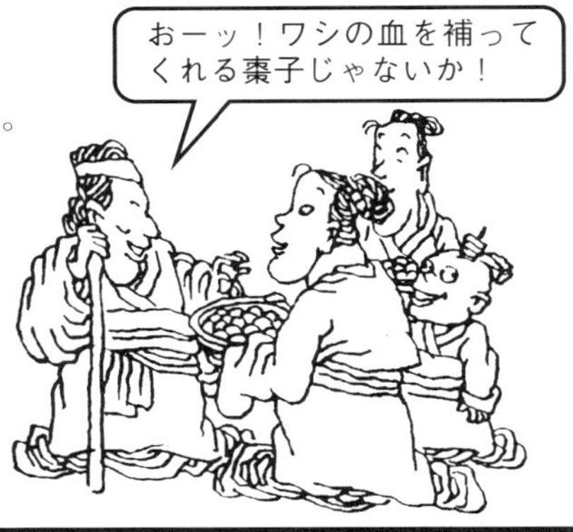
おーッ！ワシの血を補ってくれる棗子じゃないか！

逆に、理解が足りなければ、中薬治療が効かなくなり、病状をさらに悪化させる危険さえある。

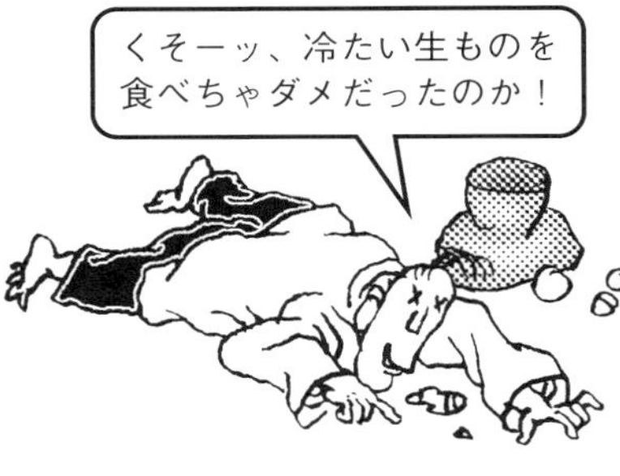
くそーッ、冷たい生ものを食べちゃダメだったのか！

だから、中薬治療と同時に、飲食の適応と禁忌が重要になるんじゃ。

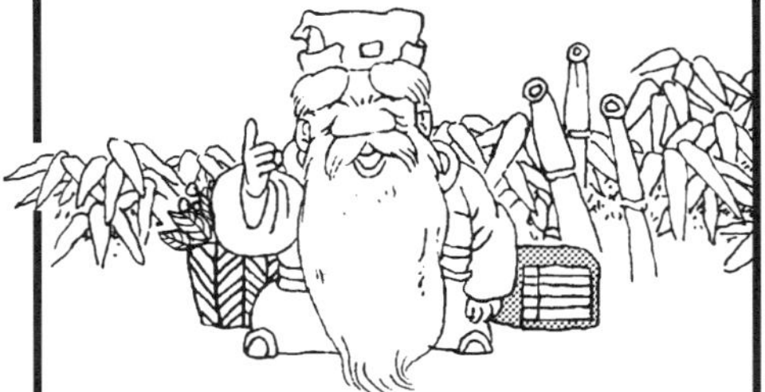

『黄帝内経』には、「薬を用いて病邪を攻めるとき、その薬効を補助するためには食物の中から適切な種類を選び取る必要がある。そうすることにより、薬と食物の気味が調和し、精気を補益し、体内の正気が強められる」とある。

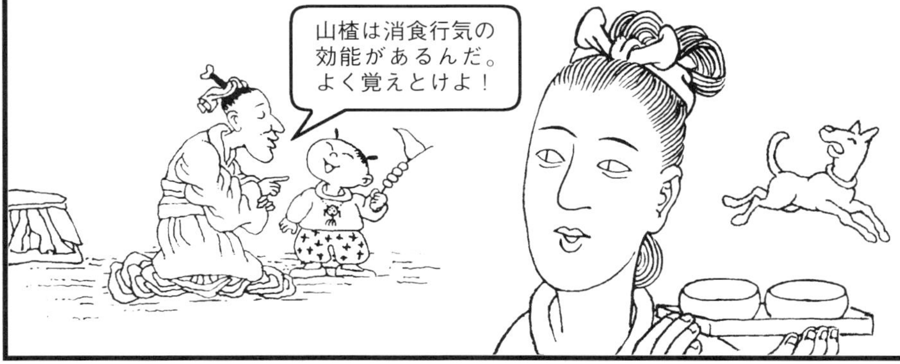
山楂は消食行気の効能があるんだ。よく覚えとけよ！

それから、「熱性の病が治ったばかりのときに、肉を食べるとまたぶり返してしまうし、

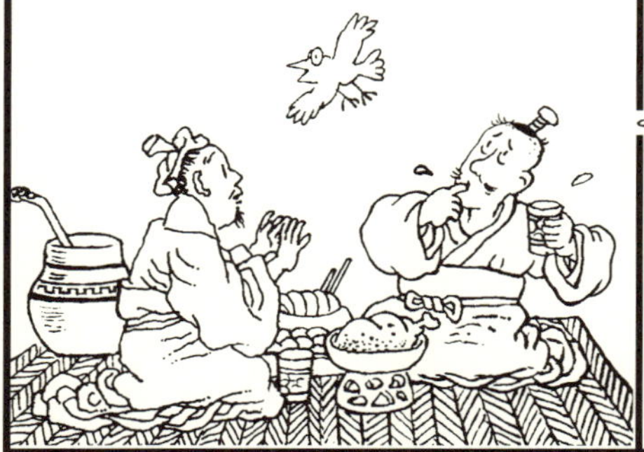

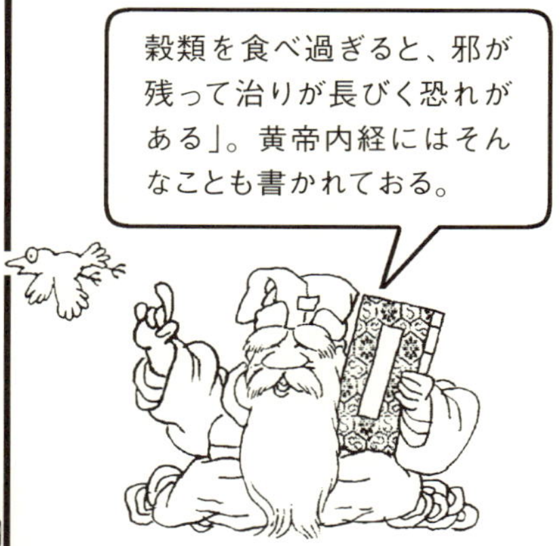
穀類を食べ過ぎると、邪が残って治りが長びく恐れがある」。黄帝内経にはそんなことも書かれておる。

とにかく、古人は長い間の実践の中で飲食と病の関係を発見し、その関係を中医治療の重要なポイントに位置付けておったんじゃ。

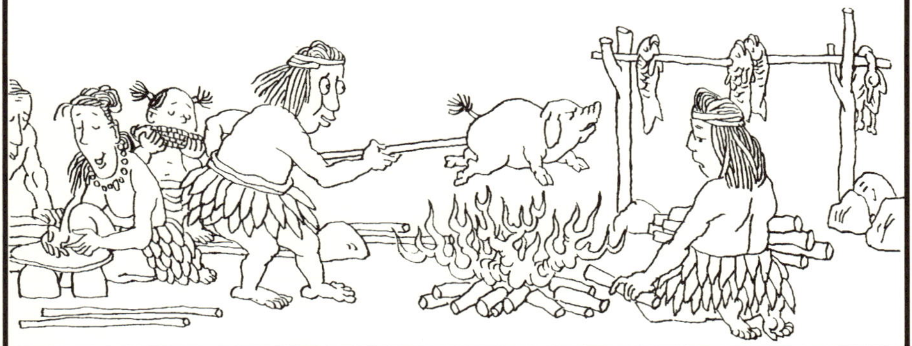

じゃ、飲食の適応、禁忌とは何か？　一般的には、病状に応じ、中薬の治療を助け、体力回復を促進し、治療効率を高めるためにその飲食物が適切であれば「適応」じゃ。

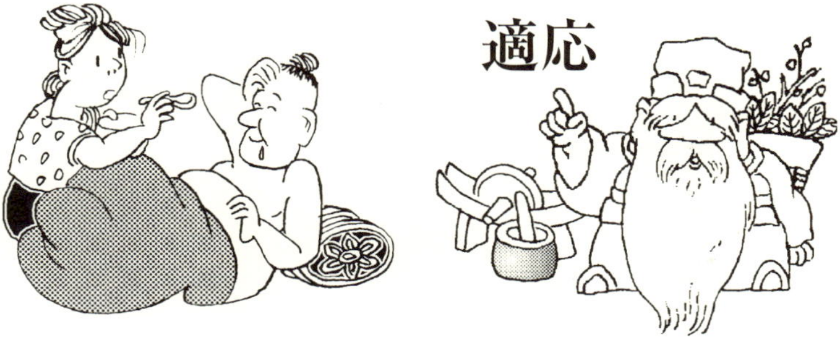
適応

逆にその食物が病勢と相反する性質をもっているか、あるいはさほど反していなくても、食物自身が「反性」か「攻撃性」を持っていて、病勢を悪化させる方に働けば「禁忌」じゃ。

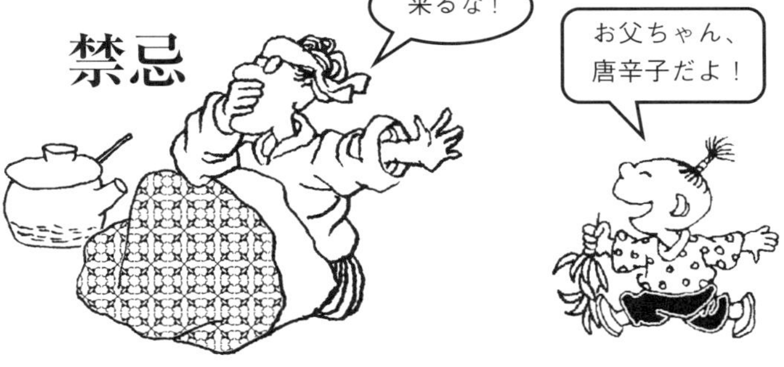
禁忌
来るな！
お父ちゃん、
唐辛子だよ！

一般的に、食物はすべてそれぞれ独自の性質があるが、健康な者はそれに特別気をつける必要はない。だが、病人は別じゃ。十分気をつけねばならん。

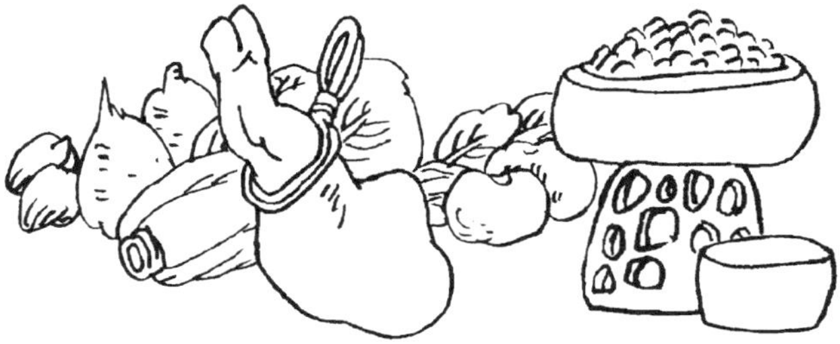

食物の種類は、実に多種多様じゃ。性味の違いによって、辛辣、生冷、油膩、海腥、発物などに分けられるが、どの食物も病に対して利益になる場合と弊害になる場合があるんじゃ。

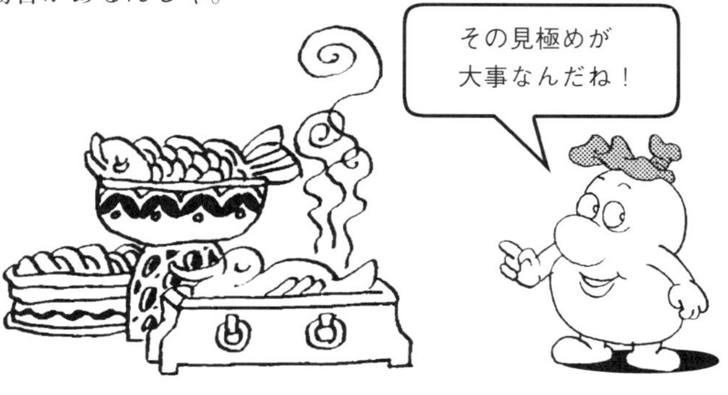
その見極めが
大事なんだね！

辛　辣

辛辣に属するものには、葱、ニラ、生姜、トウガラシ、タバコ、酒などがある。少し飲食すれば、通腸健胃の効能があり、病の治療にも役立つんじゃ。

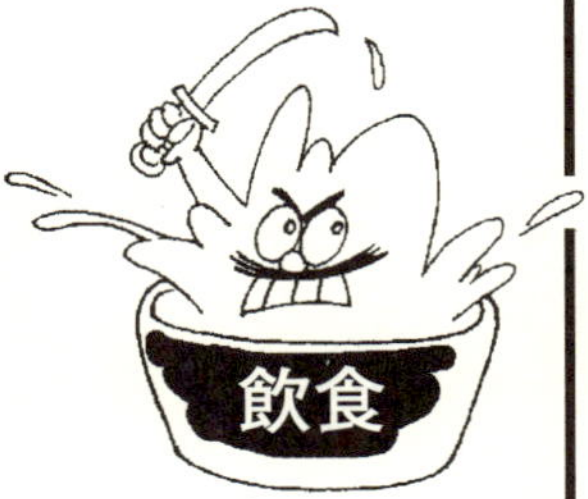
飲食

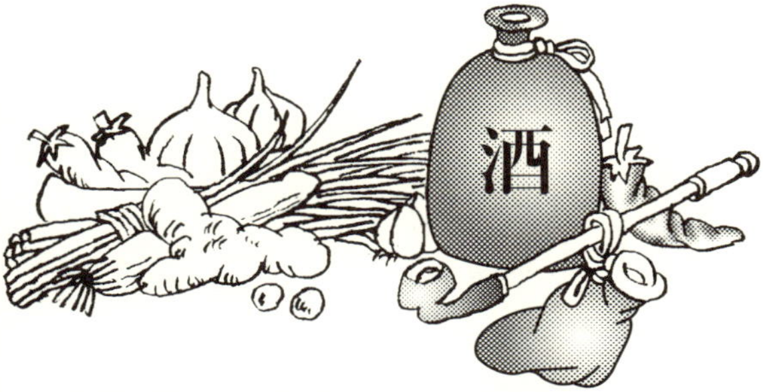
酒

例えば、寒湿による痺証には酒、また寒証による腹痛や泄瀉には生姜茶をそれぞれ少し飲めばいい。ただ、決して度が過ぎてはならん。

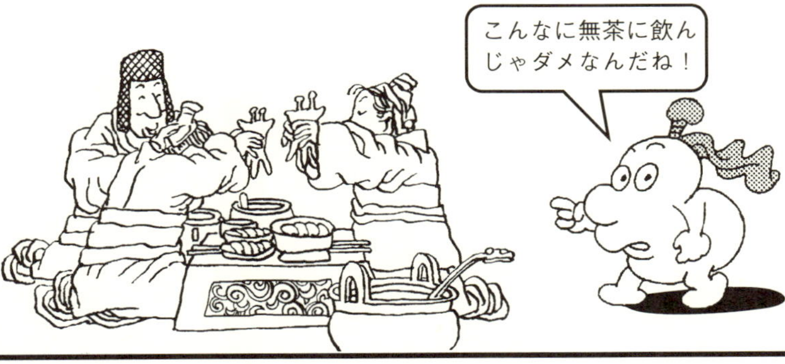
こんなに無茶に飲んじゃダメなんだね！

そうじゃ。辛い食物を飲食しすぎると、生痰動火、散気耗血、損害目力になりやすい。だから、陰虚陽亢の者や、血証、咳嗽、眼疾患、熱病、癰疽、痔瘻、瘰癧の者などは口にしてはならん。

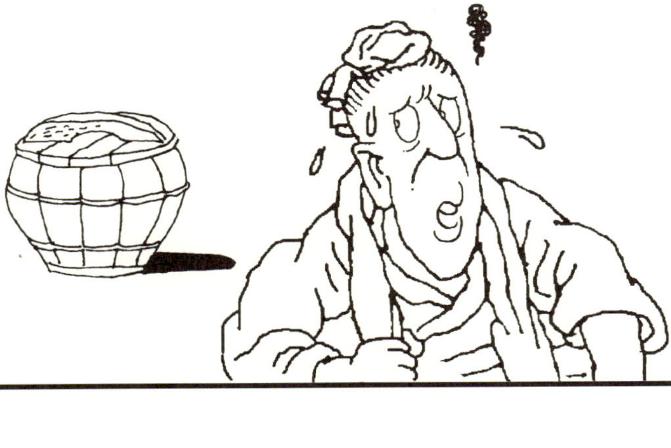

生冷

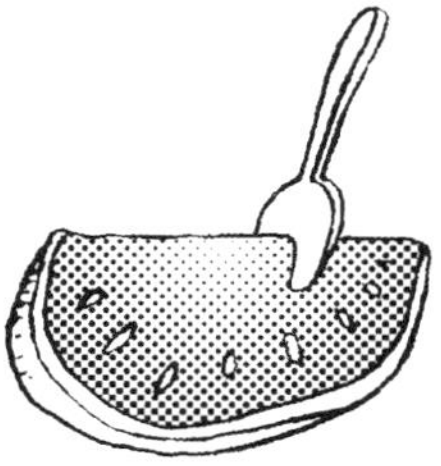

生冷に属するものは果物、野菜、氷などじゃ。これらの食物は寒涼の性質があるので、清熱解渇※1に用いられる。だから熱証の病にはもってこいなんじゃ。

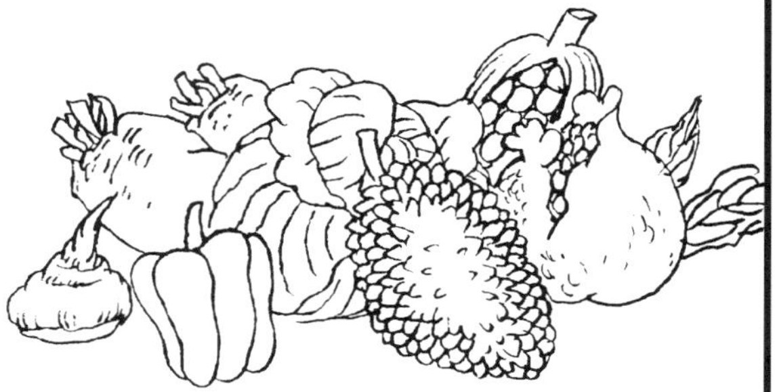

例えば、季節の温病、咽喉痛、歯痛、大便秘結などの者は生冷のものを食べるとよい。

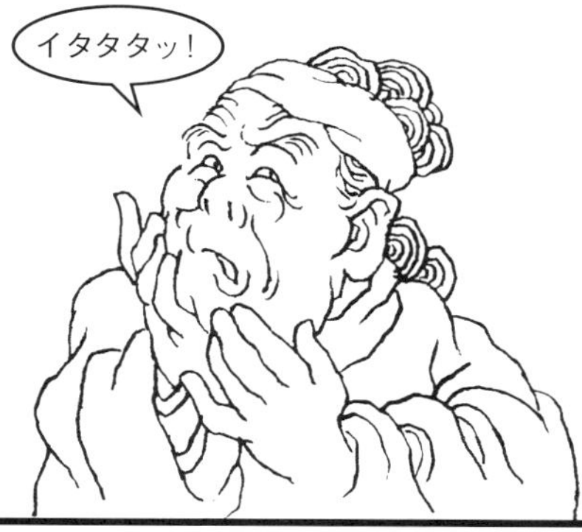

ただ、寒性の生冷のものは、胃腸に害を与えやすい。

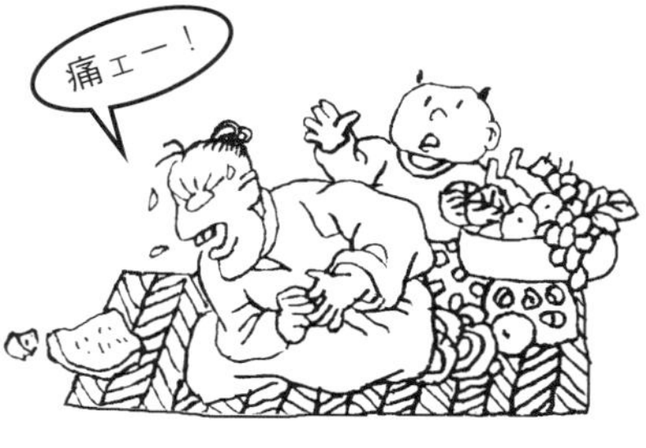

だから、脾胃陽虚の者や、寒湿による胃腸病、例えば、嘔吐、泄瀉、胃痛、腹痛などがある者は生冷のものを食べてはならん。

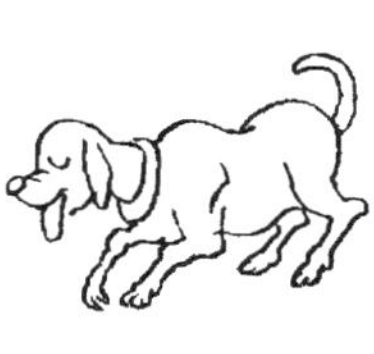

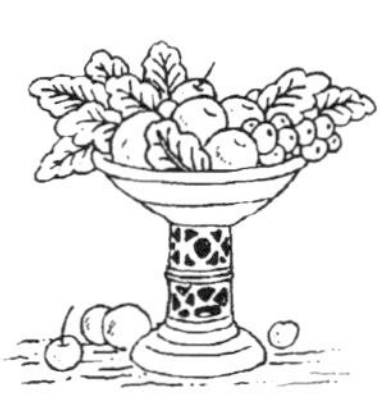

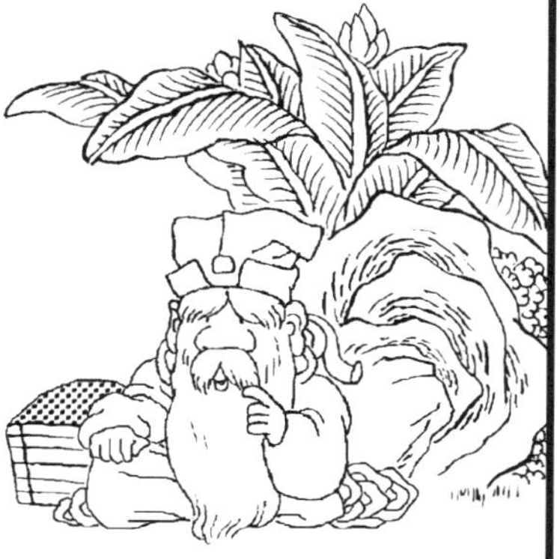

[訳注] ※1：熱を冷まし渇をとる。

油 膩

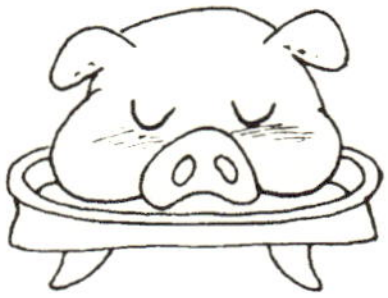

油膩に属するものは動物の脂肪や油、揚げものなどじゃ。これらの食物は油っこく風味豊かで食欲をそそるが、最も消化しにくく、助熱生痰しやすいんじゃ。

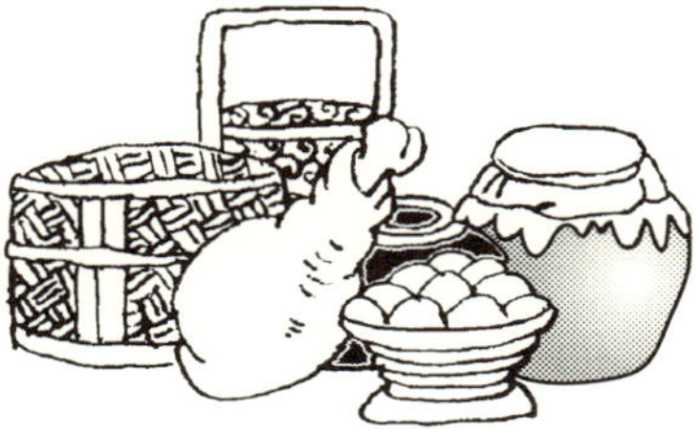

だから、湿熱や食積などの病のある者は、急性慢性を問わず、油膩の物を食べてはならん。

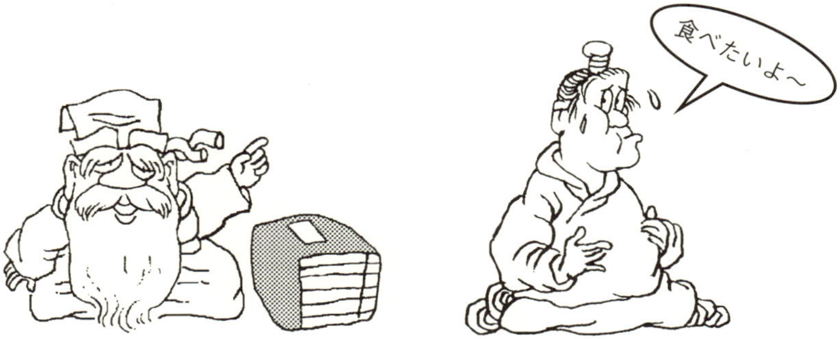
食べたいよ～

特に黄疸や痢疾、泄瀉などの病があれば、なおさらじゃ。

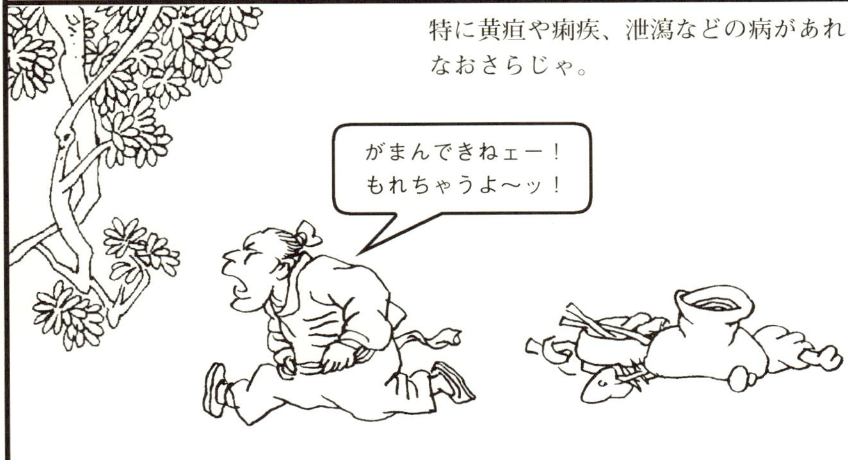
がまんできねェー！
もれちゃうよ～ッ！

海　腥※1

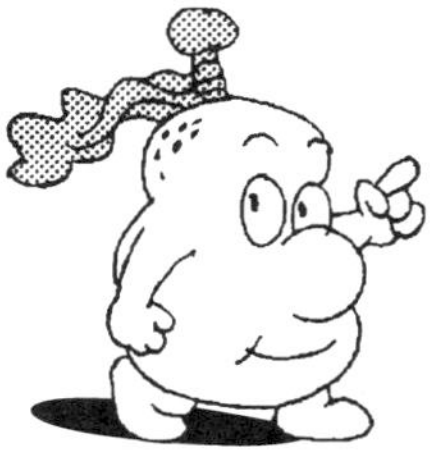

海腥に属するものはニベ、太刀魚、鯉、海老、カニなどの水産物じゃ。

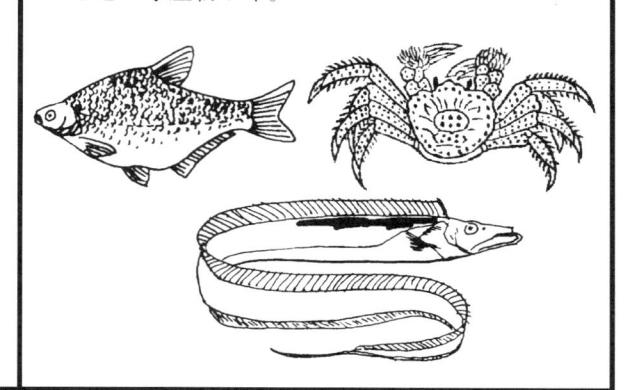

これらの食物の性味は鹹寒、そして腥で、そのうえ発物に属すため、攻発作用を同時にもっておる。少量ならばさほど問題はないが、食べすぎると脾胃を損傷し旧病をまた引き起こしやすいんじゃ。

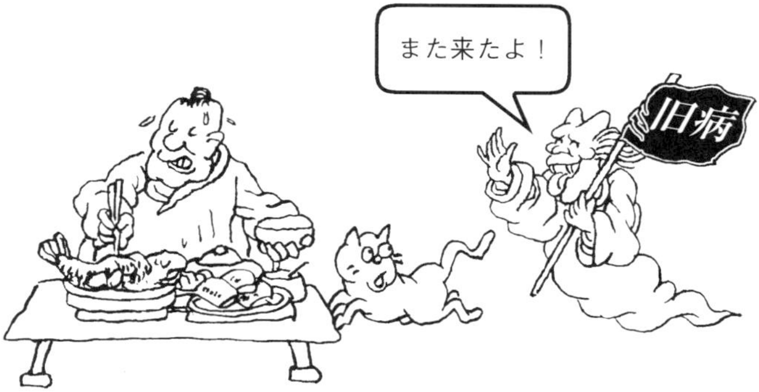

だから、病人ならどんな病の者であろうと食べてはならん。特に水腫や黄疸、癰疽などの外傷がある者はもってのほかじゃ。

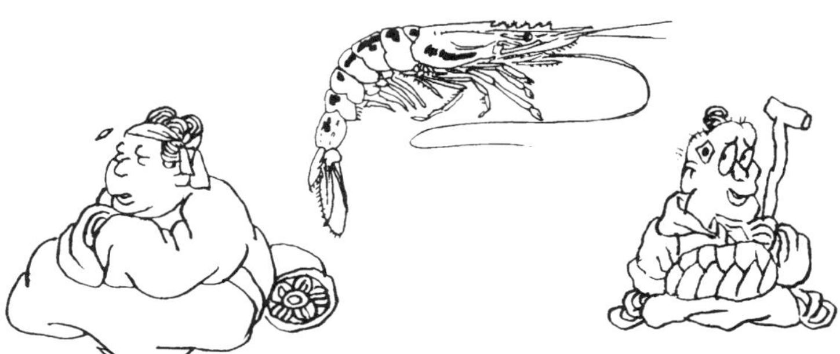

［訳注］※1：生臭い海産物。

発 物

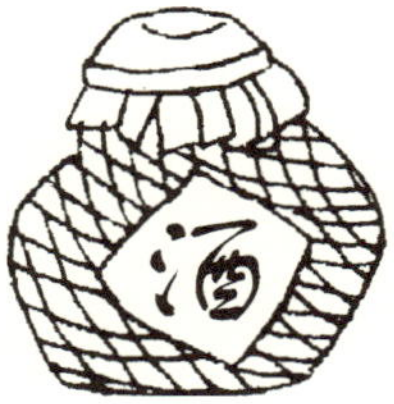

発物に属するものは、海腥のほかに、野菜類では椎茸や竹の子、ほうれん草、芥子菜など、

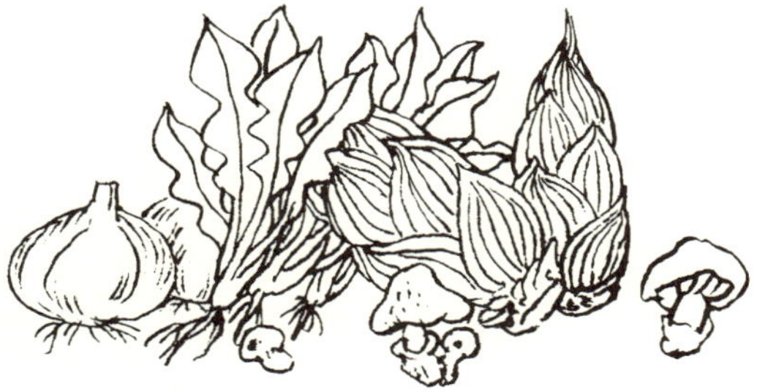

肉類では雄鶏や、豚頭の肉などがこれに含まれる。雄鶏や豚頭などの肉は動風、生痰、助火の食物に属し、旧病を誘発しやすいうえ、新病にもかかりやすくなるので、病人には禁忌じゃ。

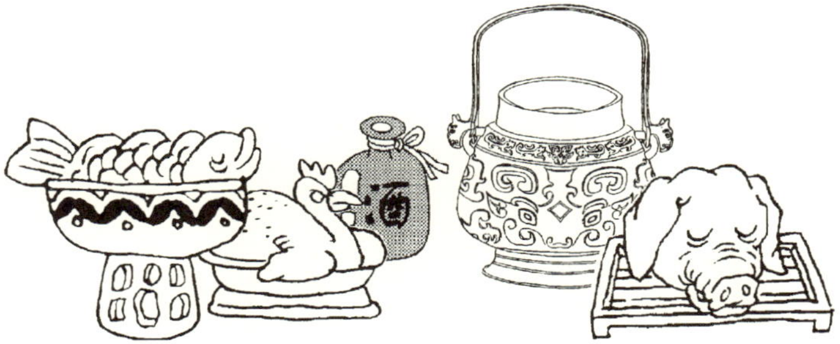

特に、肝陽、肝風の者は雄鶏、鯉、豚頭の肉を食べてはならん。

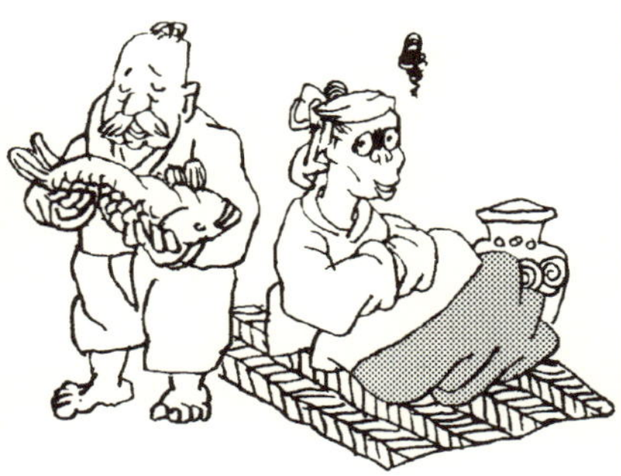

疔瘡や潰瘍があれば椎茸や竹の子、芥子菜などは決して食べぬよう気をつけることじゃ。

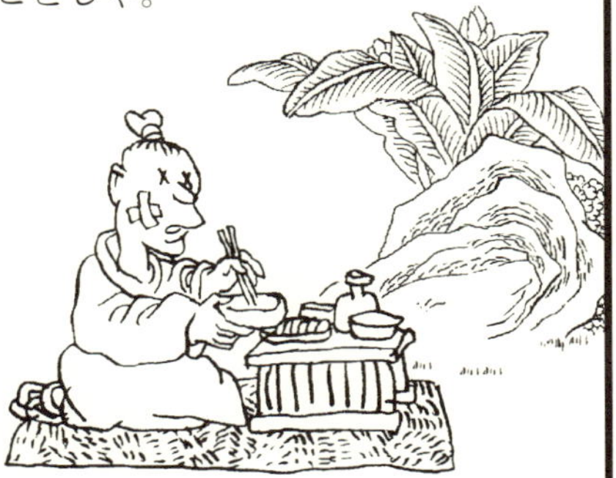

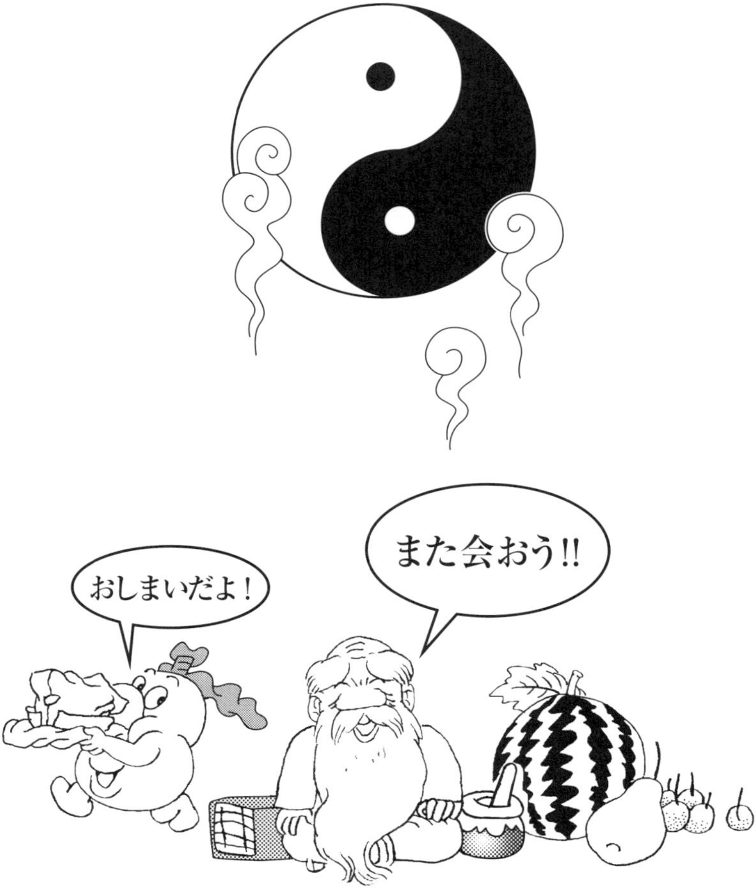
おしまいだよ！
また会おう!!

監訳者紹介

吉元昭治（よしもと　しょうじ）

1928年、東京神田生まれ。1950年、順天堂医学専門学校卒業。1956年、同大学講師、医学博士。1963年より東京都小平市に吉元医院を開設。元順天堂大学産婦人科非常勤講師で、米国カリフォルニア州鍼灸師、ドイツ鍼アカデミー名誉会員の経歴も。著書に「足の反射療法教本　実技編」（共著／医道の日本社）など。翻訳書に「足の反射療法」「図解リフレクソロジー・マニュアル」（すべて共訳／医道の日本社）など。

中医薬食理論がよくわかる　**まんが漢方入門**

2004年1月1日　初版第1刷
2016年11月1日　初版第7刷

監訳者　吉元　昭治
発行者　戸部慎一郎
発行所　医道の日本社
〒237-0068　横須賀市追浜本町1-105
電話(046)865-2161
FAX(046)865-2707

印刷　大日本印刷株式会社
ISBN978-4-7529-6045-4　C3047　　Xxxxxy